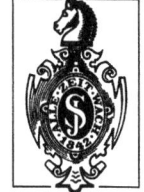

Monographien aus dem Gesamtgebiete der Psychiatrie

65

Herausgegeben von
H. Hippius, München · W. Janzarik, Heidelberg
C. Müller, Onnens (VD)

A. Marneros · A. Deister · A. Rohde

Affektive, schizoaffektive und schizophrene Psychosen

Eine vergleichende Langzeitstudie

Mit 47 Abbildungen und 137 Tabellen

Springer-Verlag

Berlin Heidelberg New York
London Paris Tokyo
Hong Kong Barcelona
Budapest

Professor Dr. Andreas Marneros

Dr. Arno Deister

Dr. Anke Rohde

Psychiatrische Universitätsklinik
Sigmund-Freud-Straße 25, W-5300 Bonn
Bundesrepublik Deutschland

Gefördert von der Deutschen Forschungsgemeinschaft (DFG)
(Ma 915/1-1, 915/1-2, 915/2-1)

ISBN-13:978-3-642-84559-8

Die Deutsche Bibliothek-CIP-Einheitsaufnahme
Marneros, Andreas:
Affektive, schizoaffektive und schizophrene Psychosen : eine
vergleichende Langzeitstudie / A. Marneros ; A. Deister ;
A. Rohde. - Berlin ; Heidelberg ; New York ; London ; Paris ;
Tokyo ; Hong Kong ; Barcelona ; Budapest : Springer, 1991
    (Monographien aus dem Gesamtgebiete der Psychiatrie ; 65)
    ISBN-13:978-3-642-84559-8   e-ISBN-13:978-3-642-84558-1
    DOI: 10.1007/978-3-642-84558-1
NE: Deister, Arno:; Rohde, A.:; GT

© Springer-Verlag Berlin Heidelberg 1991
Softcover reprint of the hardcover 1st edition 1991

Satz: Datenkonvertierung durch Elsner & Behrens GmbH, Oftersheim
25/3130-543210 – Gedruckt auf säurefreiem Papier

Professor Dr. med. Dr. h.c. Jules ANGST,
dem Forscher,
gewidmet

Vorwort

Die vorliegende Studie ist unseres Wissens die erste große Langzeitstudie, die affektive, schizoaffektive und schizophrene Psychosen, also die drei Hauptformen endogener Psychosen, longitudinal miteinander vergleicht. Vorläufige Ergebnisse dieser Studie, mittlerweile als Köln-Studie bekannt, wurden inzwischen vielerorts publiziert. Drei europäisch-amerikanische Workshops haben im Rahmen dieser Studie stattgefunden, und die Ergebnisse wurden in entsprechenden Bänden publiziert (Marneros u. Tsuang 1986a, 1990a; Marneros et al. 1991a).

Nach 10jähriger Durchführung (Auswertung des Ursprungsmaterials, Durchführung der Nachuntersuchungen, statistischen Auswertungen und Ergebnisdarstellung) liegt die Köln-Studie jetzt in ihrer endgültigen Form vor. Die Studie wurde von einem von uns (A.M.) vor genau 10 Jahren entworfen und konzipiert, mit dem Hauptziel, zunächst Gemeinsamkeiten und Unterschiede zwischen schizophrenen und schizoaffektiven Psychosen sowie zwischen affektiven und schizoaffektiven Psychosen herauszustellen. Ausgehend von der klinischen Beobachtung, daß die Kombination von schizophrener mit melancholischer oder manischer Symptomatik einige wichtige Konsequenzen für den Verlauf, für den „Ausgang", für die Therapie und für die Rehabilitation der so gearteten Psychosen hat, stellte sich immer dringlicher die Frage: Sind diese Psychosen tatsächlich Schizophrenien? Um diese Frage zu beantworten, mußten enge Kriterien angewendet werden, die die Trennung zwischen „reinen" Schizophrenien, schizoaffektiven Psychosen und affektiven Psychosen einigermaßen sicherten. Die weiteren Beobachtungen im klinischen Bereich machten die Vermutung immer wahrscheinlicher, daß nicht nur Patienten mit gleichzeitigem Vorhandensein von schizophrenen und melancholischen und/oder manischen Symptomen, sondern auch Patienten mit abwechselnder schizophrener und affektiver Symptomatik während des Verlaufes ebenfalls auf vielen relevanten Ebenen von den Schizophrenien zu unterscheiden sind. Neben der Querschnittsdiagnose wurde der longitudinale Aspekt geprüft und in die Diagnose eingeführt. Es wurde zwischen „Krankheitsepisode" und „Erkrankung" unterschieden. Damit wurden die diagnostischen Kriterien der schizophrenen und affektiven Psychosen noch enger. Auch die Diagnose „schizoaffektive Psychose" wurde sehr eng gefaßt, in dem Sinne – wie das auch weiter in diesem Buch dargestellt wird –, daß nicht jede schizophrene Psychose mit depressiver oder maniformer Symptomatik sozusagen automatisch dem schizoaffektiven Bereich angehört, sondern nur beim Vorhandensein bestimmter, eng definierter psychopathologischer Konstellationen (melancholisches bzw. endomorph-manisches Syndrom).

Die beiden anderen Mitautoren des Buches wurden in einem sehr frühen Stadium der Studie, nämlich direkt mit Beginn der Durchführung der Untersuchungen, aus einer Gruppe von Interessenten ausgewählt. Sehr bald wuchs aber die Forschungsgruppe eng zusammen, so daß alle weiteren Schritte zusammen entworfen, durchdacht, überprüft und ausgeführt wurden. Die Studie wird von allen drei Autoren in gleichem Maße verantwortet. Außer den Autoren der vorliegenden Monographie haben viele andere Mitarbeiter im Verlauf der 10 Jahre zu partiellen Bereichen der Studie unter der Leitung von einem von uns (A.M.) beigetragen. Gemeinsame vorläufige Ergebnisse wurden mit diesen Mitarbeitern schon publiziert. Wir erwähnen in diesem Zusammenhang Dr. N. Diederich, Dr. A. Risse, Prof. Dr. E.M. Steinmeyer, Dipl.-Psych. H. Jünemann, Dipl.-Math. R. Fimmers, Dipl.-Psych. J. Fischer und danken jedem einzelnen sehr für seine Mitarbeit. Die vier letztgenannten Mitarbeiter der Studie haben insbesondere die statistische Methodik erarbeitet und angewendet und die statistischen Auswertungen durchgeführt. Insbesondere Herrn Dipl.-Psych. H. Jünemann ist für die jahrelange, mit Hingabe und großem Einsatz durchgeführte Verwaltung und Berechnung der immensen Datenmengen zu danken. Für die Unterstützung bei der technischen Durchführung der Auswertung danken wir außerdem den Mitarbeitern des Institutes für Medizinische Dokumentation und Statistik der Universität Bonn (Direktor Prof. Dr. Baur).

Diese Studie hätte nicht durchgeführt werden können ohne die Unterstützung von *Prof. Dr. U.H. Peters*, Direktor der Universitäts-Nervenklinik Köln. Von Anfang an hat er die Idee der Durchführung einer solchen Studie uneingeschränkt unterstützt. Er ermöglichte die Anstellung der beiden jüngeren Autoren als wissenschaftliche Mitarbeiter der Klinik vorwiegend zum Zwecke der Durchführung der Studie. Er schaffte, wo es möglich war, Freiräume für uns, er erlaubte die uneingeschränkte Benutzung des Archivs der Klinik auch nach dem Wechsel des Forschungsteams an die Universität Bonn. Ihm danken wir ganz herzlich.

Die Direktoren von etwa 120 Kliniken – wie auch unzählige niedergelassene Kollegen – haben uns unterstützt. Sie öffneten uns ihre Archive, und sie ermöglichten uns die Untersuchung von langzeithospitalisierten Patienten in ihrer Klinik. Am intensivsten war die Unterstützung durch die umliegenden Landeskrankenhäuser. Es werden mit besonderer Dankbarkeit erwähnt die Mitarbeiter der Rheinischen Landesklinik Bonn (Direktor Dr. T. Held), der Rheinischen Landesklinik Düren (Direktor Dr. Köster und Dr. Knauer), der Rheinischen Landesklinik Langenfeld (Direktor Dr. Leipert), der Psychiatrischen Klinik Tannenhof (Direktor Prof. Dr. Irle und Prof. Dr. Rose), der Rheinischen Landesklinik Düsseldorf (Direktor Prof. Dr. Heinrich), der von Ehrenwall'schen Klinik (Dr. Smolenski) und andere.

Darüber hinaus möchten wir dem Landschaftsverband Rheinland für seine große Kooperationsbereitschaft danken, wie auch den Mitarbeitern zahlreicher Einwohnermeldeämter in der ganzen (alten) Bundesrepublik Deutschland.

Prof. Dr. Dr. h.c. J. Angst, Direktor der Forschungsdirektion Zürich, war durch seine geleistete und schon publizierte methodische Arbeit vor allem auf dem Gebiet der affektiven und schizoaffektiven Psychosen buchstäblich ein Wegweiser für unsere Untersuchungen. Die Methodik und die Schlußfolgerungen, die er in zahlreichen Fachartikeln publiziert oder uns persönlich mitgeteilt hat, erleichterten den methodischen Teil unserer Untersuchungen außerordentlich. Seine Bemerkungen und Ratschläge im Rahmen von vielen Begegnungen und Begutachtungen vorläufiger Ergebnisse wurden von uns dankbar angenommen und haben wesentlich zu der endgültigen Form der Köln-Studie beigetragen.

Prof. Dr. Dr. Dr. h.c. H. Häfner, Direktor des Zentralinstituts für Seelische Gesundheit in Mannheim, ermöglichte uns großzügig die Erlernung und Anwendung der WHO-Instrumente „Disability Assessment Schedule" (WHO/DAS) und „Psychological Impairments Rating Schedule" (WHO/PIRS). Er stellte seine Mitarbeiter aus der Forschungsgruppe „Behinderung" für unsere Beratung zur Verfügung und erlaubte die Anwendung der genannten Instrumente schon vor ihrer Veröffentlichung. In mehrseitigen Briefen gab er uns Hinweise und Ratschläge zur Methodik und Problematik der Erfassung von soziodemographischen Daten und sozialer Mobilität. Seine Bemerkungen und Kommentare, kritisch oder zustimmend, waren für unsere Arbeit immer bedeutsam und ermutigend.

Prof. M.T. Tsuang, Harvard University, und *Prof. N.C. Andreasen,* Iowa University, danken wir ganz herzlich für die Zusammenarbeit bei den drei amerikanisch-europäischen Workshops, die im Rahmen dieser Studie stattgefunden haben.

Der *Deutschen Forschungsgemeinschaft (DFG)* gebührt unser Dank, die die Durchführung der Untersuchungen mit wissenschaftlichen und technischen Stellen sowie Sachmitteln unterstützt hat.

Der *Weltgesundheitsorganisation (WHO),* Genf, danken wir sehr für die bereitwillige Überlassung verschiedener Evaluationsinstrumente, wie etwa PPHS, FU-HSD, WHO/PIRS und WHO/DAS.

In erster Linie die Bonner Schizophrenie-Studie von *Huber, Gross und Schüttler,* aber auch die Studien von *Ciompi und Müller* sowie von *M. Bleuler* betrachten wir als eines der Fundamente unserer Untersuchungen. Die genannten Autoren mögen die Köln-Studie als eine Evolution ihrer eigenen Arbeit betrachten, trotz der partiellen Differenzen, die vorwiegend durch Definitionen und Instrumentarium bedingt sind.

Frau *R. Dievernich* hat mit großem Engagement die inzwischen zahlreichen Versionen dieses Manuskriptes geschrieben, mit der Unterstützung von Frau *P. Kalendruschat* und Frau *L. Antonin.* Auch diesen treuen Mitarbeiterinnen danken wir sehr herzlich.

Unser größter Dank gilt aber den *Patienten und ihren Angehörigen,* die so uneigennützig die Strapazen der Untersuchungen auf sich genommen haben!

Bonn, im Herbst 1991   A. Marneros
                                                                         A. Deister
                                                                         A. Rohde

Inhaltsverzeichnis

1 Einleitung

Die von Kraepelin unternommene Dichotomie der sogenannten endogenen Psychosen in „Dementia praecox" – also im großen und ganzen die spätere Schizophrenie – und manisch-depressives Irresein, erwies sich als problematisch (1896). Kraepelin erkannte selbst und ließ sich auch von seinen Schülern dahingehend korrigieren, daß ein Zwischenbereich existiert. Auch Kraepelin kannte und beschrieb Zustände, die sowohl Elemente des manisch-depressiven Irreseins als auch der „Dementia praecox" hatten und eine von der Dementia praecox abweichende Verlaufsdynamik und Prognose zeigten (1920). Kraepelin hatte die Fähigkeit, seine Meinung zu revidieren, wenn sie wissenschaftlich von nachfolgenden Untersuchungen widerlegt wurde. Häufig waren es Arbeiten, die seine eigenen Schüler in seinem Auftrag durchführten, die dazu beitrugen. Für den psychotischen Zwischenbereich hat im wesentlichen die Arbeit seines Schülers Zendig „Beiträge zur Differentialdiagnose des manisch-depressiven Irreseins und der Dementia praecox" (1909) dazu beigetragen. Zendig untersuchte 468 Patienten der Münchener Klinik ca. 3 bis 5 Jahre nach der Indexaufnahme. Bei ca. 30% fand er eine psychopathologische und soziale Heilung, so daß er die Revidierung der Diagnose „Dementia praecox" bei diesen Patienten empfahl. Interessanterweise gab Zendig als eine der wichtigsten Fehlerquellen die falsche Bewertung von katatonen Symptomen an. Um diese Zeit mehrten sich jedoch auch andere Stimmen, die auf einen möglichen „schlechten Ausgang" des manisch-depressiven Irreseins hinwiesen und auf einen „guten Ausgang" der sogenannten Dementia praecox. Etwa in der gleichen Zeit, im Jahre 1911, wies Stransky auf Formen der manisch-depressiven Erkrankung hin, die in einem „Defekt" mündeten. Stransky beschrieb neben Formen der manisch-depressiven Erkrankung, bei denen die psychopathologischen Symptome episodisch auftreten, auch Gruppen, die entweder in einen „Defekt" münden oder zur Chronizität, in Form von chronischen Erregungs- und Verstimmungszuständen, übergehen. Das in der gleichen Zeit entwickelte Schizophrenie-Konzept von E. Bleuler (1911) löste das Konzept der „Dementia praecox" ab und gestand der Schizophrenie eine potentiell gute Prognose zu.

Unter dem Eindruck solcher und ähnlicher Entwicklungen gestand Kraepelin in seiner wichtigen Arbeit „Die Erscheinungsformen des Irreseins" im Jahre 1920: „Kein Erfahrener wird leugnen, daß die Fälle unerfreulich häufig sind, in denen es trotz sorgfältigster Beobachtung unmöglich erscheint, hier zu einem sicheren Urteil zu gelangen" (S.26) (nämlich manisch-depressives Irresein und Dementia praecox zu unterscheiden). In derselben Arbeit zog er die differentialdiagnostischen Kriterien zwischen Schizophrenie und manisch-depressiver Erkrankung in Zweifel:

„Es gibt aber offenbar ein immerhin ziemlich ausgedehntes Gebiet, auf dem jene Kennzeichen versagen, sei es, daß sie nicht eindeutig ausgeprägt sind, sei es, daß sie sich als unzuverlässig erweisen" (S. 27). Mischzustände, also Überschneidungen zwischen Schizophrenie und manisch-depressiver Erkrankung, sind nach Meinung Kraepelins nicht selten: „Daß bei unzweifelhaft schizophrenen Erkrankungen vorübergehend, bisweilen auch längere Zeit hindurch, manische und melancholische Zustandsbilder auftreten können, die wir von den zirkulären Formen schlechterdings nicht zu unterscheiden vermögen, ist eine alltägliche Erfahrung" (S. 27). Diese Überschneidungen sind nach Meinung Kraepelins nicht harmlose lästige Abweichungen, sondern sie besitzen insofern eine große Relevanz, als sie auf dem Ursprung der Erkrankung beruhen: „Wir werden uns somit an den Gedanken gewöhnen müssen, daß die von uns bisher verwerteten Krankheitszeichen nicht ausreichen, um uns die zuverlässige Abgrenzung des manisch-depressiven Irreseins von der Schizophrenie unter allen Umständen zu ermöglichen, daß viel mehr auf diesem Gebiet Überschneidungen vorkommen, die auf dem Ursprung der Krankheitserscheinungen aus gegebenen Vorbedingungen beruhen" (Kraepelin 1920, S.28).

Die Zuordnung dieser „Mischpsychosen" war für Eugen und Manfred Bleuler aus ihrer eigenen Konzeption leicht gegeben: Nach dem Prinzip der Priorität der Grundsymptome gehörten sie zur Gruppe der Schizophrenien (E. Bleuler 1911; M. Bleuler 1972).

Parallel zu der dichotomen Aufteilung der sogenannten endogenen Psychosen, teilweise als Resultat der Unzufriedenheit und der Einengung durch dieses Konzept, erschienen Dutzende von wichtigen Beiträgen über „atypische" Psychoseformen oder über einen „intermediären Bereich", oder es entwickelten sich Konzepte, die völlig das Dichotomie-Konzept ignorierten. So wurden von Kleist (1928) und Leonhard (1934, 1939, 1954) andere Aufteilungen dargestellt, deren hervorstechende Gruppe die zykloiden Psychosen waren. Das Konzept der zykloiden Psychosen, verfeinert und operationalisiert vor allem von Perris und seinen Mitarbeitern (Perris 1986), spielt noch eine Rolle für Diagnostik und Forschung (Perris 1986; McNeil 1990). Das Konzept der zykloiden Psychosen hat nicht nur eine historische Verwandtschaft zu dem Konzept der „Bouffée delirante" (Perris 1986), sondern beide Konzepte beschreiben phänomenologisch sehr ähnliche Krankheitsbilder (Pichot 1986; Pull et al. 1983).

Aber auch bei Autoren, bei denen eine grundsätzliche Akzeptanz des Dichotomie-Konzeptes Kraepelins oder des modifizierten Dichotomie-Konzeptes Bleulers bestand, wurde wiederholt auf den „intermediären Bereich" oder „atypische psychotische Formen" aufmerksam gemacht. So erschienen etwa in den 20er Jahren eine Reihe von wichtigen Arbeiten, die die sogenannten „Mischpsychosen" beschrieben und Korrelationen zu Konstitution, Heredität und Nosologie suchten (Ewald 1928; Gaupp 1926; Kehrer u. Kretschmer 1924; Wyrsch 1937). Die Bedeutung dieser und vieler anderen Beiträge zur Psychosenforschung wurde auch von der modernen Psychiatrie wiederholt gewürdigt (Angst 1986a; Janzarik 1980; Maj 1984; Perris 1986; Peters 1983, 1984; Pichot 1986; Strömgren 1986).

Durch den atheoretischen Ansatz von Kurt Schneider bekam der psychotische Zwischenbereich schärfere Konturen und nosologische Neutralität. Kurt Schneider unterscheidet differentialtypologisch und nicht auf differential-diagnostischer Ebene:

„Von wirklichen Zwischen-Fällen möchten wir nur dann reden, wenn sich die Differentialty-pologie Schizophrenie oder Zyklothymie nicht entscheiden läßt, mit anderen Worten: wenn sich beide Diagnosen mit gleichem Recht verteidigen lassen, wobei man in diesen symptoma-tisch uncharakteristischen Fällen eben auch den Verlauf bewerten wird. Natürlich gehen diese Zwischen-Fälle aber ohne scharfe Grenze zu den bloß atypischen Schizophrenien und Zyklothymien über. Es ist oft Sache der klinischen Auffassung, ob man noch von atypischer Schizophrenie und Zyklothymie oder schon von einem Zwischen-Fall reden will.

Eine nähere Betrachtung der Zwischen-Fälle und der angrenzenden atypischen Bilder und Verläufe ergibt folgende Typen. Die Diagnose kann unentscheidbar sein, sei es (hic et nunc) bei der gegenwärtigen Untersuchung, sei es auf die Dauer, weil Symptomatik und Verlauf nicht eindeutig für Schizophrenie oder Zyklothymie sprechen und beide Diagnosen gleich viel für sich haben. Eine Spezialform ist das Abwechseln schizophrener und zyklothymer Episoden, doch scheint es selten vorzukommen, daß nachdem schon einmal eine schizophrene Episode da war, wieder eine zyklothyme kommt. Ferner kann die Diagnose zwar (einigerma-ßen) entscheidbar, aber doch das Mitklingen einer andersartigen Symptomatik unverkennbar sein. Die Episoden können im wesentlichen schizophren sein, aber bei zyklothym anmutender Gefühlsverfassung, die auch teils in manischer, teils depressiver Färbung wellenartig den ganzen Verlauf durchziehen kann. Oder das Bild ist im wesentlichen zyklothym, die Episoden jedoch zeigen auf ihrer Höhe eine schizophrene Färbung. Naturgemäß sind es in erster Linie periodische Formen („zirkuläres Irresein"), welche diese Schwierigkeiten machen, doch gibt es ja alle Übergänge zu mehr oder weniger chronischen Psychosen. Unter den zyklothymen Formen steht der Typus der vitalen Depression am weitesten ab von den Schizophrenien. Daß es keine vitale Manie zu geben scheint, ist ein Grund dafür, daß die zyklothyme Manie durchschnittlich schwerer von einer manischen Schizophrenie zu trennen ist als eine zyklothyme Depression von depressiven Schizophrenien. Daß sich Zyklothymie und Schizophrenie grundsätzlich nur typologisch unterscheiden lassen, sei noch einmal betont. In den allermeisten Fällen kann man sich aber eindeutig zum einen oder anderen Typus entscheiden. Auch das heißen wir eine Diagnose" (K. Schneider 1980, S.143f).

Kurt Schneider betonte, daß seine Zwischen-Fälle rein beschreibend gemeint sind, also atheoretisch. Er grenzte sich von der Konstitutionstheorie Kretschmers entschieden ab. „Es liegt ihnen (den Zwischen-Fällen, Anm. d. Verf.) also nicht der Gedanke zugrunde, der Zyklothymie und Schizophrenie entsprächen zwei Konsti-tutionsformen oder Konstitutionskreise, die nun in solchen Zwischen-Fällen sich mischten. Der Gedanke, die endogenen Psychosen auf zwei (oder auch drei) Konstitutionsformen aufzuteilen, liegt uns fern. Unsere rein deskriptiven Aufstel-lungen liegen gewissermaßen vor einer konstitutionswissenschaftlichen Erklärung und sind einer solchen gegenüber neutral" (K. Schneider 1980, S.145).

Im Verlauf der Jahrzehnte entstanden unzählige Beiträge, die sich mit den psychotischen Zuständen beschäftigten, die nicht uneingeschränkt dem schizophre-nen oder dem affektiven Formenkreis (manisch-depressiven Formenkreis) zuzuord-nen sind. Infolgedessen sind auch Dutzende von Bezeichnungen und Konzeptionen entstanden. Außer den schon erwähnten „zykloiden" Psychosen, „Bouffée deliran-te", „Mischpsychosen" sprach man von „reaktiven" oder „psychogenen" Psychosen (Retterstoel 1978; Strömgren 1986), „schizophrenieähnlichen" Psychosen (Lab-hardt 1963), „schizophreniformen Psychosen" (Langfeldt 1937) und „Emotionspsy-

3

chosen" (Boeters 1971; Störring 1939). In den USA weisen Begriffe wie „Remitting Schizophrenia" (Vaillant 1964), „Benign Schizophrenia" (Blau 1957), „Periodic Schizophrenia" (Polonio 1954, 1957), „Good prognosis Schizophrenia" (Fowler et al. 1972; Taylor u. Abrahams 1975) in die Richtung, daß die Autoren eine Beziehung zur Schizophrenie anerkennen. Die Recherchen von Vaillant (1964), von Maj (1984), von Angst (1980a, 1986a) und Perris (1986) weisen darauf hin, daß diese Konzepte auf älteren Beschreibungen und Beobachtungen der amerikanischen Psychiatrie basieren (so etwa auf Arbeiten von Hoch 1921; Kirby 1913; Rachlin 1935; Strecker u. Wiley 1927 und anderen).

Die Bezeichnung „schizoaffektive Psychosen" für den psychotischen Zwischenbereich (Kasanin 1933), war insofern zutreffend, als einmal die Mittelposition dieses Bereiches zwischen Schizophrenie und affektiven Psychosen dadurch dokumentiert wurde, aber auch eine Kontinuität oder Überlappung zwischen den beiden Psychoseformen mit dieser Bezeichnung suggeriert wurde. Die Bezeichnung „schizoaffektive Psychosen" hat sich inzwischen international durchgesetzt. Kasanin verdanken wir den Namen der „schizoaffektiven Psychosen", aber nicht die Definition dessen, was nach heutigen Kriterien darunter verstanden wird. Von den Merkmalen und Kriterien der schizoaffektiven Psychosen, die Kasanin dargestellt hat, blieb im Grunde genommen nur das symptomatologische Kriterium, nämlich die Mischung von schizophrener und affektiver Symptomatik, bestehen. Andere Kriterien und Merkmale, wie etwa plötzlicher Krankheitsbeginn, der Ausgang der Psychose in Vollremission, das junge Alter der Patienten und das Vorhandensein von psychologisch auslösenden Faktoren, konnten von der späteren Forschung nicht als definierende Merkmale bestätigt werden. Was die heutigen diagnostischen und klassifikatorischen Systeme (wie etwa RDC, DSM-III-R, ICD-9, ICD-10 und andere) als schizoaffektive Psychosen definieren, hat viel mehr Ähnlichkeit mit den „Zwischen-Fällen" Kurt Schneiders als mit den schizoaffektiven Psychosen Kasanins (vgl. Literatur in Lenz 1987; Marneros 1989a; Marneros u. Tsuang 1986a, 1990). Die von Kasanin beschriebenen schizoaffektiven Psychosen haben viel mehr Gemeinsamkeiten mit dem „Bouffée delirante" und teilweise mit den „zykloiden" oder „reaktiven" Psychosen (Perris 1986; Pichot 1986; Strömgren 1986).

Die konsequente systematische Erforschung der schizoaffektiven Psychosen begann eigentlich mit den Arbeiten von Angst in Europa und den Arbeiten von Clayton in den USA. Angst untersuchte 1966 die sogenannten „Mischpsychosen" schon als eine Subgruppe der affektiven Psychosen, eine mutige Abweichung von den Vorstellungen seines Lehrers M. Bleuler. Clayton untersuchte im Jahr 1968 mit der Iowa-Forschungsgruppe die schizoaffektiven Psychosen und fand wesentliche Unterschiede zu den Schizophrenien. Die nachfolgende, sich rasch entwickelnde Forschung, unterstützte weiter die Auffassung, daß viele relevante Unterschiede zwischen schizoaffektiven und schizophrenen Psychosen vorhanden sind und im Gegensatz dazu trotz vorhandener Unterschiede viele Gemeinsamkeiten zwischen schizoaffektiven und affektiven Psychosen bestehen. Wir haben andernorts (Marneros 1989a) dargestellt, daß bei der chronologischen Betrachtung der entsprechenden Studien – vor allem der Arbeit von Angst zwischen seiner Monographie von 1966 und seinen Publikationen von 1990 – mit Spannung zu beobachten ist, wie sich das Mosaik Steinchen für Steinchen komplettiert. Wir haben auch damals gemeint, und es hat sich inzwischen nichts geändert, daß bis jetzt nur der kleinste Teil des Mosaiks zusammengesetzt ist, der größte Teil aber noch ein weißer unbekannter Fleck bleibt. Dies war für uns ein Anreiz! Vor allem nachdem sich die Hinweise aus der wissenschaftlichen Forschung mehrten, die die klinischen Eindrücke bestätigten, daß nämlich die schizoaffektiven Psychosen keineswegs selten sind. Nach vorläufigen Berechnungen der noch nicht ganz zuverlässigen Daten vermutet man, daß 15–20 % der Psychosen, die als schizophrene oder affektive Psychosen diagnostiziert sind, in Wirklichkeit schizoaffektive Psychosen sind. Eine Inzidenz von vier unipolaren schizoaffektiven Patienten auf 100.000 Einwohner pro Jahr und 1.7 bipolaren schizoaffektiven Psychosen pro 100.000 Einwohner pro Jahr berechnete Angst (1986a). Diese Zahlen dürfen aber als noch zu niedrig bezeichnet werden, u.a. weil bei diesen Berechnungen die sogenannte sequentielle Form noch nicht berücksichtigt wurde, also die Form, die zuerst als eine rein affektive oder eine rein schizophrene Psychose begonnen hat.

Die großen deutschsprachigen Schizophrenie-Langzeitstudien (etwa von M. Bleuler 1972; Ciompi u. Müller 1976; Huber et al. 1979; Janzarik 1968) betrachteten die schizoaffektiven Psychosen als Schizophrenien. Eine Reihe von Autoren und klassifikatorischen Systemen folgte dem sogenannten hierarchischen Prinzip Jaspers' (Jaspers 1913 – 1973), ein theoretisches, empirisch nicht geprüftes Prinzip, wonach das Vorhandensein von „schizophrenen Symptomen" die diagnostische Bedeutung von „melancholischen" oder „manischen" Symptomkonstellationen relativiert. So ist auch die Klassifikation der ICD-9 und ICD-10 aufgebaut.

Die empirische Forschung konnte jedoch diese Auffassung nicht bestätigen, wie die übersichtmäßige Würdigung der Literatur zeigt (Coryell 1988; Goodwin und Jamison 1990; Lenz 1987; Marneros 1989a; Marneros u. Tsuang 1986a, 1990). Und so wurden Konsequenzen gezogen! Wie schon erwähnt, untersuchte Angst (1966) als erster die sogenannten „Mischpsychosen" als eine Untergruppe der affektiven Psychosen. Auch vertraten viele Autoren die Auffassung, daß die schizoaffektiven Psychosen mindestens größtenteils den affektiven Erkrankungen zugeordnet werden müßten (Pope u. Lipinski 1978). Die Ähnlichkeiten zwischen schizoaffektiven und affektiven Psychosen wurden jedoch bezüglich partieller Aspekte nicht immer bestätigt, so daß eine Zuordnung zu den affektiven Psychosen auch nicht ohne weiteres möglich ist (Kendell 1986; vgl. Literatur in Angst 1986a sowie in Goodwin u. Jamison 1990).

Die Frage also: Wie unterscheiden sich „Langzeitausgang", „Langzeitverlauf" sowie andere klinische und soziodemographische Merkmale zwischen eng definierten schizophrenen, schizoaffektiven und affektiven Psychosen, blieb noch offen.

Am Anfang der hier zu präsentierenden Untersuchung standen Überlegungen, wie man diese Fragen am besten beantwortet: mit einer *prospektiven* oder einer *retrospektiven* Studie? Uns war von Anfang an klar, daß eine prospektive Studie die meisten Vorteile hat. Was sollten wir jedoch prospektiv bei den schizoaffektiven Psychosen untersuchen? Für die schizophrenen und affektiven Psychosen war die Beantwortung einer ähnlichen Frage etwas leichter, es lagen um diese Zeit reichlich Erfahrungen mit den großen Langzeitstudien wie etwa die von M. Bleuler (1972), Ciompi u. Müller (1976), Janazrik (1968) und die damals kurz vorher erschienene große Monographie von Huber et al. (1979) vor. Als Langzeituntersuchung von affektiven Psychosen lagen unter anderem die Monographie (1966) und andere wichtige Arbeiten von Angst vor. Wir konnten uns daran orientieren. Bezüglich der schizoaffektiven Psychosen lagen aber bis dahin nur partielle Untersuchungen zu Aspekten von Verlauf und Ausgang vor. Vor allem gab es bei Beginn unserer Studie kein zuverlässiges diagnostisches Instrumentarium für schizoaffektive Psychosen. Das ICD-9 definierte nicht operational, sondern fast nach klinischer Intuition, DSM-III definierte die schizoaffektiven Psychosen nur als Ausschlußdiagnose, RDC berücksichtigte nicht genügend den longitudinalen Aspekt. Keines der genannten Systeme berücksichtigte den sogenannten „Syndromwechsel".

Außerdem erschien uns die Definition der affektiven Symptomatik, vor allem in der Form der „Major Depression", als zu weit. Der Begriff der „Major Depression" erweckte ein bestimmtes Unbehagen durch seine breite Fassung und stand konträr zu unserer erklärten Auffassung, daß diese Studie durch eng definierte diagnostische Kriterien ausgezeichnet sein sollte. Es lagen damals kaum Erfahrungen mit solch engen Kriterien vor.

Eine andere Frage war, wie es sich mit einem Syndromwechsel zwischen affektiver und schizophrener Symptomatik verhielt, in welche Gruppe sollen solche Psychosen eingeordnet werden. Angst (1980a) gab Hinweise, daß diese Formen von Psychosen mit den konkurrenten Formen schizoaffektiver Psychosen zusammengefaßt werden könnten. Es fehlten jedoch systematische Vergleichsuntersuchungen zwischen den Psychoseformen, die im langjährigen Verlauf ein und denselben Typ von Episoden zeigten, und anderen Erkrankungen mit Syndromwechsel.

Um zu wissen, was die longitudinale prospektive Erforschung der schizoaffektiven Psychosen verlangt, brauchten wir zuerst eine handfeste, adogmatische, operationale retrospektive Studie als Basis für weitere prospektive Untersuchungen. Wir hoffen, daß durch die jetzt vorliegende Köln-Studie in Zukunft prospektive Studien über schizoaffektive Psychosen leichter konzipierbar werden.

Während der fast 10jährigen Dauer der Köln-Studie reicherte sich die diesbezügliche Forschung mit Instrumenten, Definitionen und Forschungsergebnissen an, die immer wieder Neuanpassungen unseres Vorhabens erforderten und einen ständig durchgeführten Austausch von Meinungen und Ergebnissen zwischen den verschiedenen forschenden Teams auf internationaler Ebene verlangten (u.a. in der Form von speziellen Workshops, s. Marneros u. Tsuang 1986a, 1990; Marneros et al. 1991a).

Die genannten großen deutschsprachigen Schizophrenie-Studien erwiesen sich als von fundamentaler Bedeutung. Sie haben insofern eine historische Bedeutung, als sie eine Lücke in der Erforschung der Schizophrenie gefüllt haben. Aber eine Evolution dieser Studien erschien uns dringend nötig: Es kann heute davon ausgegangen werden, daß alle oben erwähnten deutschsprachigen Schizophrenie-Studien schizoaffektive Psychosen als Schizophrenien betrachteten und so untersuchten. In der Bonn-Studie von Huber und Mitarbeitern sind – nach späterer Angaben der Autoren – mindestens 113 von 502 der untersuchten Patienten, also mehr als 22%, nach wenigstens einem Konzept als schizoaffektive Patienten einzuordnen (Armbruster et al. 1983; Gross et al. 1986c). In der Lausanner Studie von Ciompi u. Müller sind wahrscheinlich 15–20% schizoaffektive Patienten enthalten (mündlicher Diskussionsbeitrag von Ciompi auf dem Berner Schizophrenie-Symposium 1990). Ähnliches darf wahrscheinlich auch für die Untersuchungen von M. Bleuler gelten. Die Ergebnisse der Schizophrenie-Studien, vor allem bezüglich des Ausgangs, sind also durch die Involvierung der schizoaffektiven Psychosen in eine zu günstige Richtung verschoben. Auch die Ergebnisse zur Verlaufsdiagnostik ändern sich durch die Mitberücksichtigung schizoaffektiver Psychosen (Intervalle, Remanifestationen, Rezidivierungsmuster sowie die Verteilungsmuster soziodemographischer Daten etc. sind von der Affektivität stark beeinflußt).

Es sollte also eine Gruppe von schizophrenen Patienten als Kontrollgruppe zu den schizoaffektiven Patienten untersucht werden, die ebenfalls enge diagnostische Kriterien erfüllten. Auch das haben wir getan.

Im Bereich der affektiven Psychosen hat sich inzwischen gezeigt, daß man nicht von einer homogenen Gruppe sprechen darf, sondern daß man es hier mit mindestens 2 Entitäten zu tun hat, nämlich mit einer unipolaren und einer bipolaren Form (Angst 1987c; Goodwin u. Jamison 1990). Es ergab sich also die Notwendigkeit, die affektiven Psychosen zuerst als homogene Gruppe zu untersuchen und dann nach der Polarität zu unterteilen und zu vergleichen. Es stellt sich die Frage, ob die Polarität der Affektivität auch bei den schizoaffektiven Psychosen eine Rolle spielt. Die damaligen Berichte in der Literatur beantworteten diese Frage nur ansatzweise und unbefriedigend. Auch diesem Problem mußte unseres Erachtens durch eine retrospektive Langzeitstudie noch weiter nachgegangen werden.

Die Fragestellungen der vorliegenden Studie waren folgende:
1. Welche Unterschiede und welche Gemeinsamkeiten gibt es bezüglich des psychopathologischen, psychologischen und sozialen Zustands von Patienten mit eng definierten affektiven, schizophrenen und schizoaffektiven Psychosen nach einer langen Dauer der Erkrankung?
2. Welche Unterschiede und Gemeinsamkeiten gibt es bezüglich der „Verlaufsdynamik" unter Berücksichtigung langjähriger Verläufe zwischen den drei eng definierten Diagnose-Gruppen?
3. Wie sind die psychotischen Verläufe mit Syndromwechsel einzuordnen?
4. Welche Gruppen von Psychosen sind am ehesten miteinander verwandt?
5. Welche Gemeinsamkeiten und Differenzen gibt es zwischen Patienten, die neben schizophrener Symptomatik auch eine „endomorph depressive" und/oder eine „endomorph manische" Symptomatik aufweisen, und Patienten, die außer der schizophrenen Symptomatik eine „nicht endogen aussehende" depressive oder eine „nicht endogen aussehende" manische Symptomatik haben?
6. Besitzt das Polaritätsprinzip genauso eine differenzierende Valenz bei den schizoaffektiven Psychosen wie bei den affektiven Psychosen?

2 Material, Methode und Definitionen

2.1 Material

2.1.1 Allgemeines

Das Design der vorliegenden Studie war von Anfang an das einer klinischen vergleichenden Langzeitstudie. Schon die Tatsache, daß es sich bei den untersuchten Kollektiven um klinische Populationen handelte, aber auch die Beobachtungsdauer, die vermutete Anzahl der zu berücksichtigenden Patienten und das praktische Vorgehen brachten Teile dieser Studie in eine bestimmte „Verwandtschaft" zu den Studien von M. Bleuler (1972), Ciompi u. Müller (1976), Huber et al. (1979) sowie von Angst (1966). In bezug auf den longitudinalen Vergleich zwischen schizophrenen, schizoaffektiven und affektiven Psychosen betraten wir bei Beginn der Köln-Studie im Jahr 1981 Neuland. Bis zum Abschluß der Studie ist uns keine ähnlich strukturierte Langzeituntersuchung zur Kenntnis gekommen, die die drei Erkrankungen in der hier angewendeten Art und Weise miteinander verglich, so daß dieses Vorgehen bis zum Abschluß der Untersuchungen weiter Neuland geblieben ist.

Aufgrund der Tatsache, daß es sich bei der Köln-Studie um eine *vergleichende* Studie handelt, gelten Einschränkungen hinsichtlich der Repräsentativität des Materials in mehr oder weniger gleichem Maße für alle drei zu vergleichenden Gruppen. Dadurch wird ein gewisser Ausgleich bezüglich methodischer Schwierigkeiten erreicht. Die Vergleichbarkeit der Gruppen untereinander ist dadurch gewährleistet.

2.1.2 Auswahl des Materials

Die Kerngruppe der schizoaffektiven Psychosen sollte sich aus zwei Kollektiven der Kölner Universitäts-Nervenklinik rekrutieren. Zum einen aus der Gruppe „Zwischen-Fälle" und zum anderen aus der Gruppe von Patienten mit der Diagnose „Verdacht auf Schizophrenie". Beide Gruppen sollten möglichst homogen und einheitlich bezüglich der Diagnostik sein. Der Zeitraum zwischen 1950 und 1979 erwies sich als in besonderer Weise dafür geeignet, da in dem berücksichtigten Zeitraum von 30 Jahren streng und konsequent nach den Kriterien von Kurt Schneider diagnostiziert wurde. Die Klinik wurde während dieser 30 Jahre durchgehend von Prof. Werner Scheid, einem Schüler Kurt Schneiders, geleitet. Es

Tabelle 2.1. Diagnosen der stationär behandelten psychiatrischen Patienten in der Universitäts-Nervenklinik Köln von 1950–1979

Klinische Diagnose	Zahl der Patienten	
Abhängigkeiten und Intoxikationen	14.787	(35.2%)
Persönlichkeitsstörungen und reaktive Störungen	12.818	(30.5%)
Andere organische Störungen	5.703	(13.5%)
Schizophrenie	3.874	(9.2%)
Zyklothymie	3.257	(7.7%)
Verdacht auf Schizophrenie	527	(1.3%)
Minderbegabungen	768	(1.8%)
Zwischen-Fälle	141	(0.3%)
Unklassifizierbare Psychosen des höheren Lebensalters	154	(0.4%)
Summe	42.029	

war ein striktes Prinzip in der Kölner Klinik, daß sämtliche Diagnosen entweder von Werner Scheid selbst oder von einem seiner Oberärzte, die zum Teil selbst Schüler von Kurt Schneider waren, kontrolliert wurden. Insbesondere die psychopathologischen Befunde im Sinne Karl Jaspers' und Kurt Schneiders wurden in den Krankengeschichten in der Regel extensiv dokumentiert und ausführlich begründet.

Zwischen 1950 und 1979 wurden aus der Universitäts-Nervenklinik Köln insgesamt 42.029 Patienten mit einer psychiatrischen Diagnose aus der stationären Behandlung entlassen (Tabelle 2.1).

Schon in den Anfängen der Studie zeigte sich, daß es sinnvoll wäre, in die Studie nicht nur die Indexaufnahmen der zukünftigen Probanden aufzunehmen, sondern möglichst viele Aufnahmen aus verschiedensten Diagnose-Gruppen. Es sollte dabei die Brauchbarkeit der Dokumentation überprüft werden, ihr Informationsgehalt, die Gründe für eine diagnostische Sicherheit bzw. Unsicherheit bei der Stellung der klinischen Diagnose sowie die Häufigkeit von „schizophrenie-typischen" Symptomen in anderen Diagnose-Gruppen außerhalb der Schizophrenie erfaßt werden.

Nach einem bestimmten Schema wurden insgesamt 4.157 Indexaufnahmen (Tabelle 2.2) erfaßt und ausgewertet. Ein Teil der dokumentierten Fälle erwies sich als für die Zwecke der Studie unbrauchbar (vgl. 2.1.2). Es handelte sich hierbei insbesondere um unvollständig angelegte Krankengeschichten, häufig von Patienten, die sich nur einige Stunden in der stationären Behandlung befunden hatten und die dann anschließend in eines der zuständigen Landeskrankenhäuser verlegt worden waren. Zur Vermeidung von diagnostischen Unsicherheiten, die auf kulturellen Unterschieden und auf Sprachproblemen beruhten, wurden fremdsprachige Patienten aus allen der Studie zugrundeliegenden diagnostischen Gruppen ausgeschlossen. Bei den Patienten mit der Diagnose „Schizophrenie" wurden nur die ersthospitalisierten Patienten berücksichtigt, bei den Patienten mit der Diagnose „endogene Depression" erfolgte zur Reduktion der sehr großen Patientenzahl eine Zufallsselektion (Tabelle 2.2).

Tabelle 2.2. Zur Vorbereitung der Köln-Studie initial ausgewertete Indexaufnahmen

Diagnostische Gruppe	Zahl der Patienten
Schizophrenie (nur ersthospitalisierte Patienten)	1.208
Verdacht auf Schizophrenie	
(alle verwertbaren Dokumentationsunterlagen)	358
Zwischen-Fälle	
(alle verwertbaren Dokumentationsunterlagen)	108
Endogene Depression	
(zufällig ausgewählte Patienten)	519
Manie	
(alle verwertbaren Dokumentationsunterlagen)	107
Unklassifizierbare Psychosen des höheren Lebensalters	
(alle verwertbaren Dokumentationsunterlagen)	97
Wochenbettpsychosen	
(alle verwertbaren Dokumentationsunterlagen)	62
Körperlich begründbare Psychosen	
(unterschiedlicher Ätiologie, in jeder ätiologischen Gruppe	
alle verwertbaren Dokumentationsunterlagen)	1.698
Gesamtzahl	4.157

Aus der Auswertung der in Tabelle 2.2 dargestellten Indexaufnahmen ergaben sich wichtige Informationen bezüglich der Symptome ersten Ranges in den verschiedenen Diagnose-Gruppen (Marneros 1983a, 1984, 1988; Marneros et al. 1984, 1987b, 1988e) sowie über soziodemographische und andere prämorbide Merkmale (Marneros 1983b; Marneros et al. 1984, 1987b, 1988e). Die Befunde dieser Auswertungen werden im folgenden bei Bedarf in den entsprechenden Kapiteln dargestellt bzw. berücksichtigt; eine detaillierte Darstellung der schon publizierten Befunde erscheint im Rahmen der vorliegenden Monographie entbehrlich, so daß darauf verzichtet wird.

2.1.3 Ausgangskollektive

2.1.3.1 Ausgangskollektiv „Zwischen-Fälle"

Bei insgesamt 141 Patienten wurde im beschriebenen Zeitraum zwischen 1950 und 1979 die Entlassungsdiagnose „Zwischen-Fall" gestellt. 33 Fälle (23.4%; Tabelle 2.3) wurden aus der Untersuchung ausgeschlossen, da die Dokumentation sich als nicht verwertbar erwies bzw. es sich um fremdsprachige Patienten handelte. Es wurden insgesamt 108 Patienten mit der Diagnose „Zwischen-Fall" in die Untersuchung aufgenommen.

In der Konzeption Kurt Schneiders – und damit auch im damaligen diagnostischen Konzept der Universitäts-Nervenklinik Köln – wurde ein „Zwischen-Fall"

Tabelle 2.3. Ausgangspopulationen und Index-Diagnosen

	„Zwi-schen-Fälle"	„Verdacht auf Schizo-phrenie"	Schizo-phrenie	Affektive Psychosen	Total
Diagnostizierte Fälle	141	527	230	337	1.235
davon nicht verwertbare Indexfälle oder fremd-sprachige Patienten	33 (23.4%)	169 (32.1%)	41 (17.8%)	42 (12.5%)	285 (23.1%)
Ausgewertete Indexfälle	108	358	189	295	950
davon Pat., die nicht ermittelbar waren	6 (5.6%)	37 (10.3%)	19 (10.4%)	18 (5.9%)	80 (8.4%)
Pat., über die weitere Informationen vorliegen	102	321	170	277	870
davon verstorben	44 (43.1%)	105 (32.7%)	73 (42.9%)	125 (45.1%)	347 (39.9%)
Noch lebende Patienten	58	216	97	152	523
davon - „Drop out" (Nachuntersuchung verweigert)	5 (8.6%)	64 (29.6%)	25 (25.8%)	27 (17.8%)	121 (23.1%)
- nachuntersucht	53 (91.4%)	152 (70.3%)	72 (74.2%)	125 (82.2%)	402 (76.9%)

dann diagnostiziert, wenn „sich die Differentialtypologie Schizophrenie und Zyklothymie nicht entscheiden läßt, mit anderen Worten, wenn sich beide Diagnosen mit gleichem Recht verteidigen lassen" (Schneider 1980, S.69). Auf die engen Beziehungen zwischen diesem Konzept und dem Konzept der schizoaffekti-ven Psychosen haben wir in früheren Publikationen bereits ausführlich hingewiesen (Marneros 1983b; Marneros et al. 1986b,c). Diese von Schneider definierten „Zwischen-Fälle" sind im großen und ganzen den schizoaffektiven Psychosen der Zürich-Studien ähnlich (Angst 1980a,b; Angst et al. 1979a,c, 1980a, 1981, 1983), ebenso den schizoaffektiven Psychosen nach den Kriterien der RDC (Spitzer et al. 1978), aber auch den schizoaffektiven Psychosen nach ICD-9 (WHO 1978) und nach den Kriterien von Kendell (1986).

2.1.3.2 Ausgangskollektiv „Verdacht auf Schizophrenie"

Im untersuchten Zeitraum wurde bei 527 Patienten der Universitäts-Nervenklinik Köln die Entlassungsdiagnose „Verdacht auf Schizophrenie" gestellt. Neben den Fällen mit einer Dokumentation, die sich als nicht verwertbar erwies, und den nicht-deutschsprachigen Patienten, wurden auch die Fälle nicht in die Studie aufgenommen, bei denen sich zeigte, daß die Stellung einer *Verdachts*diagnose nicht auf einer tatsächlichen diagnostischen Unsicherheit beruht hatte, sondern auf dem Bemühen, negative soziale Konsequenzen für den Patienten zu vermeiden. Es war dann zwar die Diagnose „Verdacht auf Schizophrenie" gestellt worden, in der Krankenblatt-Dokumentation war jedoch kein Zweifel an der definitiven Zuordnung als schizophrene Psychose gelassen worden. In dieser Diagnose-Gruppe „Verdacht auf Schizophrenie" war der Anteil der auszuschließenden Patienten mit 169 Patienten (32.1%; Tabelle 2.3) deshalb deutlich höher als in den anderen untersuchten Gruppen. Es verblieben 358 Patienten, die in die weitere Untersuchung eingingen (Tabelle 2.3).

Um die Gründe näher zu beleuchten, die die Untersucher bewogen hatten, lediglich eine Verdachtsdiagnose zu stellen, wurden diese 358 Patienten mit 1208 Patienten verglichen, bei denen die definitive Diagnose „Schizophrenie" gestellt worden war (Marneros et al. 1984). Es zeigte sich, daß die Hauptgründe für das Stellen der Verdachtsdiagnose und nicht der definitiven Diagnose „Schizophrenie" auf symptomatologischem Gebiet lagen, also in Art, Struktur und Konstellationen von Symptomen. Extrasymptomatologische Faktoren spielten demgegenüber kaum eine Rolle (Marneros et al. 1984). Bei der Symptomatologie spielte vorwiegend das Fehlen von produktiv-psychotischen Symptomen und das alleinige Vorkommen von formalen Denkstörungen, Störungen der Affektivität, des Antriebs und Verhaltens eine Rolle. Aber auch bei Bestehen produktiv-psychotischer Phänomene war nicht in jedem Fall die Stellung der endgültigen Diagnose „Schizophrenie" möglich gewesen. Es konnte die Differentialdiagnose „paranoide Reaktion" oder „paranoide Entwicklung" zu der diagnostischen Unsicherheit führen, aber ebenso auch eine fragliche organische Ätiologie. Sogar das Bestehen von Symptomen ersten Ranges hatte nicht immer zur definitiven Diagnose „Schizophrenie" geführt. In einigen Fällen wurde deren pathognomonische Bedeutung dadurch eingeschränkt, daß lediglich einzelne Erstrangsymptome kurzfristig aufgetreten waren. Aber auch gleichzeitig vorhandene organische Befunde oder eine intellektuelle Minderbegabung des Patienten konnte die Bedeutung der Symptome ersten Ranges relativieren (Marneros et al. 1984). In wieder anderen Fällen hatten sich Symptome nur sehr langsam über einen langen Zeitraum entwickelt, was ebenfalls zur diagnostischen Unsicherheit beigetragen hatte.

2.1.3.3 Ausgangskollektiv „Schizophrenie"

Die große Zahl der zwischen 1950 und 1979 in der Universitäts-Nervenklinik Köln stationär behandelten Patienten mit der Diagnose „Schizophrenie" (3874 Aufnahmen, darunter 1208 Ersthospitalisierungen) machte es notwendig, zum Zwecke der Langzeituntersuchung eine Auswahl aus dieser Population zu treffen. Dabei mußte das oberste Ziel sein, die Vergleichbarkeit zur Gruppe der Patienten mit „Verdacht auf Schizophrenie" und auch zur Gruppe der „Zwischen-Fälle" zu gewährleisten. Dies galt sowohl für den psychopathologischen als auch den extrasymptomatologischen Bereich und konnte dadurch erreicht werden, daß die Indexaufnahmen der Patienten mit der Diagnose „Schizophrenie" aus dem gleichen Zeitraum stammten, in dem die Diagnose der beiden anderen Gruppen gestellt worden waren. In psychopathologischer Hinsicht wurden insbesondere solche Patienten berücksichtigt, die mindestens bei einer Aufnahme im Verlauf eine vorwiegend „negative" bzw. „aproduktive" Symptomatik gezeigt hatten. Die so definierte Gruppe umfaßte zunächst 230 Patienten. Durch Ausschluß der durch unzureichende Dokumentation „nicht verwertbaren" Fälle und der nicht-deutschsprachigen Patienten (17.8%) reduzierte sich die Zahl auf 189 Patienten, die schließlich in die Studie eingingen.

2.1.3.4 Ausgangskollektiv „Zyklothymie"

Zwischen 1950 und 1979 wurden in der Universitäts-Nervenklinik Köln insgesamt 107 Patienten mit der Diagnose Manie aus stationärer Behandlung entlassen. 14 Patienten (13.1%) wurden von der Studie ausgeschlossen (unzureichende Dokumentation, fremdsprachige Patienten), 93 Patienten gingen in die weiteren Untersuchungen ein. Aus technischen Gründen, die vorwiegend durch den zwischenzeitlichen Wechsel des Forschungsteams an die Universitäts-Nervenklinik Bonn bedingt waren, wurden in die Studie auch Patienten der Bonner Klinik mit der Diagnose „Zyklothymie" aufgenommen (230 Patienten). Es wurden Patienten berücksichtigt, bei den in den Jahren 1966 und 1967 in der Universitäts-Nervenklinik Bonn die Diagnose einer endogenen Depression oder einer Manie gestellt worden war („Zyklothymie" nach der Definition K. Schneiders). Diese Jahre wurden gewählt, um eine möglichst ähnliche durchschnittliche Beobachtungsdauer zu haben wie bei den anderen Diagnose-Gruppen. Von 1956–1975 wurde diese Klinik von Prof. Hans Jörg Weitbrecht geleitet, der für diese Diagnose ebenfalls strenge, an der klassischen Psychopathologie orientierte Kriterien zugrunde legte (Weitbrecht 1973). Die Vergleichbarkeit wurde an den diagnostischen Kriterien, den psychopathologischen Befunden und der Strukturierung der Krankenunterlagen überprüft und erwies sich als in hohem Maße gewährleistet. Von den 230 Patienten erfüllten 202 Fälle die Einschlußkriterien. Insgesamt gingen also 295 Patienten mit der Index-Diagnose einer Manie bzw. einer endogenen Depression in die Studie ein (Tabelle 2.3).

2.1.4 Auffinden der Patienten und Kontaktaufnahme

Wichtigster Bestandteil der Köln-Studie war die ausführliche Nachuntersuchung aller auffindbaren Patienten unter Verwendung standardisierter Instrumente. Die erste Kontaktaufnahme mit den Patienten erfolgte schriftlich. In den Fällen, in denen die Patienten unter der bekannten Anschrift nicht mehr erreichbar waren, wurde das jeweils zuständige Einwohnermeldeamt eingeschaltet. Bei fehlender Reaktion des Patienten auf mindestens zwei Briefe wurde versucht, den Patienten persönlich zu Hause aufzusuchen. Der Versuch einer persönlichen Kontaktaufnahme mit den Patienten war sehr zeitaufwendig, da häufig niemand anzutreffen war, und mußte oft mehrfach wiederholt werden. Trotz intensiver Recherchen (Anfrage bei verschiedenen Einwohnermeldeämtern, persönliches Aufsuchen der früheren Wohnorte etc.) konnten einige Adressen nicht ermittelt werden, oder bei mehrfachem Wohnungswechsel brachen die Informationen an irgendeiner Stelle ab. Im Rahmen der vorliegenden Studie wurden insgesamt etwa 1100 Briefe an Patienten geschrieben, außerdem etwa 900 Anfragen an Einwohnermeldeämter in der ganzen Bundesrepublik Deutschland gerichtet.

2.1.5 Insgesamt nachuntersuchte Patienten

402 Personen (76.9% der auffindbaren, zum Zeitpunkt der Nachuntersuchung noch lebenden ehemaligen Patienten) konnten persönlich unter Anwendung des gesamten Untersuchungsinstrumentariums nachuntersucht werden.

Von den 950 potentiell für die Studie in Frage gekommenen Patienten waren 80 Personen (8.4%) ins Ausland verzogen oder trotz intensiver Bemühungen und Ausschöpfung aller Informationsquellen nicht auffindbar, 347 ehemalige Patienten waren verstorben. Es blieben damit 523 lebende, auffindbare Patienten. 121 Personen (23.1%) waren aus ganz unterschiedlichen Gründen nicht zu einer persönlichen Nachuntersuchung bereit (Tabelle 2.3). Die größte Zahl dieser Patienten gab an, sie wollten unter keinen Umständen an den damaligen Aufenthalt in der Klinik bzw. ihre Erkrankung erinnert werden (51 Patienten). 22 Personen (alle mit den Index-Diagnosen „Schizophrenie" oder „Verdacht auf Schizophrenie") ließen sich verleugnen bzw. gaben an, sie seien verwechselt worden und mit den von uns gesuchten Patienten nicht identisch. Insgesamt 10 Patienten (8.3%) führten konkrete, für sie sehr negative Erfahrungen während der Index-Episode an und waren deshalb zu keinem Kontakt mit dem Untersucher („einem Mitarbeiter dieser Klinik") bereit. Bei 8 Patienten (alle mit der Index-Diagnose „Schizophrenie" oder „Verdacht auf Schizophrenie") lagen eindeutig paranoide Gründe für die Absage vor. Bei den übrigen 30 Patienten waren Gründe nicht erkennbar.

2.1.6 Die Ausgangskollektive zum Zeitpunkt der Nachuntersuchung

2.1.6.1 Index-Diagnose „Zwischen-Fall"

Von den 108 Patienten waren 5.6% (6 Patienten) nicht mehr zu ermitteln. Von den übrigen 102 waren 44 Patienten (43.1%) zum Zeitpunkt der Nachuntersuchung bereits verstorben, 58 Patienten lebten noch und waren erreichbar. In dieser Gruppe betrug der Anteil der Patienten, die zu einer Nachuntersuchung in der gewünschten Form nicht bereit waren, 8.6% (5 Patienten; Tabelle 2.3). Die restlichen 53 Patienten (91.4% der noch lebenden auffindbaren Patienten) waren zu einer vollständigen Nachuntersuchung bereit und gingen in die weiteren Auswertungen ein.

2.1.6.2 Index-Diagnose „Verdacht auf Schizophrenie"

Von den 358 Patienten mit der Index-Diagnose „Verdacht auf Schizophrenie" waren 38 Patienten (10.3%) nicht zu ermitteln oder ins Ausland verzogen (Tabelle 2.3).

Von den übrigen 321 Patienten waren 105 Patienten zum Zeitpunkt der Nachuntersuchung bereits verstorben (32.7%, s. 2.1.3.3). Insgesamt 64 dieser Personen (29.6% der noch lebenden und erreichbaren Patienten) verweigerten die ausführliche Nachuntersuchung. 152 (70.3% der noch lebenden und erreichbaren Patienten) konnten persönlich und unter Anwendung des gesamten Untersuchungsinstrumentariums nachuntersucht werden.

2.1.6.3 Index-Diagnose „Schizophrenie"

Über 19 der 189 Patienten dieses Ausgangskollektivs (10.4%) waren keine weiteren Informationen zu erhalten (nicht auffindbar oder ins Ausland verzogen), 73 (42.9%) waren bereits verstorben (s. 2.1.1.3; Tabelle 2.3). Von den noch lebenden 97 Patienten waren 25 (25.8%) zu einem persönlichen und ausführlicheren Gespräch nicht bereit. 72 Patienten (74.2% der noch lebenden und erreichbaren Patienten) wurden mit dem vollständigen Instrumentarium der Studie nachuntersucht.

2.1.6.4 Index-Diagnose „Zyklothymie"

Von 18 (5.9%) der 295 Patienten war der aktuelle Aufenthaltsort nicht zu erfahren. 125 der 277 Patienten, über die weitere Informationen zu erhalten waren (45.1%), waren zum Zeitpunkt der Nachuntersuchung bereits verstorben (s. 2.1.1.3). 27 Personen (17.8% der noch lebenden und auffindbaren Patienten) lehnten eine Nachuntersuchung ab (Tabelle 2.3). 125 Patienten (82.2%) konnten persönlich nachuntersucht werden.

2.1.7 Angaben zu den verstorbenen Patienten

Zwischen Index-Episode und Nachuntersuchung waren 347 Patienten (39.9% der Patienten, über die weitere Informationen vorlagen) bereits verstorben (Tabelle 2.3). In allen Fällen wurde versucht, die Todesursache zu ermitteln. Dies war jedoch leider in vielen Fällen, insbesondere aus rechtlichen Bedenken der zuständigen Behörden, nicht möglich.

Angaben über die Todesursache liegen für 36.8% bis 53.4% der Patienten der verschiedenen Ausgangskollektive vor (Tabelle 2.4). Der gesicherte Suizid als Todesursache machte in allen vier Ausgangskollektiven einen relativ hohen Anteil aus. Dabei war die Rate der gesicherten Suizide in der Ausgangsgruppe der Patienten mit „Verdacht auf Schizophrenie" am höchsten (31.1% der bekannten Todesursachen), gefolgt von den Patienten mit „Zwischen-Fällen" (28.6%), den zyklothymen Patienten (26.1%) und den schizophrenen Patienten (17.9% der bekannten Todesursachen). Die Verteilung der „natürlichen" Todesursachen unterschied sich zwischen den einzelnen Ausgangskollektiven nicht wesentlich.

16

Tabelle 2.4. Verstorbene Patienten

	„Verdacht auf Schizophrenie"	Schizophrenie	Affektive Psychosen	„Zwischen-Fälle"
Zahl der verstorbenen Patienten	105	73	125	44
Geschlecht				
männlich	47.6%	42.4%	43.2%	36.4%
weiblich	52.4%	57.5%	56.8%	63.6%
Todesursachen				
Unbekannte Ursache (ohne gesicherter Suizid als Ursache)	57.1%	46.6%	63.2%	52.3%
Bekannte Ursache davon: „natürlicher" Tod	42.9%	53.4%	36.8%	47.7%
– Herz-/Kreislauf	20.0%	30.8%	34.8%	42.9%
– Lungenerkrankung	6.7%	20.5%	6.5%	4.7%
– zerebrale Gefäßerkrankung	2.2%	5.1%	13.0%	9.5%
– maligner Tumor	4.4%	7.7%	6.5%	4.7%
– sonstiges	35.6%	17.9%	13.0%	9.5%
Suizid (gesicherte Information)	31.1%	17.9%	26.1%	28.6%
Anteil gesicherter Suizide an der Zahl der Verstorbenen insgesamt	13.3%	9.6%	9.6%	13.6%

2.2 Methode und Untersuchungsinstrumente

2.2.1 Allgemeines

Die für die späteren Berechnungen verwendeten Daten wurden auf unterschiedlichen Ebenen unter Ausschöpfung folgender Informationsquellen erhoben:

- Angaben des Patienten und seiner Angehörigen oder anderer Bezugspersonen bei der Nachuntersuchung.
- Befunde der bei der Nachuntersuchung eingesetzten Evaluationsinstrumente.
- Angaben in den Krankenunterlagen, die anläßlich der Aufnahme bzw. den Aufnahmen in den Universitäts-Nervenkliniken Köln und Bonn angefertigt worden waren.
- Dokumentationsunterlagen von weiteren stationären Aufenthalten in anderen psychiatrischen Krankenhäusern oder vergleichbaren Einrichtungen.

17

2.2.2 Die Auswertung der Dokumentationsunterlagen

Die Erfassung der Informationen, die in den Krankenunterlagen niedergelegt waren, erfolgte zunächst mittels eines speziell dafür entwickelten Instrumentariums. Für jeden Patienten wurden folgende Parameter erfaßt:

1. Allgemeine und biographische Daten:
   - Allgemeine Angaben zur Person.
   - Eigene Entwicklung (Schwangerschaft und Geburt, frühkindliche Entwicklung, Verhalten in der Kindheit, Broken-home-Situation, Verhältnis zu den Eltern, prämorbide Persönlichkeitszüge und soziale Interaktionen etc.).
   - Soziale Entwicklung (Beruf der Eltern und Geschwister, eigene Schulbildung und Berufsbildung, Berufstätigkeiten).
   - Partnerschaftliche Entwicklung (Partnerbeziehungen, Änderungen des Familienstandes, Probleme im partnerschaftlichen Bereich, eigene Kinder etc.).
   - Familiäre Belastung mit belangvollen Erkrankungen, insbesondere auf psychiatrisch-neurologischem Gebiet.
   - Eigene Erkrankungen, besonders auch chronisch-körperliche Erkrankungen und ihre Behandlung.
2. Für die insgesamt erste Krankheitsepisode im Verlauf:
   - Life Events im Vorfeld der Episode (bis 12 Monate).
   - Initiale Symptomatik.
   - Akuität des Beginns.
   - Psychopathologische Symptomatik während der Episode.
   - Suizidale Symptomatik.
   - Therapie (während der Episode und bei Entlassung).
   - Soziale Situation (direkt vor und direkt nach der Episode).
   - Somatische und neurologische Befunde.
   - Ergebnisse von Laboruntersuchungen und anderen, technischen Untersuchungen (EEG, Echoenzephalographie, CCT, etc.).
   - Diagnose bei Entlassung sowie differential-diagnostische Überlegungen.
3. Für jede weitere Krankheitsepisode im Verlauf:
   - Life Events im Vorfeld der Episode (bis 12 Monate).
   - Symptomatik und soziale Entwicklung im Intervall seit der vorhergehenden Episode.
   - Psychopathologische Symptomatik während der Episode.
   - Suizidale Symptomatik.
   - Therapie (während der Episode und bei Entlassung).
   - Soziale Situation (direkt vor und direkt nach der Episode).
   - Somatische und neurologische Befunde.
   - Ergebnisse technischer Untersuchungen.
   - Entlassung: Diagnose und Differentialdiagnose.

Die Erfassung der psychopathologischen Befunde erfolgte mittels einer Symptomliste, die am AMDP-System (Arbeitsgemeinschaft für Methodik und Dokumentation in der Psychiatrie 1981) orientiert war. Diese Symptomliste wurde erweitert um einige Items des „Present State Examination" (PSE; Wing et al. 1974, 1982), der

Tabelle 2.5. Geographische Verteilung der ausgewerteten Klinikaufnahmen (n=2013 aus 121 Kliniken)

Geographisches Gebiet	Zahl der ausgewerteten Aufnahmen (n=2013)	
Köln und nähere Umgebung	635	(31.5%)
Bonn und nähere Umgebung	600	(29.8%)
Düsseldorf, Ruhrgebiet, Westfalen	289	(14.4%)
Koblenz und Umgebung	140	(7.0%)
Eifel, Bergisches Land, Sauerland	132	(6.6%)
Aachen und Umgebung	89	(4.4%)
Frankfurt, Mainz, Mannheim, Saarbrücken	48	(2.4%)
Berlin	33	(1.6%)
Hannover, Kassel	24	(1.2%)
Hamburg, Bremen, Schleswig-Holstein	15	(0.7%)
München, Bayern	5	(0.2%)
Stuttgart, Baden-Würtemberg	3	(0.2%)

„Scale for Assessment of Negative Symptoms" (SANS; Andreasen 1982) und der „Bonn Scale for the Assessment of Basic Symptoms" (BSABS; Gross et al. 1987), sofern diese Symptome nicht bereits im AMDP-System enthalten waren. Für sämtliche Symptome galt, daß die in den einzelnen Symptomlisten enthaltenen Intensitätsabstufungen nicht verwendet wurden, sondern nur „vorhanden" oder „nicht vorhanden" bewertet wurde.

Insgesamt wurden aus 121 Kliniken Dokumentationen von 2013 stationären Aufenthalten der Patienten ausgewertet. Tabelle 2.5 zeigt die Verteilung dieser Kliniken.

2.2.3 Die Nachuntersuchung

Bei der Nachuntersuchung wurden folgende Ziele verfolgt:

- Vervollständigung der Angaben zur Biographie.
- Erfassung möglichst aller Krankheitsepisoden im Verlauf.
- Erfassung des Zustandes des Patienten in den Intervallen zwischen den Episoden.
- Erfassung des Zustandes des Patienten im Zeitraum zwischen der letzten bisher aufgetretenen Episode und dem Zeitpunkt der Nachuntersuchung.
- Erfassung des Zustandes am Ende der Beobachtungszeit.

Zu diesem Zweck wurden mehrere international angewendete und standardisierte Instrumente eingesetzt (PSE, GAS, WHO/DAS, WHO/PIRS, s. 2.2.4.3). Zusätzlich wurde ein eigens entwickelter Fragenkatalog eingesetzt, der darüber hinausgehende Informationen umfaßte, vorwiegend im Bereich der beruflichen und sozialen

Tabelle 2.6. Geographische Verteilung der Wohnorte der 355 Patienten am Ende der Beobachtungszeit

Geographisches Gebiet	Zahl der Patienten
Köln und nähere Umgebung	120 (33.8%)
Bonn und nähere Umgebung	113 (31.8%)
Düsseldorf, Ruhrgebiet, Westfalen	25 (7.0%)
Eifel, Bergisches Land, Sauerland	25 (7.0%)
Koblenz und Umgebung	23 (6.5%)
Aachen und Umgebung	21 (5.9%)
Frankfurt, Mainz, Mannheim, Saarbrücken	11 (3.1%)
Hannover, Kassel	6 (1.7%)
Hamburg, Bremen, Schleswig-Holstein	5 (1.4%)
München, Bayern	4 (1.1%)
Berlin	2 (0.6%)

Mobilität, Therapie, Prophylaxe und familiärer Belastung mit psychischen Erkrankungen. Es war in der vorliegenden Studie auch intendiert, neben dem Patienten selbst möglichst auch seine wichtigsten Bezugspersonen miteinzubeziehen. Bei den Patienten, die zum Zeitpunkt der Nachuntersuchung dauerhospitalisiert waren oder in Pflege standen, wurden auch Informationen der behandelnden bzw. pflegenden Personen miteinbezogen. Um die aktuelle Situation des Patienten, insbesondere aber auch seine Interaktionen mit dem sozialen Umfeld möglichst gut beurteilen zu können, war es erklärte Absicht der Studie, die Patienten in ihrer alltäglichen Wohnumgebung aufzusuchen und dort die Exploration durchzuführen. Dabei handelte es sich in der Regel um die häusliche Umgebung, bei den langfristig hospitalisierten Patienten um die Klinik bzw. Pflegeeinrichtung (Tabelle 2.6).

Selbstverständlich erforderte das Aufsuchen der Patienten in ihrer häuslichen Umgebung von seiten des Forschungsteams vor allem wegen der teilweise großen Entfernungen einen sehr hohen Zeitaufwand und war auch organisatorisch nicht unproblematisch. Der Untersucher war bestrebt, einen möglichst umfassenden Einblick in die Wohnverhältnisse zu bekommen. In einem ausführlichen freien Protokoll wurden direkt im Anschluß an die Untersuchung alle Einzelheiten, wie z. B. Wohnlage, Einrichtung und Zustand der Wohnung, Verhalten in der häuslichen Umgebung, Interaktionen mit Angehörigen etc., festgehalten. Einen Sonderfall stellten die Patienten dar, die ohne vorherige Terminabsprache – aber nach wiederholter schriftlicher Kontaktaufnahme – zu Hause aufgesucht wurden (s. 2.1.3.2.). Hier war der organisatorische Aufwand erwartungsgemäß noch höher, da eine Adresse oft wiederholt aufgesucht werden mußte, bis der ehemalige Patient angetroffen wurde.

Die Exploration zum Nachuntersuchungszeitpunkt wurde an die jeweiligen Möglichkeiten des Patienten, und zwar insbesondere seine Belastbarkeit, angepaßt. Die Reihenfolge, in der die einzelnen Abschnitte der Exploration durchgeführt wurden, konnte variiert werden. Dieses flexible Vorgehen hatte seinen Niederschlag auch in der zeitlichen Ausdehnung der Exploration. In einigen Fällen war es notwendig, die Exploration an zwei oder mehr unterschiedlichen Terminen durchzuführen, da die Belastbarkeit des Patienten zu gering war. Abhängig von der Komplexität der zu erhebenden Informationen, aber auch von der individuellen Verfassung des Patienten, dauerte die Exploration zwischen 1 Stunde bis zu 6 Stunden im Extremfall, bei der Mehrzahl der Patienten lag die Interviewdauer zwischen 2 und 4 Stunden. In der Regel wurde die Exploration nach Einverständnis des Patienten auf Tonband aufgezeichnet, so daß auch nach der Exploration noch eine detaillierte Auswertung – insbesondere auch durch einen zweiten Untersucher – erfolgen konnte.

2.2.4 Instrumente zur Erfassung und Evaluierung des „Ausgangs"

Das Instrumentarium der Nachuntersuchung umfaßte folgende Instrumente:

- Zur Erfassung des psychopathologischen Zustandsbildes: „Present State Examination" (PSE; Wing et al. 1982) und die Bonner Kriterien zur Erfassung des psychopathologischen Ausgangs, wie sie von Huber et al. beschrieben wurden (1979).
- Zur Erfassung der psychopathologischen Symptomatik im Verlauf: Present State Examination, modifizierte Form (s. 2.2.4.1).
- Zur Erfassung sozialer Behinderung: „Disability Assessment Schedule" (WHO/ DAS; WHO 1987; Jung et al. 1989).
- Zur Erfassung psychologischer Defizite: „Psychological Impairments Rating Schedule" (WHO/PIRS; Biehl et al. 1989a,b).

Zusätzlich wurde eine zusammengefaßte Itemliste eingesetzt, die sich aus folgenden Instrumenten rekrutierte:

- „Psychiatric and Personal History Schedule" (PPHS; WHO 1985).
- „Follow-Up History and Sociodemographic Description Schedule" (FU-HSD; WHO 1985).
- „Past History and Sociodemographic Description Schedule" (PHSD; WHO 1985).

Außerdem wurden weitere Items zu den Bereichen Therapie und Prophylaxe eingeführt.

Durch dieses zusätzliche Instrumentarium wurden Informationen aus folgenden Bereichen erfaßt:

- Beginn der Erkrankung.
- Soziale, insbesondere berufliche Entwicklung seit der Erstmanifestation der Erkrankung.
- Partnerschaftliche Entwicklung seit der Erstmanifestation der Erkrankung.
- Entwicklung der Lebens- und Wohnsituation nach der Erstmanifestation der Erkrankung und Veränderungen im Autarkie-Status.
- Aktuelle berufliche Tätigkeit.

- Aktuelle Lebens- und Wohnsituation.
- Freizeitverhalten.
- Subjektive Beschwerden im affektiven, kognitiven, und kommunikativen Bereich sowie im Bereich des Antriebs einschließlich der jeweiligen Folgen im täglichen Leben (soweit sie nicht bereits durch die oben erwähnten standardisierten Instrumente erfaßt wurden).
- Vorliegen produktiv-psychotischer Symptomatik einschließlich der sozialen Folgen.
- Therapie und Prophylaxe.

Im folgenden sollen die verwendeten Instrumente bezüglich der zugrundeliegenden Konzeption und ihrer Anwendung in der vorliegenden Studie kurz dargestellt werden.

2.2.4.1 „Present State Examination" (PSE)

Das „Present State Examination-System ist eine Anleitung zur Strukturierung des klinischen Interviews mit dem Ziel, den aktuellen psychischen Befund erwachsener Patienten, die unter einer Neurose oder einer funktionellen Psychose leiden, zu beurteilen" (Wing et al. 1982, S. 22). Das Instrument wurde seit den 60er Jahren wiederholt überarbeitet und modifiziert. Es wurde in verschiedenen breitangelegten Studien der Weltgesundheitsorganisation angewendet; umfangreiche Untersuchungen zu Validität, Reliabilität und klinischer Anwendung des PSE, auch der deutschen Fassung, liegen vor (Wing et al. 1982).

In dieser Studie wurde die 9. Auflage des PSE in der deutschen Bearbeitung von v.Cranach (1982) verwendet. Die angewendeten und in einem Manual festgelegten Definitionen sind eng an den klassischen psychopathologischen Begriffen der deutschsprachigen Psychiatrie orientiert. Die damit gewonnenen Informationen ergänzten die schon vorhandenen und in den Krankenblättern dokumentierten Informationen sowie die Bewertung des psychopathologischen Zustandes in den Intervallen. Die 9. Auflage des PSE umfaßt insgesamt 140 Einzelitems, die in 20 Sektionen zusammengefaßt sind. Die Sektionen 18–20 (Items 108–140) beschreiben das beobachtete Verhalten, die Sprache und den Affekt während des Interviews. Diese Items sind vollständig und mit gleichen Definitionen auch im „Psychological Impairments Rating Schedule" (WHO/PIRS) vorhanden und wurden mit diesen Instrumenten bewertet.

Bei der Beurteilung von im Verlauf aufgetretenen psychopathologischen Symptomen wurden die Items gemäß den Zielen und dem Design dieser Studie lediglich als „vorhanden" bzw. „nicht vorhanden" eingestuft.

Zusätzlich zu der Symptomliste des PSE wurde das Symptom „Wahnwahrnehmung" als eigenständiges Symptom miterfaßt, obwohl sich die Wahnwahrnehmung in der klassischen Form, wie sie Karl Jaspers und Kurt Schneider verstanden haben, als sehr schwach reliabel erwiesen hatte (Wing und Nixon 1975; Wing et al. 1977) und in der 9. Auflage des PSE nicht berücksichtigt wurde. Die Ergänzung erfolgte wegen der besonderen psychopathologischen Bedeutung des Symptoms „Wahnwahrnehmung", vor allem wegen ihrer engen Bindung an die schizophrenen Psychosen und ihrem selteneren Auftreten bei organischen Psychosen (Huber u. Gross 1977; Jaspers 1973; Marneros 1988; Matussek 1952; Schneider 1980).

2.2.4.2 „Disability Assessment Schedule" (WHO/DAS)

Das „Disability Assessment Schedule" (WHO/DAS) wurde zunächst im Rahmen der seit 1977 von der Weltgesundheitsorganisation durchgeführten Mehrländerstudie „On the Assessment and Reduction of Psychiatric Disability" entwickelt. Ziel des Instruments ist die Erfassung der Ebene der sozialen Behinderung, unabhängig von der Symptomebene und der Ebene psychologischer Funktionseinschränkungen. Die endgültige Version des WHO/DAS wurde 1988 publiziert (WHO 1988). Inzwischen liegt auch eine vom Zentralinstitut für Seelische Gesundheit in Mannheim bearbeitete und weiterentwickelte Fassung in deutscher Sprache vor (Mannheimer Skala zur Einschätzung sozialer Behinderung „DAS-M"; Jung et al. 1989). Die Validität und Reliabilität des WHO/DAS ist umfassend untersucht, es wurde inzwischen in mehr als 20 verschiedenen Ländern eingesetzt.

In der Planungsphase und zu Beginn der vorliegenden Untersuchung stand eine englischsprachige Version des WHO/DAS zur Verfügung, die zunächst verwendet wurde und später nach Beratung durch die Arbeitsgruppe „Behinderungsforschung" des Zentralinstitutes für Seelische Gesundheit in Mannheim an die deutschsprachige Fassung angepaßt wurde. Das WHO/DAS war für die vorliegende Untersuchung besonders geeignet, da damit einzelne Aspekte der Behinderung unabhängig von der Ebene der Symptomatik valide und reliabel erfaßt werden können (Jung et al. 1989; Schubart et al. 1986a,b). Die Einzelitems erlauben es, die Profile der Behinderung und auch ihre Veränderung über die Zeit zu erfassen. Das Anwendungsfeld des WHO/DAS ist nicht auf schizophrene Psychosen beschränkt, sondern ist unter anderem für chronische Depressionen oder Neurosen konzipiert (Häfner 1989). Damit eignet es sich insbesondere für vergleichende Studien, wie die vorliegende. Unter *„Behinderung"* wird im Sinne des WHO/DAS eine durch innere und äußere Faktoren bedingte Störung der Aufrechterhaltung spezifischer sozialer Funktionen oder Rollen (Beruf, Familie, soziale Gruppen etc.) verstanden, die die Angehörigen der sozialen Gruppen bzw. Gemeinschaft des Betroffenen von diesem erwarten. Eine solche Störung sozialer Funktionen oder Rollen ist nicht notwendigerweise als eine permanente irreversible Störung anzusehen, so daß Behinderung ebenso wie auch „impairments" kurzzeitig, langdauernd oder anhaltend sein kann (Schubart et al. 1986a).

Die Verhaltenserwartungen der verschiedenen Rollen, die ein Individuum einnehmen kann, lassen sich in zwei Gruppen unterteilen (Jung et al. 1989):

– rollenspezifische, d. h. nur für diese bestimmte Rolle gültige Verhaltenserwartungen;
– rollenunspezifische, d. h. in mehreren Rollen wirksam werdende und sozial normierte Verhaltenserwartungen.

Aus diesem Grund sind im WHO/DAS zwei Sektionen enthalten, die soziale Behinderung erfragen. In Sektion 1 werden unter dem Oberbegriff „Allgemeinverhalten" die rollenunspezifischen Verhaltensbereiche erfaßt, in Sektion 2 „Verhalten in speziellen Rollen" des Individuums. Während die Items der Sektion 1 bei allen Probanden (von wenigen Extremfällen abgesehen) beurteilt werden können, trifft dies für die Items der Sektion 2, je nach sozialer und beruflicher Stellung, nicht für alle Patienten zu.

Die *Sektion 1 (Allgemeinverhalten)* enthält folgende Items:
- Sorge um Selbstdarstellung.
- Freizeitaktivität (planvolle Strukturierung der Freizeit).
- Tempo bei der Bewältigung täglicher Aufgaben.
- Kommunikation/sozialer Rückzug.
- Rücksichtnahme und Reibungen im Umgang mit Menschen.
- Verhalten in Notfällen und Krisensituationen.

Die Items der Sektion 1 (Allgemeinverhalten) wurden für alle Patienten vollständig bewertet. Eine Ausnahme wurde nur bei Patienten gemacht, bei denen aufgrund hohen Alters, zusätzlicher gravierender somatischer Symptomatik oder fehlender Bezugspersonen eine zuverlässige Beurteilung der einzelnen Funktionen nicht möglich war.

Die *Sektion 2 (Verhalten in speziellen Rollen)* umfaßt folgende Items:
- Haushaltsrolle/Teilnahme am Familienleben.
- Partnerrolle: Gefühlsbeziehung.
- Partnerrolle: sexuelle Beziehung.
- Elternrolle.
- Heterosexuelles Rollenverhalten.
- Arbeitsverhalten.
- Interesse an einem Arbeitsplatz.
- Interessen und Informationsbedürfnis/ Rolle als Bürger und Konsument.

Die Items der Sektion 2 (Verhalten in speziellen Rollen) geben einen Überblick über das gegenwärtige Rollenrepertoire (Anzahl der ausgeübten Rollen) eines einzelnen Individuums. In welchem Umfang diese Rollen ausgeübt werden, ist vom sozialen Gefüge und von sehr komplexen, weitgehend kulturell geprägten Normen abhängig. Zum anderen sind auch soziodemographische Parameter, wie z. B. Geschlecht, Familienstand, Alter, soziale Schichtzugehörigkeit etc. maßgebliche Einflußfaktoren. Die in dieser Studie untersuchten und miteinander verglichenen Diagnose-Gruppen unterscheiden sich hinsichtlich dieser Parameter zum Teil erheblich (s. Kap. 4). Deshalb wurden die Items der Sektion 2 zwar jeweils erfaßt, jedoch nicht zum statistischen Vergleich der Gruppen herangezogen.

Die von uns zwischenzeitlich für die Darstellung der erhobenen Daten zugrundegelegte Fassung der WHO (1988) hat eine andere Aufteilung der Einzelitems auf die verschiedenen Sektionen. Dementsprechend wurden hier folgende Items für alle Patienten beurteilt und in den Vergleich miteinbezogen: Items 1.1 (Patient's self-care), 1.2 (Underactivity), 1.3 (Slowness), 1.4 (Social withdrawal), 2.6 (Social contacts: Friction in interpersonal relationships outside of the household) und 2.10 (Patient's behaviour in emergencies or in out-of-the-ordinary situations).

Bei der Anwendung des WHO/DAS werden sowohl Informationen vom Patienten als auch von der Hauptbezugsperson (die Person, die die meiste Zeit mit dem Patienten zusammen ist) erfragt. Zur Einschätzung der Behinderung sollen alle verfügbaren Informationen herangezogen werden, also auch die Beobachtung der Interaktion mit im Haushalt lebenden Personen, die Beobachtung des häuslichen Umfeldes sowie eventuell vorhandenes schriftliches Material. Für jedes der Einzelitems wird dem Interviewer ein umfangreicher Katalog von zu beurteilenden Funktionen an die Hand gegeben. Bei der Beurteilung wird das gegenwärtige Sozialverhalten des Patienten verglichen mit der angenommenen „durchschnittlichen" oder „normalen" Funktionstüchtigkeit von Individuen gleichen Geschlechts, Alters und soziokulturellen Hintergrundes. Dabei wird der Untersucher als „Meßinstrument" benutzt, indem davon ausgegangen wird, daß er genügend Erfahrung und Wissen besitzt, um in der Lage zu sein, das in der jeweiligen Situation des Patienten als „normal" geltende Sozialverhalten bzw. die Abweichungen davon einzuschätzen.

Für jedes der Einzelitems der Sektionen 1 und 2 werden sowohl Intensität als auch Dauer der Störung beurteilt. Die *Intensität der Störung* wird auf einer fünfstufigen Skala (Ausprägungen 0–4) bewertet. Die einzelnen Stufen sind jeweils in Form von stichwortartigen Beschreibungen festgelegt. Dabei gelten für alle Items folgende Ausprägungen:

0 keine Funktionsstörung,
1 geringe Funktionsstörung,
2 offensichtliche Funktionsstörung,
3 ernste Funktionsstörung,
4 maximale Funktionsstörung.

Unabhängig von der Intensität wird die Dauer der Störung im letzten Monat beurteilt. Lag sie an weniger als der Hälfte der Tage des letzten Monats vor, erhält das Item eine „0", war sie an mehr als der Hälfte der Tage vorhanden, so wird es mit „1" bewertet. Für das Ausmaß der sozialen Behinderung werden beide Werte addiert. Es entstehen somit Scores zwischen „0" und „5". Da es sich bei den mit der vorliegenden Studie untersuchten Patienten jeweils um längerbestehende bzw. überdauernde Aspekte sozialer Behinderung handelt, lag die jeweils erfaßte Störung in der Regel so lange vor, daß ihre Dauer mit „1" eingeschätzt werden mußte.

Die Beurteilung der *Sektion 3 (Gesamteinschätzung der sozialen Anpassung)* erfolgte gemäß den Anweisungen des WHO/DAS anhand einer sechsstufigen Skala (Ausprägungen 0–5). In diesen Score gingen sämtliche Informationen mit ein, die dem Beurteiler zur Verfügung standen. Unter dem Blickwinkel der Bedeutung der einzelnen Störungen für den jeweiligen Patienten und für das Ausmaß an notwendig werdender Hilfe und Unterstützung erfolgte eine Gesamteinschätzung. Die einzelnen Scores sind dabei wie folgt bezeichnet:

0 gute soziale Anpassung,
1 befriedigende soziale Anpassung,
2 mäßige soziale Anpassung,
3 geringe soziale Anpassung,
4 schlechte soziale Anpassung,
5 fehlende soziale Anpassung.

Für alle Patienten ohne Ausnahme war eine Gesamteinschätzung der sozialen Behinderung *(Sektion 3)* möglich. Die Items der *Sektion 4* wurden nicht bewertet, die Erhebung der soziodemographischen Angaben *(Sektion 5)* erübrigte sich, da diese Daten ausführlich an anderer Stelle erhoben wurden.

2.2.4.3 „Psychological Impairments Rating Schedule" (WHO/PIRS)

Das „Psychological Impairments Rating Schedule" (WHO/ PIRS) wurde im Rahmen einer Multicenter-Studie der Weltgesundheitsorganisation entwickelt (Jablensky et al. 1980). Mit einigen Modifikationen wurde das Instrument in etwa 15 Ländern angewendet (Biehl et al. 1989a). Eine deutsche Fassung des WHO/ PIRS wurde von der Mannheimer Arbeitsgruppe „Behinderungsforschung" des Zentralinstitutes für Seelische Gesundheit entwickelt und angewendet. Ursprünglich wurde das Instrument als eine Ergänzung zum PSE entwickelt, um eine detaillierte Dokumentation beobachteten Verhaltens während des Interviews zu ermöglichen. Es besteht in einer Erweiterung der Sektionen 18–20 der 9. Auflage des PSE. Das Konzept, das dem WHO/PIRS zugrundeliegt, beschäftigt sich insbesondere mit Interaktionsmustern, die dem alltäglichen Verhalten zugrunde-liegen und in den meisten Kulturen zu beobachten sind (Biehl et al. 1989a). Mit Hilfe des WHO/PIRS soll versucht werden, anhand des beobachteten Verhaltens des Patienten psychologische Funktionsdefizite zu erfassen, die sich besonders in den zwischenmenschlichen bzw. sozialen Beziehungen beeinträchtigend auswirken (Biehl et al. 1986, 1987; Schubart et al. 1986b). Das WHO/PIRS spiegelt als Fremdbeurteilungsinstrument die Einschätzung eines geschulten Experten wider. Validität und Reliabilität des Instrumentes können als hinreichend gesichert gelten (Biehl et al. 1989b). Für die vorliegende Studie wurde die deutsche Fassung des WHO/PIRS aus dem Zentralinstitut für Seelische Gesundheit in Mannheim verwendet.

Der Hauptteil des Instrumentes besteht aus zwei Abschnitten (1. Aktivität und Rückzugsverhalten, 2. Kommunikationsverhalten) und umfaßt insgesamt 10 Bereiche mit 75 Einzelitems.

Diese 10 Bereiche sind im einzelnen:

1. Aktivität/Rückzugsverhalten
1.1 „Psychisches Tempo„: Verlangsamung
1.2 Aufmerksamkeit
1.3 Ermüdbarkeit
1.4 Initiative (Überinitiative bzw. Initiativemangel)

2. Kommunikationsverhalten

2.1 Kommunikation durch Mimik

2.2 Kommunikation durch Körpersprache

2.3 Affektverhalten

2.4 Sprache und Sprechen

2.5 Selbstdarstellung

2.6 Kooperationsbereitschaft.

Jedem Einzelitem ist eine kurze Beschreibung der wesentlichen Kriterien angefügt. Es gibt je drei Ausprägungen der Items: 0 = abwesend, 1 = in mäßiger Form anwesend, 2 = in ausgeprägter Form anwesend. Außerdem existieren die Ausprägungen 8 (unsicher) und 9 (nicht anwendbar).

In jedem der 10 Bereiche wird neben einer unterschiedlichen Anzahl von Einzelitems ein Gesamteindruck des Interviewers auf einer 6-Punkte-Skala (Ausprägungen 0–5) bestimmt. Hierbei ist nicht jede der Ausprägungen operationalisiert, sondern es werden die beiden Pole (keine Störung bzw. schwere Störung) definiert, außerdem wird eine dazwischenliegende „geringe Störung" beschrieben.

Das WHO/PIRS enthält außerdem noch einen dritten Abschnitt, in dem ein *allgemeiner Eindruck* vom Patienten erfaßt werden soll. Hier soll anhand von neun Eigenschaftsgegensätzen der subjektive Eindruck des Interviewers vom Patienten erfaßt werden.

2.2.4.4 „Global Assessment Scale" (GAS)

Die „Global Assessment Scale" (GAS) wurde von der Arbeitsgruppe um Spitzer und Endicott im Jahre 1976 publiziert (Endicott et al. 1976). Sie dient der Erfassung des globalen Funktionsniveaus des Patienten („Level of Functioning") auf einem hypothetischen Kontinuum von völliger psychischer Gesundheit bis zu schwerer psychischer Erkrankung. Die Skala reicht von der Ausprägung 1, die den hypothetisch am stärksten eingeschränkten Patienten repräsentiert, bis zur Ausprägung 100 für den (hypothetisch) gesündesten. Die Skala ist in 10 gleich große Abschnitte eingeteilt, die jeweils definiert sind, dabei sind differenziertere Abstufungen innerhalb der einzelnen Abschnitte möglich. Bei den Operationalisierungen der Skalenintervalle werden sowohl Symptomatik als auch Beeinträchtigungen in verschiedenen Bereichen gleichzeitig erfaßt. Als Beurteilungszeitraum ist die letzte Woche vor der Untersuchung vorgesehen. Validität und Reliabilität der Skala sind umfassend abgesichert (Endicott et al. 1976). In der vorliegenden Studie wurde die englische Originalfassung verwendet (Spitzer et al. 1976).

Die Vorteile der GAS liegen in ihrer einfachen Anwendbarkeit und darin, daß die globale und umfassende Erfassung von Beeinträchtigung möglich ist und durch die internationale Verbreitung der GAS ein Vergleich mit verschiedenen anderen Studien durchgeführt werden kann.

2.2.4.5 Bonner Kriterien zur Erfassung des psychopathologischen Ausgangs

In der Monographie von Huber et al. über die Bonner Schizophrenie-Verlaufsstudie aus dem Jahre 1979 wurde eine „Psychopathologische Typologie der Ausgänge" aufgestellt. Die Intention war dabei, den pauschalen Begriff des sogenannten „schizophrenen Defektes" in einer Reihe von Prägnanztypen zu differenzieren. Von Huber et al. wurden insgesamt 15 Typen beschrieben, wobei wiederholt betont wurde, daß die Übergänge fließend seien. Die beschriebenen Ausgangstypen („Endzustände" im Sinne von M. Bleuler) beinhalten nach Ausführung der Autoren lediglich eine Beschreibung des psychopathologischen Zustandsbildes und intendieren keine Aussage über Wesen und Theorien der Schizophrenie (Huber et al. 1979). Zu Zwecken der statistischen Bearbeitung wurden diese Typen zunächst zu fünf, dann auch zu drei Gruppen zusammengefaßt. Für die vorliegende Untersuchung wurden die ausführlichen Beschreibungen von Huber et al. in ihrer Form leicht modifiziert (Marneros et al. 1986a), so daß die Zuordnung der einzelnen Patienten der vorliegenden Studie zu den Typen nach Huber zuverlässig und nachvollziehbar durchführbar war. Es muß betont werden, daß es sich dennoch weder um ein standardisiertes Instrument handelt, noch um ein Instrument, das sich – über eine Häufigkeitsauszählung der einzelnen Typen hinaus – für eine statistische Bearbeitung (Mittelwertbildung etc.) eignet.

2.2.4.6 Kriterien der sozialen Schichtzugehörigkeit

Für jeden der untersuchten Patienten wurde die soziale Schichtzugehörigkeit und ihre Veränderung (soziale Mobilität) zu verschiedenen Zeitpunkten erfaßt. Im einzelnen wurde die soziale Schicht für folgende Zeiträume bzw. Zeitpunkte erfaßt:

- Herkunftsschicht (Schicht der Eltern des Patienten).
- Soziale Schicht des Patienten zum Zeitpunkt der Erstmanifestation der Erkrankung.
- Höchste erreichte soziale Schicht des Patienten.
- Soziale Schicht am Ende der Beobachtungszeit.

Die Einteilung der sozialen Schichtzugehörigkeit erfolgte nach den Kriterien von Kleining u. Moore (Kleining 1975a,b; Kleining u. Moore 1968; Moore u. Kleining 1960). Diese empirisch gefundenen Kriterien beziehen sich auf die soziale Struktur des Deutschen Reiches bzw. der Bundesrepublik Deutschland. Referenzdaten liegen für verschiedene Zeitpunkte vor. Die Zugehörigkeit zu einer bestimmten sozialen Schicht richtet sich in der Regel nach dem ausgeübten Beruf, da die Zugehörigkeit zu einer bestimmten Berufsgruppe in industrialisierten Gesellschaften als der am besten diskriminierende Einzelindikator für den sozialen Status gilt. Die auf diese Weise entstandenen sozialen Schichten sind in ihren Einstellungs- und Verhaltensweisen und in der Art ihres Lebensstiles relativ homogen und setzen sich gegen die benachbarten Schichten relativ deutlich ab, wobei Grenzen zwischen den Schichten zwar markiert, aber nicht immer scharf gezogen sind (Kleining u. Moore 1968). In den Regeln zur Anwendung dieses Verfahrens wird davon ausgegangen, daß bei

Männern die soziale Schicht zunächst über den Beruf des Vaters, später über den eigenen Beruf bestimmt wird, bei Frauen grundsätzlich (unabhängig von eigener Berufstätigkeit) über den Beruf des Ehemannes bzw. bei unverheirateten Frauen über den Beruf des Vaters. Für die vorliegende Untersuchung wurden diese Regeln übernommen, mit der Einschränkung, daß bei unverheirateten Frauen die Zugehörigkeit zur sozialen Schicht nach dem eigenen Beruf bestimmt wurde. Bei der Bestimmung der sozialen Mobilität als Folge der Erkrankung (sozialer Aufstieg bzw. Abstieg) wurden aus methodischen Gründen diejenigen Frauen, die nie einen eigenen Beruf ausgeübt hatten bzw. die ihren erlernten Beruf aus familiären Gründen aufgegeben hatten, nicht in die Berechnungen miteinbezogen (s. ausführlich in 5.5.1).

Die Schichteneinteilung nach Kleining u. Moore (1968) ist hierarchisch gegliedert und umfaßte ursprünglich sieben Stufen:

- Oberschicht.
- Obere Mittelschicht.
- Mittlere Mittelschicht.
- Untere Mittelschicht.
- Obere Unterschicht.
- Untere Unterschicht.
- Sozial Verachtete.

Die statistische Bearbeitung erfolgte nach den Empfehlungen der Autoren unter Berücksichtigung von nur fünf Stufen, wobei die Nennungen für die beiden höchsten und die beiden niedrigsten Kategorien addiert wurden. Somit wurden die Oberschicht und die obere Mittelschicht zu den „Oberen Schichten", die untere Unterschicht und die Schicht der „Sozial Verachteten" zu den „Unteren Schichten" zusammengefaßt. Zur Einordnung und Interpretation der in der vorliegenden Untersuchung erhobenen Daten wurde ein Vergleich mit der Gesamtbevölkerung der Bundesrepublik Deutschland für einen jeweils vergleichbaren Zeitraum angestellt. Die wesentlichen Aussagen beruhen jedoch nicht auf diesem Vergleich, sondern auf dem Vergleich der einzelnen Diagnose-Gruppen untereinander, da die Selektion der Patienten nicht nach epidemiologischen, sondern nach klinischen Regeln erfolgte (s. Abschn. 2.1). Die so entstandenen sozialen Schichten sind sehr gut vergleichbar und transferierbar in die Schichten von Hollingshead u. Redlich (1958). Soziologische Untersuchungen haben zeigen können, daß die Struktur der sozialen Schichten der einzelnen Industrienationen gut vergleichbar ist (Kleining u. Moore 1960), so daß die Einteilung von Kleining u. Moore auf die Einteilung von Hollingshead u. Redlich transferierbar ist.

2.2.5 Datenauswertung

2.2.5.1 Allgemeines

Die Auswertung der im Rahmen der Köln-Studie erhobenen Daten geschah in zwei Schritten. Im ersten Schritt wurden die erhobenen Befunde in ihrer Gesamtheit gewertet, eine diagnostische Zuordnung der einzelnen Episoden nach operationalen Diagnosekriterien getroffen, die Längsschnittdiagnose der Erkrankung gestellt sowie der Zustand des Patienten bei Nachuntersuchung in seinen verschiedenen Aspekten eingeschätzt. Der zweite Schritt umfaßte die Codierung der Befunde zum Zwecke der weiteren computergestützten Auswertung.

Die diagnostische Zuordnung der einzelnen Episoden sowie die unter Berücksichtigung des longitudinalen Aspektes gestellten Diagnosen (s. Abschn. 2.3) waren Grundlage der weiteren vergleichenden Auswertung. Die operationalen Kriterien für die diagnostische Zuordnung der einzelnen Episoden sowie der gesamten Erkrankung sind in Abschn. 2.3 ausführlich dargestellt.

Für jeden Patienten gingen insgesamt zwischen 654 Items (bei einer Episode im Verlauf) bis zu maximal 5214 Items (bei 20 Episoden im Verlauf) in die Computerauswertung ein. Die computermäßige Erfassung der Daten erfolgte mit dem Programm „Statistical Package for the Social Sciences" (SPSSx). Die statistische Bearbeitung erfolgte mit Hilfe von SPSSx auf der Großrechenanlage des Regionalen Hochschulrechenzentrums Bonn (RHRZ Bonn).

2.2.5.2 Statistische Auswertung

2.2.5.2.1 Deskriptive Statistik

Die statistische Bearbeitung der erhobenen Daten erfolgte in Abhängigkeit vom jeweiligen Skalenniveau mit Hilfe von Kontingenztafeln (ordinalskalierte Merkmale), Häufigkeitsauszählungen, arithmetischem Mittelwert, Median, Standardabweichungen sowie Minimal- und Maximalwerten (intervallskalierte Merkmale). In den Fällen, in denen sich intervallskalierte Merkmale als logarithmisch verteilt erwiesen, wurde eine logarithmische Transformation vorgenommen, um eine Normalverteilung zu erreichen (Überprüfung mit Hilfe des Kolmogoroff-Smirnov-Tests und der graphischen Darstellung). Für diese Parameter wurden der geometrische Mittelwert, Median, Standardabweichungen sowie Minimal- und Maximalwerte berechnet.

2.2.5.2.2 Analytische Statistik

Univariate Analysen. Als Testverfahren zur statistischen Überprüfung von Unterschiedshypothesen wurden je nach vorliegendem Skalenniveau bzw. Verteilung folgende Verfahren verwendet:

– Ordinalskalierte Daten, unabhängige Stichproben: Chi-Quadrat-Test für Kontingenztafeln.
– Intervallskalierte Daten, normalverteilt, unabhängige Stichproben: t-Test.
– Intervallskalierte Daten, nicht normalverteilt, unabhängige Stichproben: U-Test von Mann-Whitney (Signifikanztest für die Prüfung zweier unabhängiger Stichproben mit mindestens ordinalskalierten Daten, die eine echte Rangreihe bilden, auf Unterschiede in der zentralen Tendenz).

30

Für Korrelationsberechnungen wurden je nach Skalenniveau folgende Verfahren eingesetzt: Korrelationen zweier intervallskalierter Merkmale wurden mit der Produkt-Moment-Korrelation (Pearson-Bravais) berechnet, wenn eine Normalverteilung vorlag (evtl. nach logarithmischer Transformation), in den übrigen Fällen wurde eine Spearman-Rang-Korrelation berechnet. Die Nullhypothese (alle Stichproben stammen hinsichtlich der untersuchten Variable aus einer Grundgesamtheit) wurde zugunsten der Alternativhypothese verworfen, wenn die Irrtumswahrscheinlichkeit (Fehler erster Art) kleiner als 5% war ($p < 0.05$). Bei einer Irrtumswahrscheinlichkeit von $p < 0.05$ wird im folgenden von einem „signifikanten Unterschied", bei einer Irrtumswahrscheinlichkeit $p < 0.01$ von einem „hochsignifikanten Unterschied" gesprochen.

Multivariate Analysen. Varianzanalytische Verfahren wurden eingesetzt zum Vergleich intervallskalierter normalverteilter Daten in mehr als zwei unabhängigen Stichproben, in der Regel gefolgt durch einen Duncan-Test. Zur Überprüfung des Zusammenhangs zwischen mehreren unabhängigen Variablen und einer abhängigen Variable wurde das Testverfahren der stufenweisen multiplen Regression angewendet. Zur statistischen Absicherung der diskriminierenden Bedeutung von unabhängigen Faktoren in bezug auf Ausgangsparameter wurde die schrittweise multiple Diskriminanzanalyse eingesetzt. Die angewendeten Verfahren werden zusammen mit den Ergebnissen in den entsprechenden Kapiteln näher dargestellt.

Kausalanalytische Verfahren (LISREL-Analyse, Pfadanalyse) wurden für spezielle Aspekte in bestimmten Stadien der Studie eingesetzt (Steinmeyer et al. 1989a,b).

2.3 Definitionen und diagnostische Kriterien

2.3.1 Allgemeines zum diagnostischen Vorgehen

Die diagnostische Zuordnung der Erkrankungen erfolgte auf der Grundlage operational definierter Kriterien. Der longitudinale Aspekt, also die Berücksichtigung sämtlicher im Verlauf auftretender Symptomkonstellationen, erwies sich nach empirischer Prüfung als besonders bedeutsam (s. Kap. 8, 9 und 10).

Die Stellung der End-Diagnose erfolgte in zwei Schritten:
1. Bestimmung des Episodentyps für jede einzelne Krankheitsepisode im Verlauf.
2. Stellung der End-Diagnose unter Berücksichtigung der im Verlauf aufgetretenen Episodentypen.

Die Diagnose einer Krankheitsepisode erfolgt demnach querschnittsmäßig, die Diagnose einer Erkrankung im Längsschnitt. Die Beziehungen dieser beiden Schritte zueinander sind schematisch in Tabelle 2.7 dargestellt.

Tabelle 2.7. Schema der diagnostischen Klassifikation

Episodentypen (Querschnittsdiagnose)	End-Diagnose (Längsschnittdiagnose)
Schizophren	Schizophrenie
Schizophren	Schizoaffektive Psychose
Melancholisch	
Manisch	
Schizodepressiv gemischt	
Schizomanisch	
Schizomanisch-depressiv gemischt	
Manisch-depressiv	
Melancholisch	Affektive Psychose
Manisch	
Manisch-depressiv	

2.3.2 Definition einer Krankheitsepisode

In der vorliegenden Studie wurde – aus Operationalisierungsgründen – als *Krankheitsepisode* definiert:

1. Das Auftreten von Symptomen, die zu einer stationären Aufnahme in einer psychiatrischen Behandlungseinrichtung führten.
2. Das Auftreten von Symptomen, die zwar nur eine ambulante Behandlung erforderten, die jedoch einer stationären Behandlung gleichkam, indem drei Voraussetzungen erfüllt waren:
   a) Unterbrechung der gewohnten Tätigkeit und der üblichen Pflichten (Berufstätigkeit, Haushaltsführung, Ausbildung etc.).
   b) Häufige Konsultation eines Arztes aufgrund der Zunahme der Symptomatik.
   c) Einsatz von Psychopharmaka in therapeutischen Dosierungen.

Als *Episodenlänge* wurde der Zeitraum zwischen Beginn und Ende der stationären oder „stationär-ähnlichen" ambulanten Behandlung definiert. Die bei diesem Vorgehen möglicherweise entstehenden methodischen Probleme (Schwierigkeiten bei der Festlegung von Beginn und Ende einer Krankheitsepisode, fehlende Berücksichtigung leichterer Kankheitsepisoden) sind anderenorts ausführlich diskutiert (s. 5.3.1). Durch dieses Verfahren ergibt sich jedoch eine gute Vergleichbarkeit und Möglichkeit zur statistischen Auswertung.

2.3.3 Diagnostische Kriterien der einzelnen Episodentypen

Die diagnostischen Kriterien der Krankheitsepisoden basieren auf der Einordnung der bestehenden Symptomkonstellation, wobei die Kombination von zwei oder drei solcher Symptomkonstellationen (z. B. schizophrene und manische Symptomkonstellationen in den schizomanischen Krankheitsepisoden) möglich ist. Die Erfassung der schizophrenen Symptomkonstellation erfolgte nach leicht modifizierten Kriterien von DSM-III (American Psychiatric Association 1980) bzw. DSM-III-R (American Psychiatric Association 1987). Die Kriterien der melancholischen Symptomatik entsprechen den Kriterien der „Major Depression with Melancholia" von DSM-III (American Psychiatric Association 1980) bzw. denen des „Melancholic Type of Major Depression" von DSM-III-R (American Psychiatric Association 1987). Die manische Symptomkonstellation folgt leicht modifiziert den Kriterien der manischen Episode von DSM-III.

Folgende acht Episodentypen wurden definiert:
- schizophrene,
- melancholische,
- manische,
- manisch-depressiv gemischte,
- schizodepressive,
- schizomanische,
- schizomanisch-depressiv gemischte,
- uncharakteristische Krankheitsepisoden,
deren genaue Kriterien im folgenden Abschnitt dargestellt sind.

Überlegungen, auch eine „paranoide Episode" modifiziert nach DSM-III-R zu erfassen, erwiesen sich im Verlauf der Auswertung als redundant. Die entsprechende Symptomatik ging vollständig in die „schizophrene Episode" ein, so daß ein Episodentyp „paranoide Episode" nicht weiter verwendet bzw. definiert wurde.

2.3.3.1 Schizophrene Krankheitsepisode

A. Mindestens eines der folgenden Merkmale während der Krankheitsepisode:
1. Wahnphänomene der Beeinflussung und des Gemachten, Gedankenausbreitung, Gedankeneingebung, Gedankenentzug.
2. Wahnphänomene mit Verfolgungs- und Eifersuchtsinhalten, körperbezogene, Größen-, religiöse, nihilistische oder andere Wahnphänomene, wenn sie mit mindestens einem der folgenden Merkmale einhergehen:
   a) Halluzinationen.
   b) abgestumpfter, verflachter oder inadäquater Affekt.
   c) katatones oder sonst grob desorganisiertes Verhalten.
3. Akustische Halluzinationen, bei denen entweder eine Stimme das Verhalten oder die Gedanken des Betroffenen kommentiert, oder zwei oder mehr Stimmen sich miteinander unterhalten, oder Gedankenlautwerden.
4. Akustische Halluzinationen bei verschiedenen Gelegenheiten und mit mehr als einem oder zwei Worten Umfang, ohne offensichtlichen Zusammenhang mit Depression oder Stimmungshebung.

5. Inkohärenz, deutliche Lockerung der Assoziationen, ausgeprägt unlogisches Denken oder ausgeprägte Verarmung der sprachlichen Äußerungen, wenn sie mit mindestens einem der folgenden Merkmale einhergehen:
   a) Wahn oder Halluzinationen.
   b) abgestumpfter, verflachter oder inadäquater Affekt.
   c) katatones oder sonst grob desorganisiertes Verhalten.
B. Dauer: Mindestens eine Woche.
C. Fehlen der Kriterien der melancholischen, manischen oder manisch-depressiv gemischten Krankheitsepisode – wie hier definiert – während, unmittelbar vor oder unmittelbar nach (ohne freies Intervall) den unter A. aufgeführten Symptomen.
D. Nicht Folge einer organisch bedingten psychischen Störung.

2.3.3.2 Melancholische Krankheitsepisode

A. Verlust der Freude an allen oder fast allen Aktivitäten.
B. Mangel an Reagibilität auf üblicherweise angenehme Reize.
C. Mindestens drei der folgenden Merkmale:
   1. Eine besondere Qualität der depressiven Stimmung, d. h., die depressive Stimmung wird als deutlich anders empfunden als etwa die Gefühle nach dem Tod eines geliebten Menschen.
   2. Die Depression ist in der Regel morgens schlimmer.
   3. Frühes Erwachen am Morgen (deutlich früher als üblich).
   4. Ausgeprägte psychomotorische Hemmung oder Erregung.
   5. Erhebliche Appetitlosigkeit oder Gewichtsverlust.
   6. Sehr starke oder unangemessene Schuld- oder Insuffizienzgefühle.
D. Dauer: Mindestens eine Woche.
E. Fehlen der Kriterien der schizophrenen, manischen oder manisch-depressiv gemischten Krankheitsepisode – wie hier definiert – während, unmittelbar vor oder unmittelbar nach (ohne freies Intervall) der melancholischen Krankheitsepisode.
F. Nicht Folge einer organisch bedingten psychischen Störung.

2.3.3.3 Manische Krankheitsepisode

A. Eine oder mehrere abgegrenzte Perioden mit überwiegend gehobener, expansiver oder reizbarer Stimmung.
B. Dauer mindestens eine Woche (oder beliebige Dauer, wenn eine Klinikaufnahme erforderlich ist), während der in der überwiegenden Zeit mindestens drei der folgenden Symptome (bzw. vier, wenn die Stimmung nur reizbar war) und in ausgeprägtem Maße bestanden haben:
   1. Steigerung der Aktivität (sozial, bei der Arbeit oder sexuell) oder körperliche Unruhe.
   2. Redseliger als gewöhnlich oder Drang, dauernd weiterzureden.

3. Ideenflucht oder die subjektive Erfahrung des Gedankenjagens.
4. Gesteigertes Selbstbewußtsein (Größengedanken, die wahnhaft sein können).
5. Vermindertes Schlafbedürfnis.
6. Ablenkbarkeit, d. h. die Aufmerksamkeit wird zu leicht von unwichtigen oder irrelevanten äußeren Reizen angezogen.
7. Exzessive Beschäftigung mit Aktivitäten, die mit großer Wahrscheinlichkeit unangenehme Konsequenzen haben, worauf aber keine Rücksicht genommen wird, etwa „Runden ausgeben", sexuelle Indiskretionen, törichte geschäftliche Investitionen, grob fahrlässiges Autofahren.

C. Fehlen der Kriterien der schizophrenen, melancholischen oder manisch-depressiv gemischten Episode – wie hier definiert – während, unmittelbar vor oder unmittelbar nach (ohne freies Intervall) der manischen Krankheitsepisode.

D. Nicht Folge einer organisch bedingten psychischen Störung.

2.3.3.4 Manisch-depressiv gemischte Krankheitsepisode

A. Die Krankheitsepisode umfaßt sowohl die Symptomatik der melancholischen als auch die der manischen Episode, gleichzeitig oder abwechselnd ohne freies Intervall.

B. Nicht Folge einer organisch bedingten psychischen Störung.

2.3.3.5 Schizodepressive Krankheitsepisode

A. Die Krankheitsepisode umfaßt sowohl die Symptomatik der schizophrenen Krankheitsepisode als auch die der melancholischen Krankheitsepisode, gleichzeitig oder abwechselnd ohne freies Intervall.

B. Nicht Folge einer organisch bedingten psychischen Störung.

2.3.3.6 Schizomanische Krankheitsepisode

A. Die Krankheitsepisode umfaßt sowohl die Symptomatik der schizophrenen Krankheitsepisode als auch die der manischen Krankheitsepisode, gleichzeitig oder abwechselnd ohne freies Intervall.

B. Nicht Folge einer organisch bedingten psychischen Störung.

2.3.3.7 Schizomanisch-depressiv gemischte Krankheitsepisode

A. Die Krankheitsepisode umfaßt sowohl die Symptomatik der schizophrenen Krankheitsepisode als auch die der manisch-depressiv gemischten Krankheitsepisode, gleichzeitig oder abwechselnd ohne freies Intervall.

B. Nicht Folge einer organisch bedingten psychischen Störung.

2.3.3.8 Uncharakteristische Krankheitsepisode

Krankheitsepisoden, die die Kriterien einer der anderen Krankheitsepisoden nicht erfüllen, werden als „uncharakteristisch" bezeichnet.

2.3.4 Diagnostische Kriterien einer Erkrankung (End-Diagnose)

Die diagnostische Zuordnung der Erkrankungen folgte einem longitudinalen Ansatz, das heißt alle im Verlauf aufgetretenen Episodentypen wurden bei der Stellung der End-Diagnose berücksichtigt. Die Kriterien für die Diagnose „Schizophrenie", „affektive Psychose" und „schizoaffektive Psychose" sind im folgenden dargestellt:

2.3.4.1 Schizophrenie

Während des gesamten Verlaufs:
A. Vorkommen von schizophrenen Krankheitsepisoden.
B. Fehlen von schizoaffektiven oder affektiven Krankheitsepisoden, wie hier definiert.
C. Wenn A. und B. erfüllt sind, dann hat das Vorhandensein von uncharakteristischen Krankheitsepisoden keinen Einfluß auf die Diagnosestellung.

2.3.4.2 Affektive Psychose

Während des gesamten Verlaufs:
A. Vorhandensein von affektiven Krankheitsepisoden.
B. Fehlen von schizoaffektiven und schizophrenen Krankheitsepisoden, wie hier definiert.
C. Wenn A. und B. erfüllt sind, dann hat das Vorkommen von uncharakteristischen Krankheitsepisoden keinen Einfluß auf die Diagnosestellung.

2.3.4.3 Schizoaffektive Psychose

Während des gesamten Verlaufs:
A. Vorhandensein mindestens einer schizoaffektiven Krankheitsepisode, d. h. einer schizodepressiven, schizomanischen oder schizomanisch-depressiv gemischten Krankheitsepisode, wie hier definiert;
oder
B. Auftreten von schizophrenen Krankheitsepisoden und affektiven Krankheitsepisoden im Wechsel, unabhängig von ihrer Anzahl, Reihenfolge oder anteiligen Häufigkeit.

C. Wenn A. oder B. erfüllt sind, dürfen im Verlauf uncharakteristische Krankheitsepisoden vorkommen. Ihr Vorkommen hat keinen Einfluß auf die Diagnosestellung.

2.3.5 Bemerkungen zu den diagnostischen Kriterien

Durch die angewendeten diagnostischen Kriterien und durch die Berücksichtigung
des longitudinalen Aspektes für die Stellung der End-Diagnose wurde folgendes
beabsichtigt:

1. *Enge symptomatologische Kriterien* zur Definition einer schizophrenen
Krankheitsepisode und enge Kriterien zur Stellung der End-Diagnose Schizophre-
nie. Es muß in diesem Zusammenhang betont werden, daß die Berücksichtigung des
longitudinalen Aspektes zur Stellung der Diagnose „Schizophrenie" überhaupt
nichts mit dem „Ausgang" der Psychose zu tun hat. *Ob nach dem Abklingen einer
Krankheitsepisode persistierende Alterationen bestehenbleiben oder nicht, ist ohne
Relevanz für die Stellung der Diagnose „Schizophrenie".*
Das einzige longitudinale Kriterium, das für die Stellung der Diagnose
„Schizophrenie" eine Relevanz besitzt, ist das Auftreten von affektiven oder
schizoaffektiven Krankheitsepisoden im Verlauf: In diesen Fällen ist die Diagnose
„Schizophrenie" ausgeschlossen.

2. *Enge symptomatologische Kriterien* zur Definition der depressiven Symptomkonstellation und enge Kriterien zur Stellung der Diagnose „affektive Psychose".
Die Strenge der Definition der depressiven Krankheitsepisode resultiert vor allem
aus der Tatsache, daß nur Krankheitsepisoden berücksichtigt wurden, die die
Kriterien des melancholischen Typus aus der breiten Gruppe der „Major Depression" nach den Kriterien von DSM-III bzw. DSM-II-R erfüllen. Für die enge
Definition der affektiven Psychosen insgesamt trug darüber hinaus der longitudinale Aspekt in dem Sinne bei, daß beim Auftreten von schizophrenen oder
schizoaffektiven Krankheitsepisoden im langjährigen Verlauf die Diagnose einer
„affektiven Psychose" ausgeschlossen war.

3. *Enge symptomatologische Kriterien* für die End-Diagnose „schizoaffektive
Psychose". Die Strenge der Kriterien resultiert sowohl aus der engen Definition
melancholischer bzw. manischer sowie schizophrener Symptomatologie.

4. Die Berücksichtigung der *sequentiellen Formen* der schizoaffektiven Psychosen. Klinische Beobachtungen und empirische Forschung haben gezeigt, daß die
schizoaffektiven Psychosen polymorph sind (s. Kap. 9). Um den Polymorphismus
der schizoaffektiven Psychosen zu berücksichtigen, erwies sich ihre longitudinale
Definition von Bedeutung. Die Zugehörigkeit der sogenannten sequentiellen
schizoaffektiven Symptomatologie zu der Gesamtgruppe der schizoaffektiven
Psychosen basiert auf empirischen Daten (s. Kap. 9).

Die hier angewendeten diagnostischen Kriterien der Schizophrenie, vor allem die
longitudinalen Kriterien, schützen die Ergebnisse der vorliegenden Studie vor den
Gefahren, die eine breite Definition der schizophrenen Psychosen mit sich bringt –
etwa eine Verschiebung der „Ausgangs-Befunde" in die Richtung eines günstigen

„Ausganges", Ungenauigkeit der soziodemographischen Daten etc. (Harding u. Strauss 1984; Stephens 1970; Westermeyer u. Harrow 1988). In ähnlicher Weise gilt dies auch für die affektiven Psychosen, hier insbesondere für die depressiven Formen, und zwar durch die Homogenisierung der Symptomkonstellation depressiven Erlebens und Verhaltens in Form der kriteriologischen Einengung auf die melancholische Symptomkonstellation.

In ähnlicher Weise wie für die schizophrenen Psychosen beeinflussen eine breite oder eine enge Definition der affektiven Symptomatik entsprechende soziodemographische und „Ausgangs-Befunde" (Angst 1987a; Goodwin u. Jamison 1990; Phillip u. Maier 1987). Durch die von uns angewendeten engen Kriterien werden breit definierte affektive Störungen mit einer „einfachen" affektiven Symptomatik aus der untersuchten Population ausgeschlossen (s. Kap. 8).

Die in der Definition der schizoaffektiven Psychosen vorgenommene Involvierung der sequentiellen Formen, d. h., das Abwechseln von schizophrenen mit affektiven Krankheitsepisoden, erwies sich nicht nur als zulässig, sondern auch als notwendig. Die empirische Überprüfung der Daten hat gezeigt, daß zwischen sequentiellen und konkurrenten Formen schizoaffektiver Psychosen kein Unterschied auf den verschiedenen Validierungsebenen besteht (s. Kap. 9). Es bringt somit keine Erweiterung der Population in dem Sinne, daß Patienten, die nicht an einer schizoaffektiven Erkrankung leiden, als schizoaffektiv diagnostiziert werden. Damit ist die Vermutung von Goodwin u. Jamison (1990), daß durch unsere Definitionen ein breiterer Begriff als in DSM-III-R angewendet wird und dadurch evtl. affektive Fälle berücksichtigt werden, nicht gerechtfertigt.

Die Modifizierung vorhandener Kriterien war also aufgrund des vorhandenen diagnostischen Instrumentariums unumgänglich. Empirische Forschung zeigt, daß die vorhandenen diagnostischen Kriterien der schizoaffektiven Psychosen, wie etwa bei ICD-9, DSM-III und DSM-III-R, RDC, den Kriterien von Welner etc., auf der einen Seite voneinander differieren, andererseits jedoch entweder nicht die gesamte Population schizoaffektiver Patienten berücksichtigen oder auch Psychosen, die Schizophrenien sind, erfassen (vgl. in Angst 1986a; Brockington u. Leff 1979; Lenz 1987; Maj u. Perris 1985; Marneros 1989c; Marneros u. Tsuang 1986a, 1990a; Zaudig u. Vogel 1983).

2.4 Diagnostische Zuordnung der nachuntersuchten Patienten

2.4.1 Ausgangskollektiv und Längsschnittdiagnose

Die Auswahl der Patienten für die vier Ausgangskollektive „Zwischenfälle", „Verdacht auf Schizophrenie", „Schizophrenie", „Zyklothymie" war aufgrund der klinischen Diagnose in der Indexepisode erfolgt. Die Längsschnittdiagnose zum Nachuntersuchungszeitraum basierte dagegen auf den angegebenen diagnostischen Kriterien unter Berücksichtigung des gesamten Verlaufes. Tabelle 2.6 gibt einen Überblick darüber, wie sich die Patienten der Ausgangskollektive auf die einzelnen Längsschnittdiagnosen verteilen. Sämtliche Patienten aus dem Ausgangskollektiv

Tabelle 2.8. Ausgangspopulation und Längsschnittdiagnose

Längsschnitt-Diagnose	Ausgangskollektive				
	„Verdacht auf Schizophrenie"	„Schizophrenie"	„Zyklothymie"	„Zwischenfälle"	Total
Schizophrenie	97 (63.8%)	51 (70.8%)	–	–	148
Schizoaffektive Psychose	16 (10.5%)	13 (18.1%)	19 (15.2%)	53 (100%)	101
Affektive Psychose	–	–	106 (84.8%)	–	106
Andere Diagnosen	39 (25.7%)	8 (11.1%)	–	–	47
Total	152	72	125	53	402

„Zwischen-Fälle" erfüllten am Ende der Beobachtungszeit die Kriterien einer schizoaffektiven Psychose.

Von den ursprünglich 125 Patienten mit der Index-Diagnose „Zyklothymie" erhielten 106 Patienten (84.8%) die gleiche Diagnose („affektive Psychose") auch unter Berücksichtigung des Verlaufes als End-Diagnose, 19 Fälle (15.2%) wurden zum Zeitpunkt der Nachuntersuchung als schizoaffektive Psychosen diagnostiziert. Von den zum Index-Zeitpunkt als schizophren diagnostizierten Patienten erhielten 18.1% die Längsschnittdiagnose einer schizoaffektiven Psychose (dabei war die Indexepisode nicht identisch mit der initialen Krankheitsepisode). In der Gruppe der Patienten mit „Verdacht auf Schizophrenie" fand sich diese Diagnose einer schizoaffektiven Psychose in 10.5% am Ende der Beobachtungszeit (Tabelle 2.8).

Unter den Patienten mit der Index-Diagnose „Verdacht auf Schizophrenie" fand sich auch der größte Anteil von Patienten (39 Patienten, 25.7%), die unter Berücksichtigung des gesamten beobachteten Krankheitsverlaufes weder die Kriterien für eine schizophrene, noch für eine affektive oder schizoaffektive Psychose erfüllten. Bei diesen Patienten handelte es sich unter Berücksichtigung des Gesamtverlaufs um körperlich begründbare Psychosen, Persönlichkeitsstörungen und reaktive psychische Störungen.

2.4.2 Dauer der Beobachtungszeit und Alter am Ende der Beobachtungszeit

Die durchschnittliche Beobachtungszeit (Zeitraum zwischen Erstmanifestation der Erkrankung und Nachuntersuchungszeitpunkt) betrug für die schizophrenen Patienten 23.0 Jahre mit einem Spektrum von 10–50 Jahren (Tabelle 2.9). Für schizoaffektive Psychosen lag die durchschnittliche Beobachtungsdauer bei 25.5 Jahren (10–61 Jahre), für die affektiven Psychosen bei 27.9 Jahren im arithmetischen Mittel (Minimum 10 Jahre, Maximum 56 Jahre). Tabelle 2.7 gibt zusätzlich

Tabelle 2.9. Dauer der Beobachtungszeit und Alter am Ende der Beobachtungszeit

	Schizophrene Psychosen (n = 148)	Schizoaffektive Psychosen (n = 101)	Affektive Psychosen (n = 106)
Dauer der Beobachtungszeit (Jahre)			
arithmetisches Mittel	23.0	25.5	27.9
Median	25.0	25.0	25.0
Standardabweichung	9.9	10.5	9.3
Minimum	10	10	10
Maximum	50	61	56
Alter am Ende der Beobachtungszeit			
arithmetisches Mittel	50.7	55.9	64.0
Median	51.0	54.0	66.0
Standardabweichung	13.2	14.0	12.5
Minimum	27	27	32
Maximum	84	87	87

einen Überblick über das Alter am Ende der Beobachtungszeit, das insbesondere aufgrund der Unterschiede im Erstmanifestationsalter (s. Abschn. 4.2) zwischen den drei untersuchten Diagnose-Gruppen differierte. Das Spektrum reichte hier von 27 Jahren bis zu einem maximalen Alter von 87 Jahren am Ende der Beobachtungszeit.

3 Der Status der Patienten zum Zeitpunkt der Nachuntersuchung: Der „Ausgang" der Erkrankung

3.1 Methodische und definitorische Vorbemerkungen

3.1.1 Zum Begriff „Ausgang"

In der vorliegenden Studie wird der „Ausgang" einer Psychose als der psychopathologische Zustand und das Niveau der sozialen Interaktionen eines Patienten nach einem Verlauf der Erkrankung von mindestens 10 Jahren definiert.

Der Begriff „Ausgang" („outcome") ist ein problematischer und willkürlicher Begriff. Er ist insofern willkürlich, als es in der Tat *den* „Ausgang" einer Psychose in der wahren Bedeutung des Wortes, also verstanden als etwas Endgültiges, als einen Endzustand, nicht gibt – ein Grund für M. Bleuler, den Begriff „Endzustand" in Anführungsstriche zu setzen. Besserung und Verschlechterung, Remission und Heilung, Entwicklung psychologischer Defizite und sozialer Behinderung, Chronizität der Erkrankung und viele andere Aspekte des Ausganges folgen nicht festgelegten zeitlichen Regeln. Man kann nicht sagen, daß nach einer bestimmten – kurzen oder langen – Zeit eine Psychose ihren Endpunkt erreicht hat. So reflektiert der Begriff „Ausgang", wie schon Angst (1986a) betont hat, nur den Zustand des Patienten, wie er einige Zeit nach Ausbruch der Psychose beobachtet worden ist. Der Begriff „Ausgang" ist somit nichts anderes als ein empirischer Kompromiß. Aber auch die Bezeichnung „Zustand des Patienten einige Zeit nach Ausbruch der Psychose" ist, wie wir andernorts gezeigt haben (Marneros et al. 1990a), selbst nach langer Beobachtungszeit eine eher vage Bezeichnung. Soziale Interaktionen, psychopathologische Phänomene und der Grad der Behinderung können auch noch Jahrzehnte nach der Manifestation der Erkrankung im Fluß sein (M.Bleuler 1972; Huber et al. 1979; Janzarik 1968).

Der Begriff „Ausgang" kann vieles bedeuten. Es kann damit zum einen das permanente Vorhandensein von psychopathologischen Symptomen bzw. die Symptomfreiheit beschrieben werden, zum anderen auch das Auftreten immer neuer Krankheitsepisoden; oder mit „Ausgang" wird beides zusammen gemeint. Der Begriff „Ausgang" kann die Entstehung oder das Ausbleiben von Beeinträchtigungen und Behinderungen im sozialen Bereich meinen, aber auch „nur" das Vorhandensein oder Nichtvorhandensein von psychologischen Defiziten als Folge der Psychose. Die Pauschalisierung des Begriffes „Ausgang" zu einer globalen Bezeichnung verschiedener Aspekte psychischen und sozialen „postmorbiden" Lebens scheint damit nicht legitim (ähnliche Überlegungen knüpfen sich an den Begriff „Prognose", s. 5.1.1). Es gibt nicht wenige Beispiele von Patienten mit psychopathologischen Erscheinungen in passagerer, aber auch in persistierender Form (wie etwa produktiv-psychotische Phänomene), die trotzdem ihren sozialen Status halten können. Ein negativer sozialer „Drift" wurde dagegen nicht selten bei Patienten mit nicht im Vordergrund stehender bzw. nicht behandlungsbedürftiger psychopathologischer Symptomatik beobachtet. Schon diese wenigen Beispiele zeigen die Notwendigkeit, den Begriff „Ausgang" differenziert anzuwenden. Provokativ ausgedrückt: Den „Ausgang" von Psychosen gibt es nicht; es gibt verschiedene „Ausgänge". Es ist sicherlich sinnvoller, von einem „psychopathologischen Ausgang", von einer „Behinderung im sozialen Leben", von „sozialen Konsequenzen der Erkrankung" (z. B. Frühberentung, beruflicher Abstieg, Autarkie-Beeinträchtigung, Dauerhospitalisierung etc.), von „Aktivität" der Erkrankung (also noch weiter rezidivierend) bzw. von „Inaktivität" der Erkrankung (nicht mehr rezidivierend) zu sprechen. Eine Pauschalisierung des Begriffes „Ausgang" führt zu einem verschwommenen Bild all dieser verschiedenen Aspekte und Facetten eines so komplexen Zustandes (Marneros et al. 1990a). Auf die Multidimensionalität des Ausganges wird in letzter Zeit zunehmend häufiger hingewiesen (Angst 1991; Kendell 1988; McGlashan 1988; McGlashan et al. 1988). Bland (1982) weist darauf hin, daß es keinen „guten" oder „schlechten" Ausgang gibt, sondern daß es sich um ein Kontinuum handelt. Auch dürfe der Ausgang nicht unabhängig vom prämorbiden Anpassungsniveau und von „interkurrenten" Einflußfaktoren betrachtet werden. Ebenfalls zu einem verschwommenen Bild kann eine *Evaluationsglobalität* des Ausganges führen (Marneros et al. 1990a). Diese Evaluationsglobalität spiegelt sich in der Literatur wider in Bezeichnungen wie „günstige Prognose", „ungünstige Prognose", „gute berufliche Reintegration", „mittlere und schlechtere berufliche Integration", „gute Erholung", „schlechte Erholung" u.ä. Die Komplexität des Ausganges kann durch solche Bezeichnungen nicht erfaßt werden. Für die Evaluation des Ausganges braucht man erprobte, reliable, standardisierte, differenzierte und differenzierende Evaluationsinstrumente. Sinnvoll ist, nicht nur ein einziges Instrument anzuwenden, sondern nach den einzelnen Schwerpunkten ausgerichtete unterschiedliche Instrumente, die jeweils verschiedene Aspekte des Ausganges erfassen können. Es soll über die häufig den phänomenologischen Aspekt limitierende oder gar inhibierende Item-Zusammensetzung von Skalen und Evaluations-Instrumenten hinausgegangen werden, und es soll versucht werden, die wertvolle klinische Beurteilung, die bei direktem Kontakt mit dem Patienten und seiner Umgebung entstanden ist, in deskriptiver Weise wiederzugeben. Die in gewisser Hinsicht intuitiv erfaßte „interaktionale Atmosphäre" soll integriert werden in die kriteriologische Objektivität evaluativ erhobener Befunde. Dabei sollen die Impressioen des klinischen Forschers aus der Begegnung mit dem Patienten und seiner sozialen Umgebung als eine Art von Umhüllung der operational evaluierten Phänomene dienen und so das phänomenologische Bild komplettieren.

Unter Berücksichtigung all dieser Überlegungen haben wir uns entschlossen, den *pauschalen* Begriff „Ausgang" mit den entsprechenden Bezeichnungen wie „guter Ausgang" oder „schlechter Ausgang", „günstiger Ausgang" oder „ungünstiger Ausgang" möglichst zu vermeiden und stattdessen den jeweils *partiellen* Aspekt des Ausganges zu erfassen und zu bezeichnen. Lediglich aus Gründen der einfacheren

Verständigung und in den Fällen, wo er nicht zu vermeiden ist, wird der globale Begriff „Ausgang" in der vorliegenden Studie noch verwendet.

Entwicklung und Inhalt des Begriffes „Ausgang" unterscheiden sich je nach untersuchter Erkrankung. Bezüglich der *Schizophrenien* ist Huber et al. (1979) uneingeschränkt zuzustimmen, wenn sie schreiben: „Auch wurde und wird zu wenig gewürdigt, daß es *den* schizophrenen Defekt oder Residualzustand nicht gibt, der Defektbegriff sich angesichts der völligen Uneinheitlichkeit spontaner Schizophrenieverläufe und des fast unübersehbaren Formenreichtums remittierter Schizophrenien nicht auf *einen* Nenner für die gesamte Kasuistik bringen läßt" (Huber et al. 1979, S.92). Obwohl die Vielgestaltigkeit und Multidimensionalität des Ausganges schizophrener Psychosen von fast allen Autoren erkannt worden ist, wurde trotzdem immer wieder versucht, eine pauschale Bezeichnung zu finden (Huber et al. 1979; Mundt 1985). Begriffe wie „Dementia" oder „Verblödung" (Kraepelin 1909) oder definitorisch und phänomenologisch verwandte Bezeichnungen, wie etwa „schizophrener Defekt", „schizophrene Demenz", „asthenischer Defekt", „reiner Defekt" (Huber 1957, 1961; Huber et al. 1979), können bestenfalls einen Teil der schizophrenen Verläufe erfassen, abgesehen von dem leicht mißverständlichen und auch diskriminierenden Beigeschmack dieser Begriffe. Die Insuffizienztheorien, die seit vielen Jahrzehnten zur Klärung und Beschreibung schizophrener Entwicklungen angewendet wurden, erfassen zwar teilweise zentrale Punkte schizophrener Defizienzsyndrome, aber keineswegs das komplexere Zusammenwirken von Morbus, Primärpersönlichkeit, sozialen Faktoren und psychodynamisch determinierten kompensatorischen Mechanismen (Mundt 1985). So wurden Begriffe herangezogen wie etwa „Herabsetzung einer allgemeinen seelischen Aktivität" bzw. „primäre Insuffizienz der psychischen Eigenaktivität" (Berze 1914; Berze u. Gruhle 1929), „Reduktion des psychischen und seelischen Potentials" (Conrad 1958), „dynamische Insuffizienz" oder „dynamische Entleerung" (Janzarik 1959, 1968). Ein Verdienst Hubers und seiner damaligen Arbeitsgruppe ist die Erkenntnis, daß es „das Fazit eines historischen Rückblicks auf die Versuche zur Erfassung des Formenreichtums schizophrener Residualzustände ist, daß bislang eine Typologie der Ausgänge aufgrund von hinreichend differenzierten psychopathologischen Untersuchungen anläßlich der spätkatamnestischen Erhebungen nach jahrzehntelangem Verlauf an einem repräsentativen, die außerklinischen und nicht mehr ärztlich betreuten Verläufe einbeziehenden Beobachtungsgut nicht existierte" (Huber et al. 1979, S. 97). Ein weiteres Verdienst Hubers ist es, daß er die erkannte Lücke mit einer differenzierten psychopathologischen Beschreibung von 15 Ausgangstypen („Endzustände" im Sinne von M. Bleuler) zu schließen versucht hat.

Die Terminologie und die Diskussion um den „Ausgang" *affektiver Erkrankungen* hat dagegen eine andere Richtung genommen. Sie wird weitgehend mit dem positiven Begriff der „Remission" und dem negativen Begriff der „Chronifizierung" abgedeckt (Marneros u. Deister 1990a). Angst (1987a) gab folgende Kriterien an, die für die Annahme einer Remission von verschiedenen Autoren verwendet worden sind: „soziale Heilung", „nicht behindert", „gut", „symptomfrei", „gute soziale Anpassung", „komplette Remission", „Wiederherstellung des früheren Beschäftigungsgrades", „anhaltende Heilung", „guter Ausgang" (S.122). Für die Chronifizierung wurden Kriterien angewendet wie etwa „chronisch behindert", „nicht frei von

Symptomen", „keine soziale Remission", „arbeitsunfähig" usw. Die Chronifizierung als Ausgangsform affektiver Psychosen betrifft dabei vorwiegend die Chronifizierung des depressiven Anteiles (bezeichnet als „chronische Depression" oder „chronifizierte Depression") und nur sehr selten die Chronifizierung des manischen Anteiles mit der Bezeichnung „chronische Manie" (Kröber 1989).

Zur Definition der chronifizierten oder chronischen Depression werden sehr unterschiedliche Parameter herangezogen. Dabei wird etwa die Länge der Phasendauer und der Phasenhäufigkeit (Laux 1986a), die Persistenz von psychopathologischen Symptomen (Klages 1967; Huber et al. 1969), die sozialen Konsequenzen der Erkrankung (Bothwell u. Weissman 1967), die Art der psychopathologischen Konstellationen und ihre Intensität (Glatzel 1982; Huber et al. 1969) berücksichtigt. Es wird sogar ein Syndromshift in Richtung Schizophrenie oder schizoaffektiver Psychose (Lee u. Murray 1988) oder die spätere Beimischung von organischen Symptomen (Laux 1986a) zur Definition der Chronifizierung herangezogen. Obwohl sich bei affektiven Psychosen als definitorisches Merkmal der Chronifizierung die Minimaldauer von zwei Jahren immer mehr durchsetzt (American Psychiatric Association 1987; Angst 1987a; Garvey et al. 1986; Guensberger u. Fleischer 1972) gibt es reichlich definitorische Variationen: Es wird z. B. eine Depression dann als chronisch bezeichnet, wenn sie im Verlauf mehr als fünf Hospitalisationen aufweist (Laux 1986a). Dabei muß man jedoch kritisch fragen, wie lange dieser Verlauf denn eigentlich sein muß. Es wird ein Verlauf aber auch dann als chronisch bezeichnet, wenn die kumulative Hospitalisierungsdauer ein Jahr übersteigt oder die Gesamtkrankheitsdauer mindestens zehn Jahre beträgt (Laux 1986a). Daß es sich nicht immer nur um bloße Chronifizierungen von affektiven Zuständen handelt, wurde schon früher erkannt: Schon 1911 sprach Stransky von einem „Defekt" als möglichem Ausgang des manisch-depressiven Irreseins.

Die Begriffe „Chronizität" bzw. „Residualzustand" werden in der Forschung des „Ausganges" affektiver Psychosen verwirrend und teils austauschbar benutzt. Von einigen Autoren wurde darauf verwiesen, daß die Bezeichnung „chronisch" nur als lange Dauer, also im Sinne einer langwierig und langsam verlaufenden Phase, zu verstehen sei (Guensberger u. Fleischer 1972; Marneros u. Deister 1990a; Schwarz 1966). Glatzel (1982) gründet sein Verständnis chronischer Depressionen ebenfalls auf dem Vorhandensein einer bestimmten Symptomkonstellation, um sie von eigentlichen zyklothymen Residualsyndromen abzugrenzen. Die Bedingungskonstellationen von zyklothymen Residualsyndromen seien dann sehr heterogen, ebenso die Phänomenologie. Die Bezeichnung „Residualzustand" wird von einigen Autoren für ein Fortbestehen syndromspezifischer Erscheinungen der abgelaufenen Psychose verwendet, während der Begriff „Defekt" für den unspezifischen Restzustand nach Ablauf der Phase vorgeschlagen wird (Wieser 1969). Der „Defekt" ist in diesem Sinne durch Potentialverlust, verminderte Spannung des intentionalen Bogens und dynamische Entleerung gekennzeichnet. Der Begriff „zyklothymes Residualsyndrom" wird von Huber und Mitarbeitern auf im Kern defektuöse, wenn auch diskrete und im Verlauf schwankende Residuen zyklothym-depressiver Psychosen angewendet, die gewöhnlich auftreten, nachdem schon einige vollständig remittierte Phasen abgelaufen sind (Huber et al. 1969). Der Ausgang affektiver

Psychosen ist also ebenso schwer unter einen pauschalen Begriff zu fassen wie der Ausgang schizophrener Psychosen. Es ist auch hier angebracht, verschiedene Dimensionen und verschiedene Aspekte affektiver „Ausgänge" zu untersuchen und zu beschreiben.

Die Beschreibung des „Ausgangs" *schizoaffektiver Psychosen* ist „heterophot" in dem Sinne, daß Definitionen und Beschreibungen, die entweder in der Schizophrenieforschung oder in der Forschung der affektiven Psychosen verwendet worden sind, je nach Standpunkt des Untersuchers auch auf die schizoaffektiven Psychosen angewendet werden. Als günstig erwies sich dabei die Tatsache, daß bei den schizoaffektiven Psychosen die lange Tradition der Verlaufsforschung fehlt, so daß hier Definitionen und Beschreibungen relativ unbelastet verwendet werden können (Marneros et al. 1990a).

3.1.2 Zum Dilemma „postmorbid" und „prämorbid"

3.1.2.1 Zur Problematik der Begriffe „Residuum" und „Prodrom"

Wenn ein Zustand der „Nicht-Vollremission" beschrieben werden soll, so wird in der Verlaufsforschung von Psychosen fast traditionsgemäß von einem „Residuum" gesprochen, von einem „charakteristischen Residuum" oder von einem „nicht-charakteristischen Residuum". Aber auch diese Bezeichnungen sind nicht unproblematisch. Der Begriff „Residuum", der wahrscheinlich auf Neumann (1859) zurückzuführen ist, bedeutet, daß nach Abklingen einer Erkrankung, in unserem Fall einer Psychose, *Reste* dieser Erkrankung zurückbleiben. Berücksichtigt man jedoch die Ergebnisse der psychiatrischen Verlaufsforschung, dann fühlt man sich bei der Anwendung des Begriffes „Residuum" nicht wohl; man stellt rasch fest, daß es ein einengender Begriff ist. Damit werden ja nicht nur „Reste der Erkrankung" im engeren Sinne erfaßt. Es bleiben von der Erkrankung ja nicht nur psychopathologische oder somatologische Erscheinungen zurück, die zum klinischen Bild der Erkrankung bzw. der Psychose gehören, sondern es treten auch *neue* Phänomene bzw. Zustände auf, die mit dem klinischen Bild der Erkrankung selbst nur indirekt etwas zu tun haben. Diese neuen Phänomene können den Menschen in seinem sozialen Leben und in seiner psychosozialen Funktionsfähigkeit ernsthaft behindern. Verschiedene psychologische Funktionen werden durch diese neuen Phänomene beeinträchtigt und mitbestimmt, neue Interaktionsmuster und neue Interaktionssysteme werden geprägt und die Erlebnisweise des Patienten ganz verschiedenartig und verschiedengradig beeinträchtigt.

Mundt (1985) konnte zeigen, daß das Apathiesyndrom nicht einfach als ein „asthenischer Residualzustand", sondern als ein komplexes Korrespondenzsystem von Response auf und Kompensation von gestörter oder labil gewordener Intentionalität zu verstehen ist. In ähnlicher Weise versuchte Kick in jüngster Zeit, die sogenannte schizophrene Residualsymptomatik unter einem klinisch-integrativen Verstehensansatz zu betrachten (Kick 1991). Er sieht in dieser Symptomatik eine der akuten Psychose polar entgegengesetzte Fixierung und Einengung, die nicht spezifisch auf bestimmte zu unterdrückende psychopathologische Phänomene bezogen ist, sondern die Gesamtheit des Seelischen umgreift. Er spricht von einer „gesamthaften Bremsung der Dynamik". Durch diese gesamte, unspezifische Bremsung der Dynamik kommt es nicht nur zu einer Suppression der Symptome der akuten Psychose, sondern darüber hinaus zu neuartigen, klinisch als Insuffizienz- oder Minussymptome zu fassenden Phänomenen. In diesem Sinne spricht er, als Fortsetzung der struktur-psychopathologischen Gedanken Janzariks und des Strukturbegriffes von Krüger und Wellek, von einer „Konstriktion" (Kick 1991). Die Konstriktion ist nicht nur auf symptomatologische Aspekte eingeengt, sondern sie bedeutet auch passagere, am prämorbiden Niveau gemessene Einschränkung der Lebensverwirklichung, die durch eine Bremsung der Dynamik bedingt ist. Dadurch entsteht eine Vereinfachung von Situationen und ihrer hintergründigen Konflikt- haftigkeit (Kick 1991). Die Forschung über „expressed emotions" und „sozialen Streß" konnte die Zusammenhänge zwischen „pathologischen" Verhaltensmustern und den negativ oder positiv wirkenden interaktionalen Faktoren zeigen (Anger- meyer 1987; Katschnig 1986; Leff u. Vaughn 1981; Vaughn et al. 1984). Relevante Erscheinungen oder Folgen der Erkrankung, die zwar zum Gesamtbild gehören, aber nicht „Restsymptome" oder „Restzustände" sind, sind in diesem Sinne dann auch nicht als „residual" zu bezeichnen. Wenn eine endogene Depression abklingt und der Patient keine rhythmologische oder psychopathologische Störung mehr bietet, wie er sie während der Episode gehabt hat, sich stattdessen jedoch Verunsicherung, Ängstlichkeit, phobische Zustände, „psychogene Fixierungen" oder das Bild einer „sekundären Habitualisierung" oder „Neurotisierung" ent- wickeln, so handelt es sich dabei viel mehr um Auswirkungen bzw. Folgen der Erkrankung als um eine Restsymptomatik bzw. ein Residuum. Solche Veränderun- gen sind in der Literatur häufig beschrieben und ihre psychologische und interaktionale Bedeutsamkeit hervorgehoben worden (Glatzel u. Lungershausen 1968: Huber et al. 1969; Lauter 1969; Marneros u. Deister 1990a; Peters u. Glück 1972, 1973; Weitbrecht 1967).

Auf der anderen Seite hat die Verlaufsforschung gezeigt, daß pathologische Veränderungen des psychologischen und des sozialen Lebens, aber auch der körperlichen Befindlichkeit, lange vor Ausbruch einer Psychose bestehen können. In diesem Sinne sprach man von *Prodromen* und *Vorpostensyndromen* (Gross et al. 1973; Huber et al. 1979). Auch die vorliegende Studie zeigte (s. Abschn. 5.2), daß „prodromale" Beeinträchtigungen von Menschen, die später an einer klinisch manifesten schizophrenen, affektiven oder schizoaffektiven Psychose erkranken, nicht selten sind. Dabei ist es vor allem von Bedeutung, daß sogenannte prodromale Erscheinungen (also „prämorbide" oder „präpsychotische" Zustände) häufig phä- nomenologisch, aber auch in der Art ihrer Auswirkung von sogenannten Residual- zuständen, also von „postmorbiden" Zuständen, kaum unterscheidbar sind (Huber et al. 1979; Süllwold 1977). Diejenigen Phänomene – sowohl im psychopathologi- schen und somatischen als auch im sozialen Bereich –, die „prodromal" auftreten (also „prämorbid"), können auch während der vollen Manifestation der Erkran- kung und auch nach Abklingen ihrer kardinalen Symptome (also „postmorbid") existieren. Dies gilt auch für die sogenannten „Residualzustände" oder die „Residualsymptomatik". Diese kann sehr wohl schon *vor* der Manifestation der – kriteriologisch definierten – Erkrankung, *während* der manifesten Episode und auch *danach* gefunden werden. Den Begriff Residuum anzuwenden, um damit Zustände zu bezeichnen, die auch bereits „prämorbid" aufgetreten sind bzw. auftreten können, ist dann nicht sinnvoll.

Solange psychiatrische Diagnosen noch eine psychopathologische Konvention darstellen (Janzarik 1976), ist es – streng genommen – kaum gerechtfertigt, definitiv zwischen „prämorbid", „intramorbid" und „postmorbid" zu unterscheiden. Es gibt noch kein Argument dafür, daß die sogenannten prodromalen Erscheinungen nicht zum Kern der Erkrankung selbst gehören. Viele dieser „prodromalen Erscheinungen" sind tatsächlich prodromal, allerdings nur in dem Sinne, daß sie später in ein kompletteres psychopathologisches Bild einmünden, das man aufgrund variierender kriteriologischer Merkmale „Schizophrenie" oder „Depression" oder „schizoaffektive Psychose" usw. nennt. Ein „Prodrom" wird also von einem „Kernbild" der Erkrankung aufgrund von Kriterien getrennt, die man selbst gestellt hat – und nicht die Erkrankung. Die Trennung der sogenannten prodromalen Erscheinungen von dem Kernbild der Erkrankung ist mehr oder weniger willkürlich; sie hat vorwiegend mit dem diagnostischen Zwang zu tun. Man könnte vielleicht die Bezeichnung *„präpsychotisch"* verwenden, wenn man sich einig wäre, daß der Begriff „psychotisch" die produktiven psychotischen Phänomene bzw. die melancholische oder die endomorph-manische Konstellation meint.

In diesem Sinne kann von „Residuum", von „postmorbiden Zuständen" und von „Prodromen" keine Rede sein, es sei denn als Konstrukte, die der Verständigung dienen. Auch in der vorliegenden Untersuchung werden diese Begriffe nur zur Verständigung und aus Gründen der Vergleichbarkeit benutzt. Eine vollständige Vermeidung dieser seit Jahrzehnten etablierten Begriffe wird nur etappenweise und nach einer Anpassungsperiode möglich sein.

3.1.2.2 Zum Begriff der „Behinderung"

Will man aus den oben erwähnten Überlegungen heraus den Begriff des Residuums vermeiden, so kann man diskutieren, ob statt dessen Begriffe verwendet werden sollen wie *„Behinderung"*, so wie es die Weltgesundheitsorganisation (WHO) praktiziert (Biehl et al. 1986; Schubart et al. 1986a; WHO 1980, 1988), oder *„Einschränkung des Funktionsniveaus" („Level of functioning")*, wie es zum Beispiel von Spitzer, Endicott und Mitarbeitern getan wird (Endicott et al. 1976; Spitzer et al. 1978). Die Bezeichnung *„Einschränkung des Funktionsniveaus"* hat allerdings einen mechanistischen Klang: *Etwas* funktioniert gut oder funktioniert nicht gut. Aber daß *jemand* gut oder schlecht *funktioniert*, mag Unbehagen – wenn auch nur im atmosphärischen Bereich – auslösen, da ein Mensch keine Maschine ist.

Auf die Problematik der Anwendung des Begriffes „Behinderung" hat ausführlich die Mannheimer Arbeitsgruppe aus dem Zentralinstitut für Seelische Gesundheit hingewiesen (Schubart et al. 1986a). Unter *„Behinderung"* versteht sie – wie auch die WHO – eine durch „innere und äußere Faktoren bedingte Störung der Aufrechterhaltung spezifischer sozialer Funktionen oder Rollen (in Beruf, Familie, sozialer Gruppe etc.), die die Angehörigen der sozialen Gruppe bzw. Gemeinschaft des Betroffenen von diesem erwarten" (Jablensky 1978; Jablensky et al. 1980;

Schubart et al. 1986a; WHO 1980). In der zitierten Studie, die ein Teil einer WHO-Mehrländer-Studie ist, wird „Behinderung" *neben* „Krankheit" gestellt, und das ist richtig so. Es ist ja möglich, daß im Rahmen einer Erkrankung die spezifischen sozialen Rollen unbeeinträchtigt bleiben, es also nicht zu einer Behinderung in diesem Sinne kommt. Durch Spezialisierung, Kompensation, Verheimlichung und andere Mechanismen kann Behinderung bei vorhandener Krankheit vermieden oder reduziert werden, auch im Rahmen von Psychosen ist das möglich. Der chronisch halluzinierende Patient, der in einer Art von „halluzinatorischer Symbiose" ungestört seinen spezifischen sozialen Pflichten nachgeht, oder der affektiv beeinträchtigte Mensch, der durch günstige soziale Strukturen bzw. durch gezielte Einengung des Entfaltungsbereiches problemlos seine spezifischen sozialen Rollen wahrnimmt, kann soziale Behinderung kompensieren. In diesem Sinne kann Behinderung nicht als Oberbegriff eines „postpsychotisch" bzw. „postmorbid" entstandenen oder existierenden Zustandes verwendet werden. Geschieht es trotzdem, so wird ein ungenaues Bild erfaßt oder ein falsches Bild vermittelt. Die Multikausalität der Behinderung kommt auch in der Unterscheidung zwischen einer primären Behinderung (direkte Krankheitsfolge) und einer sekundären Behinderung (etwa durch Institutionalisierung) zum Ausdruck (Wing 1976; Wing u. Brown 1970a,b). Der Begriff „Behinderung" kann also nur als ein Begriff verwendet werden, der die Beschreibung des psychopathologischen und psychologischen Zustand komplettiert.

3.1.2.3 „Prä- und postepisodische Alterationen"

Aufgrund der oben dargelegten Überlegungen wurden in der vorliegenden Studie als Alternative zu den Bezeichnungen „Prodrom" und „Residuum" die Begriffe *„prä- und postepisodische Alterationen"* eingeführt. „Alteration" wird hier verstanden als negative Veränderung im Vergleich zu einem früheren Zustand. Die Bezeichnung *„Alteration"* scheint uns neutraler und atheoretischer zu sein als die Begriffe „Prodrom" oder „Residuum". Sie ist auch umfassender als die Begriffe „Behinderung", „Einschränkung" oder „Residualsymptomatik". Alteration kann sowohl psychologische, soziale als auch somatische Aspekte umfassen: Als *psychologische Alteration* (sowohl qualitativ als auch quantitativ), als *soziale Alteration* (im Sinne von negativen Veränderungen von Interaktionsmustern bzw. Interaktionssystemen und spezifischen sozialen Rollen, ebenfalls im quantitativen wie im qualitativen Bereich) und als *somatische Alteration* (z. B. im Sinne einer vegetativen Überempfindlichkeit, mimischen und gestischen Veränderungen u.ä.).

Der Zusatz *„prä-"* bzw. *„postepisodisch"* ist eine notwendige Ergänzung der Bezeichnung „Alteration". In der Episode ist ja (per definitionem) *immer* eine Alteration im psychopathologischen, psychologischen, somatischen oder sozialen Bereich vorhanden. Dabei handelt es sich in der Regel um einen reversiblen und nicht um einen dauerhaften Zustand, wobei durch die Verlaufsforschung ja auch chronifizierte Episoden bekannt sind. Die prinzipielle Reversibilität soll auch sowohl den „prämorbid" bestehenden (den „Prodromen") als auch den „postmor-

48

bid" bestehenden Alterationen (den „Residualzuständen") zuerkannt werden. „Prämorbid" und „postmorbid" bedeuten in diesem Zusammenhang nichts anderes als „präepisodisch" und „postepisodisch".

In der vorliegenden Untersuchung werden unter *präepisodischen bzw. postepisodischen Alterationen* negative Veränderungen im psychologischen und/oder somatischen und/oder sozialen Bereich verstanden, die vor (*präepisodisch*) oder nach (*postepisodisch*) den kriteriologisch definierten Krankheitsepisoden auftreten. Damit ist die Problematik „prämorbid" bzw. „postmorbid" zunächst neutralisiert. Die Begriffe *„Prodrom" bzw. „prodromal"* und *„Residuum" bzw. „residual"* werden in der vorliegenden Studie nur aus Gründen der Verständigung verwendet, insbesondere zum Vergleich mit der Literatur.

Für die vorliegende Studie erwies sich die getrennte Beschreibung und Berücksichtigung einer „interepisodischen Alteration" (also im Intervall zwischen zwei Episoden) als entbehrlich, da sie von einer postepisodischen Alteration nicht unterscheidbar ist.

3.1.2.4 Zum Begriff der „persistierenden Alterationen"

Eine *„postepisodische Alteration"* hat ihre größte Relevanz dann, wenn sie *persistiert* und dadurch psychologisches und soziales Leben permanent beeinträchtigt. Die persistierende Form einer postepisodischen Alteration wird als *„persistierende Alteration"* bezeichnet, wobei als Persistenz in der vorliegenden Studie das Andauern der Alteration über mindestens 3 Jahre definiert ist. Dieser Zeitraum stellt ebenfalls einen klinischen Kompromiß dar, ist jedoch durch empirische Daten gestützt, die gezeigt haben, daß nach diesem Zeitraum die psychosozialen Alterationen nur noch sehr selten reversibel sind. Dies gilt für alle drei untersuchten Diagnose-Gruppen (Angst 1986a; Huber et al. 1979; Marneros et al. 1990a). *In diesem Sinne sind „persistierende Alterationen" in der vorliegenden Untersuchung definiert als das Vorhandensein von psychopathologischen Erscheinungen und/oder psychologischen Defiziten und/oder somatologischen Symptomen (wie etwa vegetative Erscheinungen oder rhythmologische Störungen) und/oder Einschränkungen der sozialen Interaktionen, die für eine Dauer von mindestens 3 Jahren nach dem Abklingen einer kriteriologisch definierten Krankheitsepisode bestanden haben.*

Nach Abschluß der Studie stellte sich heraus, daß die *empirisch gefundene minimale Zeitdauer der persistierenden Alterationen 5 Jahre betrug*, es wurde aber das Kriterium des 3-Jahres-Zeitraumes aus den o.a. Gründen weiterhin beibehalten. Jedoch erleichtert die Tatsache, daß es in allen Fällen mindestens 5 Jahre waren, den Vergleich mit entsprechenden Studien (Angst 1986; Huber et al. 1979).

3.1.2.5 Anwendung der Begriffe „persistierende Alterationen" und „Vollremission"

Unter Berücksichtigung der oben dargestellten Überlegungen wurde der „Ausgang" der Erkrankung in dieser Studie global in zwei Kategorien unterteilt:

a) Vollremission
b) persistierende Alterationen.

Als Vollremission wird der Zustand am Ende der Beobachtungszeit bezeichnet, wenn keinerlei psychopathologische Symptome, psychologische Defizite oder sonstige Einschränkungen des psychosozialen Funktionsniveaus vorhanden sind.

Die *Vollremission* ist in zwei Gruppen unterteilbar:
a) Vollremission ohne episodische Remanifestationen der Erkrankung (d. h. keine persistierenden Alterationen, aber auch keine weiteren Episoden mehr).
b) Vollremission mit episodischen Remanifestationen (d. h. keine persistierende Alterationen, aber weitere Episoden mit jeweils vollständigem Abklingen der Symptomatik). Bei dieser Kategorie wird der Status quo ante nach Abklingen der akuten Episode vollständig erreicht.

Die *„persistierende Alterationen"*, werden entsprechend ebenfalls in zwei Kategorien unterteilt:
a) Persistierende Alterationen ohne episodische Remanifestationen der Erkrankung.
b) Persistierende Alterationen mit episodischen Remanifestationen der Erkrankung. Dies bedeutet, daß der Zustand der persistierenden Alterationen durch neuauftretende akute Episoden „angereichert" wird.

Um die hier verwendeten Begriffe mit den in anderen Studien verwendeten Begriffen und Definitionen vergleichbar zu halten, wurde als Operationalisierungskriterium der Score der Global Assessment Scale (GAS; Spitzer et al. 1976) verwendet. Eine *Vollremission* wurde bei denjenigen Patienten angenommen, die am Ende der Beobachtungszeit einen GAS-Score zwischen 91 und 100 aufwiesen. In der GAS wird der Bereich zwischen den Scores 91 und 100 folgendermaßen definiert: „Keine Symptome, kommt in einem weiten Bereich von Aktivitäten ausgezeichnet zurecht, Probleme des Lebens scheinen niemals außer seiner Kontrolle zu geraten, andere wenden sich an ihn wegen seiner Warmherzigkeit und Integrität." *Persistierende Alterationen* wurden bei denjenigen Patienten angenommen, die in der GAS seit mindestens 3 Jahren einen Score zwischen 1 und 90 aufwiesen.

Diese Operationalisierung des Begriffes „persistierende Alterationen" ist kompatibel mit der obengenannten Definition. Wie in Abschn. 2.2.2.5 dargestellt ist, dient die GAS der Erfassung des globalen Funktionsniveaus eines Patienten auf einem hypothetischen Kontinuum zwischen psychischer Gesundheit (hoher GAS-Score) und psychischer Erkrankung (niedriger GAS-Score). Sowohl Symptomatik als auch Beeinträchtigungen in verschiedenen Bereichen werden gleichzeitig erfaßt. Dies bedeutet, daß auch ein Patient, der lediglich Einbußen in nur einem der unterschiedlichen Aspekte des Ausgangs aufweist (z. B. Bestehen psychopathologischer Phänomene ohne soziale Einbußen), mit einem GAS-Score unter 90 erfaßt werden muß.

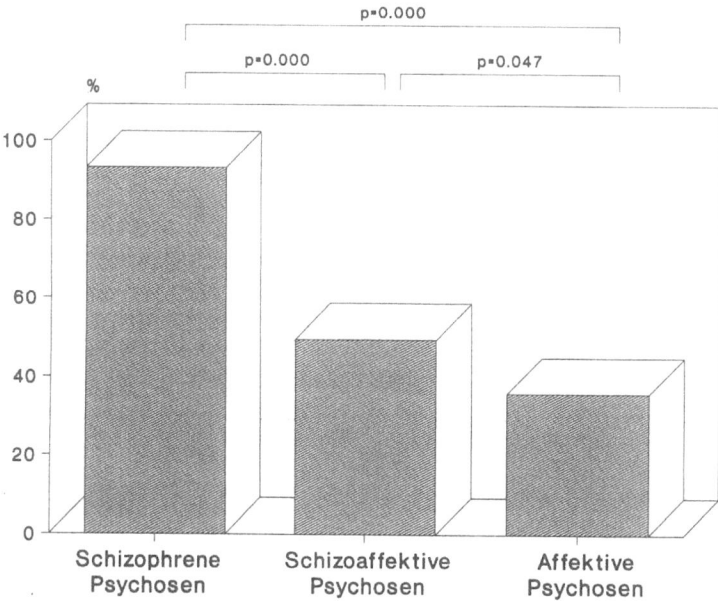

Abb. 3.1. Häufigkeit persistierender Alterationen bei schizophrenen, schizoaffektiven und affektiven Psychosen

3.2 Häufigkeit und Art der persistierenden Alterationen

3.2.1 Häufigkeit persistierender Alterationen

Die Häufigkeit persistierender Alterationen (GAS-Score 90 und niedriger) unterscheidet sich signifikant zwischen den drei Diagnose-Gruppen (Abb. 3.1). Die weitaus größte Zahl von Patienten mit persistierenden Alterationen fand sich in der Gruppe der schizophrenen Patienten (93.2%). In der Gruppe der schizoaffektiven Patienten bot am Ende der Beobachtungszeit die Hälfte der Patienten (49.5%) persistierende Alterationen, bei den affektiven Psychosen fanden sich persistierende Alterationen in 35.8%. Der Unterschied zwischen den schizophrenen Psychosen und den beiden anderen Diagnose-Gruppen ist hochsignifikant, zwischen den schizoaffektiven und den affektiven Psychosen besteht ein signifikanter Unterschied auf dem 5%-Niveau. Die Häufigkeit von schizophrenen Patienten mit Vollremission, also mit einem GAS-Score zwischen 91 und 100, war in dem früheren kleineren Kollektiv der Köln-Studie (n=97) mit 12% größer als in dem gegenwärtigen erweiterten Kollektiv (6,8%; Marneros et al. 1989a). Diese noch höhere Zahl von schizophrenen Patienten mit persistierenden Alterationen ist möglicherweise darauf zurückzuführen, daß das erweiterte Kollektiv viel mehr Patienten mit einer sogenannten „negativen" schizophrenen Initialsymptomatik enthält als das frühere Kollektiv. Die Häufigkeit schizoaffektiver Psychosen mit persistierenden Alterationen blieb auch in dem jetzigen erweiterten Kollektiv unverändert (Deister et al. 1990a; Marneros et al. 1989a; zum Vergleich mit der Literatur s. 3.2.3).

3.2.2 Beginn der persistierenden Alterationen

3.2.2.1 Jahr des Beginns nach Erstmanifestation

Der Zeitpunkt des Beginns der persistierenden Alterationen wurde aufgrund der dokumentierten Angaben in den Krankenhausberichten, den eigenen Angaben des Patienten und der Angehörigen erfaßt. Es wurde das Auftreten persistierender Alterationen erfaßt, ohne daß zunächst eine quantitative oder qualitative Differenzierung vorgenommen wurde. Bei den schizophrenen Patienten traten die persistierenden Alterationen durchschnittlich 1.6 Jahre nach der klinischen Manifestation der Erkrankung auf, bei den schizoaffektiven im Durchschnitt nach 6.7 Jahren und bei den affektiven Psychosen nach 9.9 Jahren (Tabelle 3.1).

Dies bedeutet, daß bei Patienten mit affektiven Psychosen persistierende Alterationen – wenn sie überhaupt auftraten – später als bei schizoaffektiven Psychosen begannen, und bei diesen wiederum erst nach deutlich längerem Krankheitsverlauf als bei den schizophrenen Patienten (Tabelle 3.1). Ein signifikanter Unterschied fand sich jedoch nur zwischen den schizophrenen Patienten auf der einen Seite und den affektiven und schizoaffektiven Patienten auf der anderen Seite. Der Unterschied zwischen affektiven und schizoaffektiven Patienten war nicht signifikant. Bei allen drei Psychoseformen konnten persistierende Alterationen direkt im Jahr der Erstmanifestation beginnen, aber ebenso auch erst zwei oder drei Jahrzehnte nach Krankheitsbeginn. In der Gruppe der schizophrenen Psychosen war der Beginn direkt im Jahr der Erstmanifestation am häufigsten (103 von 138 Patienten mit persistierenden Alterationen). Aber auch in dieser Gruppe gab es einige wenige Patienten, die in einem viel größeren zeitlichen Abstand von der Erstmanifestation persistierende Alterationen entwickelten (maximal nach 23 Jahren; Abb. 3.2). In der Gruppe der affektiven Psychosen fanden sich Patienten, die erst 33 Jahre nach Erstmanifestation persistierende Alterationen zeigten; in der Gruppe der schizoaffektiven Psychosen waren es maximal 30 Jahre (Tabelle 3.1). Bei Patienten mit einem späten Beginn persistierender Alterationen wurde besondere Aufmerksamkeit auf den Ausschluß altersbedingter Alterationen gerichtet (s. 3.2.2.3).

Der Beginn der persistierenden Alterationen änderte sich geringfügig in dem jetzigen erweiterten Kollektiv gegenüber dem früher publizierten kleineren Kollektiv, sowohl in bezug auf die Schizophrenien als auch die schizoaffektiven Psychosen. Bei den schizophrenen Psychosen des kleineren Kollektivs (n=97) begannen die persistierenden Alterationen durchschnittlich 1.8 Jahre nach der Erstmanifestation und bei den schizoaffektiven Psychosen (n=72) durchschnittlich 5.1 Jahre nach Beginn der Erkrankung (Marneros et al. 1987a). Die etwas ungünstigeren Befunde für die jetzt erweiterte schizophrene Population sind am ehesten wiederum auf die Berücksichtigung von mehr Patienten mit einem „negativen" Beginn zurückzuführen, und die günstigeren Befunde für die schizoaffektiven Patienten wahrscheinlich

Tabelle 3.1. Beginn der persistierenden Alterationen

	Schizo-phrene Psychosen (n = 148)	p1	Schizo-affektive Psychosen (n = 101)	p2	Affektive Psychosen (n = 106)	p3
Häufigkeit persistierender Alterationen	138 (93.2%)	**	50 (49.5%)	*	38 (35.8%)	**(1)
Beginn (Jahre nach Erstmanifestation)						
arithmet. Mittelwert	1.64	**	6.74	–	9.89	**(2)
Median	0.00	**	4.50	–	7.00	**(3)
Standardabweichung	4.17		8.00		10.04	
Minimum (4)	0		0		0	
Maximum	23		30		33	
Beginn (Episoden vor Beginn)						
arithmet. Mittelwert	1.43	**	2.42	–	3.08	**(2)
Median	1.00	**	2.00	–	3.00	**(3)
Standardabweichung	0.97		1.72		2.29	
Minimum (4)	0		1		1	
Maximum	6		8		13	
Alter bei Beginn						
arithmet. Mittelwert	28.62	**	36.88	**	46.97	**(2)
Median	25.00	**	34.00	**	48.00	**(3)
Standardabweichung	10.65		12.58		13.10	
Minimum	14		18		25.00	
Maximum	64		69		71.00	
Dauer vor der Nachuntersuchung						
arithmet. Mittelwert	21.98	**	17.92	–	20.89	–(2)
Median	23.00	**	16.50	–	22.00	–(3)
Standardabweichung	9.55		8.43		7.19	
Minimum	5		5		5	
Maximum	50		40		40	

Signifikanzen:
p1 Schizophrene vs. schizoaffektive Psychosen; p2 Schizoaffektive vs. affektive Psychosen; p3 Schizophrene vs. affektive Psychosen.
** p <0.01. * p <0.05. – nicht signifikant.
(1) X^2-Test. (2) t-Test. (3) Mann-Whitney U-Test.
(4) 0 = im Jahr der Erstmanifestation.

auf die Erweiterung der Gruppe durch Patienten, die initial zur affektiven Population gehörten (Angst 1989; Deister et al. 1990a; Marneros et al. 1990b; Rohde et al. 1990a).

Der Vergleich mit der Langzeitstudie von Huber et al. (1979) zeigt – unter Berücksichtigung der schon wiederholt erwähnten Einschränkungen durch den dort

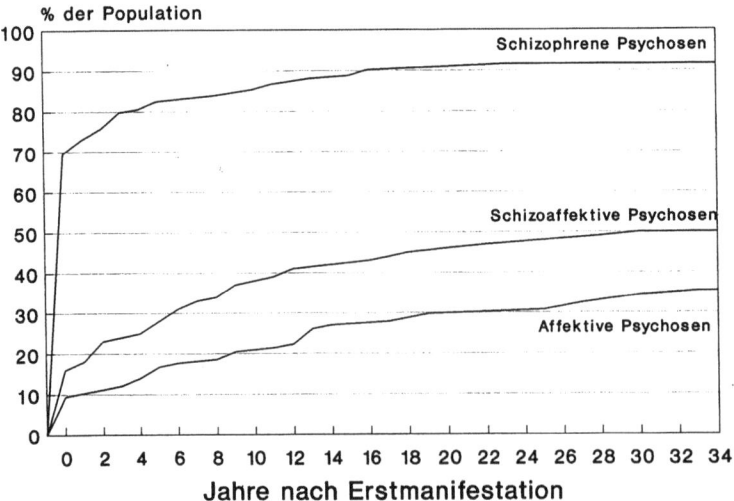

% der Population

Schizophrene Psychosen

Schizoaffektive Psychosen

Affektive Psychosen

Jahre nach Erstmanifestation

Abb.3.2. Häufigkeit von Patienten mit persistierenden Alterationen in Abhängigkeit von der Erkrankungsdauer (kumulierte Häufigkeiten)

benutzten Schizophreniebegriff – eine trendmäßig gute Übereinstimmung: In der Bonn-Studie entwickelte sich bei 75.1% der 285 schizophrenen Patienten mit Residuen ein „reiner Defekt" schon in den ersten drei Jahren nach der psychotischen Erstmanifestation. Auch in der genannten Studie wurden jedoch vereinzelte Fälle (1.8%) gefunden, bei denen sich erst 20 Jahre und mehr nach Erkrankungsbeginn ein „reiner Defekt" entwickelte.

Hinsichtlich der schizoaffektiven Psychosen stimmen die vorgelegten Befunde im großen und ganzen mit den Ergebnissen von Rzewuska u. Angst (1982a,b) überein. Bezüglich der affektiven Psychosen zeigten sich sehr ähnliche Befunde wie in der Untersuchung von Huber et al. (1969). Bei den affektiven Psychosen erscheint der Vergleich mit anderen Untersuchungen jedoch dadurch nur eingeschränkt aussagekräftig, daß eine „chronische Depression" ganz verschieden definiert wird und damit ein ganz unterschiedlicher Beginn und eine ganz unterschiedliche Symptomatik erfaßt werden (Marneros u. Deister 1990a).

3.2.2.2 Episodenzahl vor Beginn der persistierenden Alterationen

Ähnlich wie in bezug auf die Jahre seit Erkrankungsbeginn verhält es sich auch mit der Zahl der Krankheitsepisoden, die vor Beginn der persistierenden Alterationen aufgetreten waren. Die Patienten mit affektiven Psychosen hatten zu diesem Zeitpunkt im Mittel bereits etwas mehr als 3 Episoden hinter sich, die mit schizoaffektiven Psychosen 2.4 Episoden und schizophrene Patienten erst 1.4 Hospitalisierungen (Tabelle 3.1). Auch hier fand sich jeweils ein sehr weites Spektrum, insbesondere bei den affektiven Psychosen (1–13 Episoden).

3.2.2.3 Alter bei Beginn der persistierenden Alterationen

Schizophrene Patienten waren bei Beginn der persistierenden Alterationen signifikant jünger als schizoaffektive und vor allem auch als affektive Patienten (Tabelle 3.1). Hier addieren sich zwei Unterschiede: Schizophrene Patienten erkrankten früher als die Patienten mit den beiden anderen Diagnosen (s. Abschn. 4.3) und entwickelten auch – bezogen auf die Zeit nach Erstmanifestation der Erkrankung – wesentlich früher persistierende Alterationen. Persistierende Alterationen konnten bei den untersuchten Patienten in jedem Lebensalter beginnen: Der jüngste (schizophrene) Patient war zu diesem Zeitpunkt 14 Jahre alt, der älteste Patient (mit einer affektiven Erkrankung) 71 Jahre. Gerade bei älteren Patienten war es in einzelnen Fällen schwierig, die bestehenden psychologischen Defizite oder Einbußen an sozialen Interaktionen als Folge der durchgemachten psychotischen Erkrankung von altersabhängigen oder somatisch bedingten Phänomenen (z. B. arteriosklerotischen Veränderungen) abzugrenzen. Durch sorgfältige Erfassung der bestehenden Alterationen und durch die Analyse ihrer zeitlichen Entwicklung wurde versucht, diese gegen nicht-krankheitsabhängige Veränderungen abzugrenzen. Dabei bestand jedoch die prinzipielle Schwierigkeit der Abgrenzung zwischen „organischen" und „nicht-organischen" Veränderungen. Es wurde versucht, dieses Problem durch sorgfältige Analyse der Psychopathologie unter Einsatz der klinischen Erfahrung und Berücksichtigung aller vorhandenen paraklinischen Befunde zu begrenzen (Marneros 1988). In denjenigen Fällen, in denen organische Veränderungen bestanden, wurde versucht, die Situation *vor* Beginn der organischen Veränderungen zu beurteilen, was in den meisten Fällen auf der Grundlage einer umfassenden Informationsgewinnung ausreichend zuverlässig gelang. Diejenigen Fälle, bei denen eine solche Abgrenzung unmöglich war, wurden in die entsprechenden Berechnungen nicht miteinbezogen.

3.2.3 Dauer der persistierenden Alterationen vor dem Ende der Beobachtungszeit

Definitionsgemäß wurde in der vorliegenden Studie eine Mindestdauer von 3 Jahren gefordert, um die bestehenden Alterationen als „persistierend" zu bezeichnen. Es hat sich jedoch gezeigt, daß am Ende der Beobachtungszeit die persistierenden Alterationen in allen drei untersuchten Diagnose-Gruppen mindestens 5 Jahre bestanden. Somit ist in dieser Hinsicht die vorliegende Studie mit denen von Huber et al. (1979) und Angst (1986a) vergleichbar. In den meisten Fällen bestanden die persistierenden Alterationen bereits wesentlich länger, am Ende der Beobachtungszeit maximal 50 Jahre (Tabelle 3.1).

3.2.4 Intensität der Beeinträchtigung des allgemeinen Funktionsniveaus (GAS)

Zur besseren Übersichtlichkeit und zu Zwecken des statistischen Vergleiches wurden die auf dem (hypothetischen) Kontinuum der GAS erhobenen Scores in fünf größere Kategorien zusammengefaßt:

- *Keine Beeinträchtigung (Score 91–100)*
  „Keine Symptome, kommt in einem weiten Bereich sehr gut zurecht, andere
  wenden sich wegen seiner Warmherzigkeit an ihn", (entspricht der Vollremis-
  sion).
- *Leichte Beeinträchtigung (Score 71–90)*
  „Leichte Symptome, die nur eine leichte Beeinträchtigung im Zurechtkommen
  im täglichen Leben bedingen, Patient wird manchmal mit seinen Sorgen nicht
  alleine fertig".
- *Mittelschwere Beeinträchtigung (Score 51–70)*
  „Mäßige Symptome bzw. Zurechtkommen im täglichen Leben nur mit einigen
  Schwierigkeiten, einige sinnvolle zwischenmenschliche Beziehungen können
  aufrechterhalten werden".
- *Schwere Beeinträchtigung (Score 31–50)*
  „Starke Beeinträchtigung auf mehreren Gebieten, schwere behandlungsbedürftige Symptomatik, Vernachlässigung der Familie, Beeinträchtigung der Einschätzung der Realität, Beeinträchtigung in der Kommunikation".
- *Schwerste Beeinträchtigung (Score 1–30)*
  „Auf fast allen Gebieten Unfähigkeit zu handeln bzw. ernsthafte Beeinträchtigung des Verhaltens durch Wahn oder Halluzinationen, ernsthafte Beeinträchtigung von Kommunikation und Urteilsfähigkeit, meist Notwendigkeit einer
  dauernden Betreuung, evtl. auch dauernde Unterbringung in einer Klinik".

Kein einziger Patient mit einer affektiven Psychose hatte eine *schwerste Beeinträchtigung* des allgemeinen Funktionsniveaus, während in diese Kategorie mehr als die
Hälfte der schizophrenen Patienten fielen (50.7%, Tabelle 3.2). Bei den schizoaffektiven Psychosen waren es 5,9% der Patienten. Die hier kategorisierten Patienten
waren auf fast allen Gebieten schwerst beeinträchtigt, brauchten evtl. sogar ständige
Überwachung. Ihr Verhalten war erheblich beeinflußt von Wahnvorstellungen oder
Halluzinationen, Kommunikationsfähigkeit und Urteilsvermögen waren ganz
erheblich eingeschränkt. Nicht selten bestand die Notwendigkeit zu einer Dauerhospitalisierung bzw. zu einer dauernden Pflege außerhalb einer Klinik (vgl. Kap. 7).
Ebenfalls nur ganz wenige affektive Patienten (3.8%) gehörten zur Kategorie der
Patienten mit *schwerer Beeinträchtigung* des Funktionsniveaus, verglichen mit
18.9% der schizophrenen und 14.9% der schizoaffektiven Patienten. Die Patienten,
die in diese Kategorie eingestuft wurden, boten eine schwere, offensichtlich
behandlungsbedürftige Symptomatik oder hatten stärkere Beeinträchtigungen auf
mehreren Gebieten. Es bestand eine deutliche Beeinträchtigung in der Einschätzung
der Realität oder in der Kommunikation. Die Urteilsfähigkeit war beeinträchtigt,
sprachliche Äußerungen konnten verworren oder unlogisch sein. Diese Patienten
waren unfähig, die Hausarbeit zu verrichten, es bestanden soziale Selbstisolierung
und eine deutliche Abnahme der Aktivitäten. Eine *mittelschwere Beeinträchtigung*
des allgemeinen Funktionsniveaus (GAS-Score 51–70) zeigten 14.2% der affektiven, 14.9% der schizoaffektiven und 11.5% der schizophrenen Patienten (Tabelle
3.2). Patienten, die in diese Kategorie gehören, zeigten eine nicht zu vernachlässi-
gende allgemeine Adynamie, Vermeidung von Kontakten, Selbstunsicherheit,
Störungen der zwischenmenschlichen Interaktionen und Schwierigkeiten, die all-

Tabelle 3.2. Intensität der Beeinträchtigung des allgemeinen Funktionsniveaus: Global Assessment Scale (GAS)

	Schizo-phrene Psychosen (n = 148)	p1	Schizo-affektive Psychosen (n = 101)	p2	Affektive Psychosen (n = 106)	p3
Global Assessment Scale (GAS)		**		**		**(1)
Keine Beeinträchtigung (Score 91–100)	10 (6.8%)		51 (50.5%)		68 (64.2%)	
Leichte Beeinträchtigung (Score 71–90)	18 (12.2%)		14 (13.9%)		19 (17.9%)	
Mittelschwere Beeinträchtigung (Score 51–70)	17 (11.5%)		15 (14.9%)		15 (14.2%)	
Schwere Beeinträchtigung (Score 31–50)	28 (18.9%)		15 (14.9%)		4 (3.8%)	
Schwerste Beeinträchtigung (Score 1 –30)	75 (50.7%)		6 (5.9%)		–	
arithmet. Mittel	42.1	**	76.2	**	87.4	**(2)
Median	30.0	**	91.0	*	95.0	**(3)
Standardweichung	26.1		26.8		15.6	
Minimum	5		10		40	
Maximum	100		100		100	

Signifikanzen:
p1 Schizophrene vs. schizoaffektive Psychosen; p2 Schizoaffektive vs. affektive Psychosen; p3 Schizophrene vs. affektive Psychosen.
** $p < 0.01$. * $p < 0.05$.
(1) X^2. (2) t-Test. (3) Mann-Whitney U-Test.

täglichen Problem zu bewältigen. Eine nur *leichte Beeinträchtigung* (GAS-Score 71–90) boten 17.9% der affektiven, 13.9% der schizoaffektiven und 12.2.% der schizophrenen Patienten. Diese Patienten hatten ähnliche Schwierigkeiten wie die Patienten in der Kategorie der mittelschweren Beeinträchtigung, jedoch in deutlich geringerer Ausprägung und in einer sozial geringer beeinträchtigenden Form.

Wie schon in Abschn. 3.2.1 ausgeführt wurde, zeigte die Mehrzahl der affektiven Patienten (64.2%) und die Hälfte der schizoaffektiven Patienten (50.5%) überhaupt keine Beeinträchtigung des allgemeinen Funktionsniveaus. Bei schizophrenen Patienten stellte dies jedoch eine große Ausnahme dar; es betraf lediglich 6.8% der Patienten.

Die Konstruktion der Global Assessment Scale läßt es zu, für die erhobenen Scores in den einzelnen Populationen auch statistische Kenngrößen (Mittelwerte, Mediane, Standardabweichung) zu berechnen und zu vergleichen (Tabelle 3.2). Der Vergleich der arithmetischen Mittelwerte der GAS-Scores zeigte, daß die schizo-

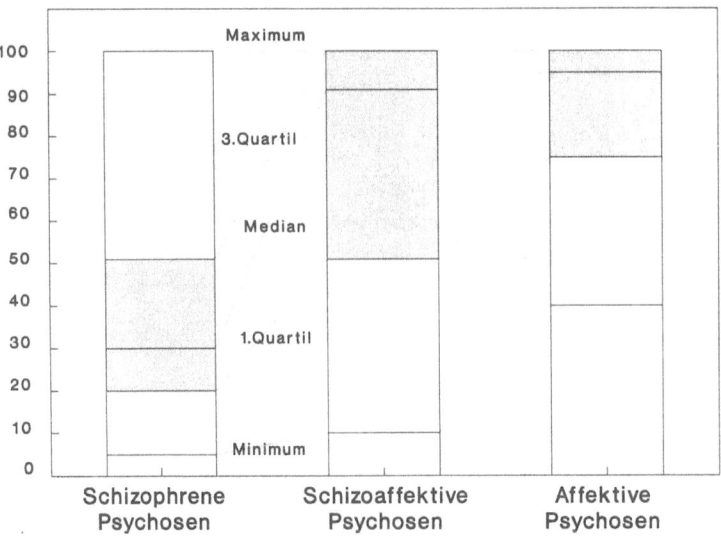

Abb. 3.3. Global Assessment Scale (GAS): Verteilung der Scores bei schizophrenen, schizoaffektiven und affektiven Psychosen

affektiven Psychosen mit einem arithmetischen Mittelwert von 76.2 eine Mittelposition zwischen dem sehr hohen durchschnittlichen Score der affektiven Psychosen (87.4) und dem relativ niedrigen Score der schizophrenen Psychosen (42.1) einnahmen. Der Unterschied bezüglich der arithmetischen Mittelwerte zwischen allen drei untersuchten Gruppen war signifikant, dies galt auch für den Vergleich der Mediane. Hier wurde der Unterschied zwischen den schizophrenen Patienten auf der einen Seite (Median 30) und den schizoaffektiven und affektiven Psychosen (Mediane 91 bzw. 95) auf der anderen Seite besonders deutlich. Die GAS-Mittelwerte, die in diesem erweiterten Kollektiv ermittelt wurden, differieren kaum von den GAS-Mittelwerten, die in dem früheren kleineren Kollektiv der Köln-Studie ermittelt wurden (für 97 schizophrene Psychosen 40.97, für 72 schizoaffektive Psychosen 75.18; Deister et al. 1990a).

Die drei untersuchten Diagnose-Gruppen unterschieden sich jedoch nicht nur im durchschnittlichen Ausmaß der Störung, sondern auch in der Streuung innerhalb der einzelnen Gruppen (Abb. 3.3). Dies zeigte sich in der durchschnittlichen Abweichung der empirisch gefundenen Werte vom errechneten Mittelwert.

Die Gruppe der affektiven Psychosen war am homogensten, der Minimalwert war mit einem Score von 40 deutlich höher als in den anderen beiden Gruppen, wo der minimale Score 5 bzw. 10 betrug. Während sich also schizoaffektive und affektive Psychosen bezüglich des durchschnittlichen Ausmaßes der Störung untereinander näher waren als im Vergleich mit den schizophrenen Psychosen, so ähnelten sich die Gruppen mit schizophrenen und schizoaffektiven Psychosen bezüglich der Streuung der GAS-Scores mehr. Dieser Befund unterstreicht ebenfalls die Mittelstellung der schizoaffektiven Psychosen.

3.2.4.1 Zusammenfassung und Bewertung der mit der GAS erhobenen Befunde

Die affektiven Psychosen erreichten insgesamt bezüglich des allgemeinen Funktionsniveaus das günstigste Niveau: Fast zwei Drittel der Patienten mit affektiven Psychosen hatten trotz eines langen Krankheitsverlaufes überhaupt keine Beeinträchtigung des allgemeinen Funktionsniveaus. Im Gegensatz dazu standen die Befunde bei den Patienten mit schizophrenen Psychosen: Bei der überwältigenden Mehrzahl (93.2%) der schizophrenen Patienten fanden sich Beeinträchtigungen des allgemeinen Funktionsniveaus, in der Hälfte der Patienten sogar in Form schwerster Beeinträchtigungen. Die schizoaffektiven Patienten nehmen eine Mittelposition zwischen affektiven und schizophrenen Patienten ein. Die Hälfte der schizoaffektiven Patienten zeigte keine Beeinträchtigung des allgemeinen Funktionsniveaus, und unter den Patienten, die solche Beeinträchtigungen zeigten, waren sie nur bei ganz wenigen Patienten sehr schwer ausgeprägt (5.9%).

In der Münchner Studie von Möller u. von Zerssen (1986) wurde eine ähnliche Häufigkeit von *schizophrenen Patienten* gefunden, die zum Zeitpunkt der Nachuntersuchung keine Symptome und ein gutes globales Funktionsniveau aufwiesen (GAS-Score 91–100). Obwohl Möller u. von Zerssen keine Mittelwerte angaben, können wir davon ausgehen, daß die von uns ermittelte Verteilung auf der GAS-Skala insgesamt ungünstiger ist als in der Münchner Studie: Während Möller u. von Zerssen fanden, daß 46% ihrer Patienten GAS-Werte unter 50 hatten, so waren es in der vorliegenden Studie 69%. Dies ist wahrscheinlich auf den längeren Verlauf, der in der vorliegenden Studie berücksichtigt wurde, zurückzuführen und auf die Tatsache, daß einige der Patienten so schwer erkrankt waren, daß sie dauerhospitalisiert werden mußten. Ein längerer Verlauf der Erkrankung sowie eine Dauerhospitalisierung führten dazu, daß Beeinträchtigungen, Limitierungen und Inaktivierung ein ungünstigeres Bild vermittelten.

Der arithmetische Mittelwert des GAS-Scores beträgt bei den *schizoaffektiven Patienten* der vorliegenden Studie 76.2, der Median 91.0, was ein günstiges allgemeines Funktionsniveau anzeigt. Angst (1989) fand in der von ihm untersuchten Population etwas schlechtere GAS-Werte; der GAS-Median wurde in der von ihm untersuchten Gruppe mit 60 für schizodepressive und 59 für schizomanische Patienten angegeben.

GAS-Scores sind nach unserer Einschätzung abhängig von dem Zeitpunkt, zu dem die Untersuchung durchgeführt wird. Wären für die in der vorliegenden Studie untersuchten Patienten die GAS-Werte direkt nach dem Abklingen einer Episode erfaßt worden, so wäre wohl bei vielen Patienten ein schlechterer Wert gefunden worden. Ein Grund dafür ist, daß eine Krankheitsepisode nicht abrupt abklingt, sondern es nur langsam zu einer Stabilisierung des Befindens kommt. Auch wenn die Kriterien für eine Episode nicht erfüllt werden, brauchen die Patienten in der Regel eine lange psychologische „Rekonvaleszenzzeit", d. h. eine Zeit der sozialen Wiederanpassung, eine Zeit, die – obwohl frei von Symptomen und schweren Defiziten – von großen Verunsicherungen aufgrund der Unterbrechung der Lebenskontinuität während der psychotischen Episode geprägt ist. Dies spiegelt sich unseres Erachtens in den eruierten GAS-Scores wider.

Eine solche Interpretation der unterschiedlichen Befunde der Züricher Studie und der Köln-Studie setzt voraus, daß die Erhebung des GAS-Scores in der Züricher

Studie nicht in einem so großen Abstand von der letzten Episode geschah, wie dies in der vorliegenden Studie der Fall war: Die *episodenfreie Periode* vor dem Zeitpunkt der Nachuntersuchung betrug in der vorliegenden Studie für die Gruppe der schizoaffektiven Psychosen durchschnittlich 10.7 Jahre. 73 der 101 Patienten hatten eine Periode von 4 oder mehr Jahren (Maximum 34 Jahre) ohne Krankheitsepisode hinter sich.

Das gleiche gilt auch für die Gruppe der *affektiven Psychosen*, für die Angst (1989) ebenfalls einen im Mittel niedrigeren GAS-Score gefunden hat. Angst bestätigte jedoch auch mit seinen Werten die Mittelstellung der schizoaffektiven Psychosen bezüglich der Prognose zwischen den Schizophrenien und den affektiven Psychosen. Die GAS-Werte, die von Angst (1989) angegeben wurden, liegen in allen drei Diagnose-Gruppen etwa 20 Scorepunkte niedriger (bezogen auf den Median) als in der vorliegenden Studie. Im Vergleich mit den Daten von Angst besteht jedoch eine erstaunliche Ähnlichkeit, was die Verteilung *innerhalb* einer Diagnose und die *Relation* der GAS-Scores der einzelnen Diagnosen untereinander angeht.

Kettering et al. (1987) fanden bei unipolaren Depressionen einen GAS-Score von 63 und bei „psychotischen" unipolaren Depressionen einen GAS-Score von 56.5. Diese Untersuchungen bezogen sich jedoch nur auf eine Beobachtungszeit von 14 Monaten, so daß hier dem interferierenden Faktor „kurze Beobachtungszeit" bei der Interpretation von Unterschieden zur vorliegenden Studie eine große Bedeutung zukommt. Bei den Untersuchungen von Opjordsmoen (1989) dagegen, der eine Beobachtungszeit zwischen 3 und 39 Jahren hatte, fand sich eine ähnliche Verteilung der GAS-Scores wie in der vorliegenden Studie: Für die unipolar-affektiven Psychosen (die nach RDC und DSM-III diagnostiziert wurden) fand sich ein GAS-Score von 73, für schizodepressive Patienten von 67 und für schizophrene Patienten von 47. Nach der Studie von Wittchen u. von Zerssen (1988) wiesen Patienten mit einer endogenen Depression einen mittleren GAS-Score von 74.4 auf. Möller et al. (1989) fanden, daß Patienten mit affektiven und schizoaffektiven Psychosen viel häufiger in den oberen Rängen der GAS-Scores (61–100) zu finden waren als schizophrene Patienten. Erstaunlicherweise fanden sie außerdem, daß bei affektiven Psychosen 74% der Patienten auf der GAS-Skala eine gute Position einnahmen, bei den nach ICD-9 diagnostizierten schizoaffektiven Patienten aber sogar 82%. Das bedeutet also, daß schizoaffektive Psychosen nach dieser Untersuchung häufiger eine bessere Prognose hatten als affektive Psychosen. Weiterhin fanden Möller et al. (1989), daß nur 9% der affektiven und 10% der schizoaffektiven Patienten einen GAS-Wert unter 40 hatten. Diese relativ günstigere Prognose der schizoaffektiven Psychosen gegenüber den affektiven ist unerwartet und steht im Widerspruch zu den Befunden der meisten anderen Langzeituntersuchungen. Die Autoren selbst führten einige dieser Befunde auf das kleine Kollektiv (nur 22 Patienten mit schizoaffektiven und 35 Patienten mit affektiven Psychosen) sowie auf verschiedene Selektionsfaktoren zurück. Dazu kommt wahrscheinlich die Tatsache, daß in ihrer Untersuchung ICD-Diagnosen angewendet wurden, die für Schizophrenie und schizoaffektive Psychosen relativ breit definiert sind, und daß die Katamnesedauer bei schizoaffektiven Psychosen relativ kurz war (5–8 Jahre). Da schizoaffektive und affektive Psychosen später als schizophrene Patienten persistierende Alterationen entwickeln (s. 3.2.2.1), ist auch eine andere Verteilung zu erwarten, wenn lediglich eine kurze Beobachtungszeit vorliegt.

3.2.5 Behinderung nach den Kriterien der WHO:
Disability Assessment Schedule (WHO/DAS)

Die Behinderung wurde mit der Mannheimer Version des WHO/DAS erfaßt (DAS-M; Jung et al. 1989). Mit dem DAS ist die objektive und wiederholte Erfassung sozialer Behinderung auf der Basis einer Beurteilung sozialer Interaktionen und der Erfüllung der in unserer Kultur bedeutsamsten sozialen Rollen möglich. Soziale Behinderung kann damit unabhängig von der Symptomatik, dem beobachtbaren Verhalten und seinen funktionellen Beeinträchtigungen gemessen werden (Häfner 1989). Das WHO/DAS ist insofern sehr gut für den Vergleich der drei Diagnose-Gruppen geeignet, als es nicht nur für schizophrene „Residualzustände" entwickelt wurde. Es ist auch auf chronische Depressionen oder Neurosen, die mit sozialen Behinderungen einhergehen, sowie auf neurologische Krankheitsbilder anwendbar (DeJong et al. 1986; Häfner 1989). Wie in Abschn. 2.2.2.3 detailliert dargestellt und begründet wurde, gingen die Daten aus der Sektion 1 (Allgemeinverhalten) sowie aus der Sektion 3 (Gesamteinschätzung der sozialen Anpassung) der deutschen Version des WHO/DAS (DAS-M; Jung et al. 1989) in die statistische Auswertung und in den Vergleich der drei Diagnose-Gruppen ein.

3.2.5.1 WHO/DAS: Gesamteinschätzung der sozialen Anpassung

In diesen Score gingen sämtliche dem Beurteiler zur Verfügung stehenden Informationen mit ein. Diese globale Beurteilung der sozialen Anpassung darf nicht eine gleichsam mechanische Zusammenfassung der verschiedenen Teilaspekte von Behinderung zu einem Gesamtscore sein, sondern die Beurteilung muß vielmehr auf der Grundlage der gesamten sozialen Anpassung des Patienten erfolgen, unter Berücksichtigung der Erwartungen, die aufgrund des soziokulturellen Hintergrundes an den Patienten gestellt werden.

Folgende Skalenausprägungen wurden operationalisiert: 0 = gute soziale Anpassung, 1 = befriedigende soziale Anpassung, 2 = mäßige soziale Anpassung, 3 = geringe soziale Anpassung, 4 = schlechte soziale Anpassung, 5 = fehlende soziale Anpassung. Eine *gute soziale Anpassung* (Score 0) wurde angenommen, wenn der Patient in allen Rollen und Lebensbereichen selbständig, autonom und gut angepaßt war. Eine *befriedigende soziale Anpassung* (Score 1) lag vor, wenn gemessen an der sozialen (Referenz-)Gruppe ein befriedigendes Ausmaß sozialer Anpassung bestand, jedoch in Arbeit, Bürgerrolle und Privatleben bisweilen Anzeichen kritischer Anstrengung/Belastung bestanden. Unter einer *mäßigen sozialen Anpassung* (Score 2) wird verstanden, daß einzelne Erwartungen nicht mehr erfüllt werden, die Frage einer Intervention bzw. Hilfestellung von außen auftaucht, ohne jedoch zwingend zu sein. Die Einbußen können durch eigene bzw. familiäre Ressourcen kompensiert werden. Eine *geringe soziale Anpassung* (Score 3) liegt vor, wenn vom Patienten einzelne Rollen nicht mehr oder nur noch mit einem überwiegenden Anteil von Hilfestellungen wahrgenommen werden können und die Unselbständigkeit finanzielle bzw. familiäre Konsequenzen hat. Eine *schlechte soziale Anpassung* (Score 4) liegt vor, wenn eine beträchtliche Anzahl der erwarteten

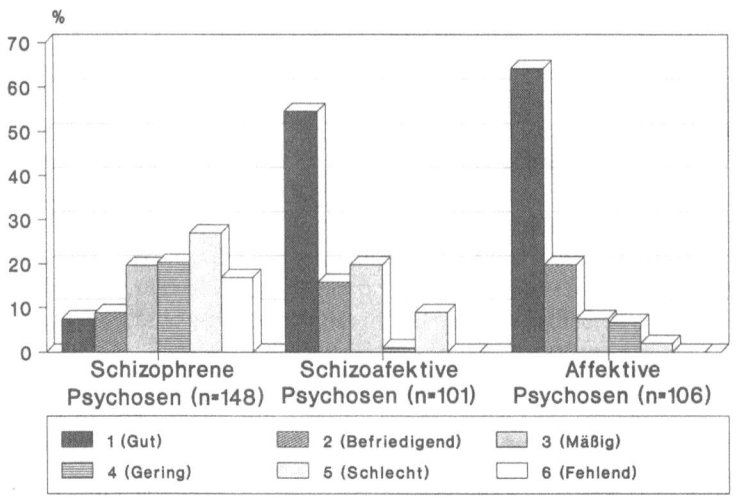

Abb. 3.4. Disability Assessment Schedule (WHO/DAS): Gesamteinschätzung

sozialen Rollen betroffen ist, gestört ist oder nicht mehr wahrgenommen wird. Ohne Hilfestellung kommt es zu einer deutlichen Gefährdung der sozialen Existenz sowie zu einer beginnenden Gefährdung der körperlichen Bedürfnisse. Eine *fehlende soziale Anpassung* (Score 5) besteht in einer extremen Unangepaßtheit, so daß der Patient in der Herkunftsgruppe nicht mehr ohne pflegerische Versorgung weiterleben kann.

Kein einziger Patient mit einer affektiven oder einer schizoaffektiven Psychose hatte eine fehlende soziale Anpassung nach WHO/DAS, aber 16.9% der schizophrenen Patienten (Abb. 3.4, Tabelle 3.3). Diese Patienten zeigten eine extreme Unangepaßtheit, so daß sie nicht mehr ohne pflegerische Versorgung weiterleben konnten. Ihr Verhalten ließ jegliches soziales Miteinander praktisch unmöglich sein, eine Dauerhospitalisierung wurde notwendig (s. Kap. 6). Auch in der Kategorie „schlechte soziale Anpassung" fanden sich nur sehr wenige affektive oder schizoaffektive Patienten (1.9% bzw. 8.9%), aber 27% der schizophrenen Patienten. Die große Mehrzahl der affektiven (64.2%) und der schizoaffektiven Patienten (54.5%) bot am Ende der Beobachtungszeit eine „gute soziale Anpassung", d. h. eine in allen Rollen und Lebensbereichen selbständige, autonome und gut angepaßte Versorgung. In der Kategorie „befriedigende soziale Anpassung" (innerhalb der sozialen Gruppe befriedigendes Ausmaß sozialer Anpassung, jedoch in Arbeit, Bürgerrolle und Privatleben bisweilen Anzeichen kritischer Anstrengung) fanden sich 19.8% der affektiven und 15.8% der schizoaffektiven Patienten. Ganz im Kontrast dazu zeigten nur 7.4% der schizophrenen Patienten eine gute und 8.8% eine befriedigende soziale Anpassung (Tabelle 3.3).

Die Verteilung der einzelnen Scores ist zwischen allen untersuchten Gruppen hochsignifikant unterschiedlich. Auch bezüglich des Score-Mittelwertes der Gesamteinschätzung der sozialen Anpassung nach WHO/DAS unterschieden sich die schizophrenen Patienten (mittlerer Gesamtscore = 3.01) signifikant von den beiden

Tabelle 3.3. Soziale Anpassung am Ende der Beobachtungszeit: Disability Assessment Schedule (WHO/DAS)

	Schizo-phrene Psychosen		Schizo-affektive Psychosen		Affektive Psychosen	
		p1		p2		p3
Gesamteinschätzung der sozialen Anpassung		**		**		**(1)
	(n = 148)		(n = 101)		(n = 106)	
0 (Gute Anpassung)	11 (7.4%)		55 (54.5%)		68 (64.2%)	
1 (Befriedigende Anpassung)	13 (8.8%)		16 (15.8%)		21 (19.8%)	
2 (Mäßige Anpassung)	29 (19.6%)		20 (19.8%)		8 (7.5%)	
3 (Geringe Anpassung)	30 (20.3%)		1 (1.0%)		7 (6.6%)	
4 (Schlechte Anpassung)	40 (27.0%)		9 (8.9%)		2 (1.9%)	
5 (Fehlende Anpassung)	25 (16.9%)		–		–	
arithmetischer Mittelwert	3.01	**	0.94	–	0.62	**(2)
Median	3.00	**	0.00	–	0.00	**(3)
Standardabweichung	1.48		1.26		1.01	
Zahl der Patienten mit Störungen im Allgemeinverhalten (Sektion 1)	(n = 147)		(n = 98)		(n = 99)	
1. Sorge um Selbstdarstellung	106 (72.1%)	**	17 (17.3%)	*	7 (7.1%)	**(1)
2. Freizeitaktivität	129 (87.8%)	**	38 (38.8%)	**	19 (19.2%)	**(1)
3. Tempo bei der Bewälti-gung täglicher Aufgaben	118 (80.3%)	**	33 (33.7%)	–	25 (25.3%)	**(1)
4. Kommunikation/ sozialer Rückzug	129 (87.8%)	**	30 (30.6%)	–	20 (20.2%)	**(1)
5. Rücksichtnahme und Reibungen	98 (66.7%)	**	14 (14.3%)	–	8 (8.1%)	**(1)
6. Notfall und Krisenverhalten	105 (71.4%)	**	23 (23.5%)	**	7 (7.1%)	**(1)
Patienten-Mittelwert (Sektion 1)	(n = 147)		(n = 98)		(n = 99)	
		**		–		**(1)
0.00	11 (7.5%)		55 (56.1%)		68 (68.7%)	
0.01–0.50	3 (2.0%)		4 (4.1%)		10 (10.1%)	
0.51–1.00	14 (9.5%)		15 (15.3%)		7 (7.1%)	
1.01–1.50	10 (6.8%)		5 (5.1%)		5 (5.1%)	
1.51–2.00	15 (10.2%)		5 (5.1%)		3 (3.0%)	
2.01–2.50	15 (10.2%)		6 (6.1%)		3 (3.0%)	
2.51–3.00	14 (9.5%)		5 (5.1%)		2 (2.0%)	
3.01–3.50	21 (14.3%)		2 (2.0%)		1 (1.0%)	
3.51–4.00	15 (10.2%)		1 (1.0%)		–	
>4.00	29 (19.7%)		–		–	

Signifikanzen:
p1 Schizophrene vs. schizoaffektive Psychosen; p2 Schizoaffektive vs. affektive Psychosen; p3 Schizophrene vs. affektive Psychosen.
** p <0.01. * p <0.05. – nicht signifikant.
(1) X^2. (2) t-Test. (3) Mann-Whitney U-Test.

anderen Gruppen (Tabelle 3.3). Der Unterschied zwischen der schizoaffektiven Gruppe (Score-Mittelwert = 0.94) und der affektiven Gruppe (Score-Mittelwert = 0.62) erreichte dagegen keine statistische Signifikanz. Die geringen Unterschiede in bezug auf frühere Veröffentlichungen zum kleineren untersuchten Kollektiv der Köln-Studie (Marneros et al. 1989a; Deister et al. 1990a) sind wiederum auf die etwas unterschiedliche Häufigkeit von schizophrenen Patienten mit negativer Initialsymptomatik bzw. auf ursprünglich aus der affektiven Population stammende schizoaffektive Patienten zurückzuführen.

3.2.5.2 WHO/DAS: Allgemeinverhalten (Sektion 1)

In der Sektion 1 der für die vorliegende Untersuchung verwendeten Fassung der WHO/DAS (s. 2.2.2.3) werden sechs Items beurteilt:

1. *Sorge um Selbstdarstellung*
   (Körperpflege, Gesundheit, äußere Erscheinung, Ausgestaltung des privaten Bereiches).
2. *Freizeitaktivität*
   (Vorhandensein sinnvoller, spontaner, passender Aktivitäten; Ausmaß des persönlichen Engagements; Zeit, die mit Nichtstun verbracht wird).
3. *Tempo bei der Bewältigung täglicher Aufgaben*
   (Geschwindigkeit der Bewegungen, der Denkprozesse und der Bewältigung täglicher Aufgaben).
4. *Kommunikation und sozialer Rückzug*
   (Interesse und Bereitwilligkeit, mit Personen unterschiedlichen Bekanntheitsgrades Kontakt aufzunehmen; Einsatz von Vermeidungsstrategien; Umfang, Kompetenz und Adäquatheit des verbalen und nicht-verbalen Kommunikationsverhaltens).
5. *Rücksichtnahme und Reibungen im Umgang mit Menschen*
   (Verhalten außerhalb des Hauses; Fähigkeit, die im Alltagsleben unvermeidlich auftretenden Interessengegensätze und Konflikte adäquat zu behandeln).
6. *Verhalten in Notfällen und Krisensituationen*
   (Reaktionsfähigkeit gegenüber unvorhergesehenen Umständen, die rasche Entscheidungen notwendig machen; Ausmaß an Zuverlässigkeit und Verantwortung).

Bei insgesamt 11 Patienten war es bei der Nachuntersuchung zwar möglich, eine Gesamteinschätzung der sozialen Anpassung abzugeben, jedoch konnten die einzelnen Items der WHO/DAS nicht mit der erforderlichen Zuverlässigkeit bewertet werden. Es handelte sich hierbei um 1 schizophrenen, 3 schizoaffektive und 7 affektive Patienten. Die Gründe lagen meist in einem überlagernden organischen Psychosyndrom, so daß eine Beurteilung des Zustandes *vor* Beginn dieses Psychosyndromes notwendig wurde. Eine solche Beurteilung war zwar global möglich, nicht aber bezüglich der Einzelitems. Diese Patienten wurden bei den folgenden Berechnungen nicht mitberücksichtigt.

Score-Mittelwert

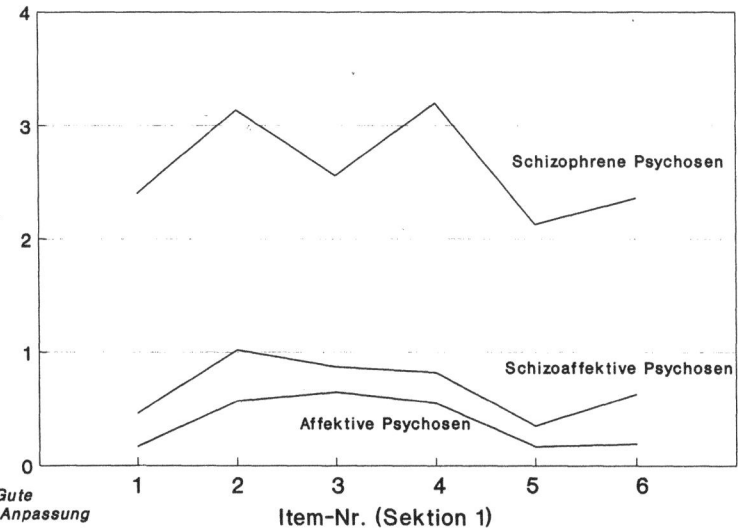

Abb. 3.5. Disability Assessment Schedule (WHO/DAS): Behinderungsprofile.
1 Sorge um Selbstdarstellung; 2 Freizeitaktivität; 3 Tempo bei der Bewältigung täglicher
Aufgaben; 4 Kommunikation/sozialer Rückzug; 5 Rücksichtnahme und Reibungen; 6 Not-
fall- und Krisenverhalten

Tabelle 3.3 zeigt die Zahl der Patienten, die bei den jeweiligen Items eine Störung
aufwiesen (Ausprägungen 1–4). In der Gruppe der schizophrenen Patienten war
jedes der sechs Items bei mehr als zwei Drittel der Patienten gestört; dabei waren die
Items „Freizeitverhalten" und „Kommunikation/sozialer Rückzug" am häufigsten
gestört (je 87.8%). In den anderen beiden Diagnose-Gruppen lag die Zahl
derjenigen Patienten, die bei den einzelnen WHO/DAS-Items Störungen aufwiesen,
ganz deutlich darunter; alle Items waren in deutlich niedriger als der Hälfte der
Patienten gestört. Bei den schizoaffektiven Patienten wies ebenfalls das Item
„Freizeitaktivität" die relativ höchste Quote an gestörten Patienten auf (38.8%), bei
den affektiven Patienten nahm diese Position das Item „Tempo bei der Bewältigung
täglicher Aufgaben" ein (25.3%).

Um darüber hinaus auch noch die *Intensität*, in der die Störungen vorlagen, mit
zu berücksichtigen, wurde für jedes dieser 6 Items ein Mittelwert über alle Patienten
einer Diagnose-Gruppe gebildet (IAM = Itembezogenes Arithmetisches Mittel;
Marneros et al. 1989a). Die einzelnen Item-Mittelwerte sind in Abb. 3.5 als Profil
dargestellt. Diese Profile stellen ein für die jeweilige Diagnose-Gruppe repräsentati-
ves Behinderungsprofil dar. Es ist dabei zu beachten, daß hier die Mittelwerte für
den „Grad der sozialen Behinderung" nach WHO/DAS dargestellt sind. Dieser
Score setzt sich additiv aus dem Score für die Intensität (Ausprägungen 0–4) und für
die Dauer der Störung (Ausprägungen 0 und 1) zusammen. Da es sich bei den
vorliegenden Fällen um langanhaltende und kontinuierlich bestehende Einbußen

65

handelt, wurde die Dauer in der Regel mit „1" (mehr als an der Hälfte der Tage anwesend) eingeschätzt (s. 2.2.4.2).

Das Profil der Behinderung bei schizophrenen Psychosen unterschied sich insbesondere durch sein signifikant schlechteres Niveau von dem der schizoaffektiven und der affektiven Patienten. Das Behinderungsprofil der schizophrenen Patienten zeigt besonders ausgeprägte Einbußen im Bereich von „Kommunikation/sozialer Rückzug" und bei der „Freizeitaktivität". Die Profile der schizoaffektiven und der affektiven Patienten zeigen sowohl im Niveau als auch in der Relation der einzelnen Items untereinander deutliche Ähnlichkeiten. Sie unterscheiden sich signifikant nur bezüglich des Items „Verhalten in Notfällen und Krisensituationen". Hier zeigten die schizoaffektiven Patienten größere Einbußen als die affektiven Patienten.

Das von uns für die Gruppe der schizophrenen Patienten gefundene Behinderungsprofil stimmt in eindrucksvoller Weise mit dem Profil überein, das am Patientenkollektiv der Mannheimer Gruppe für Behinderungsforschung beschrieben wurde (Jung et al. 1989). Dem Mannheimer Profil lag die Untersuchung von insgesamt 70 schizophrenen Patienten zugrunde, die im Rahmen einer fünfjährigen epidemiologischen Verlaufsstudie untersucht wurden. Dabei schnitten die Mannheimer Patienten insgesamt etwas günstiger ab als die Patientengruppe der Köln-Studie. Dies scheint mit der unterschiedlichen Beobachtungsdauer zusammenzuhängen, worauf auch im Zusammenhang mit den GAS-Scores bereits hingewiesen wurde.

Die bisher dargestellten Ergebnisse bezüglich des Vergleichs zwischen schizophrenen, schizoaffektiven und affektiven Patienten mit Hilfe des WHO/DAS lassen noch keinen Aufschluß darüber zu, ob die Unterschiede zwischen den Gruppen darauf zurückzuführen sind, daß sich die Mehrzahl der Patienten einer Diagnose-Gruppe von denen der anderen Diagnose-Gruppen unterscheidet, oder ob lediglich einige extrem stark gestörte Patienten in der Gruppe der schizophrenen Psychosen die gruppenstatistischen Vergleiche „verfälschen". Um dies zu klären, wurde für jeden Patienten ein Gesamtscore gebildet, der eine Aussage über die jeweils individuelle Gestörtheit und deren Verteilung innerhalb einer Diagnose-Gruppe zuläßt (PAM = Patientenbezogenes Arithmetisches Mittel; Marneros et al. 1989a). Dieses Patientenbezogene Arithmetische Mittel wurde über alle Items der Sektion 1 des WHO/DAS berechnet. Ein solches Vorgehen bringt die Frage nach einer Gewichtung der einzelnen Items mit sich. Für die vorliegende Untersuchung wurde keine Gewichtung der einzelnen Items vorgenommen, sondern der arithmetische Mittelwert aus allen sechs Items gebildet. Die Begründung für dieses Vorgehen liegt darin, daß eine indirekte Gewichtung der einzelnen Aspekte sozialer Behinderung ja bereits in der Gesamteinschätzung sozialer Anpassung (Sektion 3) enthalten ist. Bei der Sektion 3 ist der Beurteiler gehalten – unabhängig vom Ausmaß der einzelnen Störungen – ein Gesamturteil abzugeben, in das alle vorhandenen Informationen mit eingehen.

Fast ein Fünftel der schizophrenen Patienten (19.7%) wies einen mittleren Score (PAM) über 4 auf (Tabelle 3.3), was bedeutet, daß diese Patienten durchschnittlich bei jedem der 6 berücksichtigten Items eine ernste durchgehende Funktionsstörung bzw. bei mehreren Items eine maximale Funktionsstörung hatten. Fast zwei Drittel der schizophrenen Patienten (63.9%) wiesen einen durchschnittlichen Score größer

66

als 2 auf. Lediglich 11 schizophrene Patienten (7,5%) zeigten bei keinem der Items der Sektion 1 eine Störung. Die affektiven Patienten verteilten sich dagegen völlig anders: 17.2% boten einen durchschnittlichen Grad der Behinderung bis maximal 1.00, d. h. eine dauerhafte Störung geringer Intensität bei der Hälfte der Items. 68.7% der Patienten mit affektiven Psychosen zeigten sogar auf keinem einzigen der Items eine Störung. So hohe durchschnittliche Scores wie bei den schizophrenen Patienten (>3.50) wurden von keinem einzigen der affektiven Patienten erreicht. Auch bei schizoaffektiven Patienten kam ein derart hoher durchschnittlicher Behinderungswert nur bei einem einzigen Patienten vor. Hier hatten 55 Patienten (56.1%) keinerlei Störung, das entspricht – wie auch in den anderen Diagnose-Gruppen – der Zahl der Patienten mit einer guten sozialen Anpassung.

3.2.5.3 Zusammenfassung und Bewertung der mit dem WHO/DAS erhobenen Befunde

Die mit der Disability Assessment Schedule (WHO/DAS) bezüglich der sozialen Anpassung erhobenen Befunde zeigen, daß die große Mehrzahl der affektiven Patienten eine sehr gute soziale Anpassung nach einem langen Krankheitsverlauf vorzuweisen hatte, während bei den schizophrenen Patienten nur ein kleiner Teil eine gute soziale Anpassung bewahren konnte. Schizoaffektive Patienten nehmen auch in dieser Hinsicht wieder eine Position zwischen affektiven und schizophrenen Patienten ein mit der Tendenz zu einer eher guten sozialen Anpassung.

Mit dem WHO/DAS gibt es erst wenige Untersuchungen. Im deutschsprachigen Raum hat sich die Mannheimer Gruppe (Biehl et al. 1986, Schubart et al. 1986a,b) um das Instrument verdient gemacht. Die meisten Untersuchungen betreffen *schizophrene Patienten* (Biehl et al. 1986, León 1989, Schubart et al. 1982, 1986a). Die von der Mannheimer Gruppe erhobenen Befunde bezüglich des WHO/DAS stimmen mit den in der vorliegenden Studie erhobenen Befunden sehr gut überein. Untersuchungen zu *affektiven Psychosen* unter Verwendung des WHO/DAS standen bei Abschluß der vorliegenden Studie noch nicht zur Verfügung. Probleme der sozialen Anpassung bzw. Behinderung nach einem langen Krankheitsverlauf werden in den meisten Studien über affektive Psychosen allenfalls global erfaßt und sind somit nur schwer vergleichbar. Lehmann (1988) fand soziale Behinderungen bei etwa einem Drittel der Patienten, bei 13% in einem deutlicheren Ausmaß, Scott (1988) beobachtete bei 20–26% der Patienten mit affektiven Psychosen Einschränkungen der sozialen Anpassung. Angst (1987a) kam in seiner Literaturübersicht zu der Schlußfolgerung, daß die Hälfte bis ein Drittel der Patienten mit affektiven Psychosen sozial remittierten (vgl. auch Bothwell u. Weisman 1977; Bratfos u. Haug 1968; Cassano u. Maggini 1973; Cassano u. Placidi 1984; Kinkelin 1954; Scott 1988; Wittchen u. von Zerssen 1988). Bei *schizoaffektiven Psychosen* wurde das WHO/DAS bisher ebenfalls kaum einmal verwendet. Maj u. Perris (1990a) setzten das WHO/DAS im Rahmen einer Verlaufsstudie an 77 schizoaffektiven Patienten (diagnostiziert nach RDC-Kriterien) ein. Am Ende einer Beobachtungszeit von durchschnittlich 15 Jahren hatten 50.6% der Patienten eine gute bis befriedigende soziale Anpassung, 36.4% eine mäßige und 13% der Patienten eine geringe bis fehlende soziale Anpassung. Diese Ergebnisse stimmen zumindestens trendmäßig mit den Ergebnissen der vorliegenden Studie überein.

3.2.6 Psychologische Defizite: Mit dem WHO/PIRS erhobene Befunde

Die psychologischen Defizite wurden mit Hilfe des Psychological Impairments Rating Schedule der Weltgesundheitsorganisation (WHO/PIRS) erhoben (Biehl et al. 1989a,b; Jablensky 1980). Mit Hilfe des WHO/PIRS sollen anhand des beobachteten Verhaltens des Patienten psychologische Funktionsdefizite erfaßt werden, die sich besonders in den zwischenmenschlichen bzw. sozialen Beziehungen beeinträchtigend auswirken. Insgesamt 75 Einzelitems werden bei diesem Instrument (zusammengefaßt in 10 Gesamtbeurteilungen) bewertet (vgl. 2.2.2.4).

Die mittels des WHO/PIRS erhobenen Daten gingen in verschiedener Form in die Auswertung und in den Vergleich der drei Diagnose-Gruppen ein. Für jede der insgesamt 10 Gesamtbeurteilungen der Sektionen 1 und 2 wurde die Zahl derjenigen Patienten bestimmt, die in diesen Items eine Störung aufwiesen (Ausprägungen 1–5). Desweiteren wurden für jede der Gesamtbeurteilungen ein Mittelwert über alle Patienten einer Diagnose-Gruppe errechnet (Itembezogenes Arithmetisches Mittel, IAM), die daraus resultierenden Daten wurden in je einem Profil der psychologischen Defizite für jede Diagnose-Gruppe getrennt dargestellt und verglichen. Aus den insgesamt 75 Einzelitems wurden für jede Diagnose-Gruppe die 10 jeweils am häufigsten gestörten Einzelitems bestimmt. In gleicher Weise wie bei der Auswertung des WHO/DAS wurde auch bei der Auswertung des WHO/PIRS für jeden Patienten ein arithmetischer Mittelwert der 10 Gesamtbeurteilungen berechnet (Patientenbezogenes Arithmetisches Mittel, PAM). Diese Daten sind in den Tabellen 3.4–3.5 sowie in der Abb. 3.6 zusammengefaßt. In gleicher Weise wie bei dem Disability Assessment Schedule (WHO/DAS) konnten für einige Patienten (7 schizophrene, 2 schizoaffektive, 4 affektive Patienten) nicht sämtliche Items beurteilt werden. Diese Patienten wurden deshalb nicht in die Berechnungen miteinbezogen (Tabelle 3.4).

Schizophrene Patienten wiesen in allen 10 Bereichen des WHO/PIRS signifikant häufiger Störungen auf, als dies bei den Patienten der beiden anderen Diagnose-Gruppen der Fall war (Tabelle 3.4). In den meisten der erfaßten Bereiche waren deutlich mehr als zwei Drittel der Patienten gestört. Am häufigsten bestand eine Störung der Initiative, und zwar in allen Fällen im Sinne einer Verminderung der Initiative (84.4%). An zweiter Stelle bezüglich ihrer Häufigkeit standen Störungen im affektiven Bereich, hier vorwiegend in Form der Verarmung des Affektes. Bei den schizoaffektiven Patienten traten die häufigsten Störungen im Affektverhalten auf (31.3%), und zwar ebenfalls wie bei den schizophrenen Patienten in Form der affektiven Verarmung. Auch bei den affektiven Patienten traten in diesem Bereich am häufigsten Störungen auf (19.6%), hier allerdings bevorzugt im Sinne der Depressivität (s.u.) und erst in zweiter Linie im Sinne affektiver Verarmung. Dem Bereich „Initiative" (verstanden als Ausdruck unabhängigen oder unaufgeforderten situationsentsprechenden Handelns während des Interviews, einschließlich der Darstellung persönlicher Meinungen) kam im Diagnosenvergleich die größte

Tabelle 3.4. Psychologische Defizite am Ende der Beobachtungszeit: Psychological Impairments Rating Schedule (WHO/PIRS)

	Schizophrene Psychosen		Schizoaffektive Psychosen		Affektive Psychosen	
		p1		p2		p3
Globale Beurteilungen						
Zahl der Patienten mit Störungen	(n=141)		(n= 99)		(n=102)	
1.1 Psychisches Tempo: Verlangsamung	102 (72.3%)	**	17 (17.2%)	–	14 (13.7%)	**(1)
1.2 Aufmerksamkeit	89 (63.1%)	**	3 (3.0%)	–	2 (2.0%)	**(1)
1.3 Ermüdbarkeit	28 (19.9%)	**	1 (1.0%)	–	–	**(1)
1.4 Initiative	119 (84.4%)	**	18 (18.2%)	–	7 (6.9%)	**(1)
2.1 Kommunikation durch Mimik	105 (74.5%)	**	21 (21.2%)	–	16 (15.7%)	**(1)
2.2 Kommunikation durch Körpersprache	98 (69.5%)	**	13 (13.3%)	–	13 (12.7%)	**(1)
2.3 Affektverhalten	115 (81.6%)	**	31 (31.3%)	–	20 (19.6%)	**(1)
2.4 Sprache und Sprechen	108 (76.6%)	**	21 (21.2%)	–	15 (14.7%)	**(1)
2.5 Selbstdarstellung	100 (70.9%)	**	12 (12.1%)	–	6 (5.9%)	**(1)
2.6 Kooperationsbereitschaft	80 (56.7%)	**	10 (10.1%)	–	7 (6.9%)	**(1)
Patienten-Mittelwerte	(n=141)		(n= 99)		(n=102)	
		**		–		**(1)
0.00	11 (7.8%)		59 (59.6%)		78 (76.5%)	
0.01–0.50	16 (11.3%)		23 (23.2%)		14 (13.7%)	
0.51–1.00	25 (17.7%)		10 (10.1%)		7 (6.9%)	
1.01–1.50	12 (8.5%)		4 (4.0%)		2 (2.0%)	
1.51–2.00	10 (7.1%)		1 (1.0%)		1 (1.0%)	
2.01–2.50	14 (9.9%)		1 (1.0%)		–	
2.51–3.00	20 (14.2%)		1 (1.0%)		–	
3.01–3.50	23 (16.3%)		–		–	
3.51–4.00	7 (5.0%)		–		–	
> 4.00	3 (2.1%)		–		–	

Signifikanzen:
p1 Schizophrene vs. schizoaffektive Psychosen; p2 Schizoaffektive vs. affektive Psychosen; p3 Schizophrene vs. affektive Psychosen.
** p <0.01. * p <0.05. – nicht signifikant.
(1) X^2-Test.

Score-Mittelwert

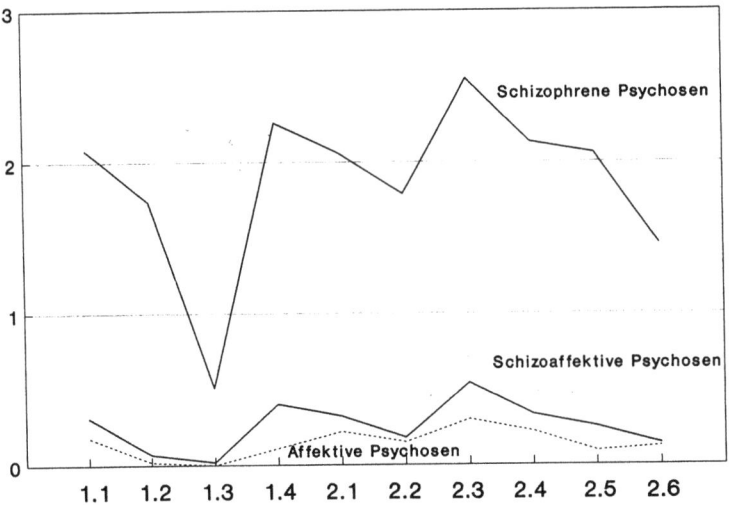

Abb. 3.6. Psychological Impairments Rating Schedule (WHO/PIRS): Profil der Item-Mittelwerte. 1.1 Psychisches Tempo: Verlangsamung; 1.2 Aufmerksamkeit; 1.3 Ermüdung; 1.4 Initiative; 2.1 Kommunikation durch Mimik; 2.2 Kommunikation durch Körpersprache; 2.3 Affektverhalten; 2.4 Sprache und Sprechen; 2.5 Selbstdarstellung; 2.6 Kooperationsbereitschaft

diskriminierende Funktion zu: Während dieser Bereich bei über 80% der schizophrenen Patienten als gestört eingeschätzt wurde, war dies nur bei 18.2% der schizoaffektiven und 6.9% der affektiven Patienten der Fall. Der Bereich „Ermüdbarkeit" (auftretende Müdigkeitserscheinungen im Verlaufe der Untersuchung) unterschied sich zwischen den drei Gruppen insgesamt am wenigsten und war nur bei einem schizoaffektiven und bei keinem affektiven Patienten als gestört beschrieben worden.

Abb. 3.6 zeigt die Profile der psychologischen Defizite für die drei Diagnose-Gruppen im Vergleich. Diese Profile gründen sich auf den für die Globaleinschätzungen in jedem Bereich des WHO/PIRS (Sektion 1.1–2.6) gebildeten arithmetischen Mittelwertes (IAM, Summe der Scores aller Patienten einer Diagnose, für die dieses Item beurteilbar war, dividiert durch die Zahl der Patienten). Auch hier zeigte sich der signifikante Unterschied der Item-Mittelwerte zwischen den schizophrenen Psychosen einerseits und den schizoaffektiven und den affektiven Psychosen andererseits (einfaktorielle Varianzanalyse). Die Profile der schizoaffektiven und der affektiven Patienten unterschieden sich dagegen in keinem Item signifikant.

In gleicher Weise wie bei der Auswertung des WHO/DAS wurde auch für das WHO/PIRS ein patientenbezogener Gesamtscore gebildet (PAM). Auch hier wurde auf eine Gewichtung der einzelnen Bereiche bewußt verzichtet, da bisher keine verläßlichen empirischen Daten für eine Gewichtung existieren. In der vorliegenden Studie wurde der arithmetische Mittelwert aus den Scores der 10 einzelnen Bereiche gebildet. Bei den schizophrenen Patienten zeigte sich eine weitgehend homogene Verteilung der Patienten über sämtliche Kategorien bis hin zu sehr hohen durchschnittlichen Werten (> 4). Bei den affektiven Patienten hingegen kamen durchschnittliche Score-Werte größer als 2 überhaupt nicht vor und auch nur bei 2 der schizoaffektiven Patienten. Über drei Viertel aller affektiven Patienten (76.5%) zeigten keinerlei beobachtbare psychologische Defizite, verglichen mit 59.6% der schizoaffektiven und nur 7.8% der schizophrenen Patienten. Zwischen den schizophrenen und den schizoaffektiven Patienten sowie zwischen den schizophrenen und den affektiven Patienten waren die Unterschiede statistisch

Tabelle 3.5. Psychological Impairments Rating Schedule (WHO/PIRS): Die 10 am häufigsten gestörten Einzelitems

Schizophrene Psychosen (n = 141)
1. Verlangsamung	95 (67.4%)
2. Affektverarmt	87 (61.7%)
3. Verminderung der Mimik	82 (58.2%)
4. Mimik: verminderte Variationsbreite	81 (57.5%)
5. Ablenkbarkeit	78 (55.3%)
6. Sparsame Gestik	70 (49.6%)
7. Mangel an Individualität	68 (48.2%)
8. Mangel an non-verbalem Verhalten	56 (39.7%)
9. Vernachlässigt	50 (35.5%)
10. Fehlender Geschmack	49 (34.8%)

Schizoaffektive Psychosen (n = 99)
1. Affektverarmt	20 (20.2%)
2. Mimik vemindert	18 (18.2%)
3. Verlangsamung	14 (14.1%)
4. Depressivität	12 (12.1%)
5. Vernachlässigt	12 (12.1%)
6. Sparsame Gestik	11 (11.1%)
7. Einschränkung der Sprachäußerung	10 (10.1%)
8. Mimik: verminderte Variationsbreite	10 (10.1%)
9. Rededrang	9 (9.1%)
10. Argwohn	6 (6.1%)

Affektive Psychosen (n = 102)
1. Depressivität	14 (13.7%)
2. Mimik: vermindert	14 (13.7%)
3. Sparsame Gestik	12 (11.8%)
4. Verlangsamung	11 (10.8%)
5. Affektverarmt	10 (9.8%)
6. Mimik: verminderte Variationsbreite	9 (8.8%)
7. Mangel an non-verbalem Verhalten	7 (6.9%)
8. Rededrang	5 (4.9%)
9. Sprachverlangsamung	5 (4.9%)
10. Langatmig/umständlich	4 (3.9%)

signifikant auf dem 1%-Niveau, zwischen der Gruppe der schizoaffektiven Patienten und der der affektiven Patienten fand sich dagegen kein signifikanter Unterschied (Tabelle 3.4).

Ein Vorteil bei der Anwendung des WHO/PIRS besteht u.a. darin, daß nicht nur globale Einschätzungen vorgenommen werden, sondern daß eine Vielzahl von Einzelitems, insgesamt 75 in den hier berücksichtigten Bereichen, beurteilt wird. Damit wird eine differenzierte Erfassung der jeweiligen psychologischen Defizite möglich. In Tabelle 3.5 sind für jede der Diagnose-Gruppen aus der Gesamtzahl der Einzelitems jeweils die 10 Items aufgeführt, die am häufigsten als „gestört" im Sinne des WHO/PIRS beurteilt wurden (Tabelle 3.5).

Bei den schizophrenen Patienten wurde am häufigsten eine „Verlangsamung und Aktivitätsminderung" beobachtet (67.4%), gefolgt von „Affektverarmung" (ausdrucksloses Gesicht und Stimme, stumpfer und flacher Affekt, bei jedem Thema Indifferenz; 61.7%). Bei schizoaffektiven Patienten stand die „Affektverarmung" an erster Stelle (20.2% der Patienten), gefolgt von „verminderter Mimik" (bei 18.2%). In der Gruppe der Patienten mit affektiven Psychosen wurde am häufigsten „Depressivität" und „verminderte Mimik" beobachtet (jeweils 13.7% der Patienten). Betrachtet man die drei Gruppen insgesamt, so fällt auf, daß sich die drei Aufstellungen der 10 jeweils am häufigsten gestörten Patienten aus nur 16 verschiedenen Einzelitems rekrutieren. Die einzelnen Diagnose-Gruppen überschneiden sich jeweils, was die am häufigsten gestörten Einzelitems angeht: 6 der 10 bei schizophrenen Patienten am häufigsten gestörten Einzelitems fanden sich bei den schizoaffektiven Patienten wieder, ebenso 6 Einzelitems bei den affektiven Patienten. Zwischen den schizoaffektiven und den affektiven Patienten gab es eine Überschneidung bei 7 Items. 5 Items (Verlangsamung, Affektverarmung, Verminderung der Mimik, verminderte Variationsbreite der Mimik, sparsame Gestik) fanden sich bei allen drei Diagnose-Gruppen unter den 10 am häufigsten gestörten Einzelitems. Die Items „Ablenkbarkeit", „Mangel an Individualität" und „Fehlender Geschmack" („Das Erscheinungsbild drückt fehlenden Geschmack aus") fanden sich nur bei den schizophrenen Patienten, die Items „langatmig/umständlich" und „Sprachverlangsamung" nur bei den affektiven Patienten unter den 10 am häufigsten gestörten Items.

3.2.6.1 Zusammenfassung und Bewertung der mit dem WHO/PIRS erhobenen Befunde

Aufgrund der mit dem WHO/PIRS erhobenen Befunde kann man eine Unspezifität der psychologischen Defizite im Vergleich zwischen den Diagnose-Gruppen annehmen. Auch innerhalb der einzelnen Diagnosen zeigte sich ein sehr buntes Bild der psychologischen Defizite. Kein einziges der Einzelitems war bei *allen* Patienten einer Diagnose-Gruppe, die am Ende der Beobachtungszeit persistierende Alterationen aufwiesen, als gestört eingeschätzt worden. Obwohl bei den affektiven Psychosen 35.8% der Patienten persistierende Alterationen aufwiesen, bestand nur bei 13.7% eine beobachtbare Depressivität zum Zeitpunkt der Nachuntersuchung. Bei den schizoaffektiven Patienten, die in 49.5% der Fälle persistierende Alterationen aufwiesen, fand sich das am häufigsten gestörte Einzelitem (Affektverarmung) ebenfalls sogar in weniger als der Hälfte der Patienten mit persistierenden Alterationen.

Bei dem WHO/PIRS handelt es sich um ein relativ neues Instrument, das bisher kaum einmal in vergleichbaren Studien eingesetzt wurde. Die Mannheimer Gruppe um Häfner, die maßgeblich auch an der Entwicklung des WHO/PIRS beteiligt war, legte Ergebnisse zu einem Kollektiv schizophrener Patienten vor, die durch die Befunde der vorliegenden Studie sehr gut bestätigt werden konnten (Biehl et al. 1987, 1989b).

3.2.7 Psychopathologischer Ausgang nach den Kriterien von Huber und Mitarbeitern

Obwohl die Kriterien Hubers (1979) ein Gemisch von psychopathologischen Erscheinungen und Aspekten der sozialen Behinderung darstellen, sind sie jedoch durch eine feine psychopathologische Differenzierung gekennzeichnet, so daß sie als vorwiegend psychopathologische Kriterien des Ausganges bezeichnet werden dürfen. Neben dieser Möglichkeit zur feinen psychopathologischen Differenzierung war insbesondere die Möglichkeit des Vergleichs der Ergebnisse der vorliegenden Studie mit denen von Huber et al. ein Grund für die Anwendung dieser Kriterien.

Von Huber et al. wurden 15 verschiedene Typen des Ausgangs beschrieben, die insbesondere zum Zwecke des statistischen Vegleiches zunächst zu fünf, dann zu drei Gruppen von Typen zusammengefaßt wurden (Vollremission, uncharakteristische Residuen im weiteren Sinne, charakteristische Residuen im weiteren Sinne; s. 2.2.2.6).

Bei den schizophrenen Patienten der vorliegenden Untersuchung waren am häufigsten *„typische schizophrene Defektpsychosen mit erkennbarer Potentialreduktion"* zu beobachten (Typ 13, 25.0%, Tabelle 3.6). Darunter sind Patienten zu verstehen, die neben persistierenden produktiv-psychotischen Symptomen ein breites Spektrum an weiteren Symptomen boten, wie Potentialreduktion mit eigentümlichem Charakter, Affektverarmung, Kontaktverlust, Realitätsferne bzw. -verlust, „kühle Isolierung", Einbuße an Emotionen, Denkdissoziation, mangelnde Krankheitseinsicht und scheinbare Indifferenz gegenüber den eingetretenen Veränderungen der Persönlichkeit und des Lebensstiles. Der Häufigkeit nach an zweiter Stelle standen schizophrene Patienten, die ein *„mäßiggradiges reines Residuum mit schizophrenieverdächtigen, der Potentialreduktion zugehörigen Zügen"* zeigten (Typ 8, 21.6%). Diese Patienten zeichnen sich nach den beschriebenen Kriterien Hubers durch eine deutliche Reduktion des psychischen energetischen Potentials, Schwäche der gedanklichen Intentionalität, verminderte Konzentrationsfähigkeit, Verminderung der Widerstandsfähigkeit gegenüber äußeren Einflüssen und Konflikten, leichte Verwundbarkeit und Beeindruckbarkeit u.ä. aus, verbunden mit einer Modulationsschwäche des Ausdrucks, isolierter Beeinträchtigung von Sympathiegefühlen, Einbuße an Spontaneität und Initiative, Minderung der gedanklichen Intentionalität und Coenästhesien. Die anderen einzelnen Typen fanden sich bei den untersuchten schizophrenen Patienten jeweils wesentlich seltener. Die Typen 5

Tabelle 3.6. Psychopathologischer Zustand am Ende der Beobachtungszeit (15 Typen) (nach den Kriterien von HUBER et al. 1979)

		Schizo-phrene Psychosen (n = 148)	Schizo-affektive Psychosen (n = 101)	Affektive Psychosen (n = 106)
Typ 1	Vollremission	10 (6.8%)	51 (50.5%)	68 (64.2%)
Typ 2	Minimalresiduum	8 (5.4%)	5 (5.0%)	9 (8.5%)
Typ 3	Leichtes reines Residuum	16 (10.8%)	15 (14.9%)	7 (6.6%)
Typ 4	Mäßiggradiges reines Residuum	5 (3.4%)	7 (6.9%)	11 (10.4%)
Typ 5	Leichtes reines Residuum mit diskreten Ausdrucksstörungen	2 (1.4%)	1 (1.0%)	5 (4.7%)
Typ 6	Leichtes reines Residuum mit diskreten Affekt-, Kontakt und Ausdrucksstörungen	3 (2.0%)	1 (1.0%)	6 (5.7%)
Typ 7	Leichtes reines Residuum mit einzelnen schizophrenieverdächtigen Zügen	6 (4.1%)	3 (3.0%)	–
Typ 8	Mäßiggradiges reines Residuum mit schizophrenieverdächtigen Zügen	32 (21.6%)	11 (10.9%)	–
Typ 9	Strukturverformung ohne Psychose	4 (2.7%)	2 (2.0%)	–
Typ 10	Leichtes gemischtes Residuum	3 (2.0%)	1 (1.0%)	–
Typ 11	Mäßiggradiges gemischtes Residuum	9 (6.1%)	1 (1.0%)	–
Typ 12	Chronische reine Psychose	9 (6.1%)	–	–
Typ 13	Typische schizophrene Defektpsychose mit erkennbarer Potentialreduktion	37 (25.0%)	3 (3.0%)	–
Typ 14	Typische schizophrene Defektpsychose ohne im Querschnitt faßbare Potentialreduktion	3 (2.0%)	–	–
Typ 15	Strukturverformung mit Psychose	1 (0.7%)	–	–

(„Leichtes reines Residuum mit diskreten Ausdrucksstörungen"), 6 („Leichtes reines Residuum mit diskreten Affekt-, Kontakt und Ausdrucksstörungen"), 10 („Leichtes gemischtes Residuum") und 15 („Strukturverformung mit Psychose"), waren nur ganz selten zu finden (Tabelle 3.6).

Bei den *schizoaffektiven Patienten* der vorliegenden Untersuchung verteilte sich die Hälfte derjenigen Patienten, die keine Vollremission aufwiesen, auf zwei Typen: Typ 3 („Leichtes reines Residuum", 14.9%) und Typ 8 („Mäßiggradiges reines Residuum mit schizophrenieverdächtigen, der Potentialreduktion zugehörigen Zügen", 10.9%). Die Ausgangstypen, die neben dem Bestehen von produktiven psychotischen Phänomenen keine Potentialreduktion aufwiesen (Typ 12 = „Chronische reine Psychose", Typ 14 = „Typische schizophrene Defektpsychose ohne im

Tabelle 3.7. Psychopathologischer Zustand am Ende der Beobachtungszeit (zusammengefaß-te Kategorien) (nach den Kriterien von Huber et al. 1979)

	Schizo-phrene Psychosen (n = 148)	Schizo-affektive Psychosen (n = 101)	Affektive Psychosen (n = 106)
Vollremission	10 (6.8%)	51 (50.5%)	68 (64.2%)
Uncharakteristische Residuen im weiteren Sinne	76 (51.4%)	45 (44.6%)	38 (35.8%)
davon:			
– Uncharakteristische Residuen im engeren Sinne	34 (23.0%)	29 (28.7%)	38 (35.8%)
– Relativ uncharakteristische Residuen	42 (28.4%)	16 (15.8%)	–
Charakteristische Schizophrene Residuen im weiteren Sinn	62 (41.9%)	5 (5.0%)	–
davon:			
– Relativ charakteristische Residuen	21 (14.2%)	2 (2.0%)	–
– Charakteristische Residuen im engeren Sinne	41 (27.7%)	3 (3.0%)	–

Signifikanzen (X^2-Test):
Schizophrene vs. Schizoaffektive Psychosen: X^2=114.0 df=2 p=0.000 **.
p2 Schizoaffektive vs. Affektive Psychosen: X^2= 7.9 df=2 p=0.019 *.
p3 Schizophrene vs. Affektive Psychosen: X^2= 77.9 df=2 p=0.000 **.
* p<0.05. ** p<0.01.

Querschnitt faßbare Potentialreduktion, Strukturverformung mit Psychose") traten bei keinem der Patienten mit einer schizoaffektiven Psychose auf (Tabelle 3.6).

In der Gruppe der *Patienten mit affektiven Psychosen* verteilten sich die Patienten, die keine Vollremission aufwiesen, weitgehend gleichmäßig auf die 5 Typen des „uncharakteristischen Residuums im engeren Sinne" (Typ 2–6), ohne daß einem dieser Typen eine besondere Stellung zukommen würde (Tabelle 3.6).

Die Zusammenfassung dieser 15 Ausgangstypen nach Huber zu 5 bzw. 3 umfassenderen Kategorien zeigt ebenfalls die gravierenden Unterschiede zwischen den drei Diagnose-Gruppen (Tabelle 3.7, Abb. 3.7).

Bei den *schizophrenen Patienten* verteilte sich die große Mehrzahl der Patienten auf die uncharakteristischen (insgesamt 51.4%) und die charakteristischen Residuen im weiteren Sinne (insgesamt 41.9%). 41 Patienten (27.7%) hatten ein charakteristisches Residuum im engeren Sinne. Lediglich 10 schizophrene Patienten (6.8%) boten eine psychopathologische Vollremission, d. h. zum Zeitpunkt der Nachuntersuchung bestanden keinerlei psychopathologische Auffälligkeiten. Völlig im Gegensatz dazu stehen die Ergebnisse bei den *affektiven Psychosen*: Kein einziger der 106 untersuchten Patienten bot ein „charakteristisches schizophrenes

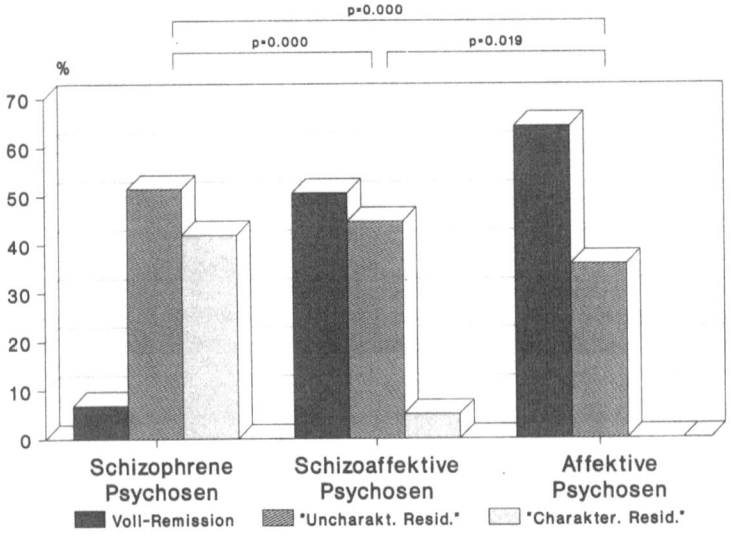

Abb. 3.7. Psychopathologischer „Ausgang" nach den Kriterien von Huber et al.

Residuum im weiteren Sinne", die weitaus meisten Patienten boten überhaupt keinerlei psychopathologische Auffälligkeiten am Ende der Beobachtungszeit (Vollremission, 64.2%). Die affektiven Patienten, die keine Vollremission erreicht hatten, boten alle ein sogenanntes „uncharakteristisches Residuum im engeren Sinne" (Tabelle 3.7).

Bei *schizoaffektiven Psychosen* traten „charakteristische Residuen" im Sinne der angewendeten Kriterien zwar auf, waren aber mit insgesamt 5.0% eine ausgesprochene Seltenheit. Fast alle der Patienten, die keine Vollremission hatten, boten ein uncharakteristisches Residuum.

3.2.7.1 Zusammenfassung und Bewertung der erhobenen Befunde bezüglich des psychopathologischen „Ausgangs"

Der Vergleich der Ergebnisse bezüglich des psychopathologischen Ausgangs schizophrener Psychosen zwischen der Studie von Huber et al. (1979) und der vorliegenden Studie zeigt zunächst gravierende Unterschiede: Huber et al. fanden eine Vollremission bei 22% der untersuchten schizophrenen Patienten, während in der Köln-Studie nur 7% der schizophrenen Patienten als voll remittiert eingestuft wurden. Charakteristische Residuen fand Huber bei fast 35%, in der vorliegenden Studie fanden sie sich bei 42% der schizophrenen Patienten (Tabelle 3.8).

Es wurde bereits wiederholt darauf hingewiesen, daß Huber et al. eine viel breitere Definition der Schizophrenie angewendet haben als dies in der Köln-Studie der Fall war (Marneros et al. 1986a,c). In der Bonn-Studie wurden schizoaffektive Psychosen als Schizophrenien erfaßt und sind folglich im Kollektiv der Schizophrenien mitenthalten (Armbruster et al. 1982, 1983; Gross et al. 1986c). Zum Zwecke

Tabelle 3.8. „Schizophrenie im weiteren Sinne" (reine schizophrene und schizoaffektive Psychosen): Psychopathologischer Zustand am Ende der Beobachtungszeit im Vergleich mit der Bonn-Studie

	Köln-Studie (Marneros et al.) (n = 249)	Bonn-Studie (Huber et al.) (n = 502)
Voll-Remission	61 (24.5%)	111 (22.1%)
„Uncharakteristische Residuen"	121 (48.6%)	217 (43.2%)
„Charakteristische Residuen"	67 (26.9%)	174 (34.7%)

X^2=4.60, df=2, p=0.100.

der Vergleichbarkeit zwischen beiden Studien zeigt Tabelle 3.8 die beiden Gruppen der Köln-Studie (Patienten mit schizophrenen Psychosen und Patienten mit schizoaffektiven Psychosen) zu einer umfassenderen Gruppe zusammengefaßt, die dann als *„Schizophrenie im weiteren Sinne"* bezeichnet wird (Marneros et al. 1986c, 1989g).

Diese Gruppe „Schizophrenie im weiteren Sinn" der Köln-Studie ist praktisch identisch mit dem Schizophrenie-Begriff, wie ihn Huber et al. in der Bonn-Studie verwendet haben. Alle Patienten dieser Gruppe zeichnen sich dadurch aus, daß es im gesamten Verlauf mindestens einmal zum Auftreten einer schizophrenen Symptomatik kam. In der vorliegenden Studie umfaßt eine solche Gruppe 249 Patienten (148 Patienten mit „reiner Schizophrenie", 101 Patienten mit einer schizoaffektiven Psychose). Beim Vergleich des psychopathologischen Ausgangs dieser umfassenden Gruppe „Schizophrenie im weiteren Sinne" mit den Ergebnissen aus der Bonn-Studie von Huber et al. (1979) zeigen sich keine signifikanten Unterschiede mehr zwischen den beiden Studien (Tabelle 3.8). Dies ist ein sehr deutlicher Hinweis darauf, daß die Unterschiede bezüglich des Ausganges, aber auch bezüglich anderer Parameter, zwischen der Bonn-Studie von Huber et al. und der vorliegenden Köln-Studie vorwiegend definitionsbedingt sind. Die Arbeitsgruppe um Huber hat in späteren Jahren versucht, die schizoaffektiven Psychosen in der Gesamtpopulation ihrer Studie zu identifizieren (Armbruster et al. 1982, 1983; Gross et al. 1986c). Dabei wurden 113 von den ursprünglichen 502 Patienten (22.5%) gefunden, die mindestens eine Definition schizoaffektiver Psychosen erfüllten. Die Autoren fanden bei den in ihrer Studie identifizierten schizoaffektiven Psychosen eine Vollremission in einer Häufigkeit zwischen 31 und 45% und charakteristische schizophrene Residuen in einer Häufigkeit zwischen 5 und 17%. Dieses Ergebnis zeigt wiederum eine große Ähnlichkeit mit den Befunden der vorliegenden Studie und demonstriert ebenfalls sehr eindrucksvoll, daß die gefundenen Unterschiede zwischen den beiden Studien definitionsabhängig sind. Andererseits aber zeigt es genauso deutlich, daß die Ergebnisse der Bonn-Studie in ihrer umfassenden Form, also mit Belassung der schizoaffektiven Psychosen bei den schizophrenen Psychosen, nicht mehr als repräsentativ für die weitere Schizophrenie-Verlaufsforschung gelten können.

Kritisch ist auch anzumerken, daß die einzelnen Residualtypen von Huber nicht ohne Schwierigkeiten als Abschnitte eines hypothetischen Kontinuums zu sehen sind. Dies wird insbesondere dann deutlich, wenn man die schizophrenen Patienten betrachtet, die als Typ 8 („mäßiggradiges reines Residuum mit schizophrenieverdächtigen, der Potentialreduktion zugehörigen Zügen") kategorisiert wurden. Diese Gruppe erwies sich als sehr heterogen. Sie kann eben nicht nur „mäßiggradige Residuen" umfassen, sondern reicht bis zu Patienten mit sehr schweren „reinen Residuen", die keine persistierenden produktiv-psychotischen Symptome aufweisen, und aus diesem Grund nicht in die Typen 10–15 kategorisiert werden können. Betrachtet man dagegen die anderen Aspekte des Ausganges, wie z. B. Behinderung, psychologische Defizite aber auch soziale Konsequenzen, dann erscheinen viele der Patienten des Types 8 als sehr viel stärker gestört und beeinträchtigt als die Patienten mit gemischten bzw. charakteristischen schizophrenen Residuen. In vielen Fällen waren diese Patienten nicht mehr extramural zu betreuen, sondern es wurde eine dauernde Unterbringung in einer psychiatrischen Behandlungseinrichtung notwendig (s. Kap. 6). Hier wird also erneut die Notwendigkeit einer multimodalen, differenzierten und nicht pauschalisierten Betrachtungsweise des „Ausgangs" deutlich.

3.3 Zur Phänomenologie der persistierenden Alterationen

3.3.1 Methodische und definitorische Vorbemerkungen

„Im Vordergrund steht die Wandelbarkeit und nicht die Konstanz der Verläufe" (Janzarik 1968). Diese Feststellung Janzariks, der zuzustimmen ist, drückt ganz deutlich die Schwierigkeiten bei der Beschreibung phänomenologischer Konstellationen persistierender Alterationen aus. Unter diesem Aspekt müssen deshalb auch die „Typen" psychopathologischer und sozio-psychopathologischer Konstellationen betrachtet werden, die uns die psychiatrische Langzeitforschung bisher geliefert hat (M. Bleuler 1972; Ciompi u. Müller 1976; Hinterhuber 1973; Huber et al. 1979; Janzarik 1968; Mundt 1985). Nichtsdestoweniger ist die Typologisierung bzw. „Dimensionierung" phänomenologischer Konstellationen nach langjährigem Verlauf der Psychose nicht ohne Bedeutung: Als prognostische Schätzung (M. Bleuler 1972; Ciompi u. Müller 1976), als feine psychopathologische Differenzierung (Huber et al. 1979), als Versuch einer Annäherung an psychopathologische Vorgänge (Janzarik 1968), als Versuch der Erfassung eines miteinander korrespondierenden Systems von Defiziten und Kompensationen (Kick 1991; Mundt 1985), als pragmatisches Instrumentarium sozialpsychiatrischer Rehabilitation (Wing 1987; Wing u. Brown 1970b), und als Versuch einer Korrelation zu biologischen und soziologischen Befunden ist die Erfassung von „Behinderungs- oder „Ausgangs-Typen unerläßlich. In diesem Sinne wird im folgenden dargestellt, was bei der vorliegenden Untersuchung auf phänomenologischer Ebene zu beobachten war, wie sich die untersuchten Patienten präsentiert haben – nicht mehr und nicht weniger.

Es geht dabei nicht darum, das Wesen und die Dynamik persistierender Alterationen zu erfassen, sondern ihre jeweiligen Konstellationen und Prägungen zu beschreiben. Es läge nahe, die detaillierten, fein-psychopathologisch abgestimmten „Residualtypen" der Arbeitsgruppe von Huber zu übernehmen. Verschiedenes sprach jedoch dagegen, die wichtigsten Gründe waren folgende:

1. Die von Huber et al. beschriebenen 15 Typen des „Ausgangs" zersplittern die mögliche Phänotypie so stark, daß man eher von individuellen als von kollektiven Bezeichnungen sprechen muß: In der Studie von Huber et al. (1979) ist keiner der Residualzustände häufiger als in 11% der Fälle vertreten, vielmehr bestehen meist Häufigkeiten zwischen 0.4% und 9.2%. Diese Zersplitterung macht die Einteilung in 15 Typen kaum brauchbar für relativ kleine Kollektive.
2. Übernimmt man die zusammengefaßten Kategorien Hubers, also die „uncharakteristischen Residuen im engeren Sinne", die „relativ uncharakteristischen Residuen", die „relativ charakteristischen Residuen" und die „charakteristischen Residuen im engeren Sinne", dann bildet man phänomenologisch so heterogene Kategorien, daß sie für die Zielsetzung einer phänomenologischen Abgrenzung nicht mehr brauchbar sind. Dieses Problem wird noch verstärkt, wenn man die noch gröbere Zusammenfassung in „uncharakteristische Residuen im weiteren Sinne" und in „charakteristische Residuen im weiteren Sinne" übernimmt.
3. Die Kriterien Hubers sind nicht frei von theoretischen Intentionen, die Bezeichnungen „charakteristisch" und „uncharakteristisch" zeigen dies bereits.
4. Die Residualtypen Hubers sind für schizophrene Psychosen entwickelt und gedacht; sie erfassen nur ungenau psychopathologische „Residualzustände" affektiver und schizoaffektiver Psychosen.

3.3.1.1 Phänomenologische Dimensionierung und Gruppierung

Die Dimensionierung und Gruppierung der phänomenologischen Erscheinungen, die als persistierende Alterationen erfaßt worden waren, bereitete bei der vorliegenden Untersuchung ein grundsätzliches Dilemma: Wie kann man die Impressionen, die beim Direktkontakt mit dem Patienten bei der Nachuntersuchung entstanden, in einer möglichst objektivierbaren Weise wiedergeben? Wie kann man die „interaktionale Atmosphäre" wiedergeben und gleichzeitig die erfaßten Items der Evaluationsinstrumente berücksichtigen?

Das Hauptanliegen bei der Vermittlung der Phänomenologie der persistierenden Alterationen war es, über die teilweise limitierende, teilweise inhibitierende Item-Zusammensetzung von Skalen und Evaluationsinstrumenten hinauszugehen und die wertvolle klinische Beurteilung in beschreibender Weise wiederzugeben. Es sollte dabei jedoch die Vermittlung der „interaktionalen Atmosphäre" nicht ins Intuitive ausufern, sondern möglichst breit auf objektiven Kriterien fußen. Die Meinung, die Impression und das Erleben des Klinikers sollten als eine Umhüllung von objektivierbaren Phänomenen dargestellt werden. Sehr bald wurde bei der Auswertung der erhobenen Befunde klar, daß der alleinige Einsatz statistischer Verfahren zur Gruppierung (z. B. clusteranalytische Verfahren) keineswegs ausrei-

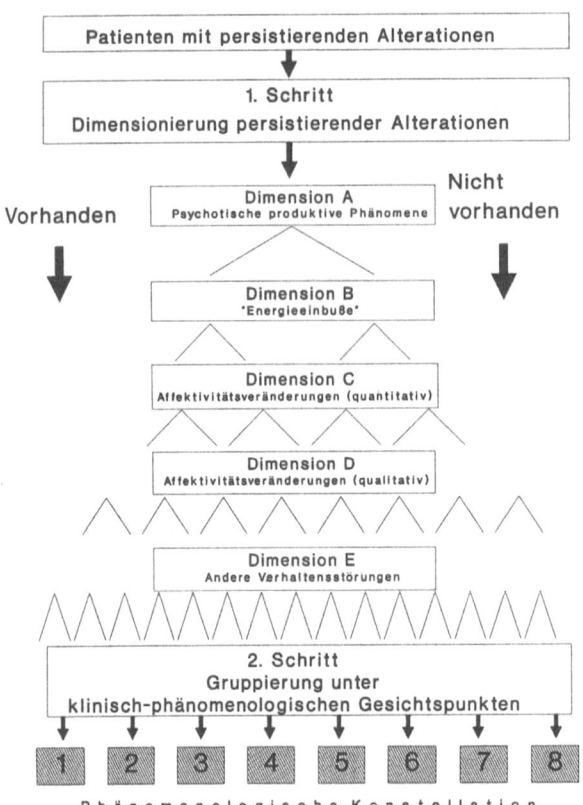

Patienten mit persistierenden Alterationen

1. Schritt
Dimensionierung persistierender Alterationen

Vorhanden

Dimension A
Psychotische produktive Phänomene

Nicht vorhanden

Dimension B
"Energieeinbuße"

Dimension C
Affektivitätsveränderungen (quantitativ)

Dimension D
Affektivitätsveränderungen (qualitativ)

Dimension E
Andere Verhaltensstörungen

2. Schritt
Gruppierung unter
klinisch-phänomenologischen Gesichtspunkten

1 2 3 4 5 6 7 8

Phänomenologische Konstellation

Abb. 3.8. Bildung phänomenologischer Konstellationen persistierender Alterationen (schematische Darstellung)

chend sein konnte. Wir haben uns deshalb zu einer *deskriptiven Fallanalyse* entschlossen, d. h. für jeden einzelnen Patienten sollte ein phänomenologisches Profil erarbeitet werden, das auf folgenden vier Befundquellen basiert:

a) Befunde aus den einzelnen Sektionen des Present State Examination (PSE).
b) Vorhandene Störungen bei WHO/PIRS-Items.
c) Vorhandene Störungen nach den psychopathologischen Ausgangskriterien von Huber et al.
d) Gesamtwürdigung des klinisch-interaktionalen Bildes durch den Explorateur.

Die so gewonnenen deskriptiven individuellen Phänomenologie-Profile wurden auf fünf Ebenen – zunächst nach dem Prinzip „vorhanden/nicht vorhanden" – dimensioniert (Abb. 3.8):

a) Produktiv-psychotische Phänomene (also Wahn, Halluzinationen und psychotische Ich-Erlebnis-Störungen).
b) Energieeinbuße (Mangel an Energie und Initiative, Verminderung des Antriebs, Fehlen von Interesse u.ä.).
c) Quantitative Veränderungen der Affektivität (Hyper-und Hypo-Phänomene).

80

d) Qualitative Veränderungen der Affektivität (wie etwa Parathymie, Gefühl der kühlen Isolierung, Affektverflachung u.ä.).

e) andere Verhaltensauffälligkeiten.

Eine sechste Dimension, die wir anzuwenden versuchten, betraf die *kognitiven Störungen*. Diese erwies sich jedoch als eine von den anderen Dimensionen stark abhängige Dimension, deren phänomenologische Eigenständigkeit in den meisten Fällen schwer belegbar war. Deshalb, und um die Reliabilität des Vorgehens zu bewahren, haben wir die Dimension „kognitive Störungen" als eigenständige Dimension aufgegeben und in die anderen oben erwähnten fünf Dimensionen integriert.

In einem weiteren Schritt wurde eine Gewichtung der erfaßten Phänomene vorgenommen, wobei die Meinung des Explorateurs, der selbst den Patienten erlebt hatte, von ausschlaggebender Bedeutung war.

Die so dimensionierten und gewichteten Einzelprofile konnten acht phänomenologischen Konstellationen zugeordnet werden (Tabelle 3.9.):

- Entleerungssyndrom
- Apathisch-paranoides Syndrom
  (bzw. apathisch-halluzinatorisches Syndrom)
- Adynam-defizitäres Syndrom
- Chronifizierte Psychose
- Strukturverformung
- Leichtes asthenisches Insuffizienzsyndrom
- Chronifiziertes subdepressives Syndrom
- Chronifiziertes hyperthymes Syndrom.

Die beschriebenen acht phänomenologischen Konstellationen persistierender Alterationen wurden jeweils mit einem Oberbegriff versehen, der die wesentlichsten und prägnantesten Züge der jeweiligen Konstellation beinhaltet. Diese Begriffe sind deskriptiv und verkörpern keine zugrundeliegende Theorie – auch dann nicht, wenn die verwendeten Bezeichnungen Assoziationen zu bekannten psychopathologischen Theorien nahelegen, wie etwa zu den der strukturdynamischen Kohärenz (Janzarik 1959, 1968, 1988), der charakteristischen und uncharakteristischen Residuen (Huber et al. 1979) oder des schizophrenen Apathiesyndroms (Mundt 1985).

Die beschriebenen phänomenologischen Konstellationen (der Einfachheit halber auch *Phänomenologie-Typen* genannt) haben damit den Vorteil, daß sie nicht zunächst für eine der untersuchten Diagnose-Gruppen – also z.B. für die schizophrenen Patienten – entwickelt wurden, sondern daß sie das ganze Spektrum der Phänomenologie persistierender Alterationen bei schizophrenen, schizoaffektiven und affektiven Psychosen umfassen. Die Einteilung in diese Phänomenologie-Typen erlaubt daher auch einen direkten Vergleich der drei verschiedenen Diagnose-Gruppen bezüglich des Vorkommens und der Häufigkeit der einzelnen Typen.

Tabelle 3.9. Phänomenologische Konstellationen persistierender Alterationen (I)

Entleerungssyndrom:	Starke Verminderung des Antriebs Ausgeprägter Mangel an Energie und Initiative Fehlen von Interesse in allen Bereichen Affektive Verarmung Verflachung von Mimik und Gestik „Kühle Isolierung" Deutliche Störung der Konzentrationsfähigkeit Erhöhte Ablenkbarkeit Gestörte Auffassungsfähigkeit Einbußen werden subjektiv kaum wahrgenommen Keine anhaltende produktive psychotische Symptomatik
Apathisch-paranoides Syndrom (bzw. apathisch- halluzinatorisches Syndrom:	Anhaltende produktive psychotische Symptomatik Deutliche Verlangsamung Affektive Verarmung Ausgeprägte Störungen der Kontaktfähigkeit Ausgeprägter sozialer Rückzug Fehlen von Interesse in fast allen Bereichen Deutliche Verminderung von Energie und Initiative Einbußen werden subjektiv kaum wahrgenommen
Adynam-defizitäres Syndrom:	Mäßige Reduktion des psychischen energetischen Potentials Verminderung des Interesses für alltägliche Ereignisse Affektivität vermindert, aber nicht völlig verflacht Verhalten und Ausdruck zeigen eine geringe Variationsbreite Kein Eindruck einer „kühlen Isolierung" Keine durchgehend depressive oder gehobene Stimmungslage Produktive psychotische Symptome nur im Hintergrund und passager
Chronifizierte Psychose:	Chronifzierte produktive psychotische Symptome (in der Regel paranoide Symptomatik) Keine wesentlichen Störungen der Affektivität, allenfalls Auftreten leichterer Stimmungsschwankungen Keine wesentlichen Störungen des Ausdrucks oder der Kontaktfähigkeit
Strukturverformung:	Anhaltende Verformung des Charakters in Form des Sonder- lingshaften, des Originellen oder auch des Eigenbrötlerischen Produktive psychotische Symptome stehen nicht im Vordergrund des Bildes Keine wesentlichen Störungen der Affektivität Keine Verlangsamung
Leichtes asthenisches Insuffizienz-Syndrom:	Geringe Reduktion des psychischen energetischen Potentials Allenfalls leichte, subjektiv wahrgenommene Konzentrationsstörungen Leichtere affektive Verstimmungen, die aber nicht im Vordergrund des klinischen Bildes stehen Keine produktive psychotische Symptomatik oder allenfalls ganz im Hintergrund und passager

Tabelle 3.9 (Fortsetzung)

Chronifiziertes subdepressives Syndrom:	Chronifiziere subdepressive Symptomatik steht im Vordergrund des klinischen Bildes Keine Affektverarmung Keine produktive psychotische Symptomatik Keine Verlangsamung
Chronifiziertes Hyperthymes Syndrom:	Chronifzierte hyperthyme Symptomatik steht im Vordergrund des klinischen Bildes Keine Affektverarmung Keine produktive psychotische Symptomatik Keine Verlangsamung

3.3.2 Beschreibung der phänomenologischen Konstellationen

3.3.2.1 Entleerungssyndrom

Die Patienten dieses phänomenologischen Typus boten eine Symptomatik der Entleerung in praktisch allen psychischen Dimensionen, *ohne anhaltende produktive psychotische Symptome.* Deutliche Einbußen im psychologischen und im sozial-interaktionalen Bereich waren ein regelhafter Bestandteil dieses Syndroms. Bei diesen Patienten bestanden starke Störungen im Bereich des Antriebs, des Ausdrucks, des Kontakts und kognitiver Funktionen. Das psychische energetische Potential imponierte als sehr stark eingeschränkt. Der *Antrieb* war stark vermindert, es bestand ein ausgeprägter Mangel an Energie und Initiative; Schwung, Lebendigkeit und Tatkraft erschienen weitestgehend verschwunden. Es fehlte an Interesse für jegliche Erscheinung des alltäglichen Lebens, Kontakte über die sich von selbst anbietenden alltäglichen Kontakte hinaus fehlten praktisch vollständig. Die *Affektivität* war verarmt, was sich als fehlende Tiefe und Schwingungsfähigkeit affektiver Funktionen in der Exploration bemerkbar machte, als stumpfer und flacher Affekt bei jedem angesprochenen Thema, als Indifferenz gegenüber affektiven Stimuli; in dem beobachteten Verhalten drückte sich diese Affektarmut aus in einem weitestgehend ausdruckslosen Gesichts*ausdruck*, in einer starren Mimik. Ebenfalls war die Gestik deutlich eingeschränkt, sowohl in ihrer Ausprägung als auch in ihrer Ausdrucksfähigkeit. Bei den meisten Patienten mit dieser phänomenologischen Konstellation nahmen die noch vorhandenen Reste non-verbalen Verhaltens manirierte, teils bizarre Züge an. Theatralisches Verhalten kam bei diesen Patienten dagegen kaum einmal vor. In der Exploration entstand der Eindruck einer „kühlen Isolierung". Es bestanden deutliche *kognitive Störungen*, insbesondere Konzentrationsstörungen, die in der Exploration deutlich wurden oder von den Bezugspersonen berichtet wur-

83

den, meist verbunden mit einer erhöhten Ablenkbarkeit und gestörter Auffassungsfähigkeit. Im Kontrast dazu berichteten die Patienten diese Einbußen aus ihrer subjektiven Wahrnehmung kaum einmal, schienen sie auch nicht bewußt wahrzunehmen oder darunter zu leiden. Dieser Typus des „Entleerungssyndroms" umfaßte einen großen Teil derjenigen Patienten, die nach den Ausgangskriterien von Huber dem Typ 8 („mäßiggradiges reines Resiuum mit schizophrenieverdächtigen Zügen") zugeordnet werden mußten, dabei allerdings wesentlich stärker gestört waren, als es dort vorausgesetzt wird.

3.3.2.2 Apathisch-paranoides Syndrom
(bzw. apathisch-halluzinatorisches Syndrom)

Bei den Patienten, die diese phänomenologische Konstellation persistierender Alterationen zeigten, bestand ein umfassendes und breites Muster psychopathologischer Auffälligkeiten. Im Kontakt mit diesen Patienten imponierte einerseits die *Apathie* – ähnlich wie bei den Patienten mit Entleerungssyndrom –, andererseits die *ausgeprägte produktiv-psychotische Symptomatik*, die am wesentlichsten zur Abgrenzung dieser Patientengruppe von den Patienten mit einem Entleerungssyndrom beitrug. Bei den anhaltenden produktiv-psychotischen Phänomenen handelte es sich in der Regel um Wahnphänomene, selten auch um paranoid-halluzinatorische oder halluzinatorische Erlebnisweisen. Wegen dieser im Vordergrund stehenden paranoiden Symptome wird der Einfachheit halber die Bezeichnung „apathisch-paranoides Syndrom" verwendet. Neben den persistierenden produktiv-psychotischen Phänomenen, die meist auch das Verhalten des Patienten relevant beeinflußten, bestanden gravierende Auffälligkeiten insbesondere in den Bereichen des *Antriebs*, der *Kontaktfähigkeit*, des *Ausdrucks* und der *Affektivität*. Die produktive Symptomatik bestand meistens in *paranoider* bzw. *paranoid-halluzinatorischer* Form, nur ganz selten auch in rein halluzinatorischer Form. Daneben fiel besonders eine *Verlangsamung* auf, die praktisch alle Bereiche betraf und meist auch in Form verlangsamter Bewegungen ins Auge fiel. Die Affektivität war verarmt, ebenso das gesamte non-verbale Verhalten. Es bestanden sehr ausgeprägte Störungen im *Kontakt*bereich, es kam in der Regel zu einem ausgeprägten sozialen Rückzug. Die Patienten verharrten weitgehend teilnahmslos-apathisch in ihrer gewohnten Umgebung, zeigten kein Interesse für Veränderungen, brachten keine Initiative auf, die Aufmerksamkeit war häufig ganz auf die psychotischen Erlebnisse fixiert. Krankheitseinsicht bestand in der Regel nicht, die Patienten schilderten in der Untersuchung kaum einmal diese Einbußen. In der beschriebenen Kategorie fanden sich im wesentlichen diejenigen Patienten wieder, die nach den Kriterien Hubers den „typischen schizophrenen Defektpsychosen" (Typ 13 und 14) und den „gemischten Residualzuständen" (Typ 10 und 11) zuzurechnen sind.

3.3.2.3 Adynam-defizitäres Syndrom

Diese phänomenologische Konstellation grenzte sich gegenüber dem Entleerungssyndrom dadurch ab, daß die Symptomatik weniger ausgeprägt war, zum anderen aber auch dadurch, daß nicht so viele verschiedene psychische Funktionen betroffen waren. Dieser phänomenologische Typ umfaßte Patienten, bei denen nur eine *mäßige Reduktion des psychischen energetischen Potentials* bestand, die sich in einer meist subjektiv empfundenen und auch beobachtbaren Verlangsamung psychischer Funktionen äußerte. Das *Interesse* für die alltäglichen Erlebnisse oder für andere Menschen war zwar vermindert, jedoch nicht aufgehoben. Die *Affektivität* erschien ärmer, jedoch nicht völlig verflacht oder starr. Eine durchgehende depressive oder gehobene Stimmungslage war nicht vorhanden. Das non-verbale *Verhalten* und der *Ausdruck* insgesamt imponierten zwar als etwas weniger ausdrucksstark und mit geringerer Variationsbreite, erfüllten aber weiterhin eine kommunikative Funktion. Obwohl die *Kontaktfähigkeit* dieser Patienten deutlich eingeschränkt war, entstand nicht der Eindruck einer „kühlen Isolierung". In dieser Gruppe fanden sich vorwiegend die Patienten der Typen 4–7 der Kategorisierung nach Huber („mäßiger reiner Residualzustand", „leichtes reines Residuum mit diskreten Ausdrucksstörungen", „leichtes reines Residuum mit diskreten Affekt-, Kontakt- und Ausdrucksstörungen" und „leichter reiner Residualzustand mit einzelnen der Potentialreduktion zugehörigen schizophrenieverdächtigen Zügen"). Teilweise fanden sich hier auch Patienten des Types 8 („mäßiggradiger reiner Residualzustand mit schizophrenieverdächtigen, der Potentialreduktion zugehörigen Typen").

3.3.2.4 Chronifizierte Psychose

Bei den Patienten, die diese phänomenologische Konstellation persistierender Alterationen aufwiesen, standen *chronifizierte produktiv-psychotische Phänomene* ganz im Vordergrund des klinischen Bildes. In der Regel handelte es sich hierbei um Wahnphänomene, seltener um halluzinatorische Erlebnisse oder die Kombination daraus. Diese Phänomene bestanden in der Regel über viele Jahre oder gar Jahrzehnte. Die Wahnphänomene waren meist zu einem Wahnsystem ausgebaut. Andere psychopathologische Auffälligkeiten waren dagegen nicht vorhanden oder traten ganz in den Hintergrund des klinischen Bildes. Insbesondere bestanden keine wesentlichen Störungen des Ausdruckes oder der Kontaktfähigkeit. Die Affektivität war wenig beeinträchtigt, allenfalls traten leichtere Stimmungsschwankungen auf. Die Patienten erschienen in ihrer Persönlichkeit nicht „verformt", die Leistungsfähigkeit war nicht nennenswert eingeschränkt. Die soziale Anpassung konnte aufgrund der bestehenden psychotischen Phänomene beeinträchtigt sein, in der Regel beschränkte sich dies jedoch auf besonders leicht störbare Bereiche (wie z.B. das Freizeitverhalten). Die Leistungsfähigkeit in bezug auf die täglichen Aufgaben war meist ebensowenig beeinträchtigt wie die Selbstdarstellung. Dieser Typus entspricht im wesentlichen dem Typ der „chronischen reinen Psychose" in den Ausgangskriterien nach Huber (Typ 12), konnte jedoch auch die Patienten mit einer „chronischen Defektpsychose ohne im Querschnitt faßbare Potentialreduktion" umfassen (Typ 14).

3.3.2.5 Strukturverformung

Die Bezeichnung „Strukturverformung" wird in der vorliegenden Studie im Sinne von Janzarik (1968) und Huber et al. (1979) verwendet. Bei den Patienten, die diese phänomenologische Konstellation repräsentierten, stand die *Strukturverformung der Persönlichkeit* ganz im Vordergrund des klinischen Bildes. Im Laufe der Erkrankung war es bei diesen Patienten zu einer anhaltenden Verformung des Charakters in Form des Sonderlinghaften, des Originellen oder auch des Eigenbrötlerischen gekommen. Produktiv-psychotische Phänomene fehlten entweder vollständig oder waren zwar nachweisbar, traten jedoch ganz in den Hintergrund des klinischen Bildes. Dies galt auch für die Störungen des Ausdrucks und der Affektivität. Dieser Typus umfaßte hauptsächlich Patienten mit den Ausgangstypen 9 nach Huber („Strukturverformung ohne Psychose"), teilweise auch des Types 15 („Strukturverformung mit Psychose").

3.3.2.6 Leichtes asthenisches Insuffizienzsyndrom

Bei den Patienten mit dieser phänomenologischen Konstellation persistierender Alterationen handelte es sich um Patienten mit nur geringen Störungen. Es bestand eine nur geringe *Reduktion des psychischen energetischen Potentials* mit geringgradiger Reduzierung von Umfang und Intensität des Handelns, allenfalls kombiniert mit vorwiegend subjektiv wahrgenommenen leichteren *Konzentrationsstörungen*. *Mimik und Gestik* konnten weniger ausdrucksstark sein, was jedoch meist nur einem geschulten Beobachter auffiel. Es bestanden einzelne *affektive Störungen*, vorwiegend in Form einer subdepressiven Symptomatik, die jedoch nicht in den Vordergrund des klinischen Bildes traten. Produktive psychotische Phänomene bestanden nicht oder fanden sich allenfalls ganz im Hintergrund und nur passager.

In dieser Gruppe fanden sich Patienten mit den Typen 2 („Minimalresiduum") und 3 der Kategorisierung nach Huber („leichtes reines Residuum").

3.3.2.7 Chronifiziertes subdepressives Syndrom

Diese phänomenologische Konstellation grenzt sich strikt gegenüber den bisher beschriebenen phänomenologischen Typen ab. Bei den hier kategorisierten Patienten stand eine *chronifizierte subdepressive Stimmungslage* ganz im Vordergrund des Beschwerdebildes. Dabei erfüllte die depressive Symptomatik nicht die Kriterien der melancholischen Symptomatik. Alle anderen Bereiche waren dagegen kaum gestört, das psychische energetische Potential nur gering beeinträchtigt. Affektverarmung, Verlangsamung, formale Denkstörungen oder gar produktiv-psychotische Phänomene traten hier nicht auf.

Für diese phänomenologische Konstellation gibt es in der Kategorisierung nach Huber nichts Entsprechendes, die hier einzuordnenden Patienten werden nach Huber als „Minimalresiduen" beschrieben.

3.3.2.8 Chronifiziertes hyperthymes Syndrom

Analog zum chronifizierten subdepressiven Syndrom kann ein chronifiziertes hyperthymes Syndrom beschrieben werden, das sich durch eine anhaltende und von außen kaum beeinflußbare *hyperthyme Stimmungslage* auszeichnet. Auch hier fehlten negative Symptome praktisch vollständig (Affektverarmung, Verlangsamung etc.), ebenso kamen keine produktiven psychotischen Symptome vor. Für diesen Typ findet sich in der Kategorisierung nach Huber ebenfalls kein entsprechender Typ.

3.3.3 Phänomenologie-Konstellationen persistierender Alterationen in den einzelnen Diagnose-Gruppen

3.3.3.1 Phänomenologie persistierender Alterationen bei schizophrenen Patienten

Bei schizophrenen Patienten kamen sechs der hier beschriebenen acht Phänomenologie-Typen vor (Tabelle 3.10, Abb. 3.9). Die große Mehrheit der Patienten (75.7% der Gesamtgruppe der schizophrenen Patienten, 81.2% der schizophrenen Patienten mit persistierenden Alterationen) verteilte sich jedoch auf nur drei Typen.

Tabelle 3.10. Häufigkeit Phänomenologischer Konstellationen persistierender Alterationen

	Schizophrene Psychosen (n=148)	Schizoaffektive Psychosen (n=101)	Affektive Psychosen (n=106)
Entleerungssyndrom	31 (20.9%)	–	–
Apathisch-paranoides Syndrom (bzw. apathisch-halluzinatorisches Syndrom)	51 (34.5%)	5 (5.0%)	–
Adynam-defizitäres Syndrom	30 (20.3%)	16 (15.8%)	–
Chronifizierte Psychose	10 (6.8%)	–	–
Strukturverformung	5 (3.4%)	2 (2.0%)	–
Leichtes asthenisches Insuffizienz-Syndrom	11 (7.4%)	19 (18.8%)	22 (20.8%)
Chronifiziertes subdepressives Syndrom	–	4 (4.0%)	14 (13.2%)
Chronifiziertes hyperthymes Syndrom	–	4 (4.0%)	2 (1.9%)
Symptomfrei	10 (6.8%)	51 (50.5%)	68 (64.2%)

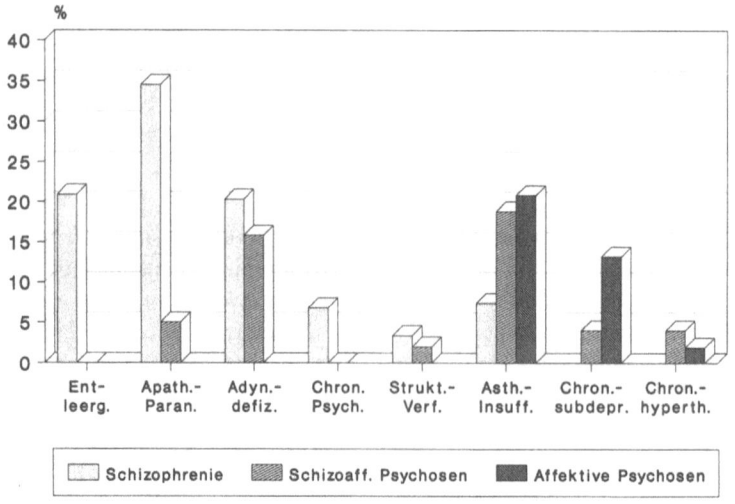

Abb. 3.9. Phänomenologische Konstellationen persistierender Alterationen bei schizophrenen, schizoaffektiven und affektiven Psychosen

Die bei Patienten mit schizophrenen Psychosen häufigste phänomenologische Konstellation war das *apathisch-paranoide Syndrom*, also das Bestehen produktiv-psychotischer Phänomene in Kombination mit gravierenden aproduktiven bzw. negativen Symptomen. Dieses Syndrom fand sich bei 51 schizophrenen Patienten (34.5%, Tabelle 3.10). Bezüglich der Häufigkeit des Auftretens folgen zwei Syndrome, die sich durch das Bestehen ausgeprägter aproduktiver Symptome auszeichneten, ohne daß produktiv-psychotische Symptome vorkamen: Das *Entleerungssyndrom* mit gravierenden Einbußen in praktisch allen Bereichen psychischen Befindens fand sich bei 20.9% aller untersuchten schizophrenen Patienten, das *adynam-defizitäre Syndrom* bei 20.3% der Patienten. Das leichtgradig ausgeprägte *asthenische Insuffizienzsyndrom* fand sich bei nur 7.4% der schizophrenen Patienten. Die *chronifizierte Psychose* sowie die *Strukturverformung* waren mit 6.8% bzw. 3.4% seltene Typen. Ein *chronifiziertes subdepressives Syndrom* oder ein *chronifiziertes hyperthymes Syndrom* fand sich bei keinem der schizophrenen Patienten (Tabelle 3.10, Abb.3.9).

3.3.3.2 Phänomenologie persistierender Alterationen bei schizoaffektiven Patienten

Bei den schizoaffektiven Patienten waren zwei der insgesamt acht phänomenologischen Konstellationen nicht zu finden: das Entleerungssyndrom und die chronifizierte Psychose. Alle anderen Typen waren vorhanden (Tabelle 3.10, Abb. 3.9); das Spektrum war damit weiter als bei den beiden anderen Diagnose-Gruppen. Dabei kam keinem der Typen eine zahlenmäßig herausragende Rolle zu. Am häufigsten fand sich das *leichte asthenische Insuffizienzsyndrom* (18.8% der Patienten), gefolgt

88

vom *adynam-defizitären Syndrom (15.8%)*. Das in der Regel zu einer gravierenden sozialen Behinderung führende *apathisch-paranoide Syndrom* war bei den schizoaffektiven Psychosen selten (4%). Das *chronifizierte subdepressive Syndrom* und das *chronifizierte hyperthyme Syndrom* traten zwar auf, waren jedoch zahlenmäßig ebenfalls eher unbedeutend (jeweils 4%). Eine *Strukturverformung* fand sich nur bei zwei schizoaffektiven Patienten.

3.3.3.3 Phänomenologie persistierender Alterationen bei affektiven Patienten

Die affektiven Psychosen wiesen bezüglich der Phänomenologie der persistierenden Alterationen die geringste Bandbreite auf: Nur drei der acht Konstellationen waren zu finden. Auf der einen Seite standen 22 Patienten (20.8%) mit einem *leichtgradigen asthenischen Insuffizienzsyndrom*, auf der anderen Seite 16 Patienten mit einer im Vordergrund stehenden affektiven Symptomatik in Form des *chronifizierten subdepressiven Syndroms* (13.2%) bzw. des *chronifizierten hyperthymen Syndroms* (1.9% der Patienten, Tabelle 3.10, Abb. 3.9).

3.3.4 Beziehung zwischen phänomenologischen Konstellationen persistierender Alterationen und sozialer Anpassung (WHO/DAS)

Für jede der phänomenologischen Konstellationen wurde – getrennt nach Diagnosen – ein Behinderungsprofil erstellt. Diese Profile gründen auf den Items der Sektion 1 des WHO/DAS (Allgemeinverhalten, vgl. 3.2.5.2). Dargestellt sind die jeweiligen Item-Mittelwerte für die folgenden Items: Selbstdarstellung, Freizeitaktivität, Tempo bei der Bewältigung der täglichen Aufgaben, Kommunikation und sozialer Rückzug, Rücksichtnahme und Reibungen im Umgang mit anderen Menschen, Verhalten in Notfällen und Krisensituationen (Abb. 3.10 und 3.11).

Das Behinderungsprofil für diejenigen Patienten, die ein *Entleerungssyndrom* aufwiesen (und das waren nur schizophrene Patienten, Abb. 3.10) zeigte bei allen sechs untersuchten Items hohe mittlere Scores. Die Unterschiede zwischen den Items waren gering. Es bestand bei diesen Patienten in allen Bereichen des Allgemeinverhaltens eine gravierende Einschränkung. Die relativ stärksten Einbußen fanden sich in bezug auf das kommunikative Verhalten; ein ausgeprägter sozialer Rückzug war bei diesen Patienten die Regel. Fast ebenso stark gestört war das Freizeitverhalten, was auf einen weitgehenden Verlust von Initiative und Interesse zurückzuführen war.

Das Behinderungsprofil für die Patienten mit einem *apathisch-paranoiden Syndrom* (Abb. 3.10) unterschied sich hiervon nur ganz geringfügig. Bei den schizophrenen Patienten, die diese phänomenologische Konstellation boten, fand sich ebenfalls ein sehr hoher Störungsgrad bei allen berücksichtigten Items, auch die Beziehungen der einzelnen Items zueinander entsprachen den Verhältnissen beim Entleerungssyndrom. Die schizoaffektiven Patienten, die diesem Typ zuzurechnen waren, zeigten ein ganz ähnliches Störungsmuster wie die schizophrenen Patienten.

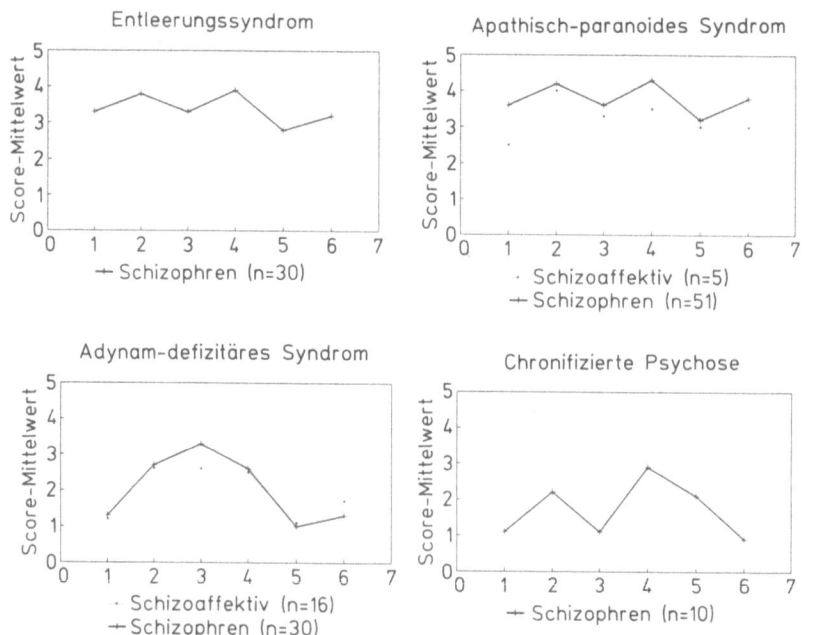

Abb. 3.10. Phänomenologische Konstellationen persistierender Alterationen und soziale Anpassung (WHO/DAS) (Teil 1)

Die hier bestehenden geringen Unterschiede erreichten keine statistische Signifikanz.

Das *adynam-defizitäre Syndrom* zeigte im Vergleich mit den beiden bisher beschriebenen Bildern ein völlig anderes Profil. In drei Bereichen des Allgemeinverhaltens (erfaßt mit dem WHO/DAS) zeigten diese Patienten deutliche Einbußen (Tempo bei der Bewältigung täglicher Aufgaben, Freizeitaktivität, Kommunikation und sozialer Rückzug), während in den drei übrigen Bereichen (Selbstdarstellung, Rücksichtnahme und Reibungen im Umgang mit anderen Menschen, Verhalten in Notfällen und Krisensituationen) sehr viel geringere Störungen zu beobachten waren. Dieses Störungsprofil war für schizophrene und für schizoaffektive Patienten praktisch identisch, die schizophrenen Psychosen erwiesen sich lediglich in bezug auf das Tempo bei der Bewältigung täglicher Aufgaben als noch etwas stärker gestört als die schizoaffektiven Patienten (Abb. 3.10). Bei den Patienten mit einer *chronifizierten Psychose* – hier handelte es sich ja ausschließlich um schizophrene Patienten – standen die Störungen der Kommunikation ganz im Vordergrund des Behinderungsprofiles (Abb. 3.10).

Ein wiederum davon sehr differierendes Profil der Behinderung nach WHO/DAS zeigte sich bei den Patienten mit *Strukturverformung*: Die Störungen im Bereich der Selbstdarstellung, aber auch des Freizeitverhaltens und der Kommunikation standen hier im Vordergrund. Dieses Muster galt wiederum sowohl für die schizophrenen als auch für die schizoaffektiven Patienten dieses Typs (Abb. 3.11).

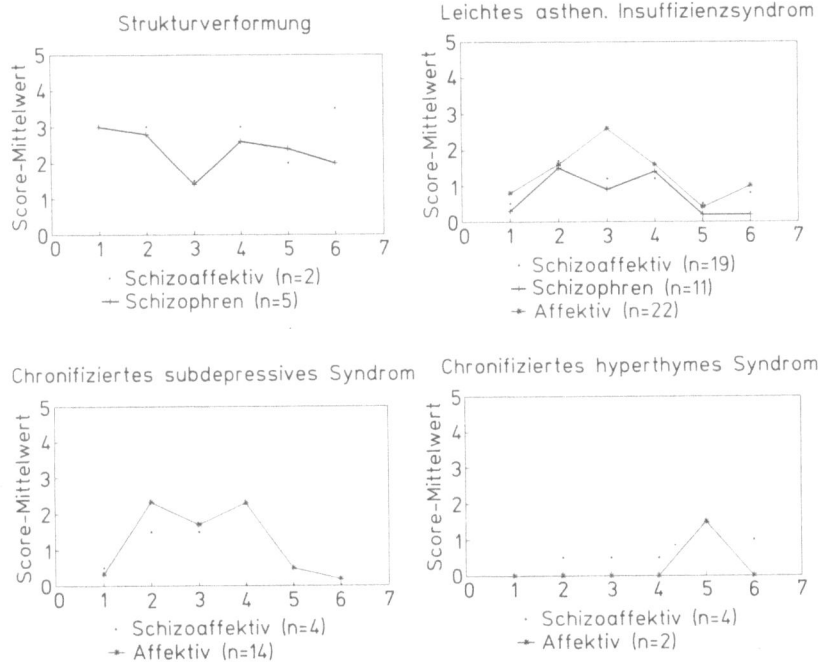

Abb. 3.11. Phänomenologische Konstellationen persistierender Alterationen und soziale Anpassung (WHO/DAS) (Teil 2)

Das Tempo bei der Bewältigung der täglichen Aufgaben blieb hier weitgehend ungestört.

Die Störungen bei Patienten mit einem *leichten asthenischen Insuffizienzsyndrom* bewegten sich auf einem viel geringer ausgeprägten Niveau, als dies bei den bisher beschriebenen Typen der Fall war. Schizophrene und schizoaffektive Patienten unterschieden sich dabei praktisch nicht. Bei den affektiven Patienten mit dieser phänomenologischen Konstellation stand die Störung des Merkmals „Tempo bei der Bewältigung der täglichen Aufgaben" im Vordergrund. Störungen der Selbstdarstellung, im Umgang mit anderen Menschen und bezüglich des Verhaltens in Krisensituationen bestanden nur in geringem Maße (Abb. 3.11).

Patienten, die ein *chronifiziertes subdepressives Syndrom* aufwiesen, zeigten Einbußen insbesondere im Bereich des Freizeitverhaltens und der Kommunikation, verbunden mit einem mäßig ausgeprägten sozialen Rückzug. Dabei erwiesen sich die affektiven Patienten insgesamt als etwas stärker beeinträchtigt als die schizoaffektiven Patienten, insbesondere in bezug auf das kommunikative Verhalten (Abb. 3.11).

Die Patienten mit persistierenden Alterationen in Form eines *chronifizierten hyperthymen Syndroms* waren insgesamt gesehen am wenigsten eingeschränkt. Allenfalls im Bereich der Rücksichtnahme zeigten sich Einbußen im Sinne von vermehrten Reibungen im Umgang mit anderen Menschen. Auch das Verhalten in

Tabelle 3.11. Phänomenologische Typen persistierender Alterationen und psychosoziale Einschränkungen (n=226)

	Jahr des Beginns (1)	GAS-Score (1)	Verwirklichung der erwarteten sozialen Entwicklung
Entleerungssyndrom (n=31)	0.8	30.0	10%
Apathisch-paranoides Syndrom (bzw. apathisch-halluzinatorisches Syndrom) (n=56)	2.8	22.1	7%
Adynam-defizitäres Syndrom (n=46)	3.3	55.5	37%
Chronifizierte Psychose (n=10)	1.1	38.1	60%
Strukturverformung (n=7)	3.1	34.4	14%
Leichtes asthenisches Insuffizienzsyndrom (n=52)	6.7	70.6	69%
Chronifiziertes subdepressives Syndrom (n=18)	11.3	69.2	67%
Chronifiziertes hyperthymes Syndrom (n=6)	2.8	58.0	67%

(1) Arithmetisches Mittel.

Krisensituationen war bei schizoaffektiven Patienten, die diesen phänomenologischen Typ aufwiesen, geringgradig eingeschränkt (Abb. 3.11).

Das Entleerungssyndrom *begann – bezogen auf die Erstmanifestation* – am frühesten, durchschnittlich nach 0.8 Jahren, eine chronifizierte Psychose nach durchschnittlich 1.1 Jahren. Am spätesten entwickelte sich – bezogen auf den Erkrankungsbeginn – das chronifizierte subdepressive Syndrom (durchschnittlich erst 11.3 Jahre nach Erstmanifestation). Die übrigen Typen entstanden etwa 3–7 Jahre nach Beginn der Erkrankung (Tabelle 3.11).

Patienten mit einem apathisch-paranoiden Syndrom wiesen am Ende der Beobachtungszeit den niedrigsten *mittleren GAS-Score* auf (22.1), gefolgt von Patienten mit einem Entleerungssyndrom (30.01, Tabelle 3.11). Die Patienten mit einem asthenischen Insuffizienzsyndrom und die Patienten mit einem chronifizierten subdepressiven Syndrom nahmen bezüglich des GAS-Scores die günstigste Position ein (69.2 bzw. 70.6). Das Auftreten eines Entleerungssyndroms bzw. eines apathisch-paranoiden Syndroms war mit einer Verwirklichung der erwarteten sozialen Entwicklung praktisch nicht vereinbar. In diesen beiden Gruppen fand sich nur in 10% bzw. 7% eine Verwirklichung der erwarteten sozialen Entwicklung, das gleiche gilt auch für Patienten mit einer Strukturverformung (14% Verwirklichung der erwarteten sozialen Entwicklung). Bei den Typen des leichten asthenischen Insuffizienzsyndroms, des chronifizierten subdepressiven Syndroms und des chronifizierten hyperthymen Syndroms konnten zwei Drittel der Patienten die erwartete soziale Entwicklung trotz der bestehenden persistierenden Alterationen verwirklichen (Tabelle 3.11).

3.3.5 Zusammenfassung und Bewertung der Befunde
bezüglich der phänomenologischen Konstellationen persistierender Alterationen

Die Phänomenologie persistierender Alterationen bei endogenen Psychosen wird in der Literatur in der Regel entweder in verschiedene kleine phänomenologische Gruppen aufgesplittert oder nur summarisch dargestellt. In der vorliegenden Studie konnte unter weitgehender Vermeidung dieser beiden Extreme mit acht phänomenologischen Konstellationen das ganze Spektrum persistierender Alterationen nach langjährigem Verlauf der endogenen Psychosen (schizophrene, affektive und schizoaffektive Psychosen) ausreichend erfaßt werden, und zwar als

- Entleerungssyndrom
- Apathisch-paranoides Syndrom
  (bzw. apathisch-halluzinatorisches Syndrom)
- Adynam-defizitäres Syndrom
- Chronifizierte Psychose
- Strukturverformung
- Leichtes asthenisches Insuffizienzsyndrom
- Chronifiziertes subdepressives Syndrom
- Chronifiziertes hyperthymes Syndrom.

Persistierende Alterationen verteilten sich bei schizophrenen Psychosen auf die ersten sechs phänomenologischen Konstellationen und bei affektiven Psychosen auf die letzten drei Typen (Tabelle 3.12). Bei schizoaffektiven Psychosen fanden sich die phänomenologischen Typen über das ganze Spektrum verteilt; ein Entleerungssyn-

Tabelle 3.12. Auftreten phänomenologischer Konstellationen persistierender Alterationen in den 3 Diagnosegruppen

	Schizo-phrene Psychosen	Schizo-affektive Psychosen	Affektive Psychosen
Entleerungssyndrom	+	−	−
Apathisch-paranoides Syndrom	+	+	−
(bzw. apathisch-halluzinatorisches Syndrom)			
Adynam-defizitäres Syndrom	+	+	−
Chronifizierte Psychose	+	−	−
Strukturverformung	+	+	−
Leichtes asthenisches Insuffizienzsyndrom	+	+	+
Chronifiziertes subdepressives Syndrom	−	+	+
Chronifiziertes hyperthymes Syndrom	−	+	+

drom und eine chronifizierte Psychose bestanden in der schizoaffektiven Population aber nicht. Die häufigste phänomenologische Konstellation persistierender Alterationen bei den untersuchten schizophrenen Patienten war die des apathisch-paranoiden Syndroms, gefolgt von dem Entleerungssyndrom und dem adynam-defizitären Syndrom. Eine chronifizierte Psychose, eine Strukturverformung und das leichte asthenische Insuffizienzsyndrom wurden nur bei einer geringen Zahl von schizophrenen Patienten gefunden. Die drei am häufigsten vorkommenden phäno-menologischen Konstellationen persistierender Alterationen bei schizophrenen Psychosen hatten als gemeinsame Achse die Einbuße an dynamischem Potential und Energie.

Bei den affektiven Psychosen fand sich am häufigsten ein leichtes asthenisches Insuffizienzsyndrom, fast genauso häufig bei den schizoaffektiven Psychosen. Das leichte asthenische Insuffizienzsyndrom war die einzige phänomenologische Kon-stellation persistierender Alterationen, die bei allen drei Psychoseformen gefunden wurde. Es scheint, daß das chronifizierte hyperthyme Syndrom eine ganz große Seltenheit darstellt (im untersuchten Kollektiv boten nur zwei affektive und vier schizoaffektive Patienten diese Art persistierender Alterationen). Chronifizierte subdepressive Syndrome wurden mit ca. 13% bei affektiven Psychosen seltener gefunden, als man es aus der Literatur zur chronischen Depression erwartet hätte (Marneros u. Deister 1990a). Ein Grund dafür scheint zu sein, daß in der Literatur zur chronischen Depression häufig pauschale und wenig differenzierte Begriffe zur Beschreibung persistierender Alterationen verwendet werden (vgl. Angst 1987a; Laux 1986a; Marneros u. Deister 1990a). Auch bezüglich der Phänomenologie persistierender Alterationen zeichnet sich die Mittelstellung der schizoaffektiven Psychosen ab. Ob es sich bei dem Ergebnis, daß in der vorliegenden Studie ein Entleerungssyndrom und eine chronifizierte Psychose bei schizoaffektiven Psycho-sen nicht gefunden wurden, um einen Zufallsbefund handelt, muß durch weitere Studien überprüft werden.

Diese Befunde stellen frühere Vermutungen, wonach „Residualsyndrome" von schizophrenen und affektiven Psychosen querschnittsmäßig nicht unterscheidbar seien (Glatzel u. Lungershausen 1968, 1970; Huber 1961) in Frage. Nur bei einem kleinen Teil von Patienten mit schizophrenen Psychosen – nämlich 7% – fand sich eine phänomenologische Konstellation, die gleichzeitig auch bei Patienten mit affektiven Psychosen vorkommt. Auf der anderen Seite scheint das Auftreten eines Entleerungssyndroms oder einer chronifizierten Psychose die Diagnose einer affektiven Psychose praktisch auszuschließen. Anders liegen jedoch die Dinge bei schizoaffektiven Psychosen: Bei einem Teil davon ist anhand der phänomenologi-schen Konstellation persistierender Alterationen nicht zu beurteilen, ob eine schizoaffektive oder eine schizophrene Psychose abgelaufen ist bzw. noch abläuft, und bei einem anderen Teil, ob doch eine reine affektive Psychose abgelaufen ist bzw. noch abläuft. Dies kann als zusätzlicher Hinweis für eine mögliche Inhomoge-nität der schizoaffektiven Psychosen oder aber auch als ein weiterer Beleg der „Zwischenposition" der schizoaffektiven Psychosen im Spektrum eines psychoti-schen Kontinuums (Häfner 1990) gelten.

Die phänomenologischen Konstellationen persistierender Alterationen korrelie-ren teilweise mit Grad und Form der sozialen Behinderung. Zwischen den einzelnen phänomenologischen Konstellationen fanden sich hinsichtlich der sozialen Anpassung sowohl Intensitätsunterschiede in den einzelnen Bereichen sozialer Anpassung als auch vor allem ganz unterschiedliche „Verteilungsmuster" gestörter sozialer Anpassung. Im Gegensatz zu diesen Unterschieden bezüglich sozialer Anpassung zwischen den einzelnen Phänomenologie-Typen stehen die imponierenden Ähnlichkeiten der Behinderungsprofile (WHO/DAS) zwischen Patienten mit unterschiedlichen Diagnosen, die aber dem selben phänomenologischen Typ persistierender Alterationen angehören.

Zwischen dem Entleerungssyndrom einerseits und dem apathisch-paranoiden Syndrom andererseits fanden sich nur ganz geringfügige Unterschiede im Behinderungsmuster nach WHO/DAS. Wie auch schon bei der Beschreibung der einzelnen phänomenologischen Konstellationen deutlich geworden ist, unterschieden sich diese beiden Typen im wesentlichen in dem Vorhandensein bzw. Fehlen chronifizierter produktiv-psychotischer Phänomene. Die hier dargestellten Behinderungsprofile geben einen Hinweis darauf, daß das Bestehen chronifizierter produktiv-psychotischer Phänomene bezüglich der sozialen Behinderung nicht den entscheidenden Faktor darstellt, sondern eher die insbesondere durch negative bzw. aproduktive Symptome gekennzeichnete defizitäre Symptomatik.

Es scheint, daß sich auch die chronologische Entwicklung der phänomenologischen Konstellationen voneinander unterscheidet: Am frühesten begann das Entleerungssyndrom, nämlich durchschnittlich schon im ersten Jahr der Erkrankung, gefolgt von der chronifizierten Psychose, die sich ebenfalls im Durchschnitt ca. ein Jahr nach Erstmanifestation der Erkrankung ausbildete (Tabelle 3.11). Am spätesten begann das chronische subdepressive Syndrom (ca. 11 Jahre nach Beginn der Erkrankung), gefolgt von dem adynam-defizitären Syndrom, das durchschnittlich ca. 7 Jahre nach Beginn der Erkrankung begann. Zwei Drittel und mehr der Patienten mit einem asthenischen Insuffizienzsyndrom, einem chronifizierten subdepressiven und einem chronifizierten hyperthymen Syndrom konnten die erwartete soziale Entwicklung verwirklichen, aber kaum Patienten mit einem apathisch-paranoiden Syndrom, einem Entleerungssyndrom oder einer Strukturverformung. Interessanterweise konnte mehr als die Hälfte der Patienten mit einer chronifizierten Psychose die erwartete soziale Entwicklung verwirklichen; ein Befund, der nochmals die besondere Bedeutung der aproduktiven bzw. negativen Symptomatik im Vergleich mit der chronischen produktiven Symptomatik bezüglich der sozialen Anpassung demonstriert.

3.4 Die sozialen Konsequenzen der Erkrankung

3.4.1 Methodische und definitorische Vorbemerkungen

Die sozialen Konsequenzen jeder psychischen Erkrankung können nur selten als monokausal betrachtet werden. In der Regel handelt es sich um ein Geschehen, das von vielen unterschiedlichen Faktoren abhängt. Nicht nur Rezidivhäufigkeit und das Auftreten persistierender Alterationen sind dabei von Bedeutung, sondern auch die Art des prämorbiden sozialen Interaktionssystems und der prämorbiden Persönlichkeit, geschlechtsspezifische Parameter, die schulische und berufliche Ausbildung, Grad und Form der sozialen Unterstützung etc. (vgl. Häfner 1975; Hartmann 1980; Möller u. von Zerssen 1986; Mundt 1985; Wing u. Brown 1970a,b). In verschiedenen Studien wurde immer wieder festgestellt, daß Patienten mit schizophrenen Psychosen viel häufiger unter negativen sozialen Konsequenzen zu leiden haben als Patienten mit schizoaffektiven oder affektiven Psychosen (vgl. Literatur in Marneros 1989a; Marneros u. Tsuang 1986a, 1990). Es darf jedoch nicht übersehen werden, daß die Patienten dieser drei Krankheitsgruppen zum Teil eine ganz unterschiedliche Ausgangsposition haben, da sie teilweise gravierende Unterschiede in soziodemographischen und anderen prämorbiden Parametern aufweisen. So ist es sinnvoll zu untersuchen, inwieweit diese unterschiedliche Ausgangssituation Auswirkungen auf die sozialen Konsequenzen der Erkrankung hat oder ob die Erkrankung selbst den entscheidenden Faktor darstellt. Soziale Konsequenzen psychischer Erkrankungen sind auch von den Ansprüchen der jeweiligen sozialen und kulturellen Umgebung abhängig (WHO 1979). Zum Zwecke einer besseren Objektivierbarkeit der Forschungsergebnisse und einer besseren Vergleichbarkeit der verschiedenen Studien aus unterschiedlichen Ländern und Kulturen ist es sinnvoll, die sozialen Konsequenzen getrennt von den anderen Aspekten persistierender Alterationen (psychopathologische Phänomene, psychologische Defizite, Behinderung etc.) zu untersuchen und zu beschreiben.

In der vorliegenden Studie wurden folgende Parameter erfaßt, die die sozialen Konsequenzen der Erkrankung repräsentieren (Marneros et al. 1989f, 1990f, 1991e):

- Soziale Mobilität
- Beufliche Mobilität
- Vorzeitige Berentung aufgrund der psychischen Erkrankung
- Verwirklichung bzw. Nicht-Verwirklichung der zu erwartenden sozialen Entwicklung
- Autarkie und Autarkie-Beeinträchtigung.

In engem Zusammenhang mit den hier beschriebenen Parametern sozialer Entwicklung steht der Familienstand am Ende der Beobachtungzeit sowie dessen Veränderungen während der Erkrankung. Der Familienstand wird deshalb diesem Kapitel ergänzend vorangestellt.

3.4.2 Familienstand am Ende der Beobachtungszeit

Die Gruppe der schizophrenen Patienten unterschied sich bezüglich des Familienstandes am Ende der Beobachtungszeit signifikant von den beiden anderen Gruppen (Tabelle 3.13); schizoaffektive und affektive Patienten unterschieden sich nicht signifikant voneinander. Bei den schizophrenen Patienten war fast die Hälfte ledig geblieben (48,6%), dagegen war dies nur bei 11.9% der schizoaffektiven und 6.6% der affektiven Patienten der Fall. Die höhere Anzahl von verwitweten Patienten in der Gruppe der affektiven Patienten ist auf das durchschnittlich höhere Lebensalter dieser Patienten am Ende der Beobachtungszeit zurückzuführen.

Tabelle 3.13. Familienstand bei Erstmanifestation, am Ende der Beobachtungszeit und Veränderungen des Familienstandes im Verlauf

	Schizophrene Psychosen (n=148)	p1	Schizoaffektive Psychosen (n=101)	p2	Affektive Psychosen (n=106)	p3
Familienstand zum Zeitpunkt der Erstmanifestation		**		*		**
ledig	101 (68.2%)		38 (37.6%)		21 (19.8%)	
verheiratet/zusammenlebend	40 (27.0%)		57 (56.4%)		82 (77.4%)	
getrennt	1 (0.7%)		1 (1.0%)		–	
geschieden	–		2 (2.0%)		1 (0.9%)	
verwitwet	6 (4.1%)		3 (3.0%)		2 (1.9%)	
Familienstand zum Ende der Beobachtungszeit		**		–		**
ledig	72 (48.6%)		12 (11.9%)		7 (6.6%)	
verheiratet/zusammenlebend	45 (30.4%)		58 (57.4%)		61 (57.5%)	
verwitwet	10 (6.8%)		16 (15.8%)		30 (28.3%)	
getrennt	6 (4.1%)		2 (2.0%)		2 (1.9%)	
geschieden	15 (10.1%)		13 (12.9%)		6 (5.7%)	
Änderung des Familienstandes während des Verlaufes						
Heirat im Verlauf						
Bei Erstmanifestation nicht verheiratete Patienten	(n=108)	**	(n=44)	–	(n=24)	*
– davon haben geheiratet	27 (25.0%)		25 (56.8%)		12 (50.0%)	
weibliche Patienten	(n=38)	–	(n=25)	–	(n=19)	–
– davon haben geheiratet	12 (31.6%)		12 (48.0%)		8 (42.1%)	
männliche Patienten	(n=70)	**	(n=19)	–	(n=5)	**
– davon haben geheiratet	15 (21.4%)		13 (68.4%)		4 (80.0%)	
Trennung/Scheidung im Verlauf						
Bei Erstmanifestation verheiratete Patienten	(n=40)	–	(n=57)	**	(n=82)	**
– davon getrennt/geschieden	9 (22.5%)		15 (26.3%)		5 (6.1%)	
weibliche Patienten	(n=24)	–	(n=39)	**	(n=61)	**
– davon getrennt/geschieden	6 (25.0%)		10 (25.6%)		4 (6.6%)	
männliche Patienten	(n=16)	–	(n=18)	*	(n=21)	–
– davon getrennt/geschieden	3 (18.8%)		5 (27.8%)		1 (4.8%)	
Tod des Ehepartners im Verlauf						
Bei Erstmanifestation verheiratete Patienten	(n=40)	–	(n=57)	–	(n=82)	–
– davon verwitwet	8 (20.0%)		11 (19.3%)		28 (34.1%)	
weibliche Patienten	(n=24)	–	(n=39)	–	(n=61)	–
– davon verwitwet	6 (25.0%)		10 (25.6%)		27 (44.3%)	
männliche Patienten	(n=16)	–	(n=18)	–	(n=21)	–
– davon verwitwet	2 (12.5%)		1 (5.6%)		1 (4.8%)	

Signifikanzen (X^2-Test):
p1 Schizophrene vs. schizoaffektive Psychosen; p2 Schizoaffektive vs. affektive Psychosen; p3 Schizophrene vs. affektive Psychosen.
** p<0.01. * p<0.05. – nicht signifikant.

Aussagekräftiger als diese Zahlen sind die Veränderungen im Familienstand zwischen der Erstmanifestation und dem Ende der Beobachtungszeit. Diese Zahlen lassen sich allerdings nicht schematisiert berechnen. Die erhobenen Zahlen für die jeweiligen Veränderungen des Familienstandes (Heirat, Trennung oder Scheidung, Tod des Ehepartners) wurden in Beziehung gesetzt zu der Anzahl der Patienten, für die eine solche Veränderung des Familienstandes möglich war. Darüber hinaus wurde bei den weiteren Berechnungen das Geschlecht mitberücksichtigt.

Es zeigte sich, daß schizophrene Patienten nicht nur zum Zeitpunkt der Erstmanifestation häufiger ledig waren, sondern daß diese Patienten nach der Erstmanifestation auch nur zu 25.0% heirateten, wogegen dieser Prozentsatz bei den beiden anderen Diagnose-Gruppen etwa doppelt so hoch lag (50.0% bzw. 56.8%, Tabelle 3.13). Diese Unterschiede bezogen sich allerdings hauptsächlich auf die männlichen Patienten; bei den weiblichen Patienten wurde keine statistische Signifikanz erreicht, wenngleich die Zahlen hier eine ähnliche Relation aufwiesen (Tabelle 3.13). Bei den affektiven Patienten kam es nach der Erstmanifestation kaum einmal zur Trennung oder zur Scheidung. Von den 82 hier berücksichtigten Patienten war dies nur bei 5 Patienten (6.1%) der Fall, unabhängig vom Geschlecht. Bei den schizophrenen und den schizoaffektiven Patienten dagegen war dies viel häufiger zu beobachten, in beiden Gruppen etwa bei einem Viertel der Patienten, ebenfalls im wesentlichen unabhängig vom Geschlecht (Tabelle 3.13). Bezüglich des Todes des Ehepartners unterschieden sich alle drei Gruppen nicht. Weibliche Patienten waren häufiger verwitwet, eine Tatsache, die sich sicherlich auf die insgesamt höhere Lebenserwartung von Frauen zurückführen läßt.

3.4.3 Soziale Mobilität

3.4.3.1 Allgemeines

In der vorliegenden Studie wurde „soziale Mobilität" als Unterschied in der sozialen Schichtzugehörigkeit erfaßt, und zwar zwischen der Herkunftsschicht, d. h. der sozialen Schicht der Eltern, und der sozialen Schicht des Patienten am Ende der Beobachtungszeit.

Die Bestimmung der sozialen Schichtzugehörigkeit erfolgte nach den Kriterien von Kleining u. Moore (Kleining 1975a,b; Kleining u. Moore 1968; Moore u. Kleining 1960). Ausführlich wurden diese Kriterien in Abschn. 2.2.4.6 beschrieben. Zusätzlich zur Erfassung der Herkunftsschicht (Schicht der Eltern) und der sozialen Schicht bei Erstmanifestation der psychischen Erkrankung (s. Abschn. 4.13) wurde die soziale Schichtzugehörigkeit am Ende der Beobachtungszeit sowie die höchste soziale Schicht, die vom Patienten im Laufe seines bisherigen Lebens selbst erreicht wurde, erfaßt. Die soziale Mobilität bestimmt sich als Vergleich der Schichtzugehörigkeit zu zwei unterschiedlichen Zeitpunkten. Folgende Vergleiche sind prinzipiell möglich:

- Vergleich der Herkunftsschicht mit der vom Patienten selbst erreichten höchsten sozialen Schicht
- Vergleich der Herkunftsschicht mit der sozialen Schicht bei Erstmanifestation der Erkrankung

- Vergleich der Herkunftsschicht mit der am Ende des Beobachtungszeitraumes bestehenden sozialen Schicht
- Vergleich der sozialen Schicht bei der Erstmanifestation mit der sozialen Schicht zum Ende des Beobachtungszeitraumes.

Zur Beurteilung des Einflusses der Erkrankung auf die soziale Schichtzugehörigkeit ist der *Vergleich zwischen der Herkunftsschicht und der sozialen Schicht am Ende der Beobachtungszeit* am zuverlässigsten. Ein Vergleich zwischen sozialer Schicht zum Zeitpunkt der (klinischen) Erstmanifestation und der sozialen Schicht zum Zeitpunkt der Nachuntersuchung ist wenig empfehlenswert, da vor allem bei schizophrenen Patienten der soziale Abwärtsdrift lange vor der klinischen Erstmanifestation erfolgen kann. Ein Vergleich der Herkunftsschicht mit der höchsten erreichten sozialen Schicht ist ebenfalls nicht sinnvoll, da die höchste soziale Schicht sowohl vor Beginn der Erkrankung als auch danach erreicht worden sein kann. In einen solchen Vergleich würden deshalb auch krankheitsunabhängige Faktoren eingehen.

Die soziale Schicht wird nach den Kritierien von Kleining u. Moore (1968) vorwiegend durch den beruflichen Status definiert, und zwar entweder durch die eigene Berufstätigkeit oder durch die Berufstätigkeit des Ehemannes oder auch des Vaters (s. 2.2.4.6). Es ergeben sich bei weiblichen Patienten dann methodische Probleme, wenn der Einfluß einer Erkrankung auf die Veränderungen der sozialen Schichtzugehörigkeit bestimmt werden soll. Für weibliche Patienten – folgt man soziologischen Empfehlungen (Kleining u. Moore 1968; Moore u. Kleining 1960) – drückt sich dann soziale Mobilität als Vergleich des beruflichen Status des Vaters mit dem beruflichen Status des Ehemannes aus. Auf diese Weise jedoch lassen sich Krankheitseinflüsse, die ja zunächst den Patienten selbst und seine sozialen Interaktionen beeinträchtigen, nicht mit ausreichender Sensitivität erfassen. In den Fällen, in denen die Patientinnen selbst berufstätig waren, wurde deshalb für die soziale Schichtzugehörigkeit der eigene berufliche Status mitberücksichtigt. Die Patientinnen, die nie einer bezahlten beruflichen Tätigkeit nachgegangen waren, wurden bei den Berechnungen der sozialen Mobilität nicht mitberücksichtigt. Die Patientinnen, die zunächst zwar berufstätig waren, diese Berufstätigkeit dann jedoch aus eindeutig sozialen – also nicht krankheitsbedingten – Gründen aufgaben und von diesem Zeitpunkt an als Hausfrauen tätig waren, mußten ebenfalls aus den Berechnungen herausgenommen werden. In diese Kategorie fallen insbesondere die Frauen, die ihre Berufstätigkeit aus Anlaß der Heirat oder der Geburt eines Kindes beendeten. Durch dieses Vorgehen wurde zwar die absolute Zahl der jeweils in die Berechnung eingehenden Patienten reduziert, die so erhobenen Daten sind jedoch wesentlich aussagekräftiger. Gleichzeitig werden die Ergebnisse der drei Diagnose-Gruppen damit auch vergleichbar, da die zum Teil sehr unterschiedliche Geschlechtsverteilung in den einzelnen Diagnose-Gruppen damit weitgehend ausgeglichen wird. Patienten, deren Herkunftsschicht bereits die unterste soziale Schicht war und die also nicht absteigen konnten, wurden bei der Berechnung der negativen sozialen Mobilität ebenfalls ausgenommen. In gleicher Weise wurde bei der Berechnung der positiven sozialen Mobilität mit den Patienten verfahren, deren Herkunftsschicht bereits die oberste soziale Schicht war.

3.4.3.2 Höchste erreichte soziale Schichtzugehörigkeit

Herkunftsschicht und soziale Schicht bei Erstmanifestation der Erkrankung werden in Abschn. 4.12 dargestellt. Als höchste erreichte soziale Schicht wurde die höchste soziale Schicht bezeichnet, die von dem Patienten selbst im Laufe seines Lebens erreicht wurde; unabhängig davon, ob dies vor oder nach dem Beginn der psychischen Erkrankung der Fall war.

Die höchste erreichte soziale Schichtzugehörigkeit der schizophrenen Patienten unterschied sich signifikant von der der schizoaffektiven und der der affektiven Patienten, zwischen den beiden letztgenannten Gruppen bestand jedoch kein signifikanter Unterschied (Tabelle 3.14). Schizophrene Patienten fanden sich etwa sechsmal häufiger als Patienten der anderen Diagnose-Gruppen in der untersten sozialen Schicht. Die oberen sozialen Schichten waren dementsprechend in der Gruppe der schizophrenen Patienten unterrepräsentiert, sowohl im Vergleich mit den schizoaffektiven und affektiven Patienten als auch im Vergleich mit der Gesamtbevölkerung der Bundesrepublik Deutschland.

3.4.3.3 Soziale Schicht am Ende der Beobachtungszeit

Auch bezüglich der sozialen Schichtzugehörigkeit am Ende der Beobachtungszeit unterschieden sich die schizophrenen Patienten hoch signifikant sowohl von schizoaffektiven als auch von affektiven Patienten (Tabelle 3.14). Die unteren sozialen Schichten waren bei den schizophrenen Psychosen sehr stark überrepräsentiert; sie waren etwa sechs- bis achtmal häufiger als in den anderen beiden Diagnose-Gruppen anzutreffen. Zu den oberen sozialen Schichten gehörte bei Nachuntersuchung lediglich noch ein einziger schizophrener Patient. Schizoaffektive und affektive Patienten unterschieden sich bezüglich der sozialen Schichtzugehörigkeit am Ende der Beobachtungszeit nicht signifikant voneinander.

3.4.3.4 Negative soziale Mobilität

Als „negative soziale Mobilität" wurde der Wechsel der sozialen Schichtzugehörigkeit eines Patienten definiert, wenn die soziale Schicht am Ende der Beobachtungszeit um mindestens eine Schicht unter der Herkunftsschicht lag. Patienten, deren Herkunftsschicht bereits die unterste soziale Schicht war, wurden deshalb bei den Berechnungen nicht mitberücksichtigt. 70.0% der schizophrenen Patienten wiesen im Laufe der Erkrankung eine negative soziale Mobilität auf, wärend dies nur für 23.1% der schizoaffektiven und 24.4% der affektiven Patienten zutraf (Tabelle 3.14). Der Unterschied zwischen den schizophrenen Patienten auf der einen Seite und den beiden anderen Diagnose-Gruppen auf der anderen Seite erreichte statistische Signifikanz. Der Unterschied ist am deutlichsten, wenn nur die männlichen Patienten betrachtet werden. Bei den weiblichen Patienten fand sich eine negative soziale Mobilität in der schizophrenen Gruppe häufiger als in der schizoaffektiven Gruppe.

Tabelle 3.14. Soziale Mobilität (Schichteneinteilung nach Kleining u. Moore)

	Bundes-republik Deutsch-land (a)	Schizo-phrene Psychosen (n = 148)		Schizo-affektive Psychosen (n = 101)		Affektive Psychosen (n = 106)	
			p1		p2		p3
Höchste erreichte soziale Schicht			**		–		**
Obere Schichten	(8%)	3 (2.0%)		9 (8.9%)		11 (10.4%)	
Mittlere Mittelschicht	(11%)	25 (16.9%)		24 (23.8%)		21 (19.8%)	
Untere Mittelschicht	(35%)	23 (15.5%)		27 (26.7%)		33 (31.1%)	
Obere Unterschicht	(30%)	41 (27.7%)		35 (34.7%)		34 (32.1%)	
Untere Unterschicht	(16%)	56 (37.8%)		6 (5.9%)		7 (6.6%)	
Soziale Schicht am Ende des Beobachtungszeitraumes			**		–		**
Obere Schichten	(8%)	1 (0.7%)		7 (6.9%)		8 (7.5%)	
Mittlere Mittelschicht	(11%)	18 (12.2%)		22 (21.8%)		20 (18.9%)	
Untere Mittelschicht	(35%)	15 (10.1%)		25 (24.8%)		34 (32.1%)	
Obere Unterschicht	(30%)	23 (15.5%)		36 (35.6%)		36 (34.0%)	
Untere Unterschicht	(16%)	91 (61.5%)		11 (10.9%)		8 (7.5%)	

Soziale Mobilität (Schicht am Ende des Beobachtungszeitraumes verglichen mit Herkunftsschicht)

Negative soziale Mobilität (b)

Berücksichtigte Patienten	(n=90)			(n=65)		(n=45)	
– davon negative Mobilität	63 (70.0%)	**		15 (23.1%)	–	11 (24.4%)	**
Weibliche Patienten	(n=30)			(n=29)		(n=25)	
– davon negative Mobilität	16 (53.3%)	**		6 (20.7%)	–	9 (36.0%)	–
männliche Patienten	(n=60)			(n=36)		(n=20)	
– davon negative Mobilität	47 (78.3%)	**		9 (25.0%)	–	2 (10.0%)	**

Positive soziale Mobilität (c)

Berücksichtigte Patienten	(n=115)			(n=67)		(n=48)	
– davon positive Mobilität	8 (7.0%)	**		15 (22.4%)	*	20 (41.7%)	**
weibliche Patienten	(n=38)			(n=31)		(n=23)	
– davon positive Mobilität	3 (7.9%)	–		7 (22.6%)	–	9 (39.1%)	**
männliche Patienten	(n=77)			(n=36)		(n=25)	
– davon positive Mobilität	5 (6.5%)	*		8 (22.2%)	–	11 (44.0%)	**

Signifikanzen (X^2-Test):
p1 Schizophrene vs. schizoaffektive Psychosen; p2 Schizoaffektive vs. affektive Psychosen;
p3 Schizophrene vs. affektive Psychosen.
** $p < 0.01$. * $p < 0.05$. – nicht signifikant.
(a) Bundesrepublik Deutschland 1962–1975 (Kleining 1975a).
(b) ohne Patienten mit Herkunft aus den unteren Schichten und Hausfrauen.
(c) ohne Patienten mit Herkunft aus den oberen Schichten und Hausfrauen.

3.4.3.5 Positive soziale Mobilität

Eine „positive soziale Mobilität" wurde angenommen, wenn die soziale Schicht eines Patienten am Ende der Beobachtungszeit mindestens eine Schicht über der Herkunftsschicht lag. Hier wurden die Patienten aus der Berechnung herausgenommen, deren Herkunftsschicht bereits die höchste soziale Schicht gewesen war und die aus diesem Grund nicht mehr aufsteigen konnten. Außerdem wurden auch hier die Hausfrauen, so wie oben beschrieben, nicht mitberücksichtigt. Die Patienten mit affektiven Psychosen zeigten trotz der jahrzehntelangen Erkrankung in 41.7% eine positive soziale Mobilität, dagegen nur 7.0% der schizophrenen Patienten (Tabelle 3.14). Schizoaffektive Patienten lagen mit 22.4% positiver sozialer Mobilität dazwischen. Alle drei Gruppen unterschieden sich signifikant voneinander.

3.4.3.6 Zusammenfassung und Bewertung der Befunde
bezüglich der sozialen Mobilität

Ungeachtet der Tatsache, daß die in der vorliegenden Studie untersuchten schizophrenen Patienten bereits häufiger als affektive oder schizoaffektive Patienten aus unteren sozialen Schichten stammten (s. Abschn. 4.11), kam es bis zur Erstmanifestation, aber auch im weiteren Verlauf der Erkrankung, bei 70% der Patienten, die weiter absteigen konnten, zu einer negativen sozialen Mobilität. Die männlichen Patienten waren davon in besonderer Weise betroffen. In der Gruppe der affektiven und der schizoaffektiven Patienten zeigte sich dagegen eine völlig andere Entwicklung. Bei den Patienten mit affektiven Psychosen war bis zum Ende der Beobachtungszeit eine positive soziale Mobilität häufiger als eine negative soziale Mobilität. Bei Patienten mit schizoaffektiven Psychosen überwogen die Patienten, deren soziale Schicht unverändert blieb, positive und negative Mobilität hielten sich die Waage. Diese beschriebenen Entwicklungen führten zu einem extremen Unterschied bezüglich der sozialen Schichtzugehörigkeit am Ende der Beobachtungszeit: Schizophrene Patienten fanden sich sechs- bis achtmal häufiger in der untersten sozialen Schicht als Patienten aus den beiden anderen Diagnose-Gruppen. In der Bonn-Studie (Huber et al. 1979) wurde die höchste prämorbide soziale Schicht mit der sozialen Schicht zum Zeitpunkt der Katamnese verglichen. Dabei fand sich mit 61.6% ein überwiegender Anteil von Patienten, bei denen es zu keiner Veränderung gekommen war. Bei einer solchen Betrachtungsweise werden nicht die Veränderungen deutlich, die sich im Vergleich zwischen Herkunftsschicht und höchster erreichter sozialer Schicht des Patienten zeigen, nämlich Veränderungen, die bereits im Vorfeld der klinischen Manifestation auftreten und gerade bei schizophrenen Psychosen eine große Bedeutung haben. Für schizoaffektive und für affektive Patienten stehen vergleichbare Daten in Form der sozialen Zugehörigkeit aus Langzeitstudien nicht zur Verfügung; sie werden global mit „soziale Behinderung", „Beeinträchtigung der sozialen Anpassung" u.ä. bezeichnet (s. 3.6.2 und 3.6.3).

3.4.4 Berufliche Mobilität

3.4.4.1 Allgemeines

Als „berufliche Mobilität" wurde das Auftreten einer negativen bzw. positiven beruflichen Entwicklung während der Gesamtdauer der Berufstätigkeit bezeichnet. Die „berufliche Mobilität" hängt eng mit der „sozialen Mobilität" zusammen, sie ist Teil der sozialen Mobilität. Eine positive bzw. negative berufliche Mobilität läßt sich nicht allein mit formalen Kriterien erfassen, da es sich hierbei um ein vielschichtiges Phänomen handelt. Zur Beurteilung wurden deshalb alle verfügbaren Informationen vom Auswerter berücksichtigt und eine Gesamtbewertung vorgenommen.

Trat in der erfaßten beruflichen Tätigkeit eine gravierende, länger andauernde Veränderung ein, so wurde beurteilt, ob es sich um eine positive bzw. negative berufliche Mobilität oder um eine Veränderung auf dem gleichen Niveau handelte. Ein im entsprechenden Beruf „routinemäßig" erfolgender Aufstieg, der lediglich Ausdruck des Dienstalters war und keine besondere Leistung des Einzelnen voraussetzte, wurde in diesem Sinne nicht als positive berufliche Mobilität gewertet. Kam es im Verlauf des Berufslebens sowohl zu einer negativen als auch zu einer postiven beruflichen Mobilität, so wurde die „Gesamttendenz der beruflichen Entwicklung" zwischen dem Beginn der Berufstätigkeit und dem Zeitpunkt der Nachuntersuchung für die hier zu erfassende Variable zugrundegelegt. Auch für diese Berechnung wurden die Patientinnen nicht mitberücksichtigt, für die eine berufliche Mobilität nicht möglich war, da sie entweder nie einer bezahlten Berufstätigkeit nachgegangen waren oder ihre ursprüngliche Tätigkeit aus rein sozialen Gründen (Heirat, Geburt eines Kindes) aufgegeben hatten und von diesem Zeitpunkt an als Hausfrauen tätig waren. Begann die Hausfrauentätigkeit jedoch ohne einen solchen Anlaß, z. B. mit eingetretener Arbeitslosigkeit oder gar mit einer vorzeitigen Berentung, so wurden diese Patienten mit in der Kategorie der negativen beruflichen Mobilität erfaßt. Aus der Berechnung herausgenommen wurden aufgrund dieses Vorgehens 22 schizophrene Patientinnen (14.9% des Gesamtkollektivs), 32 schizoaffektive (31.7%) und 51 affektive Patientinnen (48.1% der Gesamtgruppe). Der unterschiedliche Anteil der hier ausgeschlossenen Patienten basierte hauptsächlich auf der unterschiedlichen Geschlechtsverteilung in den drei Diagnose-Gruppen (vgl. Abschn. 4.2). Durch die Bereinigung der erhobenen Daten wurde gleichzeitig die Vergleichbarkeit der Diagnose-Gruppen bezüglich der beruflichen Mobilität deutlich verbessert.

In den Fällen, in denen ein Patient am Ende der Beobachtungszeit aus Altersgründen bereits berentet war, wurde für die Beurteilung der beruflichen Mobilität die Berufstätigkeit zum Zeitpunkt der Berentung zugrundegelegt. Das gleiche Vorgehen wurde für diejenigen Patienten gewählt, die unabhängig von ihrer psychischen Erkrankung vorzeitig berentet wurden (z. B. betriebliche Gründe, Unfall, somatische Erkrankung etc.). Die Patienten, die aufgrund ihrer psychischen Erkrankung vorzeitig in Rente gingen, wurden mit in der Kategorie „negative berufliche Mobilität" erfaßt. Sie werden jedoch weiter unten auch noch einmal getrennt dargestellt (s. 3.4.5).

Tabelle 3.15. Berufliche Mobilität und Frühberentung

	Schizo-phrene Psychosen	Schizo-affektive Psychosen	Affektive Psychosen
	p1	p2	p3
Beruf am Ende des Beobachtungszeitraumes			
(ohne Hausfrauen)	(n=126)	(n=69)	(n=55)
aktuell ohne berufl. Tätigkeit	25 (19.8%)	12 (17.4%)	9 (16.4%)
Arbeiter	14 (11.1%)	6 (8.7%)	1 (1.8%)
Facharbeiter	6 (4.8%)	4 (5.8%)	1 (1.8%)
Angestellter/Beamter	10 (7.9%)	11 (15.9%)	12 (21.8%)
Leitender Angstellter/ leitender Beamter	–	5 (7.2%)	2 (3.6%)
Selbständig	3 (2.4%)	2 (2.9%)	2 (3.6%)
Altersrentner	4 (3.2%)	9 (13.0%)	8 (14.5%)
Frührentner (somatische und/oder psychische Erkrankung)	64 (50.8%)	20 (29.0%)	20 (36.4%)
Berufliche Mobilität			
(ohne Hausfrauen)	(n=126)	(n= 69)	(n=55)
Negative berufliche Mobilität	90 (71.4%) **	29 (42.0%) –	16 (29.1%) **
Positive berufliche Mobilität	9 (7.1%) –	10 (14.5%) –	12 (21.8%) **
Frühberentung aufgrund der	(n=125)	(n=69)	(n=55)
psychischen Erkrankung	63 (50.4%) **	18 (26.1%) –	14 (25.5%) **
(ohne Hausfrauen und Altersrentner bei Erstmanifestation)			

Signifikanzen (X²-Test):
p1 Schizophrene vs. schizoaffektive Psychosen; p2 Schizoaffektive vs. affektive Psychosen;
p3 Schizophrene vs. affektive Psychosen.
** p <0.01. – nicht signifikant.

3.4.4.2 Berufliche Tätigkeit am Ende der Beobachtungszeit

Die berufliche Tätigkeit zum Zeitpunkt der Nachuntersuchung wurde acht
Kategorien zugeordnet. Die Kriterien der Erfassung sind detailliert in Abschn. 4.10
dargestellt. Schizophrene Patienten unterschieden sich bezüglich der Verteilung der
einzelnen Patienten auf die verschiedenen Kategorien der Berufstätigkeit am Ende
der Beobachtungszeit signifikant von den beiden anderen Diagnose-Gruppen
(Tabelle 3.15). Dieser Unterschied war insbesondere auf die hohe Zahl derjenigen
Patienten zu beziehen, die im Verlauf der Erkrankung aus psychiatrischen Gründen
frühberentet wurden (50.8%). Zum Zeitpunkt der Erstmanifestation war lediglich
ein Patient wegen anderer Erkrankungen bereits berentet. Leitende Angestellte und

Beamte waren in der Gruppe der schizophrenen Patienten am Ende der Beobachtungszeit nicht zu finden.

3.4.4.3 Negative berufliche Mobilität

71.4% der schizophrenen Patienten wiesen im Verlaufe ihres Beruflebens eine negative berufliche Mobilität auf (Tabelle 3.15), affektive Patienten dagegen nur in 29.1%. Schizoaffektive Patienten nahmen auch in dieser Hinsicht mit 42.0% eine Mittelposition ein. Der Unterschied zwischen den schizophrenen Patienten und den beiden anderen Gruppen erwies sich als statistisch signifikant; zwischen schizoaffektiven und affektiven Patienten ergab sich kein statistisch signifikanter Unterschied.

3.4.4.4 Positive berufliche Mobilität

Eine positive berufliche Mobilität fand sich am häufigsten in der Gruppe der affektiven Patienten (21.8%; Tabelle 3.15), hier kam sie in einer ähnlichen Häufigkeit wie die negative berufliche Mobilität vor (12 vs. 16 Patienten). Ganz anders die Verhältnisse bei den schizophrenen Patienten: Eine positive berufliche Mobilität war hier selten. Nur 9 Patienten (7.1%) hatten einen solchen beruflichen Aufstieg erreicht; das ist nur ein Zehntel der Zahl von schizophrenen Patienten, die eine negative berufliche Mobilität gezeigt hatten. Bei den schizoaffektiven Patienten fand sich eine positive berufliche Mobilität in 14.5%, das entspricht einem Verhältnis positive/negative berufliche Mobilität von 1:2.9. Nur der Unterschied zwischen den schizophrenen und den affektiven Psychosen erreichte ein statistisch signifikantes Niveau.

3.4.4.5 Zusammenfassung und Bewertung der Befunde bezüglich der beruflichen Mobilität

Die berufliche Mobilität steht in einer engen Verbindung mit der sozialen Mobilität; insofern gilt hier ähnliches wie bereits in Abschn. 3.4.3.6 ausgeführt. Eine abwärtsgerichtete berufliche Mobilität, die sich mit einem bereits bei Erstmanifestation bestehenden niedrigeren beruflichen Niveau kombiniert, zeichnete die schizophrenen Patienten (71.4% negative berufliche Mobilität) gegenüber den schizoaffektiven (42.0%) bzw. affektiven Patienten (29.1%) aus. Bei den schizoaffektiven Psychosen fand sich eine Diskrepanz zwischen Häufigkeit negativer beruflicher Mobilität und negativer sozialer Mobilität (23% negative soziale Mobilität vs. 42% negative berufliche Mobilität). Dies ist dadurch zu erklären, daß die negative berufliche Mobilität in einer Reihe von Fällen nur leichten Grades war, so daß sie keine Veränderung des sozialen Status zur Folge hatte.

Bei Patienten mit schizoaffektiven Psychosen kam es dreimal häufiger zu einer negativen beruflichen Mobilität als zu einer positiven beruflichen Mobilität (42%

vs. 14.5%), bei den affektiven Patienten überwog die Häufigkeit einer negativen die Häufigkeit einer positiven beruflichen Mobilität nur leicht (29.1% vs. 21.8%).

3.4.5 Frühberentung aufgrund der psychischen Erkrankung

Als „Frühberentung aufgrund der psychischen Erkrankung" wurde jede Berentung eingeordnet, die vor dem im jeweiligen Beruf üblichen Berentungsalter erfolgte und die überwiegend aufgrund der psychischen Erkrankung zustande kam.

Vorzeitige Berentungen, die aus anderen Gründen erfolgten (betriebliche Gründe, somatische Erkrankungen, Unfälle etc.) und die auch ohne Bestehen einer psychischen Erkrankung zu diesem Zeitpunkt ausgesprochen worden wären, wurden hier nicht berücksichtigt. Aus den statistischen Berechnungen wurden – wie bei der sozialen und beruflichen Mobilität – die Hausfrauen herausgenommen. Außerdem wurde ein schizophrener Patient nicht mitberücksichtigt, der bereits bei Erkrankungsbeginn aus Altersgründen berentet war. Die Hälfte aller in die Berechnung eingehenden schizophrenen Patienten wurde aus Gründen der psychischen Erkrankung berentet (50.4%), bei den schizoaffektiven und den affektiven Patienten war dies jeweils in etwa einem Viertel der Patienten der Fall (Tabelle 3.15). Die Differenz zwischen den schizophrenen Psychosen und jeder der beiden anderen Diagnose-Gruppen ist statistisch signifikant.

Die Zahl der schizophrenen Patienten, die wegen der psychischen Erkrankung berentet wurden, ist deutlich höher als im Material von Huber et al. (1979). Dort betrug die Quote 38%. Dieser Unterschied zur vorliegenden Untersuchung gleicht sich jedoch annähernd aus, wenn man die schizoaffektiven Patienten mit in die Gruppe der schizophrenen Patienten aufnimmt, so wie es Huber et al. gemacht haben.

Die Untersuchungen von Achté et al. (1986) konnten zeigen, daß die frühzeitige Berentung aufgrund einer psychischen Erkrankung auch eine Frage des Zeitraumes ist, der untersucht wird: Während in der Kohorte von 1950 nur 15% am Ende einer 5jährigen Periode frühzeitig berentet worden waren, waren es in der 1980 nachuntersuchten Kohorte 51% der Patienten. Dabei scheint die bessere soziale Sicherung eine Rolle gespielt zu haben. In den Untersuchungen von Gaebel et al. (1981) war bei schizophrenen Patienten eine Frühberentung in 33% der Fälle gefunden worden. Hierbei ist zu berücksichtigen, daß es sich um Patienten einer Spezialambulanz handelte und die Studie eine sehr viel kürzere Verlaufsdauer umfaßt. Möller u. von Zerssen (1986) fanden in ihrer 5-Jahres-Katamnese lediglich einen Anteil von 8% vorzeitig berenteter schizophrener Patienten; hier zeigt sich ebenfalls der Einfluß der Erkrankungsdauer auf die Häufigkeit sozialer Konsequenzen.

3.4.6 Verwirklichung der zu erwartenden sozialen Entwicklung

Die bisher im Rahmen der sozialen Konsequenzen der Erkrankung dargestellten Parameter der sozialen und beruflichen Mobilität waren jeweils nur auf einen begrenzten Kreis von Patienten anwendbar. Die sozialen Konsequenzen für Frauen, die entweder nie einer bezahlten Berufstätigkeit nachgingen oder bereits nach kurzer Berufstätigkeit aufgrund sozialer Gegebenheiten aus dem Berufsleben ausschieden, lassen sich mit diesen Parametern nicht adäquat erfassen. Hinzu kommt, daß es Patienten gibt, bei denen im Rahmen der psychischen Erkrankung zwar keine faßbare negative soziale oder berufliche Mobilität eintritt, sich eine negative Folge der Erkrankung jedoch im Ausbleiben einer sozialen Entwicklung zeigt, wie sie ohne die Erkrankung zu erwarten gewesen wäre. Um diese methodischen Einschränkungen zu mildern, wurde in der vorliegenden Studie die Variable *„Verwirklichung der zu erwartenden sozialen Entwicklung"* eingeführt und bei allen Patienten beurteilt. Diese Variable erfaßt krankheitsbedingte Veränderungen und Einschränkungen im sozialen Leben, unabhängig von beruflicher Tätigkeit, sozialer Stellung und soziodemographischen Gegebenheiten, und läßt sich für alle untersuchten Patienten bestimmen. Auch diese Beurteilung läßt sich nicht aufgrund formalisierter Kriterien durchführen, sondern bedarf einer individuellen Analyse durch einen fachlich geschulten und erfahrenen Untersucher. *Der Untersucher beurteilte mit der Variablen „Verwirklichung der erwarteten sozialen Entwicklung", ob die aufgrund der persönlichen Voraussetzungen des Patienten, seiner Herkunftsschicht, seiner schulischen und beruflichen Ausbildung, seines sozialen Umfeldes und familiärer Interaktionen zu erwartende soziale Entwicklung verwirklicht werden konnte oder nicht.* Die soziale Entwicklung beschränkt sich also in diesem Sinne nicht nur auf den beruflichen oder sozialen Status, sondern reicht darüber hinaus auch in den Bereich der Erfüllung familiärer Rollen. So erfüllt eine Hausfrau und Mutter nicht die zu erwartende soziale Entwicklung, wenn sie irgendwann nach dem Beginn der Erkrankung nicht mehr in der Lage ist, den Haushalt zu führen, die Kinder zu

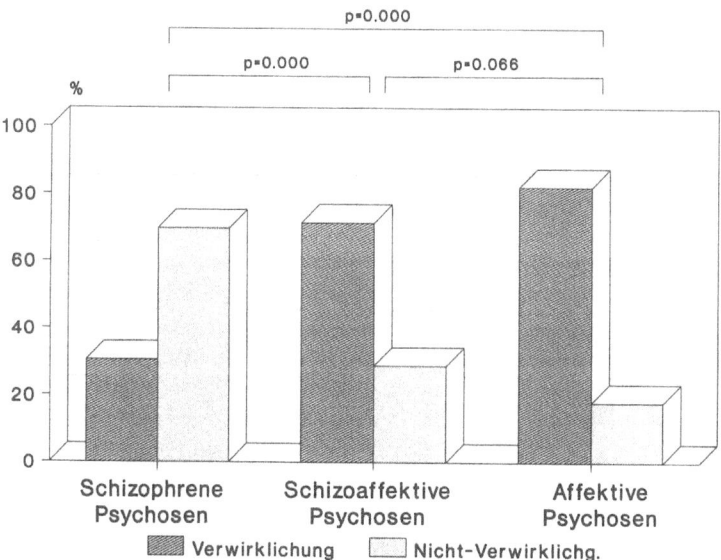

Abb. 3.12. „Verwirklichung" bzw. „Nicht-Verwirklichung der erwarteten sozialen Entwicklung" bei schizophrenen, schizoaffektiven und affektiven Psychosen

versorgen oder mit Kindern und Enkelkindern adäquat zu interagieren. Ein anderes – reales – Beispiel für die Nicht-Verwirklichung der zu erwartenden sozialen Entwicklung ist ein Arzt, der auch im Alter von 64 Jahren noch als Assistent in einer kleinen Kurklinik tätig war.

Die Mehrzahl der affektiven Patienten konnte die zu erwartende soziale Entwicklung trotz der bestehenden Erkrankung erfüllen (82.1%; Abb. 3.12), bei den schizophrenen Patienten erreichten im Gegensatz dazu jedoch nur 30.4% der Patienten dieses Ziel. Die schizoaffektiven Patienten belegten mit 71.3% auch hier eine Mittelposition. Es bestand ein signifikanter Unterschied zwischen den schizophrenen Patienten und den Patienten der beiden anderen Diagnose-Gruppen, während sich affektive und schizoaffektive Patienten nicht signifikant unterschieden.

3.4.7 Autarkie und Autarkie-Beeinträchtigung

3.4.7.1 Methodische und definitorische Vorbemerkungen

Neben den Konsequenzen der psychischen Erkrankung im sozialen und vor allem im beruflichen Bereich spielen Veränderungen im persönlichen Bereich, die sich in Form der Wohnsituation bzw. der Lebensumstände ausdrücken, eine wichtige Rolle bei der Beurteilung des Zustandes zum Zeitpunkt der Nachuntersuchung. Die Lebens- und Wohnsituation kann nicht formalistisch nur über den Familienstand oder über ein ähnliches eindimensionales Merkmal erfaßt werden, es spielen hier vielmehr verschiedene Faktoren zusammen. In der vorliegenden Studie wurden verschiedene Arten der Lebens- und Wohnsituation auf einer annähernd hierarchisch gegliederten Skala erfaßt. Diese Skala umfaßte das gesamte Spektrum möglicher Lebens- und Wohnsituationen von der aktiven Versorgung einer eigenen Familie bis hin zu einer dauernden Unterbringung in einer psychiatrischen Klinik. Grundlage der Einteilung waren verschiedene Ebenen (Tabelle 3.16).

Auf der *ersten Ebene* wurde bestimmt, inwieweit ein Patient eine *aktive Versorgungsfunktion* für sich bzw. für andere Mitglieder seines Haushaltes auszuüben imstande war. Unter einer aktiven Versorgerfunktion war in diesem Zusammenhang zu verstehen:

- Bezahlte Erwerbstätigkeit im Rahmen der Möglichkeiten, die durch Geschlecht, Herkunft, Ausbildung etc. vorgegeben sind.
- Hausfrauentätigkeit (Bewältigung der Haushaltstätigkeit, Versorgung von Kindern u.ä.).
- Bei Patienten, die aufgrund ihres Alters nicht mehr berufstätig waren, wurde auch dann eine Versorgerfunktion angenommen, wenn die Patienten in einer ihrem Alter entsprechenden Weise zur Versorgung der Familie beitrugen.
- Bei Patienten, die alleine in einem eigenen Haushalt lebten, wurde unter einer aktiven Versorgungsfunktion eine *aktive Eigenversorgung* verstanden: Der Patient sollte im Rahmen seiner durch Alter, Herkunft und Ausbildung vorgegebenen Möglichkeiten einer bezahlten Berufstätigkeit nachgehen und

Tabelle 3.16. Schema der Autarkieebenen

Funktion	Wohnsituation	Haushaltsmitglieder	
Mit Versorgerfunktion	eigener Haushalt	mit Partner	mit Kindern
			ohne Kinder
		ohne Partner	
	zusammen mit Eltern		
	zusammen mit Geschwistern		
Ohne Versorgerfunktion	eigener Haushalt	mit Partner	mit Kindern
			ohne Kinder
		ohne Partner	
	bei Eltern		
	zusammen mit Geschwistern		
	Pflegende Einrichtung (nicht augfrund der psychischen Erkrankung)		
	Psychiatrische Behandlungseinrichtung		

damit das für seine eigene Versorgung notwendige Einkommen erwirtschaften *und* für seine täglichen Bedürfnisse (Nahrung, Pflege von Kleidung etc.) sorgen können, ohne auf regelmäßige Hilfe von anderen (Eltern, Kinder, soziale Dienste) angewiesen zu sein.

Auf der *zweiten Ebene* wurde die *Wohnsituation* erfaßt, d. h. ob der Patient *extramural* leben konnte oder *intramural* in einer psychiatrischen Behandlungseinrichtung bzw. einer pflegenden Einrichtung auf Dauer untergebracht sein mußte. Der extramural lebende Patient konnte entweder in einem eigenen Haushalt leben oder in einem Haushalt mit den Mitgliedern seiner Primärfamilie (Eltern, Geschwister). Als dauernd in einer psychiatrischen Behandlungseinrichtung bzw. in einer pflegenden Einrichtung untergebracht wurden diejenigen Patienten angesehen, die zum Zeitpunkt der Nachuntersuchung *für mindestens drei Jahre* in einer solchen Einrichtung untergebracht waren (s. Kap. 7). Für die Patienten, die sich kürzer in einer solchen Einrichtung aufhielten, wurde der Zustand vor Beginn dieses Aufenthaltes berücksichtigt.

Auf der *dritten Ebene* wurde für die extramural lebenden Patienten erfaßt, *welche Personen mit ihnen zusammen in dem entsprechenden Haushalt lebten* (Partner und/ oder Kinder, Eltern, Geschwister). In die Rubrik „Versorgerfunktion, zusammen mit Partner und Kindern" wurden auch die Patienten eingruppiert, deren Partner verstorben war, die jedoch weiterhin eine Versorgerfunktion für Kinder in einem eigenen Haushalt ausübten.

Durch Kombination dieser drei Ebenen (Versorgerfunktion, Wohnsituation, Haushaltsmitglieder) entstanden 12 unterschiedliche Typen der Lebens- und Wohnsituation (Tabelle 3.17), die sich weitestgehend hierarchisch im Sinne eines abnehmenden Autarkiestatus gliedern lassen. Dabei kommt der bestehenden

Tabelle 3.17. Lebens- und Wohnsituation zum Zeitpunkt der Nachuntersuchung

	Schizo-phrene Psychosen (n = 148)	Schizo-affektive Psychosen (n = 101)	Affektive Psychosen (n = 106)
Mit Versorgerfunktion			
Zusammen mit Partner und Kindern, Versorgerfunktion	16 (10.8%)	22 (21.8%)	23 (21.7%)
Zusammen mit Partner, ohne Kinder, Versorgerfunktion	11 (7.4%)	29 (28.8%)	29 (27.4%)
Alleine lebend, Eigenversorgung	29 (19.6%)	16 (15.8%)	25 (23.6%)
Bei den Eltern lebend, weitestgehende Eigenversorgung	3 (2.0%)	2 (2.0%)	–
Zusammen mit Geschwistern, weitestgehende Eigenversorgung	–	2 (2.0%)	–
Keine Versorgerfunktion			
Zusammen mit Partner und Kindern, keine Versorgerfunktion	9 (6.1%)	4 (4.0%)	4 (3.8%)
Zusammen mit Partner, ohne Kinder, keine Versorgerfunktion	5 (3.4%)	6 (5.9%)	6 (5.7%)
Alleine lebend, überwiegend versorgt von anderen	8 (5.4%)	3 (3.0%)	2 (1.9%)
Bei den Eltern lebend, überwiegend versorgt	16 (10.8%)	3 (3.0%)	1 (0.9%)
Zusammen mit Geschwistern, überwiegend versorgt	3 (2.0%)	4 (4.0%)	5 (4.7%)
Dauernd in pflegender Einrichtung	13 (8.8%)	8 (7.9%)	10 (9.4%)
Dauernd in psychiatrischer Behandlungseinrichtung	35 (23.6%)	2 (2.0%)	1 (0.9%)

Signifikanzen (X^2-Test):
Schizophrene vs. Schizoaffektive Psychosen: $X^2=51.93$ df=11 p=0.000**
Schizoaffektive vs. Affektive Psychosen: $X^2= 5.78$ df=11 p=0.888
Schizophrene vs. Affektive Psychosen: $X^2=60.72$ df=11 p=0.000**
** $p<0.01$.

Versorgerfunktion zunächst die entscheidende Bedeutung zur Kategorisierung der einzelnen Typen zu. Zur Einordnung der einzelnen Patienten in diese Typen der Lebens- und Wohnsituation wurden sämtliche vorhandenen Informationen herangezogen, einschließlich der Beobachtungen des Untersuchers bei der Nachuntersuchung und seinem Eindruck von der Wohn- und Lebenssituation.

Tabelle 3.18. Autarkiestatus am Ende der Beobachtungszeit (ohne Patienten, bei denen die Autarkie aus krankheitsfremden Gründen beeinträchtigt war)

	Schizo-phrene Psychosen (n=144)	Schizo-affektive Psychosen (n= 91)	Affektive Psychosen (n= 83)
Autark	59 (41.0%)	71 (78.0%)	77 (92.8%)
Aufgrund der psychischen Erkrankung nicht autark, aber extramural lebend	50 (34.7%)	18 (19.8%)	5 (6.0%)
Dauerhospitalisiert	35 (24.3%)	2 (2.2%)	1 (1.2%)

Signifikanzen (X^2-Test):
Schizophrene vs. Schizoaffektive Psychosen: $X^2=35.45$ df=2 p=0.000**.
Schizoaffektive vs. Affektive Psychosen: $X^2= 7.57$ df=2 p=0.023*.
Schizophrene vs. Affektive Psychosen: $X^2=59.19$ df=2 p=0.000**.
* $p<0.05$. ** $p<0.01$.

Aus Gründen der Übersichtlichkeit und der Vergleichbarkeit der einzelnen Diagnose-Gruppen untereinander wurden diese 12 Typen in 3 Gruppen zusammengefaßt (Tabelle 3.18).

Dabei wurden diejenigen Patienten, die entweder für sich und/oder für andere Familienmitglieder (Partner, Kinder etc.) eine aktive Versorgerfunktion hatten, als *autark* bezeichnet. Pragmatisch gesehen stellt *Autarkie die Fähigkeit dar, sich selbst und die von ihm abhängigen Familienmitglieder zu versorgen*. Die Patienten, die diese Definition nicht erfüllten, wurden als *nicht-autark* bezeichnet (Marneros et al. 1990f). Diese Beeinträchtigung der Autarkie konnte sowohl auf Gründen beruhen, die in der psychischen Erkrankung lagen, als auch auf davon unabhängigen Faktoren, insbesondere auf somatischen Erkrankungen oder sehr hohem Alter. Die Patienten, die eine Beeinträchtigung des Autarkiestatus unabhängig von der psychischen Erkrankung aufwiesen, wurden in einer eigenen Gruppe kategorisiert. Ebenfalls in einer eigenen Gruppe wurden die Patienten zusammengefaßt, die aufgrund ihrer psychischen Erkrankung am Ende der Beobachtungszeit für mehr als drei Jahre in einer psychiatrischen Behandlungseinrichtung untergebracht waren (psychiatrisches Krankenhaus, betreute Wohngemeinschaft, psychiatrisches Pflegeheim u.ä.).

3.4.7.2 Lebens- und Wohnsituation und Autarkiestatus am Ende der Beobachtungszeit

Die Lebens- und Wohnsituation bzw. der Autarkiestatus am Ende der Beobachtungszeit unterschied sich signifikant zwischen den schizophrenen Patienten und den beiden anderen Diagnose-Gruppen (Tabellen 3.17 und 3.18).

In der Gruppe der schizophrenen Patienten waren zum Zeitpunkt der Nachuntersuchung 35 Patienten (23.6%; Tabelle 3.17) dauerhospitalisiert, aber nur zwei schizoaffektive Patienten und ein affektiver Patient (vgl. Kap. 7). Dagegen fanden sich nur 16 schizophrene Patienten (10.8%), die zusammen mit ihrem Partner und Kindern in einem eigenen Haushalt lebten und dabei Versorgerfunktion ausübten, weitere 11 schizophrene Patienten (7.4%) lebten ohne Kinder zusammen mit einem Partner und hatten dabei eine Versorgerfunktion inne. Dagegen übte die Hälfte der schizoaffektiven Patienten (50.5%) eine Versorgerfunktion aus und lebte zusammen mit einem Partner und/oder Kindern, gleiches galt für die affektiven Patienten (49.0%; Tabelle 3.17). Schizoaffektive und affektive Patienten unterschieden sich nicht signifikant voneinander.

Der Ausschluß derjenigen Patienten, die aus krankheitsfremden Gründen am Ende der Beobachtungszeit nicht autark waren, verdeutlicht die Unterschiede zwischen den drei Diagnose-Gruppen. In der Gruppe der affektiven Patienten gab es 23 Patienten, die zum entsprechenden Zeitpunkt nicht-autark waren aus Gründen, die nicht mit der psychischen Erkrankung zusammenhingen. Dabei handelte es sich in der Regel um alte, oft körperlich kranke Menschen, die deshalb auf die Hilfe anderer angewiesen waren. Bei den beiden anderen Diagnose-Gruppen war diese Gruppe kleiner (9,9% der schizoaffektiven, 2.7% der schizophrenen Patienten). 92.8% der somit bezüglich ihres Autarkiestatus beurteilbaren affektiven Patienten lebten am Ende der Beobachtungszeit autark, 78% der schizoaffektiven und 41% der schizophrenen Patienten (Tabelle 3.18). Nicht-autark, aber weiterhin extramural lebten 34.7% der schizophrenen, 19.8% der schizoaffektiven und 6.0% der affektiven Patienten. Die hier beschriebenen Unterschiede im Autarkiestatus erklären sich nicht alleine aus der unterschiedlichen Zahl von Patienten mit persistierenden Alterationen in den drei Diagnose-Gruppen. In einem weiteren Schritt der Berechnungen wurden die Patienten mit persistierenden Alterationen getrennt von den Patienten ohne persistierende Alterationen (also mit Vollremission) bezüglich ihres Autarkiestatus untersucht. Die Verteilung der autarken, der nicht-autarken, aber extramural lebenden und der nicht-autarken und gleichzeitig dauerhospitalisierten Patienten bei den verbleibenden 135 schizophrenen, 45 schizoaffektiven und 26 affektiven Patienten mit persistierenden Alterationen zeigt Abb. 3.13.

Trotz persistierender Alterationen konnten die affektiven Patienten in mehr als drei Viertel der Fälle (76.9%) ihre Autarkie bewahren, dagegen gelang dies nur 37% der schizophrenen und 55.6% der schizoaffektiven Patienten. Bezogen auf die hier untersuchte Subgruppe mit persistierenden Alterationen mußte jeder vierte schizophrene Patient dauernd in einer psychiatrischen Behandlungseinrichtung untergebracht werden. Faktoren, die den Autarkiestatus beeinflußten, sind in Abschn. 6.3 dargestellt.

3.4.7.3 Autarkiestatus in Verbindung mit anderen Aspekten des „Ausgangs"

Für die schizophrenen und die schizoaffektiven Patienten wurde der Autarkiestatus in Beziehung zu anderen Ausgangsparametern gesetzt (Tabellen 3.19 und 3.20). Für

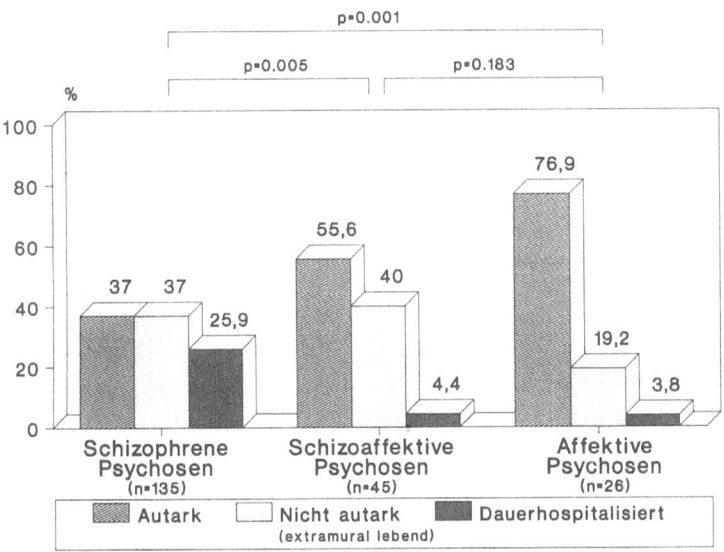

Abb. 3.13. Autarkie und Autarkiebeeinträchtigung bei Patienten mit persistierenden Alterationen (Patienten mit Vollremission und Patienten mit Beeinträchtigungen der Autarkie aus krankheitsfremden Gründen nicht berücksichtigt)

die affektiven Patienten war ein solcher statistischer Vergleich wegen der niedrigen Zahl der aus psychiatrischen Gründen nicht-autarken Patienten nicht sinnvoll.

Bei den *schizophrenen Psychosen* unterschieden sich die nicht-autarken, aber extramural lebenden Patienten und die dauerhospitalisierten Patienten untereinander nicht in bezug auf den psychopathologischen Ausgang nach den Kriterien Hubers und auf die phänomenologischen Konstellationen persistierender Alterationen (s. 3.3.1). Es zeigte sich lediglich eine Tendenz zu einer höheren Rate von charakteristischen Residuen (wie auch in der Studie von Huber et al. 1979) bzw. apathisch-paranoiden Syndromen bei den dauerhospitalisierten Patienten. Zu betonen bleibt jedoch, daß auch von den dauerhospitalisierten Patienten mehr als ein Drittel keine produktiv-psychotischen Symptome aufwies; bis auf einen handelte es sich bei diesen Patienten jeweils um Patienten mit einem Entleerungssyndrom. In der Gruppe der am Ende der Beobachtungszeit noch autarken Patienten überwogen das adynam-defizitäre Syndrom und das leichte asthenische Insuffizienzsyndrom. Aber auch in dieser Gruppe fanden sich insgesamt 13 schizophrene Patienten (26%), die eine produktiv-psychotische Symptomatik aufwiesen (Tabelle 3.19).

Bezüglich des psychosozialen Funktionsniveaus und der sozialen Behinderung fanden sich erwartungsgemäß hochsignifikante Unterschiede zwischen den drei untersuchten Gruppen, da in den Vergleich des Funktionsniveaus die Beeinträchtigung der Autarkie bzw. eine Dauerhospitalisierung bereits mit eingeht.

Bei den *schizoaffektiven Patienten* wiesen 50% der nicht-autarken Patienten (darunter auch die zwei dauerhospitalisierten Patienten) am Ende der Beobach-

Tabelle 3.19. Autarkiestatus und andere Aspekte des Ausganges bei schizophrenen Patienten mit persistierenden Alterationen

	Status am Ende der Beobachtungszeit					
	Autark (n=50)	p1	Nicht autark (n=50)	p2	Dauerhos-pitalisiert (n=35)	p3
Psychopathologischer „Ausgang"		*		–		**(1)
Uncharakteristisches Residuum	37 (74.0%)		24 (48.0%)		13 (37.1%)	
Charakteristisches Residuum	13 (26.0%)		26 (52.0%)		22 (62.9%)	
Phänomenologische Konstellationen		**		–		**(1)
Entleerungssyndrom	5 (10.0%)		14 (28.0%)		12 (34.3%)	
Apathisch-paranoides Syndrom (bzw. apathisch-halluzina-torisches Syndrom)	7 (14.0%)		23 (46.0%)		20 (57.1%)	
Adynam-defizitäres Syndrom	19 (38.0%)		10 (20.0%)		–	
Chronifzierte Psychose	6 (12.0%)		2 (4.0%)		2 (5.7%)	
Strukturverformung	3 (6.0%)		1 (2.0%)		1 (2.9%)	
Leichtes asthenisches Insuffizienzsyndrom	10 (20.0%)		–		–	
Psychosoziales Funktionsniveau (Global Assessment Scale, GAS)		**		**		**(1)
Leichte Einschränkungen (Score 71–90)	15 (30.0%)		2 (4.0%)		–	
Mäßige Einschränkungen (Score 51–70)	13 (26.0%)		4 (8.0%)		–	
Starke Einschränkungen (Score 31–50)	15 (30.0%)		11 (22.0%)		1 (2.9%)	
Extreme Einschränkungen (Score 0–30)	7 (14.0%)		33 (66.0%)		34 (97.1%)	
arithmet. Mittel	57.1	**	33.0	**	17.4	**(2)
Median	57.5	**	30.0	**	20.0	**(3)
Standardabweichung	18.3		16.1		7.5	
Soziale Behinderung (Globale Beurteilung nach WHO/DAS)		**		**		**(1)
Gute Anpassung (Score 0)	1 (2.0%)		–		–	
Befriedigende Anpassung (Score 1)	12 (24.0%)		1 (2.0%)		–	
Mäßige Anpassung (Score 2)	24 (48.0%)		3 (6.0%)		–	
Geringe Anpassung (Score 3)	11 (22.0%)		19 (38.0%)		–	
Schlechte Anpassung (Score 4)	2 (4.0%)		21 (42.0%)		16 (45.7%)	
Fehlende Anpassung (Score 5)	–		6 (12.0%)		19 (54.3%)	
arithm. Mittelwert	1.7	**	3.2	**	4.0	**(2)
Median	1.7	**	3.3	**	4.2	**(3)
Standardabweichung	0.86		1.0		0.6	

Statistische Vergleiche:
p1 Autarke Patienten vs. nicht-autarke Patienten. p2 Nicht-autarke Patienten vs. dauerhospi-talisierte Patienten. p3 Dauerhospitalisierte Patienten vs. autarke Patienten.
(1) X^2-Test. (2) t-Test. (3) Mann-Whitney U-Test.
– nicht signifikant. * $p < 0.05$. ** $p < 0.01$.

Tabelle 3.20. Autarkiestatus und andere Aspekte des Ausganges bei schizoaffektiven Patienten mit persistierenden Alterationen

	Status am Ende der Beobachtungszeit	
	Autark (n=25)	Nicht autark/ dauerhospi- talisiert (n=20)
Psychopathologischer „Ausgang"		p=0.090 (1)
Uncharakteristisches Residuum	24 (96.0%)	16 (80.0%)
Charakteristisches Residuum	1 (4.0%)	4 (20.0%)
Phänomenologische Konstellationen		p=0.031* (1)
Apathisch-paranoides Syndrom (bzw. apathisch-halluzina- torisches Syndrom)	1 (4.0%)	4 (20.0%)
Adynam-defizitäres Syndrom	5 (20.0%)	10 (50.0%)
Strukturverformung	1 (4.0%)	1 (5.0%)
Leichtes asthenisches Insuffizienzsyndrom	13 (52.0%)	3 (15.0%)
Chronifziertes subdepressives Syndrom	3 (12.0%)	–
Chronifziertes hyperthymes Syndrom	2 (8.0%)	2 (10.0%)
Psychosoziales Funktionsniveau (Global Assessment Scale, GAS)		p=0.002** (1)
Leichte Einschränkungen (Score 71–90)	10 (40.0%)	1 (5.0%)
Mäßige Einschränkungen (Score 51–70)	10 (40.0%)	5 (25.0%)
Starke Einschränkungen (Score 31–50)	5 (20.0%)	8 (40.0%)
Extreme Einschränkungen (Score 0–30)	–	6 (30.0%)
Soziale Behinderung (Globale Beurteilung nach WHO/DAS)		p=0.004** (1)
Gute Anpassung (Score 0)	4 (16.0%)	–
Befriedigende Anpassung (Score 1)	10 (40.0%)	2 (10.0%)
Mäßige Anpassung (Score 2)	10 (40.0%)	9 (45.0%)
Geringe Anpassung (Score 3)	–	1 (5.0%)
Schlechte Anpassung (Score 4)	1	8 (40.0%)
Fehlende Anpassung (Score 5)	–	–

(1) X^2-Test. * p < 0.05. ** p < 0.01.

tungszeit ein adynam-defizitäres Syndrom auf, während dieses Syndrom nur bei 20% der autarken Patienten zu beobachten war. In der autarken Gruppe standen Patienten mit einem leichten asthenischen Insuffizienzsyndrom ganz im Vordergrund. Bezüglich der Ausgangskriterien nach Huber fand sich bei den schizoaffektiven Psychosen kein signifikanter Unterschied, jedoch hinsichtlich des sozialen Funktionsniveaus (Tabelle 3.20).

3.4.7.4 Zusammenfassung und Bewertung der Befunde
zur Autarkie und Autarkie-Beeinträchtigung

Obwohl bei einer eng definierten Gruppe schizophrener Patienten bei der großen Mehrzahl der Fälle persistierende Alterationen in Form psychopathologischer Symptome, psychologischer Defizite und Einschränkungen der sozialen Interaktionen zu finden waren, zeigte es sich, daß Art und Intensität der Defizite sehr stark variieren. Bei einer beträchtlichen Zahl von schizophrenen Patienten mit einem langjährigen Verlauf hat – trotz vorhandener persistierender Alterationen – keine Beeinträchtigung der Autarkie stattgefunden. Diese Patienten hatten weiterhin eine Versorgerfunktion inne bzw. erfüllten ihre Rolle in einem Versorgersystem (z. B. innerhalb der Familie). Bei Patienten mit affektiven Psychosen war es sogar die Regel, daß die Fähigkeit, sich selbst bzw. abhängige Personen zu versorgen, erhalten blieb. Auch vier von fünf Patienten mit einer schizoaffektiven Psychose konnten nach einem langen Erkrankungsverlauf noch als autark bezeichnet werden.

Bei den schizophrenen Patienten zeigte sich eine starke Zunahme der Störung des globalen Funktionsniveaus und der Behinderung von den autarken über die nicht-autarken (aber weiterhin extramural lebenden) Patienten bis hin zu den dauerhospitalisierten Patienten. Bei der Interpretation dieser Befunde sollte allerdings berücksichtigt werden, daß es zwischen diesen Parametern Wechselbeziehungen gibt. Die mehr oder weniger ausgeprägte Inaktivität in einer psychiatrischen Behandlungseinrichtung sowie auch die fehlende Autarkie als solche spiegelte sich in dem Grad der Behinderung wider: Ausgeprägte Behinderung führt zu eingeschränkter Autarkie, diese wiederum zu einer ausgeprägten Behinderung. Auch kann das Erleben der Abhängigkeit und das über viele Jahre hinaus erlebte Versorgtwerden wiederum Inaktivität fördern. Über alle Mittelwerte und Durchschnittsbefunde hinaus können die Befunde der vorliegenden Studie auch die Bedeutung individueller Verläufe und der individuellen Wirkung supportiver sozialer Interaktionssysteme demonstrieren. Trotz schwerster oder schwerer Einschränkungen des Funktionsniveaus konnte die Mehrzahl der nicht-autarken Patienten außerhalb einer Klinik oder einer anderen Versorgungseinrichtung leben. Vergleicht man die verschiedenen Gruppen anhand der vorwiegend psychopathologisch orientierten Kriterien von Huber et al., so ist festzustellen, daß zwischen den extramural lebenden, nicht-autarken schizophrenen Patienten und den dauerhospitalisierten schizophrenen Patienten kein relevanter Unterschied bezüglich der Häufigkeit sogenannter charakteristischer schizophrener Residuen besteht. Dies zeigt, daß auch die Persistenz von psychopathologisch relativ charakteristischen schizophrenen Symptomen das extramurale Leben erlauben kann (Brown 1959; Brown et al. 1966; Marneros et al. 1990f; Möller u. von Zerssen 1986; Strauss u. Carpenter 1972). Bei jedem der untersuchten chronisch kranken Patienten zeigte sich trotz aller Kategorisierung eine sehr individuelle Gestaltung des Zusammenspiels zwischen psychopathologischen Alterationen und sozialem System, wie es auch von Goldman et al. (1981) beschrieben wurde.

Bezüglich des Autarkiestatus – so wie er in der vorliegenden Studie verstanden wird – gibt es in der Literatur kaum vergleichbare Angaben. In einigen Studien wurde zwar die Lebens- oder auch die Wohnsituation der Patienten erfaßt, eine

Verbindung dieser Situation mit dem Aspekt der Versorung bzw. des Versorgtwerdens fand jedoch dabei nicht statt. Die in der vorliegenden Studie angestellte Kategorisierung der Lebens- und Wohnsituation gründet sich auf Ansätzen, wie sie sich u.a. in der Arbeits- und Wohnachse von Ciompi et al. (1977) finden. Schubart et al. (1986) fanden bezüglich der Lebenssituation schizophrener Patienten im Alter zwischen 15 und 45 Jahren, daß fast die Hälfte der Patienten (42.9%) noch mit den Eltern zusammenwohnte, 31.4% alleine lebten und nur 20% mit einem Partner zusammenlebten. In der Bonn-Studie (Huber et al. 1979) lebten am Ende der Beoabachtungszeit 41.6% der Patienten zusammen mit einem Ehepartner und/oder eigenen Kindern, 16.7% lebten alleine. In der Münchener Studie von Möller u. von Zerssen (1986) wurde die Selbstversorgungsfähigkeit von schizophrenen Patienten untersucht: Nach der Selbsteinschätzung der Patienten war die Fähigkeit zur Selbstversorgung bei 55% der Patienten unbeeinträchtigt, nach der Einschätzung der Angehörigen betrug dieser Anteil nur 43%. In dem von Ciompi u. Müller (1976) untersuchten Kollektiv lebten 26.3% der Patienten in einem Familienmilieu und 12.5% alleine und selbständig. Zur Vergleichbarkeit dieser Befunde muß allerdings darauf hingwiesen werden, daß die Patienten bei der Nachuntersuchung bereits durchschnittlich 75 Jahre alt waren.

Für schizoaffektive und für affektive Psychosen liegen vergleichbare Angaben zur Lebens- und Wohnsituation nach einem langjährigen Erkrankungsverlauf nicht vor. Zumindest für affektive Psychosen scheint dies auch dadurch bedingt, daß persistierende Alterationen bei affektiven Patienten nur sehr selten so gravierend sind, daß sie die Autarkie beeinträchtigen, wie die Ergebnisse der vorliegenden Studie belegen konnten.

3.5 Variationsbreite des „Ausgangs"

Eine Schlußfolgerung aus den dargestellten Befunden bezüglich des „Ausgangs" ist, daß der *„Ausgang" der hier zur Diskussion stehenden Erkrankungen kein monolithisches Geschehen ist, sondern ein Phänomen mit vielen Gesichtern.*

Zu Beginn dieses Kapitels (s. Abschn. 3.1) wurde die Notwendigkeit beschrieben, den Begriff „Ausgang" differenziert anzuwenden. Statt pauschal muß der „Ausgang" einer Psychose durch die jeweiligen partiellen Aspekte erfaßt und beschrieben werden. Dabei machen unterschiedliche diagnostische Kriterien, unterschiedliche Definitionen der einzelnen Ausgangsaspekte und unterschiedliche Auswertungsinstrumente die verschiedenen international vorliegenden Studien schwer miteinander vergleichbar. Ein komplexer Ansatz bei der Erfassung des Ausgangs führt aber nicht nur zu teilweise gravierenden Unterschieden zwischen verschiedenen Studien, sondern bedingt auch relevante Unterschiede innerhalb des gleichen Kollektivs: Je enger der Begriff des „guten Ausgangs" gefaßt wird, desto geringer ist die Zahl der Psychosen, die einen solchen „guten Ausgang" haben. In der vorliegenden Studie wurden verschiedene, teilweise international angewendete und vergleichbare Instrumente zur Erfassung der verschiedenen Aspekte des Ausgangs eingesetzt.

Tabelle 3.21. Variationsbreite eines „guten Ausganges"

	Schizo-phrene Psychosen	Schizo-affektive Psychosen	Affektive Psychosen
Keine Einschränkungen des globalen Funktionsniveaus (GAS 91–100)	6.8%	50.5%	64.2%
Psychopathologische Vollremission	6.8%	50.5%	64.2%
Keine Einschränkung der sozialen Anpassung	7.4%	54.5%	64.2%
Verwirklichung der erwarteten sozialen Entwicklung	30.4%	71.3%	82.1%
Autark am Ende der Beobachtungszeit	41.0%	78.0%	92.8%

Der engste Begriff des „guten Ausgangs" ergibt sich bei der Anwendung der Global Assessment Scale (GAS; Spitzer et al. 1976). Mit dieser Skala wird sowohl das Vorhandensein oder Fehlen psychopathologischer Symptomatik als auch die soziale Anpassung erfaßt. Eine Zuordnung zur Kategorie „Ohne Störung des globalen Funktionsniveaus" (GAS-Score 91-100) bleibt deshalb denjenigen Patienten vorbehalten, die in beiden Bereichen keinerlei Einbußen zeigen. Bei der Anwendung dieses Kriteriums fand sich bei schizophrenen Psychosen kaum einmal ein „guter Ausgang", nämlich nur in 6.8% der Fälle. Bei schizoaffektiven und besonders bei affektiven Psychosen lag der Anteil der Patienten, die in diesem Sinne einen „guten Ausgang" hatten, zwar ganz deutlich darüber, es blieb jedoch bei beiden Psychoseformen ein Anteil zwischen der Hälfte bzw. einem Drittel der Patienten ohne „guten Ausgang" nach GAS (Tabelle 3.21).

Ein sehr viel günstigeres Bild bietet sich jedoch bei der Betrachtung der Autarkie als Kriterium des „Ausgangs„: Fast alle affektiven Patienten (93%) hatten keine Beeinträchtigung des Autarkiestatus, das gleiche gilt für 78% der schizoaffektiven Patienten. Von den schizophrenen Patienten waren 41% auch nach einem durchschnittlichen Krankheitsverlauf von 23 Jahren noch autark, d. h. sie konnten weiterhin für ihre eigenen Bedürfnisse und für die Bedürfnisse der von ihnen abhängigen Personen sorgen. Diese Quote war zwar deutlich geringer als die in den beiden anderen Diagnose-Gruppen, aber sie vermittelt ein bei weitem günstigeres Bild des Langzeitausgangs schizophrener Psychosen als dies bei Anwendung anderer, sehr eng gefaßter Ausgangskriterien der Fall ist.

Welche Aspekte bzw. Kriterien des Ausgangs im individuellen Fall die größte Relevanz besitzen, läßt sich sicher nicht generell bestimmen. Es hängt von der praktischen Relevanz und von der individuellen Konstellation ab, ob der Ausgang einer Psychose zu einem bestimmten Zeitpunkt im Verlauf als günstig oder weniger günstig eingeschätzt wird. Ein solches Problem läßt sich auch mit Hilfe operationalisierter Kriterien und Skalen nicht lösen. Prämorbide Konstellationen, Verlaufsaspekte, epochale und soziale Faktoren spielen hier mit hinein. Was die schizophrenen Psychosen angeht, sollten die hier vorgelegten Ergebnisse in keinem Fall Anlaß zu einem therapeutischen Nihilismus geben – auch dann nicht, wenn die Ergebnisse für die schizophrene Patientengruppe ungünstiger erscheinen mögen, als dies in anderen Studien mit einem breiten Schizophrenie-Begriff der Fall war. Im Gegenteil, die differenzierte Betrachtung des Ausgangs zeigt, daß im individuellen Fall der Ausgang zumindest in Teilaspekten günstig sein kann und daß die Ausnutzung aller therapeutischen und supportiven Möglichkeiten dazu wesentlich beitragen kann.

3.6 Der „Ausgang" von schizophrenen, schizoaffektiven und affektiven Psychosen im Vergleich

3.6.1 Der Ausgang der schizophrenen Psychosen

Die Untersuchungen von M. Bleuler (1972), Ciompi u. Müller (1976) und von Huber et al. (1979) stellen die drei großen deutschsprachigen Schizophrenie-Studien dar, mit denen die vorliegende Köln-Studie sowohl von der Population und der Beobachtungsdauer als auch vom Untersuchungsansatz her eine Reihe von Ähnlichkeiten aufweist. Stellt man diese Studien der vorliegenden Untersuchung gegenüber, so ist festzustellen, daß ein globaler Vegleich nur dann möglich ist, wenn die schizoaffektiven Psychosen als Schizophrenien klassifiziert und mit diesen gleichgestellt werden. Dafür gibt es jedoch heute keinen Anlaß mehr – im Gegenteil: Die Psychosenforschung hat gezeigt, daß schizoaffektive Psychosen unbedingt getrennt von „reinen schizophrenen" Psychosen untersucht werden müssen (Übersichten in Marneros 1989a; Marneros u. Tsuang 1986a, 1990).

Mit der wegweisenden Studie von M. Bleuler aus dem Jahr 1972 ist ein Vergleich arithmetischer und prozentualer Angaben aus der vorliegenden Untersuchung nur trendmäßig und global möglich: Die von großer klinischer Erfahrung gekennzeichneten Beschreibungen von M. Bleuler sind teilweise sehr allgemein. Vor allem die Typen der verschiedenen „Ausgänge" und ihre Abgrenzung voneinander, ihr Schweregrad und ihre Phänomenologie sind eher klinisch-intuitiv beschrieben als operational definiert. Bleuler berichtete, daß 30% der Schizophrenien in einer oder mehreren akuten Phasen verlaufen und wieder abheilen, daß 20% wellenförmig verlaufen mit einem Ausgang in leichte oder mittelschwere chronische Psychosen, 8% chronisch zu schwersten Psychosen verlaufen und daß bei 11% der schizophrenen Patienten andere Verlaufsformen vorkommen. Nicht nur die sehr breite diagnostische Konzeption der Bleulerschen Studie, in der auch die schizoaffektiven Psychosen involviert sind, sondern auch die Selektion der Patienten und wohl auch die Epoche der Untersuchung (Hospitalisierungen der 40er Jahre) haben einen Einfluß auf die Ergebnisse.

Mit der Lausanner Studie von Ciompi u. Müller (1976) ist die vorliegende Köln-Studie ebenfalls nur bedingt vergleichbar. Dies liegt vor allem an der sehr alten Population, die von Ciompi u. Müller untersucht wurde (durchschnittliches Alter der Patienten bei Nachuntersuchung 75 Jahre), und an der sehr breiten diagnostischen Konzeption. Unter den Patienten der Lausanner Studie waren bei Erstaufnahme mindestens 18% schizoaffektive und atypische Psychosen. Unter Berücksichtigung der Tatsache, daß es nach Angaben in der Literatur im Verlauf endogener Psychosen in 10–20% der Fälle zu einem Syndromwechsel kommt (Angst 1986a; Angst et al. 1978; Clark u. Mallett 1963; Coryell u. Winokur 1980; Cutting et al. 1978; Horgan 1981; Lee u. Murray 1988; Lewis u. Pietrowski 1954; Winokur 1974), muß man davon ausgehen, daß das in der Lausanner Studie untersuchte Kollektiv noch deutlich mehr schizoaffektive Psychosen enthalten muß. Es ist dann nicht verwunderlich, daß Ciompi u. Müller in bezug auf den langfristigen Ausgang eine viel günstigere Prognose als in der vorliegenden Studie fanden, nämlich Prognosezahlen, die in der Tendenz denen von Bleuler (1972) und Huber et al. (1979) gleichen: „Heilung" 26.6%, „leichter Endzustand" 22.1%, „mittelschwerer Endzustand" 23.9%, „schwerster Endzustand" 18%, kein stabiler „Endzustand" bei 5.9% und bei 3.5% ein unsicherer Ausgang (Kriterien nach Bleuler 1972).

Auf die Ähnlichkeiten und Differenzen zwischen der vorliegenden Köln-Studie und der Bonn-Studie von Huber et al. (1979) wurde wiederholt hingewiesen. Nach den dort angewendeten Kriterien hatten 22% der untersuchten schizophrenen Patienten eine „Vollremission", 43% ein „uncharakteristisches Residuum" und 35% ein „charakteristisches Residuum" (s. 3.2.6). Entsprechend günstig waren auch die sozialen Konsequenzen: Fast 39% der Patienten waren am Ende der Beobachtungszeit noch voll erwerbstätig auf dem früheren und fast 18% unterhalb des prämorbiden Niveaus. Es sei hier noch einmal betont, daß der wichtigste Unterschied in dem breiteren Schizophrenie-Begriff der Bonner Studie und der damit verbundenen Involvierung von mindestens 113 schizoaffektiven Patienten liegt (22.5% des Gesamtmaterials; Gross et al. 1986a).

Die Anwendung des weiten Schizophrenie-Begriffes von Huber et al. auf die mit der vorliegenden Studie untersuchten Psychosen führt dazu, daß dann die Befunde Hubers bezüglich des Ausgangs im großen und ganzen bestätigt werden können (Marneros et al. 1986a,c).

Auf Ähnlichkeiten und Unterschiede zu der Münchner Studie von Möller u. von Zerssen (1986) wurde ebenfalls bereits in den entsprechenden Kapiteln hingewiesen. In ihrer Studie fand sich insbesondere eine ähnliche Häufigkeit schizophrener Patienten, die ein gutes globales Funktionsniveau aufwiesen. Hinterhuber (1973) wendete ähnliche Kriterien und Definitionen wie Bleuler an und fand im Rahmen seiner Langzeitstudie über 3–4 Jahrzehnte an 144 schizophrenen Patienten (am Ende der Beobachtungszeit lebten noch 58 Patienten), daß 29% als „geheilt" angesehen werden konnten, 40% wiesen einen „leichten Defekt" bzw. einen „Fortbestand psychotischer Symptome bei erhaltener Persönlichkeit" auf und 31% zeigten einen schweren Defekt. Frauen hatten demnach häufiger einen schweren Defekt als Männer. Der „schwere Defekt" wurde als eine Störung beschrieben, bei der eine gleichmäßige Schädigung der Persönlichkeit mit hochgradiger Störung des Gedankenganges eine dauernde Pflegebedürftigkeit verlange (Hinterhuber 1973).

Die Annahme, daß es in den genannten deutschsprachigen Langzeitstudien aufgrund *breiter Definitionen* zu günstigeren Ergebnissen bezüglich des Ausgangs der Schizophrenie kommt, wird durch die internationale Literatur bestätigt. Untersuchungen mit engen Schizophrenie-Kriterien (Übersicht bei Stephens 1978 und Retterstöl 1987) konnten zeigen, daß ein umso schlechterer Ausgang festzustellen ist, je enger der Schizophrenie-Begriff gefaßt ist.

Eine Analyse der international vorliegenden Studien kann sicherlich nicht alle bis jetzt vorliegenden Arbeiten umfassen. Die Verlaufsstudien lassen sich global unterteilen in Kurzzeitstudien (Beobachtungsdauer bis 5 Jahre), Studien mit mittellanger Beobachtungszeit (5–10 Jahre) und Langzeitstudien (über 10 Jahre). Im folgenden sollen einige Hinweise zu Studien mit einer Mindest-Beobachtungsdauer von 5 Jahren gegeben werden. Faergeman (1963) untersuchte 23 schizophrene Patienten über einen Verlauf von 16–19 Jahren und fand darunter keinen einzigen Patienten, der vollständig remittierte. Allerdings muß dabei einschränkend betont werden, daß in diesem Fall die Diagnose retrospektiv gestellt und der Verlaufstyp mit in die Diagnose einbezogen wurde. Im Gegensatz dazu fand der gleiche Autor (Faergeman 1963) bei den sogenannten psychogenen Psychosen eine Remissionsquote von 70%. Ähnliche Unterschiede fanden auch andere skandinavische Autoren: Achté (1967) fand bei einem Verlauf von 15 Jahren nur bei 6% der schizophrenen Patienten eine Remission, im Gegensatz dazu bei den nicht gesicherten Schizophrenien in 46% und bei den sogenannten reaktiven Psychosen in 64%. Bei einer Gruppe von eng definierten schizophrenen Patienten, aber nach dem Kriterium „akuter Beginn" selektiert, fanden Noreik et al. (1967) nach einem Verlauf der Erkrankung von durchschnittlich 22 Jahren bei 16% eine Vollremission. Nur 7% Vollremissionen fand Beck (1968) nach einem Verlauf von 25–35 Jahren. Bei einer Unterscheidung zwischen – wie er es nennt – „Prozeßschizophrenie" und „Non-Prozeßschizophrenie" fand Stephens (1970) nach einem Verlauf von 12 Jahren eine Vollremission nur bei 6% der Patienten mit „Prozeßschizophrenie", aber bei 38% der „Non-Prozeßschizophrenie", bei Kombination der beiden 24% Vollremissionen. Bei einer kritischen Betrachtung dieser Studie muß angemerkt werden, daß eine „Non-Prozeßschizophrenie" wohl auch in die Kategorie schizoaffektiver oder anderer psychotischer Störungen gefaßt werden kann. Ichimiya et al. (1986) berichteten über den Ausgang von 129 „typischen schizophrenen Patienten" nach 20jährigem Krankheitsverlauf, ohne daß die diagnostischen Kriterien klar definiert wurden. 17% der Patienten wiesen eine vollständige soziale Remission auf. Das Material der Studie bestand jedoch vorwiegend aus langfristig hospitalisierten Patienten. Die Arbeiten von Marinow (1986) berücksichtigten 280 männliche schizophrene Patienten nach einem Verlauf von durchschnittlich 20 Jahren. Es wurde gefunden, daß die Hälfte der Patienten eine gute „Prognose" aufwies, womit vorwiegend eine „soziale Integration" gemeint war. Dieser Parameter erscheint jedoch insofern problematisch, als Patienten trotz vorhandener psychopathologischer Symptome in eine Gruppe der „guten Prognose" im Sinne der sozialen Integration mit aufgenommen wurden. Der Befund von Nyman u. Jonsson (1983), daß 27% von 95 untersuchten schizophrenen Patienten nach 6–9 Jahren einen „guten Ausgang" hatten, muß insofern relativiert werden, als die Autoren der Gruppe von Patienten mit „gutem Ausgang" auch solche mit leichten Symptomen oder/und leichten Beeinträchtigungen der Arbeitsfähigkeit oder/und leichten Störungen der sozialen Kontakte zuordneten. Berücksichtigte man in dieser Studie dagegen nur die volle berufliche Restitution, so reduzierte sich der Anteil der Patienten mit „gutem Ausgang" auf 7%. Ein wichtiger Aspekt dieser Studie war die positive Beziehung zwischen Erkrankungsdauer und sozialen Konsequenzen: Nach 2 Jahren waren 16% der Patienten aufgrund der psychiatrischen Erkrankung frühberentet, nach 5 Jahren 28% und am Ende der Beobachtungszeit 34%. Die Untersuchungen von Ogawa et al. (1987), die über 31% schizophrene Patienten ohne relevante psychopathologische Symptome nach 21–25 Jahren berichteten, sind mit der vorliegenden Köln-Studie insofern nicht direkt vergleichbar, als ein sehr breiter und unscharfer Ausgangsbegriff benutzt wurde. Im Rahmen der IPSS der WHO fanden Prudo u. Munroe-Blum (1987), daß bei 19% der schizophrenen Patienten der symptomatologische Ausgang als „gut" bezeichnet werden konnte. Die Autoren betonten jedoch, daß viele der Patienten mit einem „guten Ausgang" trotzdem psychopathologische Auffälligkeiten bzw. soziale Behinderungen hatten. Im Rahmen der Iowa-Langzeitstudie haben Tsuang u. Winokur (1975) die diagnostischen Kriterien von Feighner angewendet, die nicht als enge Kriterien angesehen werden können. Die Autoren fanden eine Vollremission bei 19% der Patienten nach einem Verlauf von 30–40 Jahren. In einer Reihe von Veröffentlichungen berichteten Bland u. Orn (1978, 1979, 1980) über eine Nachuntersuchung von 45 Patienten mit einer Erkrankungsdauer von 14 Jahren. Die Patienten sollten mindestens Schneiderschen Definitionen, Feighner-Kriterien oder NHSI-Definitionen der Schizophrenie entsprechen. Die Autoren fanden jedoch auch in diesem breit definierten Kollektiv nur 16% Patienten ohne Behinderung.

Auch bei mittellangen Studien mit einer Beobachtungszeit von mehr als 5 und weniger als 10 Jahren ist der Ausgang abhängig von den Kriterien, die angewendet worden sind: Nach einer durchschnittlichen Katamnesendauer von 6–10 Jahren fand Langfeldt (1937), daß nur 17% der nach engeren Kriterien definierten schizophrenen Patienten eine Vollremission aufwiesen. In der Arbeit von Astrup u. Noreik (1966) mit einer Beobachtungszeit von durchschnittlich 9 Jahren und Anwendung enger diagnostischer Kriterien wurde nur bei 6% eine Vollremission gefunden. 8% Vollremissionen fand Hastings (1958) unter 246 schizophrenen Patienten nach einem Verlauf von 6–12 Jahren. Bei 47 breit diagnostizierten schizophrenen Patienten (ICD-8) fanden Fähndrich u. Richter (1986), daß bei 72% der Patienten nach 5jährigem Verlauf ein chronifizierter Zustand erreicht wurde. Die dabei angewendete Definition der „Chronifizierung" erlaubt kaum einen Vergleich mit der vorliegenden Studie, da sie viel breiter ist als entsprechende GAS-, DAS- oder Huber-Kriterien. Interessant jedoch ist die Tatsache, daß sich in dieser Population neben dem apathischen Syndrom des AMDP-Systems (Arbeitsgemeinschaft für Methodik und Dokumentation in der Psychiatrie 1981) auch ein depressives Syndrom häufiger bei den chronifizierten Patienten zeigte. Darin zeigte sich eine gewisse Ähnlichkeit mit dem Befund der Köln-Studie, daß „einfache Depressivität" kein Prädiktor eines guten Ausganges ist (Marneros et al. 1986c, 1989g; s. auch Kap. 6). Die Feststellung von Johnstone et al. (1984), daß unter 66 Patienten mit schizophrenen Psychosen 5–9 Jahre nach der Entlassung noch 50% psychotische Symptome hatten, korrespondiert mit den hier dargestellten Befunden bezüglich des psychopathologischen Ausgangs.

Die Schizophrenie-Studien der WHO konnten zeigen, in welchem Maße der Ausgang schizophrener Psychosen auch von ethnischen und transkulturellen Aspekten abhängig ist (Sartorius et al. 1986). Dieses Phänomen ist jedoch unter dem

Aspekt der Multidimensionalität des Ausganges, der Ansprüche der jeweiligen Gesellschaften und des Individuums, aber auch unter dem Aspekt der verschiedenen Erfassungsmöglichkeiten kritisch zu betrachten. Es ist in dieser Hinsicht weitgehend der in die gleiche Richtung gehenden kritischen Einstellung von Lin u. Kleinmann (1988) zuzustimmen, die sich auf verschiedene Studien aus Mikronesien, Sri Lanka, Hongkong und China, aber auch aus Japan und anderen asiatischen, afrikanischen und lateinamerikanischen Ländern beziehen. Die Untersuchungen von Murphy u. Raman (1971) und die von Waxler (1979) in Sri Lanka zeigten einen sehr hohen Prozentsatz von Rezidivfreiheit auch nach längerer Katamnese. Weniger günstige Ergebnisse fanden sich bei Kulhara u. Wig (1978) für den Nordwesten von Indien. Untersuchungen bei Chinesen im industrialisierten Hongkong (Lo und Lo 1987) zeigten schlechtere Ergebnisse als andere chinesische Untersuchungen (Hsia 1958; Tsoi et al. 1985).

Eine vollständige Aufzählung der Literatur über den Ausgang der Schizophrenien mit allen ihren divergierenden Angaben bezüglich Definition, Population, Methodik, Studiendesign etc. würde den Rahmen dieser Darstellung sprengen. Für ergänzende Informationen soll deshalb auf entsprechende Übersichtsarbeiten verwiesen werden (Angst 1988a; Harding 1988; Kendell 1988; McGlashan 1988; Möller u. von Zerssen 1986; Retterstoel 1987; Stephens 1978; Westermeyer u. Harrow 1988).

Über die arithmetischen Angaben und prozentualen Verteilungen hinaus ist es wichtig, folgendes festzuhalten: Der Ausgang der schizophrenen Psychosen ist, wie der Ausgang anderer Psychoseformen, kein monolithisches Geschehen. Viele Aspekte gehören zur Beurteilung des „Ausgangs". Es wurde schon darauf hingewiesen, daß je nach betrachtetem Teilaspekt der gute „Ausgang" der schizophrenen Patienten der Köln-Studie zwischen 7% und 41% pendelt: 7% bezüglich partieller Beeinträchtigungen, 41% bezogen auf die Erhaltung der Vollautarkie. Trotz dieser Variation des Ausgangs kann davon ausgegangen werden, daß die schlechtere Prognose der schizophrenen Psychosen im Vergleich zu anderen diagnostischen Gruppen gesichert und gut belegt ist (Westermeyer u. Harrow 1988). Es ist auch festzuhalten, daß der „Ausgang" schizophrener Psychosen sehr heterogen ist: Er reicht von absoluter Symptomfreiheit über geringgradige psychologische Defizite, schwergradige Residualzustände, chronifizierte psychotische produktive Symptome, Verformung der Persönlichkeit bis hin zu völliger Inaktivität (M. Bleuler 1972; Ciompi u. Müller 1976; Harding u. Strauss 1985; Harrow et al. 1978; Hinterhuber 1973; Huber et al. 1979; Janzarik 1968; Levenstein et al. 1966; McGlashan 1984; Tsuang et al. 1979). Es ist auch Westermeyer u. Harrow (1988) zuzustimmen, wenn sie bei einer Würdigung der entsprechenden Literatur zu der Schlußfolgerung kommen, daß die Langzeitstudien über die Schizophrenie zeigen, daß nur eine Minorität von schizophrenen Patienten (um 10–25%) völlig asymptomatisch bleiben. Es ist den beiden zitierten Autoren auch in ihrer Schlußfolgerung zuzustimmen, daß nämlich die Majorität der schizophrenen Patienten (50–75%) große Beeinträchtigungen im beruflichen und sozialen Leben erleiden.

3.6.2 Der Ausgang der affektiven Psychosen

Es ist Angst (1988b) darin zuzustimmen, daß die Erfassung residualer Symptome bei affektiven Störungen noch nicht systematisch durchgeführt wurde. Die Übersicht der Literatur zeigt jedoch, daß der Ausgang der affektiven Psychosen schlechter ist als ursprünglich angenommen (Angst 1987a; Goodwin u. Jamison 1990). Wie schon in Abschn. 3.1.1 dargestellt wurde, nahm die Diskussion über einen eher ungünstigen Ausgang affektiver Psychosen eine ganz andere Richtung als bei den schizophrenen Psychosen. Ein ungünstiger Ausgang affektiver Psychosen wurde in der Regel als „Chronifizierung" beschrieben (Angst 1987a; Goodwin u. Jamison 1990; Laux 1986a; Marneros u. Deister 1990a). Was man jedoch unter dem Begriff „chronische Depression" bzw. „chronifizierte Depression" zu verstehen hat, wurde bis heute nicht einheitlich definiert. Diese definitorische Uneinheitlichkeit ist einer der wesentlichen Gründe dafür, daß der Vergleich zwischen den einzelnen Studien sehr erschwert ist (Angst 1987a; Goodwin u. Jamison 1990; Keller u. Shapiro 1981; Marneros u. Deister 1990a; Pichot 1974; Scott 1988). Die Definition der „Chronifizierung" ist von Autor zu Autor unterschiedlich und oft nur negativ gefaßt („chronisch behindert", „nicht frei von Symptomen", „keine soziale Remission", „arbeitsunfähig"; Angst 1987a). Bei der Definition der Chronifizierung wurden ganz unterschiedliche Parameter berücksichtigt, so etwa Phasendauer, Phasenhäufigkeit (Laux 1986a), die Persistenz von psychopathologischen Symptomen (z. B. Huber et al. 1969; Klages 1967), aber auch die sozialen Konsequenzen der Erkrankung (wie etwa bei Bothwell u. Weissman 1977). Sogar Organizität oder Syndromshift in Richtung Schizophrenie oder schizoaffektive Psychose wurde von einigen Autoren als definitorisches Merkmal der Chronifizierung angesehen (Lee u. Murray 1988). Im Laufe der Zeit setzte sich als Definition der Chronifizierung eine Minimaldauer von zwei Jahren durch (American Psychiatric Association 1987;, Angst 1987a;, Garvey et al. 1986;, Guensberger u. Fleischer 1972).

Wir haben andernorts den Begriff chronische Depression oder chronifizierte Depression als fragwürdig und problematisch bezeichnet (Marneros u. Deister 1990a). Wenn man diesen Begriff beibehalten will, dann muß man wohl den Weg der psychopathologischen Konsequenz gehen und als „chronische Depression" diejenige langandauernde depressive Episode bezeichnen, die bestimmte psychopathologische Kriterien erfüllt, wie etwa die Kriterien einer endogenen Depression, des melancholischen Subtypes der Major Depression oder die irgendeines entsprechenden Konzeptes. Es sollen ja die kriteriologischen Merkmale einer bestimmten psychopathologischen Konstellation erfüllt sein und nicht jede Adynamie, jedes hypochondrische Verhaltensmuster, jede Mißstimmung oder leichte rhythmologische Veränderungen als chronische Depression bezeichnet werden können. Wird als „chronische Depression" aber eine prolongierte melancholische Phase bezeichnet, die über mehrere Jahre andauert, dann ist eine solche chronifizierte Depression tatsächlich eine Rarität. Benutzt man dagegen andere kriteriologische Merkmale für Chronizität, wie etwa die oben erwähnten (Adynamie, hypochondrische Verhaltensmuster etc.), dann ist die so definierte chronische Depression kein seltenes, sondern sogar ein vergleichsweise häufiges Phänomen.

Die Vergleichbarkeit des Ausgangs affektiver Psychosen wird zusätzlich durch die Verschiedenartigkeit der Studienansätze erschwert. Prospektive Studien haben den Mangel einer relativ kurzen Beobachtungszeit, während retrospektive Studien mit den bekannten Schwierigkeiten, die jede retrospektive Studie in der Psychiatrie begleiten, zu kämpfen haben. Gerade der Verlauf der affektiven Psychosen verlangt aber eine viel längere Beobachtungszeit, da der Beginn persistierender Alterationen relativ spät liegt, wie in Abschn. 3.2.2 gezeigt werden konnte.

Die Häufigkeit einer chronischen Depression bzw. von persistierenden Alterationen wird bei affektiven Psychosen in der Literatur zwischen 1% (Winokur u. Morrison 1973) und 77% (Berti Ceroni et al. 1984) angegeben. Zwischen diesen beiden extremen Befunden finden sich ziemlich alle Prozentangaben ebenfalls vertreten (Angst 1987a; Goodwin u. Jamison 1990). Die Untersuchungen von Wertham (1929) bei 2000 bipolaren Patienten zeigten eine Chronizität von 0.8%. Dieser Befund bezieht sich jedoch auf Patienten, die mehr als 5 Jahre hospitalisiert waren. In einer prospektiven Studie über 15–20 Jahre fand Angst eine Chronizität, die als eine über mindestens 2 Jahre bestehende Symptomatik definiert war, bei 14% der unipolaren und 12% der bipolar affektiven Patienten (Angst 1985, 1988). Ciompi (1973) fand eine Chronifizierung bei 20% der unipolar depressiven Patienten, Kinkelin (1954) in 14%, Bratfos u. Haug (1968) in 23%, und Morrisson et al. (1973) gaben 20% an (vgl. Angst 1988b). Auch für bipolare Patienten variieren die Angaben stark, so zwischen 4% (Stenstedt 1952) und 39% (Kinkelin 1954). Tsuang et al. (1979) fanden im Rahmen der Iowa-500-Studie nach einem 35jährigen Verlauf bei 100 bipolaren affektiven Psychosen, daß 64% der Patienten keine Beeinträchtigung hatten; ein Befund, der den Ergebnissen der Köln-Studie sehr ähnlich ist.

Die Angaben über die Häufigkeit von Störungen der sozialen Anpassung bzw. sozialer Behinderung bei affektiven Psychosen liegen eher etwas höher. Angst kam in einer Übersichtarbeit (1987a) zu dem Fazit, daß die Hälfte bis ein Drittel der Patienten mit affektiven Psychosen sozial nicht vollständig remittierte (vgl. auch Bratfos u. Haug 1964; Carlson et al. 1974; Cassano u. Maggini 1983; Lehmann 1988; Scott 1988; Wittchen u. von Zerssen 1988 u.a.). Die Häufigkeit, mit der persistierende Alterationen bei affektiven Psychosen in der vorliegenden Studie gefunden wurden (36%), bestätigt diese Auffassung. Sie befindet sich auch in Übereinstimmung mit dem Resultat der Auswertung der Literatur, zu dem Goodwin u. Jamison (1990) in ihrem monumentalen Werk über manisch-depressive Erkrankungen gekommen sind: Bei Verlaufsuntersuchungen mit einer Gesamtdauer von über 12 Jahren fanden sich bei 25% der Patienten mit affektiven Erkrankungen persistierende Alterationen.

Die Ergebnisse von Untersuchungen bezüglich persistierender Alterationen bei Patienten mit affektiven Psychosen, die einen Krankheitsverlauf von weniger als 10 Jahren berücksichtigen, sind unseres Erachtens angreifbar: Der Beginn persistierender Alterationen bei affektiven Psychosen scheint deutlich über dem 5. Erkrankungsjahr und in der Nähe des 10. Erkrankungsjahres zu liegen. Unter diesem Aspekt sollten Untersuchungen, die einen kürzeren Zeitraum betrachten, so etwa die NIMH-Collaborative Studie (Coryell et al. 1989; Keller et al. 1986), noch nicht als abgeschlossen betrachtet werden.

Tabelle 3.22. Häufigkeit der „chronifzierten Depression" im Material der Köln-Studie nach verschiedenen Definitionsansätzen (Affektive Psychosen, n=106)

Dauer der gegenwärtigen Episode mindestens 2 Jahre	1 (1%)
Im Verlauf mehr als 5 Episoden	35 (33%)
Kumulative Hospitalisationsdauer länger als 1 Jahr	38 (36%)
Gesamtkrankheitsdauer länger als 10 Jahre	69 (65%)
Alle vier Definitionen sind gleichzeitig erfüllt	1 (1%)
Mindestens drei der Definitionen sind erfüllt	27 (25%)
Mindestens zwei der Definitionen sind erfüllt	41 (39%)
Nur eine der Definitionen ist erfüllt	76 (72%)

An dem untersuchten Kollektiv der vorliegenden Studie läßt sich eindrucksvoll demonstrieren, wie stark die Häufigkeit persistierender Alterationen (bzw. chronischer Depression) von der angewandten Definition abhängt (Tabelle 3.22): Eine Episodendauer über mindestens zwei Jahre hatte nur ein einziger Patient (weniger also als 1%), dagegen erfüllte ein Drittel der Patienten das Kriterium „mehr als 5 Episoden im Verlauf". Ein ähnlich hoher Prozentsatz (36%) war zu finden, wenn der Definitionsansatz einer kumulativen Hospitalisierungsdauer von mehr als einem Jahr übernommen wurde. Fast zwei Drittel der affektiven Patienten (65%) würden das Kriterium der chronischen Depression erfüllen, wenn eine Krankheitsdauer von mehr als 10 Jahren zugrundegelegt würde. Alle vier genannten Definitionen gleichzeitig wurden nur von einem einzigen Patienten erfüllt. 25% der Patienten erfüllten mindestens drei Definitionen, mindestens zwei Definitionen wurden von 39% erfüllt. Wenn nur die Erfüllung eines einzigen der vorgeschlagenen Definitionsansätze gefordert wurde, dann waren es 72% der affektiven Patienten, die als „chronisch" hätten bezeichnet werden müssen. So sind je nach angewendeter Definition von „Chronizität" praktisch alle Prozentzahlen, die in den zitierten Übersichten von Angst (1987a) zu finden sind, auch innerhalb des gleichen Kollektives anzutreffen.

Wir haben vorgeschlagen (Marneros u. Deister 1990a), daß man *den Begriff „chronische Depression" zugunsten des Begriffes „Symptompersistenz" aufgibt*. Hintergrund dieser Forderung war, eine Definition zu schaffen, die Anspruch auf Seriosität und Erfüllung der Kriterien einer epistemiologischen Teleologie hat. Wenn der Begriff „chronische Depression" in Praxis und Forschung, für Therapie, Prophylaxe und Rehabilitation angewendet werden soll, dann muß der Begriff erweitert werden und nicht nur die Fortsetzung einer Phase über mehrere Jahre hinaus bedeuten, weil sonst damit nur ganz wenige Patienten erfaßt werden können.

Zur Frage der „chronischen Manie" gibt es im Gegensatz zur „chronischen Depression" kaum Literatur. Es besteht bei vorhandenen Arbeiten Übereinstimmung darin, daß eine „chronifizierte Manie" ein seltenes Phänomen ist (Angst 1988; Clayton 1983; Kröber 1989; Lundquist 1945a,b; Rennie 1942; Stenstedt 1952). Auch in der vorliegenden Studie spielte eine chronifizierte hyperthyme Symptomatik bei affektiven Psychosen mit 1.9% nur eine untergeordnete Rolle.

Es muß betont werden, daß die Befunde, die sich auf den „Ausgang" von affektiven Psychosen beziehen, klinische Kollektive betreffen. Das bedeutet, daß es sich hierbei um Patienten handelt, die eine relativ schwere Form der Erkrankung hatten. Der „Ausgang" von affektiven Patienten aus einer klinischen Studie, bei der sogar die stationäre Aufnahme Conditio sine qua non war, repräsentiert keineswegs *den* „Ausgang" der affektiven Psychosen insgesamt. In diesem Sinne ist Angst (1987a), Goodwin u. Jamison (1990) und vielen anderen zuzustimmen, daß eine Ausbreitung der entsprechenden Studien auf nicht-klinische Populationen erforderlich ist. Anders verhält es sich bei schizophrenen und schizoaffektiven Psychosen. Bei diesen Patienten ist anzunehmen, daß – zumindest bei den meisten – die Manifestation der Erkrankung in der Regel zu einer Behandlung zwingt, und zwar meist in klinischer Form. Dies ist bei den leichteren Formen affektiver Psychosen oft nicht der Fall.

3.6.3 Der Ausgang der schizoaffektiven Psychosen

Die Vergleichbarkeit vorhandener Studien über Häufigkeit, Intensität und Form persistierender Alterationen bei schizoaffektiven Psychosen muß als noch schwieriger bezeichnet werden als der Vergleich zwischen den verschiedenen Schizophrenie-Verlaufsstudien oder den Studien über den Ausgang affektiver Psychosen (vgl. Beiträge in Marneros 1989a; Marneros und Tsuang 1986a, 1990; Samson et al. 1988; Sauer 1990). Zu den allgemeinen methodischen Problemen, wie etwa Pauschalisierung des Begriffes Ausgang, Partialisierung des Begriffes Prognose, Begriffsegalisierung von Verlauf und Ausgang, Evaluationsglobalität des Ausganges und Kürze der Beobachtungszeit (Marneros et al. 1990a; s. auch 3.1.1), kommen außerdem spezifische Probleme, die mit dem Konzept der schizoaffektiven Psychose verbunden sind. Dazu gehören breite Definition der schizoaffektiven Psychosen und Ignorierung ihrer Inhomogenität und ihres Polymorphismus (Marneros et al. 1990a). Auf die fehlende Übereinstimmung der Definitionen schizoaffektiver Psychosen wurde von mehreren Autoren wiederholt hingewiesen (Angst 1986a; Berner und Lenz 1986; Brockington u. Leff 1979; Levitt u. Tsuang 1988; Maj 1984; Sauer 1990; Zaudig u. Vogel 1983; vgl. auch Beiträge in Marneros 1989a; Marneros u. Tsuang 1986a, 1990). Vor allem die Breite des affektiven Teiles der Symptomatologie variiert in den Definitionsansätzen sehr stark. Ein Resultat dessen ist, daß viele Störungen, die bei einer breiten Definition der affektiven Symptomatik als schizoaffektiv erfaßt werden, in der Realität Schizophrenien sind. Dies spiegelt sich dann in den Ergebnissen der Verlaufsforschung wider, die einen relativ schlechteren Ausgang der so breit definierten „schizoaffektiven Psychosen" zeigen. Auf der anderen Seite fallen viele schizoaffektiven Psychosen in die Gruppe der Schizophrenien, wenn ein breiter Schizophrenie-Begriff angewendet wird. Dies geschieht vor allem bei Definitionen, die als Ausgangspunkt die Vorstellungen von E. Bleuler (1911) oder das hierarchische Prinzip Jaspers (1973) haben. Es kommt dann natürlich zu einer erheblichen Verschiebung der Forschungsergebnisse über den Ausgang schizophrener Psychosen in Richtung einer eher günstigen Prognose der Schizophrenie (Harding u. Strauss 1984). Die aktuelle

Tendenz in der Forschung, die schizoaffektiven Psychosen enger zu definieren (Berg et al. 1983; Lenz 1987; Lenz et al. 1989; Marneros 1989e; Marneros et al. 1989g), hat sich noch nicht ausreichend in den Ergebnissen der Langzeitforschung niedergeschlagen. Hinzu kommt das Problem, daß lange Zeit alles, was eine „atypische" Psychose war, als „schizoaffektiv" bezeichnet wurde. Auch dadurch wurden die Ergebnisse der Forschung bezüglich des Ausganges schizoaffektiver Psychosen in die eine oder andere Richtung verschoben (Perris 1986; Pichot 1986; Strömgren 1986). Ein weiterer Faktor, der häufig bei der Definition der schizoaffektiven Psychosen nicht berücksichtigt wurde, ist der longitudinale Aspekt. Dies ist eine wesentliche Schwäche der bisherigen Konzepte der schizoaffektiven Psychosen, natürlich mit Auswirkungen auf die Ergebnisse bezüglich des Ausganges (Angst 1986a; Levitt u. Tsuang 1988; Maj 1985; Maj u. Perris 1990b; Marneros et al. 1986a, 1988a,d).

Inhomogenität und Polymorphismus der schizoaffektiven Psychosen zu ignorieren, trägt als zusätzlicher Faktor zur erschwerten Vergleichbarkeit der verschiedenen Studien bei. Berücksichtigt man die Ergebnisse der aktuellen Forschung, so kann man davon ausgehen, daß die schizoaffektiven Psychosen tatsächlich inhomogen sind (Angst 1986a, 1989; Angst u. Scharfetter 1988; Levitt u. Tsuang 1988; vgl. auch Beiträge in Marneros 1989a; Marneros u. Tsuang 1986a, 1990). Die Inhomogenität schizoaffektiver Psychosen entsteht vor allem durch

- die Polarität der Affektivität
  (unipolare und bipolare Formen).
- die Stabilität bzw. Instabilität der Syndromatik
  (monomorphe und polymorphe Verlaufstypen).
- das symptomatologische Querschnitts- und
  Längsschnittsbild (Schizodominanz und Affektdominanz).

Inhomogenität und Polymorphismus der schizoaffektiven Psychosen spiegeln sich unter anderem auch in Verlauf und Ausgang wider. Wird eine Population untersucht, die vorwiegend aus unipolaren Formen besteht, so findet man andere Verlaufsmuster, als wenn vorwiegend bipolare schizoaffektive Psychosen untersucht werden (Angst 1980c, 1986a, 1989). Sind in einem Kollektiv sogenannte schizodominante Formen häufiger, dann zeigen sich ungünstigere Ergebnisse, als wenn affektdominante Formen überrepräsentiert sind (Angst 1989; Angst u. Scharfetter 1990; Hofmann 1983; McGlashan 1986b). Auf die Bedeutung der Ausgangspopulation (stammen die schizoaffektiven Patienten aus einer initial affektiven Gruppe oder einer initial schizophrenen Gruppe?) hat schon Angst (1986a, 1989) hingewiesen.

Kasanin (1933) hat einen guten Ausgang als ein Merkmal der schizoaffektiven Psychosen angesehen. Nach der Definition Kasanins müßten deshalb alle schizoaffektiven Psychosen einen guten Ausgang haben. Eine solche Sichtweise ist unseres Erachtens unzulässig, da hier mit dem zu Definierenden definiert wird. In diesem Sinne sind Studien, die auf der Definition Kasanins basieren, für einen Vergleich weitgehend unbrauchbar. Vaillant (1964) demonstrierte, daß Kasanins schizoaffektive Psychosen sich von den schizophreniformen Psychosen Langfeldts nicht unterschieden (vgl. auch Strömgren 1986). Nach der Meinung Pichots (1986) sind die schizoaffektiven Psychosen mit den „Bouffées Délirantes" im Sinne von Magnan (1893) identisch, die ebenfalls durch eine gute Prognose gekennzeichnet sind.

Angesichts der hier dargestellten Faktoren, die den Vergleich verschiedener Untersuchungen über schizoaffektive Psychosen limitieren, und vor allem angesichts der – genuinen oder artifiziellen – Inhomogenität der schizoaffektiven Psychosen wäre es falsch, Prozentzahlen zu vergleichen oder labile und leicht verschiebbare Signifikanzen, Irrtumswahrscheinlichkeiten und ähnliche Angaben gegenüberzustellen, die nicht selten durch eine statistische Akrobatik entstanden sind. Viel sinnvoller erscheint es in diesem Stadium der Forschung, Tendenzen statt prozentualer Angaben gegenüberzustellen.

Bezüglich der Aussagen zum Ausgang schizoaffektiver Psychosen können die international vorliegenden Studien in zwei globale Kategorien unterteilt werden:

1. Schizoaffektive Störungen nehmen bezüglich des Ausgangs eine Position zwischen schizophrenen und affektiven Psychosen ein, d.h. sie haben in der Regel einen besseren Ausgang als schizophrene, aber einen schlechteren als affektive Psychosen (Angst 1980a,c, 1985, 1986a,b, 1989; Angst u. Scharfetter 1988; Angst et al. 1980a,b; Armbruster et al. 1982, 1983; Berg et al. 1983; Brockington u. Meltzer 1983; Brockington et al. 1980a,b; Clark u. Mallett 1963; Clayton et al. 1968; Coryell 1988; Coryell et al. 1984; Cutting et al. 1978; Eggers 1986; Gross et al. 1986c; Grossman et al. 1984; Harrow u. Grossman 1984 – nur für die „manischen" schizoaffektiven Psychosen –; Himmelhoch et al. 1981; Hofmann 1983; Holmboe und Astrup 1957; Lenz 1987; Möller et al. 1989; Opjordsmoen 1986, 1989; Pope et al. 1980; Post 1971; Procci 1976; Rzewuska u. Angst 1982a,b; Tsuang u. Dempsey 1979; Tsuang et al. 1976, 1986; van Praag u. Nijo 1984; vgl. auch Beiträge in Marneros 1989a; Marneros u. Tsuang 1986a, 1990). Mit diesen Befunden stimmen auch die Ergebnisse der vorliegenden Studie überein.

2. Vereinzelte Autoren nehmen an, der Verlauf schizoaffektiver Psychosen unterscheide sich nicht von dem der Schizophrenien (Gruppe um Welner: Croughan et al. 1974; Welner et al. 1977; Gruppe in Chestnut Lodge: Williams u. McGlashan 1987). Die beiden letztgenannten Autoren berichten jedoch in einer späteren Arbeit (McGlashan u. Williams 1990) auch über eine Mittelposition schizoaffektiver Psychosen bezüglich des Ausgangs.

Alle anderen Beurteilungen (wie z.B. ein besserer Ausgang schizoaffektiver als affektiver Psychosen, ein gleicher Ausgang beider Psychose-Arten etc.) werden nur von einzelnen Autoren vertreten (Abrams u. Taylor 1976, 1983; Rosenthal et al. 1980) und ließen sich an größeren Kollektiven nicht verifizieren.

In den Arbeiten von Angst kann der Beginn systematischer Untersuchungen über den Langzeitausgang schizoaffektiver Psychosen gesehen werden (Angst 1961a,b, 1966, 1980a,b, 1986a,b, 1989, 1991; Angst et al. 1978, 1980a,b, 1981). Schon in seiner Monographie „Zur Ätiologie und Nosologie der endogen depressiven Psychosen" (1966) wurden die schizoaffektiven Psychosen (damals verwendete Angst noch die Nomenklatur von Bleuler, also „Mischpsychosen") sehr ausführlich untersucht. Damals untersuchte Angst die Prognose vorwiegend in Form von

Rezidivhäufigkeit und Phasendauer (s. entsprechende Stellen der vorliegenden Studie, Abschn. 5.3) und nicht vorwiegend unter dem Aspekt persistierender Alterationen. Die Fortsetzung dieser Arbeit in Form der verschiedenen Züricher Studien führte Angst zu der Schlußfolgerung, daß bezüglich des Ausganges die schizoaffektiven Psychosen eine Mittelposition zwischen affektiven und schizophrenen Psychosen einnehmen. Dies ist auch das Ergebnis der vorliegenden Köln-Studie.

4 Der Status der Patienten vor Beginn ihrer Erkrankung: Soziodemographische und prämorbide Merkmale

4.1 Methodische und definitorische Vorbemerkungen

Die vorliegende Studie ist von ihrem Ansatz her keine epidemiologische Studie. Die Selektion der Patienten (s. Abschn. 2.1) erfolgte nicht nach epidemiologischen, sondern primär nach klinischen Kriterien. Dieses Vorgehen bringt gewisse Einschränkungen gerade bei der Darstellung und Interpretation soziodemographischer und prämorbider Parameter mit sich, wie bei jeder Studie, die klinische Populationen untersucht. Bezogen auf die untersuchten Diagnose-Gruppen sind die benutzten Auswahlkriterien in den einzelnen Gruppen jeweils die gleichen, so daß die Vergleichbarkeit der Gruppen untereinander gegeben ist.

Diagnosenabhängig zeigt sich in den verglichenen Gruppen eine unterschiedliche Geschlechtsverteilung (s. Abschn. 4.2). Dieses Ungleichgewicht beeinflußt indirekt den Vergleich der soziodemographischen Parameter, die aufgrund sozialer Gegebenheiten vom Geschlecht beeinflußt werden. Dies gilt insbesondere für Schul- und Berufsausbildung, aber auch für die Einschätzung der sozialen Schichtzugehörigkeit. Um diese geschlechtsbedingten ebenso wie die altersbedingten Unterschiede von diagnosenabhängigen Differenzen weitestgehend zu trennen, wurde bei den entsprechenden Parametern eine „Bereinigung" der Daten vorgenommen, d. h. in der Regel wurden alters- bzw. geschlechtskorrigierte Daten berechnet. Meist handelte es sich dabei um den Ausschluß weiblicher Patienten, die nie einer bezahlten Berufstätigkeit nachgegangen sind, sondern durchgehend als Hausfrauen tätig waren, oder um Patientinnen, die aus sozialen Gründen (Heirat, Geburt von Kindern u. ä.) frühzeitig die Berufstätigkeit aufgegeben haben. Probleme bei der Vergleichbarkeit der Diagnose-Gruppen untereinander können durch unterschiedliches Alter bei Erstmanifestation der Erkrankung dadurch entstehen, daß hierdurch insbesondere das Bestehen einer stabilen heterosexuellen Dauerbindung vor Erstmanifestation, aber auch der Familienstand bei Erstmanifestation beeinflußt werden. Deshalb wurden – neben den unbereinigten Daten – zusätzlich auch alterskorrigierte Daten verglichen. Die detaillierte Darstellung dieser Vergleiche erfolgt in den folgenden Abschnitten dieses Kapitels.

4.2 Geschlechtsverteilung

Während in der Gruppe der schizophrenen Psychosen Männer häufiger waren als Frauen (Verhältnis Männer/Frauen 1:0.7), fanden sich bei den affektiven Psychosen dreimal mehr Frauen als Männer (Männer/Frauen 1:3.1). Die schizoaffektiven Patienten nahmen in dieser Hinsicht wieder eine Mittelposition ein (Verhältnis Männer/Frauen 1:1.7; Tabelle 4.1). Die Geschlechtsverteilung differierte sowohl zwischen den schizophrenen und den schizoaffektiven Patienten als auch zwischen den schizophrenen und affektiven Patienten signifikant. Zwischen schizoaffektiven und affektiven Patienten fand sich dagegen kein signifikanter Unterschied. Es scheint, daß je enger die Kriterien der Diagnose „Schizophrenie" sind, desto mehr Männer als Frauen finden sich in dieser Diagnose-Gruppe. Es gibt eine gute Übereinstimmung in entsprechenden Untersuchungen dahingehend, daß bei schizophrenen Patienten die Männer entweder gleich häufig wie Frauen oder leicht überrepräsentiert sind (Dohrenwend u. Dohrenwend 1976; Häfner 1987; Lewine 1988; Möller u. von Zerssen 1986; Munk-Jorgensen 1985; Schubart et al. 1986a; WHO 1979). Untersuchungen, die eine andere Verteilung fanden, nämlich mehr

Tabelle 4.1. Geschlechtsverteilung und Alter bei Erstmanifestation

	Schizo-phrene Psychosen (n=148)	p1	Schizo-affektive Psychosen (n=101)	p2	Affektive Psychosen (n=106)	p3
Geschlecht		**		–		**(1)
männlich	86 (58.1%)		37 (36.6%)		26 (24.5%)	
weiblich	62 (41.9%)		64 (63.4%)		80 (75.5%)	
Geschlechtsverteilung (m:w)	1:0.7		1:1.7		1:3.1	
Alter bei Erstmanifestation		**		**		**(1)
bis 25 Jahre	85 (57.4%)		38 (37.6%)		17 (16.0%)	
26–35 Jahre	30 (20.3%)		31 (30.7%)		37 (34.9%)	
ab 36 Jahre	33 (22.3%)		32 (31.7%)		52 (49.1%)	
arithmetisches Mittel	27.7	*	30.4	**	36.1	**(2)
Median	24.0	*	29.0	**	35.0	**(3)
Standardabweichung	10.6		10.4		11.0	
Minimum	14.0		15.0		15.0	
Maximum	64.0		58.0		63.0	

Signifikanzen:
p1 Schizophrene vs. schizoaffektive Psychosen; p2 Schizoaffektive vs. affektive Psychosen; p3 Schizophrene vs. affektive Psychosen.
** p <0.01. * p <0.05. – nicht signifikant.
(1) X^2-Test. (2) t-Test. (3) Mann-Whitney U-Test.

weibliche als männliche schizophrene Patienten, sind in der Regel durch verschiedene „Artefakte" gekennzeichnet, wie etwa durch eine breite Definition der Schizophrenie (so etwa die Untersuchungen von M. Bleuler 1972; Ciompi u. Müller 1976; Huber et al. 1979). In den genannten und ähnlichen Studien sind Patienten, die nach heutigen Kriterien als schizoaffektiv oder gar als affektiv oder als zykloid zu bezeichnen sind, mit in der Gruppe der schizophrenen Patienten enthalten (Gross et al. 1986c; Harding u. Strauss 1984; Lewine et al. 1984).

In praktisch allen Studien über schizoaffektive Psychosen, die keine künstlich selektierte Population untersucht haben, findet sich eine mehr oder weniger ähnliche Geschlechtverteilung wie in der vorliegenden Studie (Angst 1980a, 1986a; Berner u. Lenz 1986; McGlashan u. Bardenstein 1990; Maj 1985; Omata 1985; Tsuang et al. 1986). Bei der Interpretation dieser Ergebnisse muß jedoch beachtet werden, daß *die Geschlechtsverteilung abhängig von der Polarität der schizoaffektiven Psychosen* zu sein scheint (s. Kap. 13). In der für die vorliegende Studie untersuchten Gruppe fand sich ein größerer Anteil von Frauen bei den unipolaren schizoaffektiven Psychosen als bei den bipolaren schizoaffektiven Psychosen, ähnlich sind die Befunde bei affektiven Psychosen (s. Kap. 13).

Man findet eine Überrepräsentation von Frauen auch bei den affektiven Psychosen, wenn sie global untersucht werden. Aber diese Proportionen stimmen nicht mehr, wenn man nach unipolaren und bipolaren Formen unterscheidet (s. Kap. 13). Obwohl auch bei der Schizophrenie gilt, daß die epidemiologischen Daten, die aus einem klinischen Kollektiv abgeleitet werden (wie es für die vorliegende Studie auch der Fall ist), nicht eine getreue Reflexion der Epidemiologie der Schizophrenie sind (Häfner 1988), betrifft dies noch eklatanter die Epidemiologie der affektiven Psychosen (Angst 1987d; Goodwin u. Jamison 1990).

Generell kann gesagt werden, daß affektive Psychosen häufiger bei Frauen als bei Männern auftreten, wobei jedoch die Differenz vorwiegend durch die Überrepräsentation von unipolaren Depressionen bei Frauen zustande kommt (Angst 1966, 1987d; Goodwin u. Jamison 1990; McGlashan u. Bardenstein 1990). Betrachtet man die gesamte Literatur, so kann man davon ausgehen, daß die Proportion Frauen/Männer bei den affektiven Psychosen (ohne Berücksichtigung der Dichotomie bipolar/monopolar und ohne Berücksichtigung einiger Ausreißer) zwischen ca. 1.5:1 und 3:1 liegt (Angst 1987d; Goodwin u. Jamison 1990; Weissman u. Klerman 1977). Die Proportion der Geschlechter ändert sich jedoch, wenn man die Bipolar/unipolar-Dichotomie berücksichtigt (s. Kap. 11). Es bleibt also festzustellen, daß sich die Befunde der vorliegenden Untersuchung in Übereinstimmung befinden mit den entsprechenden Studien der internationalen Literatur.

4.3 Alter bei Erstmanifestation

Die genaue Festlegung der Erstmanifestation einer psychotischen Erkrankung – und damit auch des Alters bei Erstmanifestation – bringt einige methodische Probleme mit sich. Als Alter bei Erstmanifestation der Erkrankung wurde für die vorliegende Untersuchung in der Regel das Lebensalter zum Zeitpunkt des Beginns

Tabelle 4.2. Geschlechtsabhängige Unterschiede bei schizophrenen Patienten

	Weiblich (n=62)	Männlich (n=86)	Signif.
Alter bei Erstmanifestation			
arithmetisches Mittel	28.9	26.8	0.247 (2)
Median	24.5	23.5	0.285 (3)
Schulbildung			0.351 (1)
sehr niedriges Niveau	7 (11.3%)	19 (22.1%)	
niedriges Niveau	34 (54.8%)	38 (44.2%)	
mittleres Niveau	10 (16.1%)	13 (15.1%)	
höheres Niveau	11 (17.7%)	16 (18.6%)	
Prämorbide Persönlichkeit			
nicht bestimmbar	22	34	
bestimmbar	40	52	
davon:			0.059 (1)
Typus melancholicus	–	1 (1.9%)	
Sthenisch/selbstsicher	11 (27.5%)	5 (9.6%)	
Asthenisch/Selbstunsicher	29 (72.5%)	46 (88.5%)	
Prämorbide Soziale Interaktionen			
nicht bestimmbar	3	7	
bestimmbar	59	79	
davon:			0.018*(1)
Tendenz zur Zurückgezogenheit	31 (52.5%)	57 (72.2%)	
Gute bis umfassende Kontakte	28 (47.5%)	22 (27.8%)	
Broken-home-Situation	17 (27.4%)	24 (27.9%)	0.948 (1)
Psychische Erkrankungen in der Familie	26 (41.9%)	42 (48.8%)	0.406 (1)
Herkunftsschicht			0.246 (1)
Obere Schichten	2 (3.3%)	7 (8.3%)	
Mittlere Mittelschicht	10 (16.7%)	10 (11.9%)	
Untere Mittelschicht	16 (26.7%)	13 (15.5%)	
Obere Unterschicht	15 (25.0%)	30 (35.7%)	
Untere Unterschicht	17 (28.3%)	24 (28.6%)	
Soziale Schicht bei Erstmanifestation			0.023*(1)
Obere Schichten	1 (1.6%)	3 (3.5%)	
Mittlere Mittelschicht	11 (17.7%)	10 (11.6%)	
Untere Mittelschicht	15 (24.2%)	7 (8.1%)	
Obere Unterschicht	15 (24.2%)	20 (23.3%)	
Untere Unterschicht	20 (32.3%)	46 (53.5%)	

** $p < 0.01$. * $p < 0.05$. (1) X^2-Test. (2) t-Test. (3) Mann-Whitney U-Test.

der ersten Krankheitsepisode bezeichnet, die nicht immer identisch mit der ersten Hospitalisierung war. In einigen wenigen Fällen schizophrener Psychosen mit einem langsamen Beginn eindeutig schizophrener Symptomatik wurde das Alter bei

Tabelle 4.3. Geschlechtsabhängige Unterschiede bei schizoaffektiven Psychosen

	Weiblich (n=64)	Männlich (n=37)	Signif.
Alter bei Erstmanifestation			
arithmetisches Mittel	31.2	29.1	0.333 (2)
Median	29.0	29.0	0.327 (3)
Schulausbildung			0.924 (1)
sehr niedriges Niveau	4 (6.3%)	3 (8.1%)	
niedriges Niveau	33 (51.6%)	17 (45.9%)	
mittleres Niveau	11 (17.2%)	6 (16.2%)	
höheres Niveau	16 (25.0%)	11 (29.7%)	
Prämorbide Persönlichkeit			
nicht bestimmbar	1 (1.6%)	1 (2.7%)	
bestimmbar	60	36	
davon:			0.006**(1)
Typus melancholicus	20 (33.3%)	3 (8.3%)	
Sthenisch/selbstsicher	19 (31.7%)	10 (27.8%)	
Asthenisch/Selbstunsicher	21 (35.0%)	23 (63.9%)	
Prämorbide soziale Interaktion			
nicht bestimmbar	4 (6.3%)	–	
bestimmbar	63	37	
davon:			0.110 (1)
Tendenz zur Zurückgezogenheit	13 (20.6%)	13 (35.1%)	
Gute bis umfassende Kontakte	50 (79.4%)	24 (64.9%)	
Broken-home-Situation	21 (32.8%)	16 (43.2%)	0.295 (1)
Psychische Erkrankungen in der Familie	38 (59.4%)	27 (73.0%)	0.169 (1)
Herkunftsschicht			0.543 (1)
Obere Schichten	5 (7.8%)	1 (2.7%)	
Mittlere Mittelschicht	13 (20.3%)	9 (24.3%)	
Untere Mittelschicht	18 (28.1%)	13 (35.1%)	
Obere Unterschicht	22 (34.4%)	13 (35.1%)	
Untere Unterschicht	6 (9.4%)	1 (2.7%)	
Soziale Schicht bei Erstmanifestation			0.902 (1)
Obere Schichten	3 (4.7%)	3 (8.1%)	
Mittlere Mittelschicht	15 (23.4%)	8 (21.6%)	
Untere Mittelschicht	19 (29.7%)	10 (27.0%)	
Obere Unterschicht	24 (37.5%)	13 (35.1%)	
Untere Unterschicht	3 (4.7%)	3 (8.1%)	

** p<0.01. (1) X^2-Test. (2) t-Test. (3) Mann-Whitney U-Test.

Beginn dieser Symptomatik als „Alter bei Erstmanifestation" erfaßt. Die statistische Beschreibung des Erstmanifestationsalters darf sich nicht nur in der Angabe von Mittelwerten und Standardabweichungen erschöpfen, da die Verteilungen bei endogenen Psychosen in der Regel linksschief sind, wie es Angst (1987a, 1988a)

Tabelle 4.4. Geschlechtsabhängige Unterschiede bei affektiven Psychosen

	Weiblich (n=80)	Männlich (n=26)	Signif.
Alter bei Erstmanifestation			
arithmetisches Mittel	36.0	36.5	0.850 (2)
Median	35.0	37.0	0.906 (3)
Schulbildung			0.481 (1)
sehr niedriges Niveau	2 (2.5%)	1 (3.8%)	
niedriges Niveau	45 (56.3%)	12 (46.2%)	
mittleres Niveau	11 (13.8%)	2 (7.7%)	
höheres Niveau	22 (27.5%)	11 (42.3%)	
Prämorbide Persönlichkeit	(n= 80)	(n= 25)	0.629 (1)
Typus melancholicus	37 (46.3%)	10 (40.0%)	
Sthenisch/selbstsicher	25 (31.3%)	7 (28.0%)	
Asthenisch/Selbstunsicher	18 (22.5%)	8 (32.0%)	
Prämorbide soziale Interaktionen	(n= 80)	(n= 25)	0.892 (1)
Tendenz zur Zurückgezogenheit	30 (37.5%)	9 (36.0%)	
Gute bis umfassende Kontakte	50 (62.5%)	16 (64.0%)	
Broken-home-Situation	24 (30.0%)	3 (11.5%)	0.061 (1)
Life Events vor Beginn	41 (51.3%)	13 (50.0%)	0.912 (1)
Psychische Erkrankungen in der Familie	49 (61.3%)	15 (57.7%)	0.747 (1)
Herkunftsschicht			0.410 (1)
Obere Schichten	7 (8.8%)	1 (3.8%)	
Mittlere Mittelschicht	10 (12.5%)	5 (19.2%)	
Untere Mittelschicht	24 (30.0%)	4 (15.4%)	
Obere Unterschicht	28 (35.0%)	10 (38.5%)	
Untere Unterschicht	11 (13.8%)	6 (23.1%)	
Soziale Schicht bei Erstmanifestation			0.010*(1)
Obere Schichten	2 (2.5%)	5 (19.2%)	
Mittlere Mittelschicht	20 (25.0%)	4 (15.4%)	
Untere Mittelschicht	26 (32.5%)	5 (19.2%)	
Obere Unterschicht	28 (35.0%)	8 (30.8%)	
Untere Unterschicht	4 (5.0%)	4 (15.4%)	

* p<0.05. (1) X^2-Test. (2) t-Test. (3) Mann-Whitney U-Test.

wiederholt betont hat. Insofern ist auch die Analyse von verteilungsfreien Parametern und die Darstellung von Histogrammen sinnvoll.

Die in der vorliegenden Studie erhobenen Befunde zeigen, daß jede der drei untersuchten Psychosen in praktisch jedem Lebensalter auftreten kann. Dennoch zeigten sich verschiedene Altersschwerpunkte: So erkrankte die große Mehrzahl der schizophrenen Patienten bis zum 25. Lebensjahr (57.4%), während fast die Hälfte der affektiven Patienten nach dem 35. Lebensjahr krank wurde (49.1%; Tabelle 4.1). Die schizoaffektiven Psychosen nahmen eine Zwischenposition ein (Tabelle 4.1).

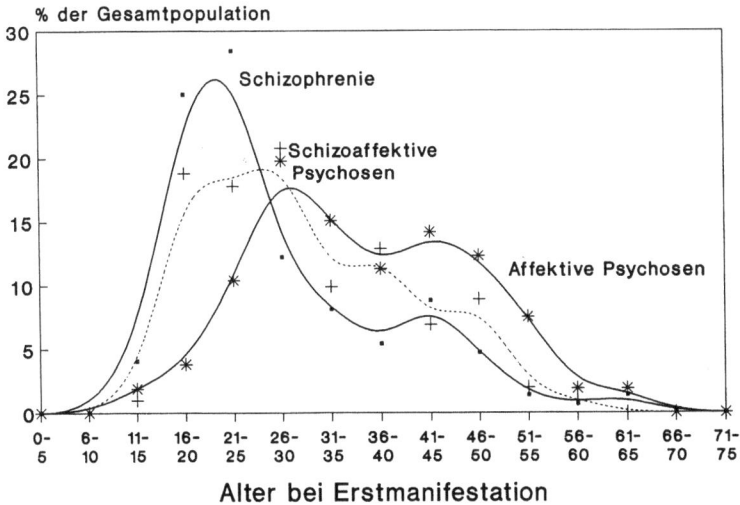

% der Gesamtpopulation

Alter bei Erstmanifestation

Abb. 4.1. Alter bei Erstmanifestation bei schizophrenen, schizoaffektiven und affektiven Psychosen

Bei den schizophrenen Patienten lag das durchschnittliche Alter bei Erstmanifestation bei 27.7 Jahren (Median 24 Jahre), bei schizoaffektiven Patienten bei 30.4 Jahren (Median 29.0 Jahre) und bei affektiven Patienten bei durchschnittlich 36.1 Jahren (Median 35.0 Jahre). Die Unterschiede zwischen allen Gruppen sind statistisch signifikant. Schizophrene Psychosen zeigten bezüglich des Alters bei der Erstmanifestation einen Gipfel um das 20. Lebensjahr (Abb. 4.1). Bei den affektiven Patienten fand sich eine zweigipflige Verteilung – ähnlich wie Angst (1966) sie gefunden hat – mit einem ersten Maximum etwa bei 27 Jahren und einem zweiten bei etwa 42 Jahren. Bei der Gruppe der schizoaffektiven Psychosen ist die Verteilung eingipflig (wieder ähnlich wie Angst 1966): Die Erkrankungshäufigkeit nahm bei den schizoaffektiven Patienten bis etwa zum 25. Lebensjahr zu, danach wurde sie weitgehend kontinuierlich geringer. In Abb. 4.2 sind die kumulativen Kurven für die drei Diagnose-Gruppen dargestellt. Aus diesen Kurven ist also abzulesen, wieviele Patienten – bezogen auf die gesamte Gruppe – bis zu einem bestimmten Alter bereits erkrankt waren. Auch hierbei lag die Kurve für die schizoaffektiven Psychosen zwischen den beiden anderen Kurven.

Das Erstmanifestationsalter bei schizophrenen und schizoaffektiven Patienten zeigte auch eine Beziehung zum Geschlecht, und zwar in dem Sinne, daß Frauen in etwas höherem Alter als Männer zum ersten Mal erkrankten (Tabellen 4.2 und 4.3). Bei den affektiven und schizoaffektiven Psychosen stand das Erstmanifestationsalter auch mit der Polarität der Erkrankung in einem Zusammenhang: Patienten mit unipolaren Erkrankungen erkrankten etwas später zum ersten Mal als Patienten mit bipolaren Verlaufsformen (s. Kap. 13).

Die Bestimmung des genauen Erstmanifestationsalters bei schizophrenen Psychosen ist mit vielen Schwierigkeiten verbunden und nur selten identisch mit dem

137

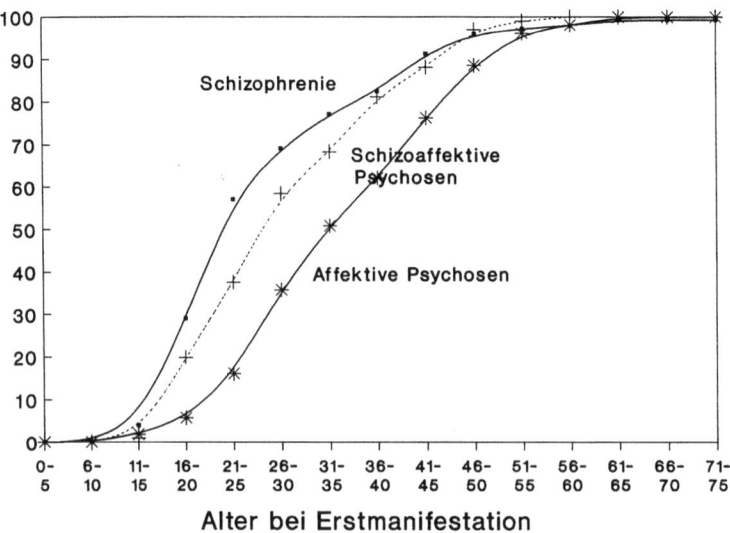

Alter bei Erstmanifestation

Abb. 4.2. Alter bei Erstmanifestation bei schizophrenen, schizoaffektiven und affektiven Psychosen (kumulierte Werte)

Alter bei Ersthospitalisation (Hare 1988; Lewine 1988). Unter Berücksichtigung dieser Tatsache kann gesagt werden, daß die Altersverteilung bei Erstmanifestation in der Gruppe der hier untersuchten schizophrenen Psychosen im großen und ganzen den Befunden entspricht, die in ähnlich strukturierten Studien der internationalen Literatur angegeben sind (Häfner 1987, 1990a; Lewine 1988; Loranger 1984; McGlashan u. Bardenstein 1990; Möller u. von Zerssen 1986; Schubart et al. 1986; WHO 1979). Das etwas höhere Erstmanifestationsalter der Schizophrenie bei Frauen als bei Männern stimmt überein mit den bisherigen Befunden in der Literatur (s. Übersichten in Lewine 1988). Es soll an dieser Stelle keine Diskussion der vorhandenen Theorien zur Erklärung der geschlechtsbedingten Differenzen im Erstmanifestationsalter erfolgen; dies liegt außerhalb des Rahmens dieser Studie, auf entsprechende Arbeiten (vgl. Häfner 1990c; Lewine 1988; s. auch Referate in *Schizophrenia Bulletin*, Band 16, 1990) wird verwiesen.

Bezogen auf die schizoaffektiven Psychosen zeigen die entsprechenden Untersuchungen – trotz der Mängel, die die diesbezügliche Forschung der schizoaffektiven Psychosen noch aufweist (Marneros et al. 1989c) – im großen und ganzen ähnliche Ergebnisse wie die vorliegende Studie (Achté u. Tuulio-Henriksson 1983; Angst 1980a,b; Angst u. Scharfetter 1988; Angst et al. 1979a; Clayton et al. 1968; Coryell et al. 1984; Hofmann et al. 1983; Küfferle u. Lenz 1983; Maj 1985; Omata 1985; Roy 1981; Rzewuska u. Angst 1982a,b; Sovner u. McHugh 1976; Tsuang et al. 1977; Winokur et al. 1985c). Die Differenzen, die in diesen Studien gelegentlich zu finden sind, sind wahrscheinlich auf eine unterschiedliche Repräsentation von unipolaren und bipolaren Formen in den untersuchten Populationen zurückzuführen. Da jedoch entsprechende Angaben meist fehlen, kann diese Vermutung nicht weiter belegt werden. Das höhere Erstmanifestationsalter bei den affektiven Patienten im Vergleich mit den beiden anderen Diagnose-Gruppen steht in einer Beziehung zum Anteil unipolarer Patienten in dem untersuchten Kollektiv (s. Kap. 13) und befindet sich ebenfalls in Übereinstimmung mit anderen entsprechenden Studien (Angst 1966, 1980a, 1986a; Übersichten in Angst 1987d; Goodwin u. Jamison 1990; McGlashan 1990; Marneros u. Tsuang 1990a).

4.4 Geburtsmonat und Geburtsjahreszeit

Die Erfassung von Monat und Jahreszeit der Geburt hat zeitweilig – insbesondere im Rahmen der Diskussion über eine virale oder andersartige Infektion als Ursache psychotischer Erkrankungen – eine gewisse Bedeutung erlangt (Boyd et al. 1986; Bradbury u. Miller 1985; Häfner 1987).

Tabelle 4.5. Geburtsmonat und Geburtsjahreszeit

	Schizo-phrene Psychosen (n=148)	p1	Schizo-affektive Psychosen (n=101)	p2	Affektive Psychosen (n=106)	p3
Geburtsmonat		–		–		–
Januar	9 (6.1%)		10 (9.9%)		7 (6.6%)	
Februar	7 (4.7%)		7 (6.9%)		9 (8.5%)	
März	15 (10.1%)		11 (10.9%)		6 (5.7%)	
April	15 (10.1%)		9 (8.9%)		6 (5.7%)	
Mai	17 (11.5%)		7 (6.9%)		12 (11.3%)	
Juni	15 (10.1%)		9 (8.9%)		9 (8.5%)	
Juli	11 (7.4%)		4 (4.0%)		12 (11.3%)	
August	11 (7.4%)		6 (5.9%)		10 (9.4%)	
September	16 (10.8%)		5 (5.0%)		7 (6.6%)	
Oktober	12 (8.1%)		10 (9.9%)		9 (8.5%)	
November	7 (4.7%)		10 (9.9%)		9 (8.5%)	
Dezember	13 (8.8%)		13 (12.9%)		10 (9.4%)	
Geburtsjahreszeit		–		–		–
Frühling (März–Mai)	47 (31.8%)		27 (26.7%)		24 (22.6%)	
Sommer (Juni–August)	37 (25.0%)		19 (18.8%)		31 (29.2%)	
Herbst (Sept.–Nov.)	35 (23.6%)		25 (24.8%)		25 (23.6%)	
Winter (Dez.–Febr.)	29 (19.6%)		30 (29.7%)		26 (24.5%)	

Signifikanzen (X^2-Test):
p1 Schizophrene vs. schizoaffektive Psychosen; p2 Schizoaffektive vs. affektive Psychosen; p3 Schizophrene vs. affektive Psychosen.
– nicht signifikant.

In der vorliegenden Studie wurden bezüglich der Jahreszeit der Geburt die Monate März bis Mai als Frühling, die Monate Juni bis August als Sommer, die Monate September bis November als Herbst und die Monate Dezember bis Februar als Winter kategorisiert. Der Vergleich bezüglich des Geburtsmonats zeigte weder intra- noch interdiagnostisch einen statistisch signifikanten Unterschied (Tabelle 4.5). Diese Befunde können – unter der Einschränkung, die eine klinische Studie mit sich bringt – die Zweifel an einer hypothetischen Korrelation zwischen Geburtsjahreszeit und bestimmten Formen psychischer Erkrankung verstärken. Insgesamt kann gesagt werden, daß das Thema noch kontrovers bleibt (vgl. Angst 1986a, 1988; Barry u. Barry 1961, 1964; Frangos et al. 1978; Dalén 1990; Häfner 1987, 1988; Hare 1988; Lewis 1989, 1990; Ödegard 1974, 1977; Torrey u. Bowler 1990; Videbech et al. 1974; Watson 1990). Ein Vergleich der hier präsentierten Ergebnisse mit Befunden der zitierten Studien scheint nicht angebracht. Die meisten der erwähnten Studien sind epidemiologisch angelegt mit in der Regel Tausenden von Patienten, so daß ein Vergleich unzulässig wäre.

Einige Untersuchungen fanden, daß die Geburtsjahreszeit am ehesten mit dem Geschlecht korreliert (Parker u. Balza 1977; Parker u. Neilson 1976; Pulver et al. 1981). Diese Differenzen wurden jedoch in großen Studien, wie etwa der Missouri-Studie (Torrey u. Torrey 1980), der schwedischen Studie von Dalén (1975), der englischen Nationalstudie von Hare et al. (1972), nicht erhoben. In der vorliegenden Untersuchung fand sich keine signifikante Korrelation zwischen Geschlecht und Geburtsjahreszeit.

4.5 „Broken-home"-Situation

Für den Begriff der „Broken-home"-Situation gibt es keine allgemein anerkannte oder verbindliche Definition. Es existieren sowohl unterschiedliche Ansichten darüber, welche Familiensituationen unter diesen Begriff zu subsumieren sind, als auch darüber, zu welchem Zeitpunkt diese spätestens aufgetreten sein dürfen. In der vorliegenden Untersuchung wurde eine „Broken-home"-Situation dann angenommen, wenn es bis zum Ende des 15. Lebensjahres des Patienten zu einer oder mehrerer der folgenden Situationen bzw. Ereignisse gekommen war:

- Verlust des Vaters durch Tod
- Verlust der Mutter durch Tod
- Verlust von Vater oder Mutter, anders als durch Tod
- Verlust beider Eltern
- Zerrüttung oder Scheidung der Elternehe
- Sucht eines Elternteils
- Erziehung im Heim oder bei anderen
- Uneheliche Geburt (ohne Vater aufgewachsen).

Bei der Mehrzahl der Patienten in allen drei Diagnose-Gruppen (zwischen 63.4% und 74.5%; Tabelle 4.6) fand sich keine der genannten „Broken-home"-Situationen bis zum Ende des 15. Lebensjahres. Bei Patienten mit affektiven Psychosen war die

Tabelle 4.6. „Broken-home"-Situation

	Schizo-phrene Psychosen (n=148)	p1	Schizo-affektive Psychosen (n=101)	p2	Affektive Psychosen (n=106)	p3
Broken-home-Situation		–		–		–
vorhanden	41 (27.7%)		37 (36.6%)		27 (25.5%)	
nicht vorhanden	107 (72.3%)		64 (63.4%)		79 (74.5%)	
Tod des Vaters	12 (8.1%)	*	18 (17.8%)	–	10 (9.4%)	–
Tod der Mutter	6 (4.1%)	–	5 (5.0%)	–	10 (9.4%)	–
Sonstiger Verlust von						
Vater oder Mutter	3 (2.0%)	–	2 (2.0%)	–	3 (2.8%)	–
Sonstiger Verlust beider Eltern	2 (1.4%)	–	–		–	
Zerrüttung der Elternehe	9 (6.1%)	–	9 (8.9%)	*	4 (3.8%)	–
Sucht eines Elternteils	1 (0.7%)	–	–		1 (0.9%)	–
Erziehung im Heim oder						
bei anderen	10 (6.8%)	–	9 (8.9%)	*	4 (3.8%)	–
Uneheliche Geburt						
(ohne Vater aufgewachsen)	6 (4.1%)	–	1 (1.0%)	–	3 (2.8%)	–

Signifikanzen (X^2-Test):
p1 Schizophrene vs. schizoaffektive Psychosen; p2 Schizoaffektive vs. affektive Psychosen;
p3 Schizophrene vs. affektive Psychosen.
* $p < 0.05$. – nicht signifikant.

Zahl von „Broken-home"-Situationen am geringsten (25.5%), bei schizoaffektiven Patienten waren diese Situationen vergleichsweise am häufigsten (36.6%). Die Unterschiede zwischen den drei Diagnose-Gruppen erreichen jedoch keine statistische Signifikanz (Tabelle 4.6).

In allen drei Diagnose-Gruppen stellt der Verlust eines Elternteiles durch Tod (überwiegend des Vaters) das zahlenmäßig häufigste Ereignis dar (in den meisten Fällen durch Kriegsereignisse bedingt), gefolgt von der Zerrüttung bzw. Scheidung der Elternehe (Tabelle 4.3). Schizoaffektive Patienten hatten noch häufiger ihren Vater verloren als schizophrene Patienten und häufiger ein zerrüttetes Elternhaus sowie eine Erziehung in Heimen als affektive Patienten. Obwohl einige Differenzen eine Signifikanz auf dem 5%-Niveau erreichen (Tabelle 4.6), ist aufgrund der relativ kleinen absoluten Zahlen eine vorsichtige Interpretation angebracht.

Die Bedeutung der „Broken-home"-Situation als prädisponierender Faktor für die Manifestation von affektiven, aber auch schizophrenen Psychosen ist nicht mehr als in der Weise gesichert anzusehen, wie man dies in früheren Untersuchungen vermutet hat (vgl. Akiskal 1989; Angst 1966; M. Bleuler 1972; Crider 1979; Huber et al. 1979; Möller u. von Zerssen 1986; Neale u. Oltmanns 1980; Orvaschel et al. 1980;

Stastny et al. 1984). Über die Bedeutung einer „Broken-home"-Situation bei schizoaffektiven Patienten gibt es nur sehr spärliche und oft auch widersprüchliche Informationen. Roy (1981) fand, daß 11 von 26 schizoaffektiven Patienten vor dem 17. Lebensjahr einen Elternverlust erlitten hatten, aber nur 3 von 26 schizophrenen Patienten. Anders die Befunde von Achté u. Tuulio-Henriksson (1983), die keinen Unterschied zwischen schizoaffektiven und schizophrenen Psychosen in bezug auf Elternverlust gefunden haben. Berg et al. (1983) ermittelten bei einem Drittel der schizoaffektiven Patienten den Verlust eines Elternteiles, bei einem anderen Drittel ein disharmonisches Elternhaus.

4.6 Familiäre Belastung mit psychischen Erkrankungen

Methodisch exakte Aussagen zur familiären Belastung bei psychotischen Erkrankungen lassen sich nur in speziellen, methodisch sehr aufwendigen Untersuchungen erheben (Propping 1989a). Im Rahmen dieser klinischen Langzeitstudie wurde global das Vorkommen von psychischen Erkrankungen in der (genetischen) Verwandtschaft der untersuchten Patienten erfaßt. In diese Variable gingen sowohl die Angaben aus den Krankengeschichten ein als auch die Angaben der Patienten und ihrer Angehörigen im Rahmen der Nachuntersuchung. Durch dieses Vorgehen konnte wohl die weitaus größte Zahl der bestehenden psychischen Erkrankungen in der Verwandtschaft 1. und 2. Grades erfaßt werden, zumindest aber lassen sich ausreichend verläßliche Aussagen zum Vergleich der verschiedenen Diagnose-Gruppen machen.

Für jeden Fall einer psychischen Störung in der Familie des untersuchten Patienten wurden drei Aspekte dokumentiert und ausgewertet:

– Art der psychischen Erkrankung
– Verwandtschaftsgrad bzw. Verwandtschaftsbeziehung zum Patienten
– Geschlecht des erkrankten Angehörigen.

Die Art der aufgetretenen psychischen Erkrankung in der Familie wurde in folgenden Kategorien erfaßt:

a) Endogene Psychosen
   – Schizophrene Psychose
   – Affektive Psychose
   – Schizoaffektive Psychose
   – Endogene Psychose, die jedoch aufgrund der erhobenen Informationen nicht sicher zu klassifizieren war
b) Organische Psychosen bzw. organische Psychosyndrome
c) Suchterkrankungen
d) Anfallsleiden
e) Suizid, ohne daß eine Psychose bekannt war.

Angehörige mit den genannten psychischen Störungen wurden aufgrund ihrer Verwandtschaftsbeziehung zu dem untersuchten Patienten in zwei etwas differenten Kategorisierungen eingeordnet:

142

1) – Eltern und Großeltern
   – Geschwister und deren Kinder
   – Kinder und Enkelkinder
   – Geschwister der Eltern und deren Kinder.
2) – Verwandte ersten Grades
     (Eltern, Geschwister, Kinder)
   – Verwandte zweiten Grades
     (Onkel, Tanten, Großeltern)
   – Verwandte dritten Grades und weitere Verwandte
     (Vettern, Cousinen, Neffen, Nichten usw.).

Am häufigsten hatten Patienten mit schizoaffektiven Psychosen mindestens einen Verwandten mit einer psychischen Erkrankung (64.4%; Tabelle 4.7). Die Zahl von Patienten mit psychisch erkrankten Angehörigen war signifikant höher in der Gruppe der Patienten mit affektiven (60.4%) und schizoaffektiven Psychosen (64.4%) als in der Gruppe der schizophrenen Patienten (45.9%). Es gab jedoch keinen signifikanten Unterschied zwischen schizoaffektiven und affektiven Psychosen. Eine gesicherte endogene Psychose (d. h. eine schizophrene, affektive oder schizoaffektive Psychose) wurde am häufigsten in der Verwandtschaft schizoaffektiver Patienten (51.9%) und in sehr ähnlicher Häufigkeit bei affektiven Psychosen (48.5%) gefunden, dagegen nur bei 23.6% der schizophrenen Patienten. Es fand sich ein deutlicher Unterschied bezüglich des Geschlechtes der betroffenen Angehörigen: Patienten, die weibliche Angehörige mit einer psychischen Erkrankung hatten, waren in der Gruppe der affektiven (50%) und schizoaffektiven Psychosen (49.5%) mehr als doppelt so häufig zu finden wie in der Gruppe der schizophrenen Patienten (25.0%), während die Zahl der Patienten, die männliche Angehörige mit einer psychischen Erkrankung hatten, in allen drei Diagnose-Gruppen fast gleich groß war (Tabelle 4.7).

In der Gruppe der Patienten mit affektiven Psychosen fanden sich in den meisten Fällen mit einer familiären Belastung auch bei den Angehörigen affektive Psychosen (41.5% der affektiven Patienten hatten mindestens einen Angehörigen mit einer affektiven Psychose). Auch in der Gruppe der schizoaffektiven Patienten waren affektive Psychosen die häufigsten psychischen Erkrankungen in der Familie (27.7% der Patienten), wogegen sich nur bei einem einzigen der schizophrenen Patienten eine gesicherte affektive Psychose in der Verwandtschaft fand (Tabelle 4.7). Bei den schizophrenen Patienten war die häufigste Form familiärer Belastung die mit schizophrenen Psychosen (16.9%), eine schizoaffektive Psychose in der Verwandtschaft fand sich dagegen bei nur zwei schizophrenen Patienten. Nur 7.5% der affektiven Patienten hatten schizophrene Verwandte, aber 12.9% der schizoaffektiven Patienten. Interessanterweise waren die schizoaffektiven Psychosen in der Verwandtschaft aller drei Diagnose-Gruppen relativ selten, auch in der Gruppe der schizoaffektiven Psychosen selbst (5.9%). Bei 15 schizoaffektiven Patienten, 13 affektiven und 12 schizophrenen Patienten konnte anhand der zur Verfügung stehenden Informationen bei mindestens einem Angehörigen die diagnostische Zuordnung der psychischen Erkrankung nicht ausreichend sicher erfolgen, obwohl es in diesen Fällen eindeutig war, daß es sich um eine endogene Psychose handelte.

Tabelle 4.7. Familiäre Belastung mit psychischen Erkrankungen

	Schizophrene Psychosen (n=148)	p1	Schizoaffektive Psychosen (n=101)	p2	Affektive Psychosen (n=106)	p3
Zahl der Patienten mit psychisch kranken Angehörigen						
Gesamtzahl	68 (45.9%)	**	65 (64.4%)	–	64 (60.4%)	*
weibliche Angehörige	37 (25.0%)	**	50 (49.5%)	–	53 (50.0%)	**
männliche Angehörige	50 (33.8%)	–	37 (36.6%)	–	38 (35.8%)	–
mit endogener Psychose						
– gesamt	35 (23.6%)	**	49 (48.5%)	–	55 (51.9%)	**
– Schizophrenie	25 (16.9%)	–	13 (12.9%)	–	8 (7.5%)	*
– schizoaffektiver Psychose	2 (1.4%)	*	6 (5.9%)	–	3 (2.8%)	–
– affektiver Psychose	1 (0.7%)	**	28 (27.7%)	*	44 (41.5%)	**
– unklarer endogener Psychose	12 (8.1%)	–	15 (14.9%)	–	13 (12.3%)	–
mit organischer Psychose	4 (2.7%)	*	10 (9.9%)	**	–	–
mit Suchterkrankung	20 (13.5%)	*	5 (5.0%)	–	2 (1.9%)	**
mit Anfallsleiden	3 (2.0%)	–	2 (2.0%)	–	3 (2.8%)	–
Suizid, ohne Psychose	16 (10.8%)	–	11 (10.9%)	–	14 (13.2%)	–
Sonstiges/unklar	10 (6.8%)	*	25 (24.8%)	–	15 (14.2%)	–
Psychische Erkrankung bei:						
Eltern und Großeltern	41 (27.7%)	–	37 (36.6%)	–	33 (31.1%)	–
Kinder und Enkel	5 (3.4%)	–	9 (8.9%)	–	15 (14.2%)	**
Geschwister und deren Kinder	23 (15.5%)	–	22 (21.8%)	–	26 (24.5%)	–
Geschwister der Eltern und deren Kinder	22 (14.9%)	*	27 (26.7%)	–	24 (22.6%)	–
Psychische Erkrankung bei:						
Verwandten 1. Grades	52 (35.1%)	–	46 (45.5%)	–	50 (47.2%)	–
Verwandten 2. Grades	22 (14.9%)	*	30 (29.7%)	–	34 (32.1%)	**
Verwandten 3. Grades und weiteren Verwandten	8 (5.4%)	**	17 (16.8%)	–	11 (10.4%)	–

Signifikanzen (X^2-Test):
p1 Schizophrene vs. schizoaffektive Psychosen; p2 Schizoaffektive vs. affektive Psychosen; p3 Schizophrene vs. affektive Psychosen.
** p <0.01. * p <0.05. – nicht signifikant.

In der Gruppe der schizoaffektiven Patienten fanden sich 10 Patienten, die in ihrer Verwandtschaft organische Psychosyndrome hatten, ebenso wie 4 schizophrene Patienten. Interessanterweise fand sich in der Verwandtschaft von 20 schizophrenen Patienten eine Suchterkrankung, fast ausschließlich in Form einer Alkoholabhängigkeit, aber nur bei 5 schizoaffektiven und 2 affektiven Patienten (Tabelle 4.7).

Suizide von Angehörigen, ohne daß aufgrund der vorliegenden Informationen gleichzeitig eine psychotische Erkrankung gesichert war, verteilen sich ganz gleichmäßig über alle drei Diagnose-Gruppen und finden sich in einer Häufigkeit zwischen 10.8% und 13.2%. Das Vorhandensein von hirnorganischen Anfallsleiden in der Verwandtschaft der untersuchten Patienten verteilte sich ebenfalls ganz gleich zwischen den drei Gruppen (Tabelle 4.7).

Bezüglich des Verwandtschaftsverhältnisses fanden sich nur vereinzelte Unterschiede in der Häufigkeit zwischen den drei Diagnose-Gruppen. Der Unterschied zwischen schizophrenen und affektiven Psychosen bezüglich der Erkrankung bei Kindern und Eltern dürfte auf unterschiedliche soziodemographische Merkmale zurückzuführen sein, wie etwa Alter bei der Erstmanifestation u. ä.

In keiner der untersuchten Diagnose-Gruppen fanden sich Unterschiede zwischen weiblichen und männlichen Patienten hinsichtlich der familiären Belastung (Tabellen 4.2–4.4).

Zu den hier dargestellten Befunden ist zu bemerken, daß sich die gefundene hohe Prozentzahl von schizoaffektiven Patienten, die in der Blutsverwandtschaft Angehörige mit psychischen Erkrankungen haben, in Übereinstimmung befindet mit Feststellungen in der Literatur, daß nicht nur bei schizoaffektiven Psychosen, sondern in der Regel bei allen „atypischen Psychosen" eine hohe familiäre Belastung vorhanden ist (vgl. Propping 1989a,b; Scharfetter u. Nuesperli 1980; Zerbin-Rüdin 1986). Trotz der Unterschiede zwischen den Studien bezüglich Definition, Design und untersuchten Populationen meinte Propping (1989a,b), daß sich gewisse Schlußfolgerungen ableiten lassen: Unter den Verwandten schizoaffektiver Probanden treten sowohl schizoaffektive Psychosen als auch Schizophrenien sowie uni- und bipolare Psychosen häufiger auf. Das Morbiditätsrisiko für Psychosen insgesamt ist bei den Verwandten schizoaffektiver Indexfälle höher als bei den Verwandten schizophrener oder affektiver psychotischer Indexfälle. Schizoaffektive Psychosen haben deshalb das höchste Morbiditätsrisiko für Psychosen für Verwandte ersten Grades. Nach Meinung Proppings ist es jedoch anhand von Familienuntersuchungen bisher nicht gelungen, einen genetisch determinierten Typ der schizoaffektiven Psychosen zu umreißen.

Die Ergebnisse der vorliegenden Studie befinden sich in Übereinstimmung mit den Interpretationen der bisherigen genetischen Befunde von Abrams (1984). Nach kritischer Bewertung der vorhandenen genetischen Befunde kam Abrams zu folgenden Schlußfolgerungen:

1. Die schizoaffektiven Psychosen sind keine eigenständige genetische Entität.
2. Es existiert eine genetische Überlappung zwischen affektiven und schizophrenen Psychosen in der Transmission von schizoaffektiven Psychosen.
3. Der Beitrag der affektiven Psychosen ist in der Überlappung bei der Transmission viel größer als der der Schizophrenie.
4. Der Beitrag der Schizophrenie bei der Transmission der schizoaffektiven Psychosen hat primär mit der Schwere der Erkrankung zu tun.

In diesem Sinne sind auch die Befunde von Angst et al. (1979a) zu verstehen, die nach Untersuchung von 1004 Verwandten ersten Grades von 150 schizoaffektiven Patienten zu der Schlußfolgerung kamen, daß die schizoaffektiven Psychosen aus genetischer Sicht eine Zwischenposition zwischen Schizophrenien und affektiven Psychosen besitzen. Dasselbe Forschungsteam (Angst et al. 1979c) fand bei 1029 Angehörigen ersten Grades von schizoaffektiven Patienten, daß weibliche Angehörige ein größeres Risiko für affektive Psychosen als männliche Angehörige hatten. In Einklang mit unseren klinischen Befunden stehen auch die Familienuntersuchungen von Angst u. Scharfetter (1979), daß innerhalb der Gruppe der Schizophrenien die Sekundärfälle, die bei den Verwandten am häufigsten gefunden wurden, Schizophrenien waren, und bei den Verwandten affektiver Patienten die affektiven Psychosen. Die Autoren fanden in der Gruppe der schizoaffektiven Patienten eine relativ niedrige Proportion von schizoaffektiven Psychosen in der Verwandtschaft. In dieser Arbeit stellen Angst u. Scharfetter außerdem eine enge Beziehung zwischen schizoaffektiven Psychosen und Katatonien dar. Nach ihren Ergebnissen sind von einem genetischen Standpunkt aus die hebephrenen und paranoiden Schizophrenien die bestdefinierten nosologischen Subgruppen mit kaum genetischen Überlappungen zu anderen endogenen Psychosen. Die Gruppe um Baron (Baron u. Risch 1983; Baron et al. 1982) vermutet, obwohl sie von einer genetischen Heterogenität der schizoaffektiven Psychosen spricht, eine X-Chromosom-gebundene Transmission eines affektiven Subtypes der schizoaffektiven Psychosen.

Der Befund der vorliegenden Untersuchung, daß in der Verwandtschaft schizoaffektiver Patienten am häufigsten affektive Psychosen zu finden sind, ist im Einklang mit Ergebnissen vieler klinischer und Familienuntersuchungen, so etwa den schon zitierten Arbeiten von Angst et al. (1979c). Clayton et al. (1968) fanden, daß 21 von 39 affektiven Patienten eine familiäre Belastung mit affektiven Psychosen hatten; viel weniger Angehörige hatten eine Schizophrenie. In den Untersuchungen von Gershon et al. (1982) über 1254 erwachsene Angehörige von Patienten mit schizoaffektiven bipolaren und unipolaren Erkrankungen sowie Kontrollpersonen wurde gefunden, daß Probanden mit schizoaffektiven Erkrankungen die höchste Frequenz von schizoaffektiven und bipolaren Erkrankungen in der Familie hatten. Es gab auch signifikant mehr „major affective disorders" bei den Angehörigen von Probanden mit schizoaffektiven Erkrankungen als in den anderen Probandengruppen. Die Gruppe von Kendler et al. (1986) fand, daß in den Familien von schizophrenen Patienten ein großes Risiko für schizoaffektive Erkrankungen existiert, aber auch ein großes Risiko für Schizophrenie bei Angehörigen von schizoaffektiven Patienten. So kommen auch Levinson u. Levitt (1987) nach kritischer Auswertung der Literatur zu dem Ergebnis, daß von einem genetischen Standpunkt aus eine Gruppe der schizoaffektiven Psychosen eine größere genetische Beziehung zu den affektiven Psychosen hat und eine andere, mehr schizophren geprägte Gruppe, zu den Schizophrenien. Maj (1985) fand bei den Familien schizomanischer Patienten häufiger affektive und schizoaffektive Störungen als Schizophrenien, während bei den schizodepressiven Patienten etwas mehr schizophrene, fast gleich häufig schizoaffektive und weniger affektive Verwandte gefunden wurden. Obwohl auch Mendlewicz (1977, 1979) eine genetische Inhomogenität der schizoaffektiven Psychosen annimmt, vermutet er eine sehr große genetische Beziehung zwischen schizoaffektiven und affektiven Syndromen. Nach Meinung Proccis (1976) belegen zwar die genetischen Familienuntersuchungen eine stärkere

Beziehung zwischen schizoaffektiven und affektiven Psychosen, eine Gleichsetzung der beiden ist jedoch nicht möglich.

Von großem Interesse für die Genetik der schizoaffektiven Psychosen sind die Zwillingsuntersuchungen von Cohen et al. (1972) an 15909 Zwillingspaaren der amerikanischen Streitkräfte. Von 420 Zwillingspaaren wurde jeweils entweder einer oder beide Zwillinge wegen einer psychiatrischen Erkrankung behandelt. Bei monozygoten Paaren wurden 50% Konkordanz für die schizoaffektiven Psychosen, 38.5% für manisch-depressive Erkrankungen und 23.5% für Schizophrenie gefunden. Für die dizygoten Zwillinge wurde eine Konkordanz von 0% für schizoaffektive und affektive Psychosen und von 5.3% für Schizophrenie gefunden. Die Ergebnisse dieser exzessiven Studie der Veteranenpaare zeigte, daß die paarweise Konkordanz der monozygoten Zwillinge für schizoaffektive Psychosen mehr als 2mal höher ist als die der schizophrenen Patienten, daß aber der Unterschied zwischen affektiven und schizoaffektiven Psychosen nicht signifikant war. Die Autoren vermuten, daß die schizoaffektiven Psychosen in einer engeren genetischen Beziehung zu den affektiven Psychosen als zu den Schizophrenien stehen.

Der Vergleich der Befunde der vorliegenden Untersuchung bezüglich Häufigkeit und Art der familiären Belastung bei schizophrenen und affektiven Psychosen mit anderen gleichgearteten Untersuchungen (Akiskal et al. 1981; Angst 1966; Ciompi u. Müller 1976; Huber et al. 1979; Möller u. von Zerssen 1986 u. a.) ist trotz partieller Übereinstimmungen aus Gründen, die im Design der Studien und der Auswahl der Patienten liegen, nur sehr eingeschränkt durchführbar. Es kann jedoch festgehalten werden, daß die hier dargestellten Ergebnisse sich in Übereinstimung befinden mit folgenden Schlußfolgerungen von Familienuntersuchungen und genetischen Studien: Schizoaffektive Psychosen gehören nicht – von genetischer Seite her – zu einem „schizophrenen Spektrum"; sie bilden wahrscheinlich keine eigenständige Entität; sie sind inhomogen; sie sind wahrscheinlich Teil eines Kontinuums (Angst u. Scharfetter 1990; Crow 1986; Flekkoy 1987; Gershon 1990; Maier et al. 1990; Propping 1989a,b, 1990; Rogers u. Winokur 1988; Zerbin-Rüdin 1986).

4.7 Prämorbide Persönlichkeitsstruktur und prämorbide soziale Interaktionen

Es ist sicher ein nicht ganz einfaches Unterfangen, die „prämorbide" Persönlichkeitsstruktur aufgrund der Informationen von Angehörigen und Patienten selbst sowie der in den Akten vorhandenen Angaben nachträglich zu rekonstruieren. Auf der einen Seite müssen die Informationen nach einem so langen Beobachtungszeitraum wie in der vorliegenden Studie hierbei oft lückenhaft bleiben, auf der anderen Seite besteht die Gefahr einer *Kontamination* „prämorbider" und „postmorbider" Aspekte (Marneros et al. 1989c). Damit ist gemeint, daß Faktoren, die bereits Ausdruck der psychischen Erkrankung sind, die Angaben über die „prämorbide" Persönlichkeit färben bzw. daß Persönlichkeitzüge, die sich im Rahmen einer prodromalen Symptomatik verändert haben, fälschlicherweise als von der Erkrankung unbeeinflußte, also als „prämorbide" Persönlichkeitszüge beschrieben und erfaßt werden. Ein solches Problem besteht aber nicht nur in retrospektiven, sondern auch in prospektiven Untersuchungen, wenn man an die sogenannte „prodromale" oder „präpsychotische" Alteration denkt. Dieses methodische Problem ist um so größer, je chronischer der Beginn und je ausgeprägter und dauerhafter die Persönlichkeitsveränderung ist.

Während die teilweise retrospektive Erfassung der Persönlichkeitsstruktur von affektiven und schizoaffektiven Patienten in der vorliegenden Untersuchung weniger problembehaftet war, gestaltete sich die Erfassung der Primärpersönlichkeit der schizophrenen Patienten viel schwieriger. Trotz dieser Erschwernisse kann jedoch davon ausgegangen werden, daß eine Erfassung von allgemeinen Zügen der „prämorbiden" Persönlichkeitsstruktur von schizophrenen Patienten möglich ist (Fritsch 1976; Mundt 1982, 1985). Trotz vorhandener Schwierigkeiten konnte Fritsch (1976) die Primärpersönlichkeit von schizophrenen Patienten durch Informationen von Patienten, Angehörigen und anderen Fremdquellen mit ausreichender Zuverlässigkeit rekonstruieren. Fritsch, der in einer sehr großen Arbeit über die prämorbide Persönlichkeitsstruktur der Schizophrenen in den letzten 100 Jahren auch entsprechende Forschungsergebnisse dargestellt hat, kommt zu dem Schluß, daß es auch retrospektiv grundsätzlich möglich ist, die Primärpersönlichkeit von schizophrenen Patienten richtig einzuschätzen. Demnach gilt nach unserer Meinung, daß je globaler die Beurteilung der „prämorbiden" Persönlichkeit, desto größer ist ihre Zuverlässigkeit. Eine einigermaßen detaillierte Rekonstruierung der prämorbiden Persönlichkeitsstruktur von schizophrenen Patienten scheint unseres Erachtens mit unüberwindbaren Schwierigkeiten verbunden. Aus diesen Gründen wurde für die hier dargestellte Untersuchung auf eine differenzierte Einteilung der verschiedenen Prägnanztypen prämorbider Persönlichkeit verzichtet. Der anfänglich unternommene Versuch, durch Skalen die prämorbide Persönlichkeitsstruktur zu erfassen, erwies sich als problematisch wegen der oben ausgeführten methodischen Schwierigkeiten. Vor allem die Vergleichbarkeit zwischen den drei Diagnose-Gruppen konnte damit nicht gewährleistet werden. Deshalb erfolgte die Beschränkung auf eine klinische Einschätzung in vier globale Kategorien:

a) Typus melancholicus
b) Sthenisch-selbstsichere Persönlichkeit
c) Asthenisch-selbstunsichere Persönlichkeit
d) Persönlichkeit nicht bestimmbar.

In die Kategorie „Typus melancholicus" wurden alle Patienten eingruppiert, die die wesentlichen Persönlichkeitsmerkmale des Typus melancholicus erfüllten (Tellenbach 1976). Phänomenologisch gesehen sind dies vor allem:

– Festgelegtsein auf Ordentlichkeit
– Tendenz zum Perfektionismus
– Gewissenhaftigkeit
– Fleiß
– Inflexibilität bezüglich moralischer und ethischer Werte.

Als „Asthenisch-selbstunsichere Persönlichkeit" wurden diejenigen Patienten eingestuft, die *vorwiegend* folgende Merkmale aufwiesen:

148

- Schwierigkeiten, Projekte zu initiieren oder insgesamt Initiative zu entwickeln
- Entscheidungsschwierigkeiten im alltäglichen Bereich
- Leichte Verletzlichkeit durch Kritik oder Abweisung
- Insuffizienzgefühle und Unsicherheit bei der Verwirklichung von Zielen.

Als „Sthenisch-selbstsichere Persönlichkeit" wurden die Patienten eingruppiert, die als Gegenpol zu den Merkmalen der asthenisch-selbstunsicheren Persönlichkeiten gelten konnten.

Die Einteilung der Patienten in eine der genannten Kategorien erfolgte aufgrund der jeweils dominierenden Merkmale. Diese Kategorisierung darf also nicht so verstanden werden, daß die Patienten, die in eine bestimmte Kategorie eingeteilt wurden, keinerlei Kriterien der anderen aufwiesen, es handelt sich vielmehr um die Gruppierung nach den hervorstechenden Merkmalen.

In zwei Gruppen von Patienten war die Rekonstruktion der prämorbiden Persönlichkeitszüge besonders problematisch:

- Patienten mit langandauernden persistierenden Alterationen (s. Abschn. 5.1)
- Patienten mit präepisodischen Alterationen (s. Abschn. 4.2), die als „Prodrom" erfaßt werden können.

Bei diesen Patienten war die oben beschriebene Gefahr der Kontamination von „morbiden" bzw. „postmorbiden" Zügen mit tatsächlich prämorbiden Persönlichkeitsmerkmalen groß. Dies hat dazu geführt, daß in 37.8% der Patienten mit schizophrenen Psychosen eine Einordnung in eine der genannten Kategorien aufgrund der vorhandenen Informationen nicht möglich war. Bei schizoaffektiven Psychosen war dies nur in 5% der Fall und nur bei einem einzigen affektiven Patienten. Trotz aller genannten Einschränkungen können folgende Aussagen zur prämorbiden Persönlichkeit gemacht werden (Tabelle 4.8):

a) *Die* Persönlichkeitsstruktur, die charakteristisch für jeweils eine Psychosengruppe wäre, gibt es nicht. Das heißt, *die* charakteristische Persönlichkeit der affektiven, schizoaffektiven oder schizophrenen Psychose ließ sich nicht eruieren.
b) Trotz dieser Tatsache findet sich in den drei untersuchten Diagnose-Gruppen eine unterschiedliche Verteilung der drei beschriebenen globalen klinischen Persönlichkeitskategorien (Tabelle 4.8). Bei der Mehrzahl der schizophrenen Patienten, bei denen eine Einordnung der prämorbiden Persönlichkeitszüge möglich war, fand sich eine asthenisch-selbstunsichere Persönlichkeitsstruktur (81.5% der Patienten, bei denen die Persönlichkeitszüge bestimmt werden konnten). Asthenische Züge spielen jedoch bei schizophrenen Patienten sowohl im „prodromalen" als auch im „residualen" Zustand eine zentrale Rolle, was noch einmal die Problematik einer solchen Kategorisierung zeigt. Interessanterweise hatte nur ein einziger Patient mit einer schizophrenen Psychose „prämorbid" die Merkmale des Typus melancholicus. In der Gruppe der affektiven Psychosen war der Typus melancholicus am häufigsten zu finden (44.8%), die übrigen Patienten verteilten sich in etwa gleichmäßig auf die beiden anderen Kategorien. Bei den schizoaffektiven Patienten fanden sich asthenisch-selbstunsichere Persönlichkeiten am häufigsten (45.8%), im Gegensatz zu den schizophrenen Patienten sind allerdings auch die beiden anderen Kategorien mit 30.2%

Tabelle 4.8. Prämorbide Persönlichkeitsstruktur (globale Kategorien) und prämorbide soziale Interaktionsmuster

	Schizo-phrene Psychosen		Schizo-affektive Psychosen		Affektive Psychosen	
		p1		p2		p3
Prämorbide Persönlichkeit						
Nicht bestimmbar	56		5		1	
Bestimmbar	92		96		105	
davon:		**		**		**
Typus melancholicus	1 (1.1%)		23 (24.0%)		47 (44.8%)	
Sthenisch-selbstsicher	16 (17.4%)		29 (30.2%)		32 (30.5%)	
Asthenisch-selbstunsicher	75 (81.5%)		44 (45.8%)		26 (24.8%)	
Prämorbide soziale Interaktionen						
Nicht bestimmbar	10		1		1	
Bestimmbar	138		100		105	
davon:		**		–		**
Tendenz zur Zurück-gezogenheit	88 (63.8%)		26 (26.0%)		39 (37.1%)	
Gute bis umfassende soziale Kontakte	50 (36.2%)		74 (74.0%)		66 (62.9%)	

Signifikanzen (X^2-Test):
p1 Schizophrene vs. schizoaffektive Psychosen; p2 Schizoaffektive vs. affektive Psychosen; p3 Schizophrene vs. affektive Psychosen
** $p < 0.01$. – nicht signifikant.

(sthenisch-selbstsichere Persönlichkeit) bzw. 24.0% (Typus melancholicus) relativ häufig zu finden.

Eng mit der prämorbiden Persönlichkeitsstruktur verknüpft sind auch die *prämorbiden sozialen Interaktionsmuster*. Die Schwierigkeiten, die im Zusammenhang mit der prämorbiden Persönlichkeitsstruktur beschrieben worden sind (s. Abschn. 4.6), gelten im großen und ganzen auch bei der Erfassung und Rekonstruktion der prämorbiden sozialen Interaktionsmuster. Vor allem die Gefahr des Interferierens und der Kontamination von „prämorbiden", „prodromalen" und „postmorbiden" Aspekten ist nicht immer zu vermeiden. Es wurde deshalb auch bei der Erhebung der prämorbiden sozialen Interaktionsmuster auf eine detaillierte Erfassung verzichtet und zwei globale Kategorien gebildet, die sich jedoch zuverlässig abgrenzen lassen:

– Tendenz zur sozialen Zurückgezogenheit
– Gute bis umfassende soziale Kontakte und Aktivitäten.

In die Kategorie „prämorbid Tendenz zur sozialen Zurückgezogenheit" wurden Patienten eingestuft, die entweder kaum oder keine stabilen sozialen Kontakte eingegangen waren bzw. die die Anforderungen, die mit diesen sozialen Kontakten verbunden waren, nicht erfüllen konnten oder wollten. Es handelt sich hierbei zum Beispiel um Patienten, die keine dauerhaften Freundschaften knüpfen konnten, in keinem Verein aktiv waren, Aktivitäten außerhalb ihres Familienkreises überhaupt nicht oder nur sporadisch ausübten, als Einzelgänger und Eigenbrötler bezeichnet wurden etc. In die Kategorie „prämorbid gute bis umfassende soziale Kontakte und Aktivitäten" wurden diejenigen Patienten eingestuft, die über ausreichende stabile und tragfähige soziale Kontakte verfügten (Freunde, Vereine, Aktivitäten außerhalb des Familienkreises).

Trotz der erwähnten Schwierigkeiten bei der Erfassung der prämorbiden Interaktionsmuster konnte die Mehrzahl der Patienten global in eine der beiden genannten Kategorien eingestuft werden. Die Gruppe der schizophrenen Patienten unterschied sich in dieser Hinsicht signifikant sowohl von den schizoaffektiven als auch von den affektiven Psychosen: Die schizophrenen Patienten hatten zu zwei Dritteln (63.8%) prämorbid eine Tendenz zur sozialen Zurückgezogenheit, bei den anderen beiden Diagnose-Gruppen überwiegen die Patienten, die prämorbid gute bis umfassende soziale Kontakte aufwiesen (Tabelle 4.8). In der Gruppe der schizoaffektiven Psychosen fanden sich die meisten Patienten mit prämorbid guten bis umfassenden sozialen Kontakten (74%), wenngleich der Unterschied zu den affektiven Psychosen sich als statistisch nicht signifikant erwies.

In den untersuchten Gruppen fanden sich innerhalb ein- und derselben Diagnose-Gruppe einige Differenzen bezüglich der prämorbiden Persönlichkeitsstruktur sowie bezüglich der prämorbiden sozialen Interaktion zwischen den beiden Geschlechtern (Tabellen 4.2–4.4).

In der Gruppe der schizophrenen Patienten unterscheidet sich die Verteilung der drei Persönlichkeitstypen trendmäßig (auf dem 10%-Niveau, Tabelle 4.2). Dieser Unterschied entsteht vorwiegend durch den höheren Anteil von sthenisch-selbstsicheren Persönlichkeiten bei weiblichen schizophrenen Patienten und mehr asthenisch-selbstunsicheren männlichen schizophrenen Patienten. Die Verteilung der bestimmbaren prämorbiden Interaktionsmuster zwischen weiblichen und männlichen Patienten differiert auf dem 5%-Niveau, und zwar durch die größere Häufigkeit weiblicher Patienten mit guten bis umfassenden sozialen Kontakten und durch die Überrepräsentation von männlichen Patienten mit prämorbider Tendenz zur Zurückgezogenheit.

Bei schizoaffektiven Psychosen sind die Unterschiede zwischen den Geschlechtern bezüglich der Primärpersönlichkeit hochsignifikant (Tabelle 4.3). Das ergibt sich dadurch, daß der Typus melancholicus viel häufiger bei weiblichen schizoaffektiven Patienten und die asthenisch-selbstunsichere Persönlichkeitsstruktur viel häufiger bei männlichen schizoaffektiven Patienten zu finden ist. Es ergab sich kein Unterschied zwischen weiblichen und männlichen schizoaffektiven Patienten bezüglich der prämorbiden sozialen Interaktionen.

In der Gruppe der untersuchten affektiven Patienten fand sich kein Unterschied zwischen weiblichen und männlichen Patienten sowohl bezüglich der prämorbiden Persönlichkeitsstruktur als auch bezüglich der prämorbiden Interaktionsmuster (Tabelle 4.4).

Auch zwischen unipolaren und bipolaren affektiven und ebenso zwischen unipolaren und bipolaren schizoaffektiven Patienten ergaben sich Differenzen bezüglich der prämorbiden Persönlichkeit. In der Gruppe der unipolaren Patienten (sowohl affektive als auch schizoaffektive) fanden sich häufiger Patienten mit Typus melancholicus, in der Gruppe der bipolaren Patienten beider Diagnose-Gruppen viel mehr Patienten mit einer selbstsicheren Persönlichkeitsstruktur (s. auch Kap. 11).

Über die prämorbide Persönlichkeitsstruktur von affektiven und schizophrenen Patienten gibt es in der Literatur vielfältige Angaben (vgl. Übersichten in Akiskal et al. 1983; Angst u. Clayton 1986; Fritsch 1976; Goodwin u. Jamison 1990; Hirschfeld u. Cross 1982; Möller u. von Zerssen 1986, 1987; Mundt 1985; Tölle et al. 1987; von Zerssen u. Pössl 1990). Dagegen gibt es zur prämorbiden Persönlichkeit von Patienten mit schizoaffektiven Psychosen kaum systematische Untersuchungen (Marneros et al. 1989c; Sauer et al. 1989; von Zerssen u. Pössl 1990). Die in der Literatur vorhandenen Informationen über schizoaffektive Psychosen betreffen in der Regel entweder partielle Züge der Persönlichkeit oder aber sie beziehen sich auf retrospektive Krankenblattinformationen (Achté u. Tuulio-Henriksson 1983; Berg et al. 1983; Dahl 1983; Omata 1985). Aber auch die Untersuchungen von Sauer et al. (1989) sprechen von einer uneinheitlichen Primärpersönlichkeit schizoaffektiver Patienten und weisen auf Unterschiede zwischen unipolaren und bipolaren schizoaffektiven Psychosen hin.

Dieselben Autoren konnten zeigen, daß sich das schizoaffektive Gesamtklientel in ihren überdauernden Persönlichkeitseigenschaften von affektiv Erkrankten dadurch unterscheidet, daß die Schizoaffektiven stärker schizoid aber weniger zwanghaft waren. Trotz aller Einschränkungen gibt es eine gewisse Übereinstimmung mit dem oben dargestellten Befund, daß in der Gruppe der affektiven Patienten viel häufiger ein Typus melancholicus (zwanghaftes Element) und in der Gruppe der schizoaffektiven Psychosen viel häufiger asthenisch-selbstunsichere Persönlichkeiten (Schizoidie-Merkmale) gefunden wurden. Die Verteilung der drei Persönlichkeitstypen in der hier dargestellten Gruppe schizoaffektiver Patienten befindet sich ebenfalls in Übereinstimmung mit der Feststellung Sauers et al. (1989), daß die schizoaffektiven Psychosen auch in dieser Hinsicht eine heterogene Gruppe darstellen. Von Zerssen u. Pössl (1990) zeigten, daß schizoaffektive Psychosen eine Mittelposition zwischen Schizophrenien und affektiven Psychosen okkupieren.

Betrachtet man die Literatur über die Primärpersönlichkeit von schizophrenen Patienten, stellt man fest, daß sie durch Merkmale der „Schizoidie", der „Adynamie", der „Introversion" und der „autonomen Labilität" gekennzeichnet ist (vgl. Angst u. Clayton 1986; Fritsch 1976; Mundt 1985). Über 81% der in der Köln-Studie untersuchten schizophrenen Patienten, bei denen die Primärpersönlichkeit ausreichend gut bestimmbar war, wurden in die Kategorie „asthenisch-selbstunsichere Persönlichkeit" eingeordnet. Dieser Befund stimmt sehr gut überein mit Beschreibungen in der Literatur, auch wenn eine andere Terminologie verwendet wird: Eine sehr große Ähnlichkeit ergibt sich z. B. mit folgenden Feststellungen Mundts (1985): „Trotz der Vielfalt und scheinbaren Heterogenität der Schilderungen prämorbider Wesenszüge der Probanden fällt als Gemeinsamkeit etwas wie eine seelische Zartheit oder Schwäche auf, die in unterschiedlicher Weise bei fast allen vermerkt wird. Am besten wird sie vom Ausmaß der adäquaten, sozial akzeptierten Aggressivität gespiegelt: Geringe Durchsetzungsfähigkeit, etwa im Vergleich zu anderen Geschwistern oder Schulkameraden, findet sich zumeist. Die später Erkrankten 'stecken mehr ein als sie austeilen', sind 'schwernehmend', wehren sich nicht angemessen gegenüber als ungerecht empfundenen Forderungen oder halten eine Gegenposition nicht lange durch. Oft erscheinen sie in ungewöhnlicher Weise betroffen von dem, was an sie herangetragen wird, als wären sie ihren Eindrücken hilflos ausgeliefert. Sie grenzen sich nicht genügend als Individuen mit eigenen Maßstäben und Werten ab von anderen" (Mundt 1985, S.82).

Es zeigen sich unseres Erachtens ebenfalls große Ähnlichkeiten der hier präsentierten Befunde mit den Feststellungen von Offord u. Cross (1969), die bei einer Auswertung existierender Studien immer wieder Bezeichnungen fanden, wie „mehr passiv im Vergleich zu ihren Geschwistern", „schwach", „leicht abhängig", „wenig glücklich" oder „wenig soziabel". Eine gewisse Verwandtschaft zeigt sich nach unserer Einschätzung auch zu den Befunden der großen Arbeit von Angst und Clayton (1986): Sie fanden bei schizophrenen Patienten vorwiegend eine sehr hohe „autonome Labilität", die sich in Form von vegetativen Beschwerden äußert. Darüber hinaus fanden sie bei den schizophrenen Patienten eine Tendenz zu Introversion und „definitely lacking in dominance". Diese Persönlichkeitsmerkmale bei schizophrenen Patienten fanden in die Theorie der Schizophrenie Eingang und prägten gleichzeitig u. a. auch das sogenannte „Vulnerabilitätskonzept" (Scharfetter 1987; Zubin 1987, 1988).

Die Befunde der vorliegenden Studie bezüglich der Primärpersönlichkeit affektiver Patienten stehen im großen und ganzen in Übereinstimmung mit den Befunden der entsprechenden Literatur (s. Goodwin u. Jamison 1990; Möller u. von Zerssen 1987; von Zerssen u. Pössl 1990). Es kann festgehalten werden, daß Patienten mit unipolaren Depressionen häufig – aber nicht in ihrer Majorität – durch vermehrte Introvertiertheit und Zwanghaftigkeit gekennzeichnet sind, also Struktureigenschaften des Typus melancholicus. Auch die Befunde bezüglich der Unterschiede zwischen unipolaren und bipolaren Formen (s. Kap. 11) stimmen gut mit der Literatur überein (Angst u. Clayton 1986; Hirschfeld u. Klerman 1979; Hirschfeld et al. 1986a; Perris 1971; von Zerssen 1982).

4.8 Schulbildung

Mit der „Schulbildung" wurde jeglicher Besuch einer allgemeinbildenden Schule (Grundschule, Hauptschule, Realschule, Gymnasium etc.) sowie der Besuch einer berufsbildenden Schule erfaßt (Handelsschule, Höhere Handelsschule, Fachoberschule, Fachhochschule etc.). Die Einstufung erfolgte nach dem höchsten erreichten Niveau der Schulbildung. Es wurden jeweils zwei Parameter erfaßt: Art der besuchten Einrichtung und deren erfolgreicher Abschluß oder der Abbruch der Ausbildung. Zur besseren Vergleichbarkeit, sowohl zwischen den einzelnen Diagnose-Gruppen als auch zu Untersuchungen, denen andere Schulsysteme zugrunde liegen, wurden vier Kategorien gebildet:

- *Sehr niedriges Niveau:*
  a) Sonderschule (Schule für Kinder mit geistiger Behinderung bzw. Lernschwierigkeiten, unabhängig von der Dauer des Schulbesuchs).
  b) Volks- bzw. Hauptschule ohne entsprechenden Abschluß.
- *Niedriges Niveau:*
  a) Volks- bzw. Hauptschule mit entsprechendem Abschluß.
  b) Realschule ohne Erreichen der Mittleren Reife.
- *Mittleres Niveau:*
  a) Realschule mit Erreichen der Mittleren Reife bzw. gleichwertiger Abschluß einer Handelsschule oder Fachschule.
  b) Gymnasium ohne Erreichen des Abiturs.
- *Höheres Niveau:*
  Abschluß des Gymnasiums mit dem Abitur bzw. gleichwertiger Abschluß einer Höheren Handelsschule oder Fachoberschule, Erreichen eines Hochschulstudiums.

Ein sehr niedriges Niveau der Schulbildung war bei den untersuchten affektiven und schizoaffektiven Psychosen nur selten zu finden (2.8% bzw. 6.9%, Tabelle 4.9), bei schizophrenen Patienten dagegen in 17.6%. Eine Schulbildung auf höherem Niveau fand sich am häufigsten bei Patienten mit affektiven und schizoaffektiven Psychosen. Die Verteilung unterscheidet sich signifikant zwischen schizophrenen und affektiven Patienten, die übrigen Unterschiede erreichen keine statistische Signifikanz.

Interessant ist die Häufigkeit einer abgebrochenen Schulbildung (erfaßt unabhängig vom Niveau der Schulbildung). Signifikant mehr schizophrene (29.1%) als schizoaffektive (12.9%) und affektive Patienten (5.7%) hatten die zuletzt besuchte Schule ohne entsprechenden Abschluß verlassen. In allen drei Gruppen fand sich kein signifikanter Unterschied zwischen weiblichen und männlichen Patienten sowohl bezüglich des Niveaus der Schulbildung als auch bezüglich der Häufigkeit einer abgebrochenen Schulbildung.

Es kann festgestellt werden, daß Patienten mit affektiven Psychosen im Durchschnitt die bessere Schulbildung hatten und daß es nur selten zum Schulabbruch kam, während für die schizophrenen Patienten das Gegenteil galt. Schizoaffektive Patienten nahmen hier eine Mittelposition ein.

Die relativ niedrigere schulische Ausbildung von schizophrenen Patienten wird in der Literatur häufig im Rahmen der sozialen Zugehörigkeit und der modernen Vulnerabilitätskonzepte diskutiert (vgl. Übersichten in Angermeyer 1987; Goldstein et al. 1990). Vergleicht man jedoch verschiedene Befunde, so erkennt man, daß bei klinischen Studien, die nicht streng epidemiologisch orientiert sind, die Faktoren „Selektion", „Einzugsgebiet der Klinik", aber auch „Epoche der Untersuchung" die Befunde beeinflussen. Die „Volksschulversager" von Huber et al. (1979) entsprechen den Patienten der vorliegenden Studie mit „sehr niedrigem schulischen Niveau". Huber et al. bezeichnen so 10.4% der Patienten; und dieser Prozentsatz liegt deutlich niedriger als der unserer Patienten mit „sehr niedrigem schulischen Niveau" (17.6%). Diese Befunde sind jedoch nicht direkt vergleichbar wegen des hohen Anteils von schizoaffektiven Patienten in der Schizophrenie-Gruppe der

Tabelle 4.9. Schulische und berufliche Ausbildung

	Schizophrene Psychosen	p1	Schizoaffektive Psychosen	p2	Affektive Psychosen	p3
Schulbildung	(n=148)	–	(n=101)	–	(n=106)	**
sehr niedriges Niveau	26 (17.6%)		7 (6.9%)		3 (2.8%)	
niedriges Niveau	72 (48.6%)		50 (49.5%)		57 (53.8%)	
mittleres Niveau	23 (15.5%)		17 (16.8%)		13 (12.3%)	
höheres Niveau	27 (18.2%)		27 (26.7%)		33 (31.1%)	
Schulabbruch	(n=148)		(n=101)		(n=106)	
	43 (29.1%)	**	13 (12.9%)	–	6 (5.7%)	**
Beruf bei Erstmanifestation (unbereinigt)	(n=148)	**	(n=101)	–	(n=106)	**
arbeitslos	17 (11.5%)		1 (1.0%)		1 (0.9%)	
Hausfrau	19 (12.8%)		28 (27.7%)		48 (45.3%)	
Arbeiter	46 (31.1%)		12 (11.9%)		10 (9.4%)	
Facharbeiter	18 (12.2%)		10 (9.9%)		6 (5.7%)	
Angestellter/Beamter	15 (10.1%)		26 (25.7%)		23 (21.7%)	
leitender Angest./Beamter	2 (1.4%)		9 (8.9%)		6 (5.7%)	
selbständig	2 (1.4%)		–		5 (4.7%)	
Altersrentner	1 (0.7%)		–		–	
in Ausbildung	28 (18.9%)		15 (14.9%)		7 (6.6%)	
Beruf bei Erstmanifestation (bereinigt)		**		–		**
	(n=126)		(n=69)		(n=55)	
aktuell ohne bezahlte Berufstätigkeit	43 (34.1%)		14 (20.3%)		9 (16.4%)	
Arbeiter	44 (34.9%)		10 (14.5%)		9 (16.4%)	
Facharbeiter	18 (14.3%)		12 (17.4%)		6 (10.9%)	
Angest./Beamter	17 (13.5%)		24 (34.8%)		20 (36.4%)	
leitender Angest./Beamter	2 (1.6%)		9 (13.0%)		6 (10.9%)	
selbständig	2 (1.6%)		–		5 (9.1%)	

Signifikanzen (X^2-Test):
p1 Schizophrene vs. schizoaffektive Psychosen; p2 Schizoaffektive vs. affektive Psychosen; p3 Schizophrene vs. affektive Psychosen.
** p <0.01. – nicht signifikant.

Bonn-Studie (Gross et al. 1986). Möller u. von Zerssen (1986) fanden im Vergleich zur vorliegenden Untersuchung aber auch zu denen von Huber et al. (1979) und Ciompi u. Müller (1976) ein viel besseres Schulbildungsniveau. Wie die Autoren selbst anmerken, ist dies wahrscheinlich ein Selektionseffekt und epochenabhängig.

Ein durchschnittlich viel besseres Niveau der Schulbildung fand sich auch in der Mannheimer Studie (Schubart et al. 1986a). Dort lag der Bildungsstand der schizophrenen Patienten sogar deutlich höher als in der Gesamtbevölkerung der

Bundesrepublik Deutschland. Es wurde aber von den Autoren selbst darauf hingewiesen, daß dieses Ergebnis mit großer Zurückhaltung zu interpretieren sei, da Vergleichszahlen für das engere Einzugsgebiet mit den Universitäten Heidelberg und Mannheim nicht vorliegen und man davon ausgehen könne, daß der Ausbildungsstand in dieser Region im Vergleich zur Bevölkerung der BRD insgesamt höher ausfällt (Schubart et al. 1986a). Für affektive und schizoaffektive Patienten wird eine bessere schulische Ausbildung als für schizophrene Patienten auch in anderen Studien bescheinigt (Achté u. Tuulio-Henriksson 1983; Dohrenwend et al. 1987). Viele Faktoren spielen sicherlich eine Rolle bei der Entstehung dieser Unterschiede: Sogenannte prämorbide Auffälligkeiten bei später schizophren gewordenen Menschen beeinträchtigen die schulische Leistung (Mednick u. Schulsinger 1965), aber auch die im Durchschnitt vergleichsweise niedrigere Herkunftsschicht der Patienten mit schizophrenen Psychosen im Vergleich zu den Patienten mit affektiven und schizoaffektiven Psychosen. Es scheint, daß diese prämorbiden Auffälligkeiten bei affektiven und schizoaffektiven Patienten größtenteils nicht vorhanden sind. Es gibt Untersuchungen, die zeigen, daß sogar bei Menschen, die bereits in ihrer Kindheit endogen depressiv waren, die schulische und berufliche Ausbildung relativ unproblematisch verlief (Christozov et al. 1989). In schon publizierten Daten des Epidemiological Catchment Area Program (ECA) des National Institutes of Mental Health fanden sich keine signifikanten Unterschiede bezüglich des erreichten schulischen Niveaus zwischen affektiven Patienten und anderen untersuchten Probanden (Robins et al. 1984).

4.9 Berufliche Situation bei Erstmanifestation

Die Einschätzung der beruflichen Qualifikation und der Berufstätigkeit beinhaltet ebenfalls verschiedene methodische Probleme. Es handelt sich hierbei um eine Variable, die sehr stark vom Alter, vom Geschlecht, von der sozialen Schichtzugehörigkeit, von der Epoche und von anderen Gegebenheiten abhängig ist. Die berufliche Situation kann erfaßt werden als „erlernter Beruf", „höchste erreichte Berufstätigkeit" oder als „Berufstätigkeit zu einem bestimmten Zeitpunkt". Bei Erfassung des erlernten bzw. des höchsten erreichten Berufes ist zu unterscheiden, inwieweit dieser Status bereits vor oder erst nach dem Ausbruch der Erkrankung erreicht wurde, um krankheitsunabhängige von krankheitsabhängigen Einflußfaktoren trennen zu können. Unseres Erachtens besitzt für einen Vergleich der unterschiedlichen Diagnose-Gruppen die tatsächliche Berufstätigkeit zum Zeitpunkt der Erstmanifestation die größte Relevanz. Die Situation zu diesem Zeitpunkt darf jedoch nicht isoliert betrachtet werden, sondern sollte im Kontext von Schulbildung (s. Abschn. 4.8), sozialer Schichtzugehörigkeit (s. Abschn. 4.12) sowie beruflicher Mobilität (s. Abschn. 3.4.4) beurteilt werden.

Die Vielzahl der möglichen beruflichen Tätigkeiten wurde in Abhängigkeit von ihrem Qualifikationsniveau bzw. des Grades an Verantwortung wie folgt kategorisiert:

- Arbeitslos
- Hausfrau
- In Ausbildung
- Arbeiter (ohne abgeschlossene Lehre in einem anerkannten Lehrberuf)
- Facharbeiter (mit abgeschlossener Lehre in einem entsprechenden Beruf)
- Angestellter oder Beamter
- Leitender Angestellter bzw. leitender Beamter
  (Angestellte oder Beamte, die ein höheres Bildungsniveau, in der Regel ein abgeschlossenes Universitäts-Studium aufweisen und mit der verantwortlichen Führung qualifizierter Mitarbeiter betraut sind)
- Selbständige berufliche Tätigkeit
- Altersrentner bzw. Frührentner aufgrund einer somatischen Erkrankung.

Die Verteilung der verschiedenen beruflichen Kategorien unterschied sich signifikant zwischen schizophrenen Psychosen auf der einen Seite und schizoaffektiven und affektiven Psychosen auf der anderen Seite, während zwischen den letzten beiden Gruppen keine signifikante Differenz bestand (Tabelle 4.9). Der unterschiedlichen Häufigkeit der Hausfrauen in den drei Gruppen kommt eine besondere Bedeutung zu. Es besteht dabei die Gefahr, daß die vorhandenen Unterschiede durch die unterschiedliche Geschlechtsverteilung in den einzelnen Diagnose-Gruppen – und damit die unterschiedliche Zahl von Hausfrauen – nur vorgetäuscht werden. Um einer solchen Gefahr zu begegnen, wurde für diese Variable eine „Bereinigung" durchgeführt. Dazu wurden folgende Patienten aus der Berechnung und damit aus dem Vergleich herausgenommen:

1. Patientinnen, die keinen Beruf erlernt haben und vor und während der Beobachtungszeit nur als Hausfrauen tätig waren.
2. Patientinnen, die eindeutig und nur aus familiären Gründen (anläßlich der Heirat oder der Geburt eines Kindes) frühzeitig einen bis dahin ausgeübten Beruf aufgegeben hatten und von diesem Zeitpunkt an als Hausfrauen tätig waren.

Die übrigen Patientinnen, die zum Zeitpunkt der Erstmanifestation (vorübergehend) als Hausfrauen tätig waren, wurden als „aktuell ohne bezahlte Berufstätigkeit" eingestuft. In die gleiche Kategorie fielen bei dieser Berechnung die zum Zeitpunkt der Erstmanifestation arbeitslosen, die in Schul- bzw. Hochschulausbildung befindlichen und die bereits berenteten Patienten.

Zwischen den schizophrenen Patienten auf der einen Seite und den affektiven bzw. schizoaffektiven Patienten auf der anderen Seite fanden sich jeweils signifikante Unterschiede bezüglich des beruflichen Status bei Erstmanifestation, während schizoaffektive und affektive Patienten untereinander nicht signifikant differieren (Tabelle 4.9). Die Gruppe der schizophrenen Patienten zeichnet sich durch einen höheren Anteil an Arbeitern (31.1%) und einen niedrigeren Anteil an Angestellten und Beamten (10.1%) aus; lediglich 2 Patienten mit schizophrenen Psychosen übten vor Beginn ihrer Erkrankung eine Tätigkeit als leitender Angestellter bzw. Beamter aus. Es imponiert der deutliche Unterschied bezüglich der Verteilung von Angestellten, Beamten, leitenden Angestellten und leitenden Beamten zwischen der Gruppe der schizophrenen Patienten und den beiden anderen Diagnose-Gruppen. Dies muß als ein multifaktorielles Phänomen interpretiert werden: Unterschiedliche schulische Ausbildung (Tabelle 4.9), Herkunftsschicht (Tabelle 4.11), prämorbide Interaktionsmuster sowie Persönlichkeitsmerkmale (Tabelle 4.8) interferieren offensichtlich mit dem erreichten beruflichen Status. Die Zahl der Patienten, die bei Beginn ihrer Erkrankung ohne berufliche Tätigkeit waren, lag bei den schizophrenen Patienten deutlich höher (34.1%) als in den beiden anderen Gruppen (20.3% bzw. 16.4%). Dies kann teilweise als ein Resultat der prodromalen Erscheinungen und der „prämorbiden" Minderung der Leistungsfähigkeit und Beeinträchtigung der Interaktionen, die viel häufiger bei den schizophrenen Patienten als bei den anderen zwei Gruppen zu finden sind, interpretiert werden.

Ein Vergleich mit den entsprechenden Angaben der anderen großen Schizophrenie-Studien (M. Bleuler 1972; Ciompi u. Müller 1976; Huber et al. 1979; Möller u. von Zerssen 1986; Schubart et al. 1986a) und ähnlich strukturierten Studien über affektive Psychosen (Angst 1966) ist wegen der unterschiedlichen Verteilung und Definition von Berufstätigkeiten und der größtenteils fehlenden detaillierten Angaben wenig aussagekräftig. Es zeigte sich jedoch wiederholt, daß Unterschiede zwischen dem beruflichen Status von schizophrenen und affektiven Patienten bestehen. Für die schizoaffektiven Psychosen fehlen die entsprechenden breiten Studien. Rzewuska u. Angst (1982a) fanden einen relativ hohen Anteil von beruflich hochqualifizierten Patienten in der schizoaffektiven Population. Maj (1985) fand hinsichtlich des beruflichen Status kaum Unterschiede zwischen affektiven und schizoaffektiven Psychosen (nach schizomanischen und schizodepressiven Formen unterteilt), was in Übereinstimmung mit den Befunden der vorliegenden Untersuchung steht. Beruflicher Status und soziale Schichtzugehörigkeit sind eng miteinander verbunden und wurden deswegen in der Regel als ein Parameter untersucht (s. 3.4.3.6 und 4.12.2).

4.10 Heterosexuelle Dauerbindung vor Erstmanifestation

Mit dieser Variablen wurde jede heterosexuelle Partnerschaft der untersuchten Patienten erfaßt, die vor Erstmanifestation der Erkrankung über einen Zeitraum von mindestens 6 Monaten bestanden hatte. Diese Variable hat den Vorteil, daß sie unabhängig vom formalen Familienstand ist. Erfaßt wurde, ob eine solche heterosexuelle Dauerbindung mindestens einmal vor Erstmanifestation bestanden hatte. Es wurde also untersucht, ob die prinzipielle Fähigkeit vorhanden war, eine stabile Partnerschaft einzugehen und aufrechtzuerhalten.

84% der affektiven Patienten hatten vor Erstmanifestation der Erkrankung mindestens einmal eine heterosexuelle Dauerbindung (Tabelle 4.10), aber nur 34.5% der schizophrenen Patienten. Schizoaffektive Psychosen nahmen auch hier wieder eine Mittelposition ein (68.3%). Die Unterschiede zwischen den einzelnen Diagnose-Gruppen erwiesen sich als statistisch signifikant.

Es ist offensichtlich, daß die Häufigkeit, in der eine solche stabile heterosexuelle Bindung eingegangen wird, vom Alter der Patienten nicht unabhängig sein kann. Wie ja schon beim Vergleich des Erstmanifestationsalters gezeigt wurde, erkrankten

Tabelle 4.10. Heterosexuelle Dauerbindung und Familienstand zum Zeitpunkt der Erstmanifestation

	Schizophrene Psychosen p1	Schizoaffektive Psychosen p2	Affektive Psychosen p3
Heterosexuelle Dauerbindung vor Erstmanifestation			
Alle Patienten	(n=148)	(n=101)	(n=106)
	51 (34.5%) **	69 (68.3%) **	89 (84.0%) **
Nur Patienten älter als 25 Jahre	(n=63)	(n=63)	(n=89)
	40 (63.5%) **	58 (92.1%) –	79 (88.8%) **
Nur weibliche Patienten	(n=30)	(n=41)	(n=69)
älter als 25 Jahre	24 (80.0%) –	38 (92.7%) –	61 (88.4%) –
Nur männliche Patienten	(n=33)	(n=22)	(n=20)
älter als 25 Jahre	16 (48.5%) **	20 (90.9%) –	18 (90.0%) **
Familienstand bei Erstmanifestation	(n=148) **	(n=101) *	(n=106) **
ledig	101 (68.2%)	38 (37.6%)	21 (19.8%)
verheiratet	40 (27.0%)	57 (56.4%)	82 (77.4%)
getrennt	1 (0.7%)	1 (1.0%)	–
geschieden	–	2 (2.0%)	1 (0.9%)
verwitwet	6 (4.1%)	3 (3.0%)	2 (1.9%)
Verheiratet bei Erstmanifestation			
Alle Patienten	(n=148)	(n=101)	(n=106)
– davon verheiratet	40 (27.0%) **	57 (56.4%) **	82 (77.4%) **
Nur Patienten älter als 25 Jahre	(n=63)	(n=63)	(n=89)
– davon verheiratet	33 (52.4%) **	50 (79.4%) –	73 (82.0%) **
Nur weibliche Patienten älter als 25 Jahre	(n=30)	(n=41)	(n=69)
– davon verheiratet	19 (63.3%) –	32 (78.0%) –	55 (79.7%) –
Nur männliche Patienten älter als 25 Jahre	(n=33)	(n=22)	(n=20)
– davon verheiratet	14 (42.4%) **	18 (81.8%) –	18 (90.0%) **

Signifikanzen (X^2-Test):
p1 Schizophrene vs. schizoaffektive Psychosen; p2 Schizoaffektive vs. affektive Psychosen;
p3 Schizophrene vs. affektive Psychosen.
** $p < 0.01$. * $p < 0.05$. – nicht signifikant.

schizophrene Patienten in jüngerem Alter als schizoaffektive und diese wiederum früher als affektive Patienten. Es könnte somit der Einwand erhoben werden, daß die schizophrenen Patienten so jung erkrankten, daß sie nicht die Möglichkeit oder die Zeit hatten, eine heterosexuelle Dauerbindung aufzubauen. Es wurden deshalb die gleichen Berechnungen nur für die Patienten durchgeführt, die zum Zeitpunkt

159

der Erstmanifestation älter als 25 Jahre gewesen waren. Die signifikanten Unterschiede zwischen den schizophrenen Psychosen und den beiden anderen Diagnose-Gruppen blieben trotz dieser Bereinigung erhalten, es fanden sich allerdings zwischen schizoaffektiven und affektiven Patienten keine Unterschiede mehr (Tabelle 4.10). Um einen zusätzlichen Einfluß des Geschlechtes auf die Fähigkeit zur heterosexuellen Dauerbindung zu untersuchen, wurde dieses so gewonnene Subkollektiv nach Männern und Frauen getrennt. Dadurch können auch die unterschiedliche Geschlechtsverteilung zwischen den drei verglichenen Patientengruppen sowie geschlechtsspezifische Bindungsmuster ausgeglichen werden. Während sich bei den männlichen Patienten, die zum Zeitpunkt der Erstmanifestation älter als 25 Jahre waren, die oben beschriebenen Unterschiede zwischen schizophrenen Patienten einerseits und affektiven und schizoaffektiven Patienten andererseits bestätigten, fanden sich bei den weiblichen Patienten über 25 Jahre diese Unterschiede nicht mehr (Tabelle 4.10). Einschränkend muß hierzu allerdings bemerkt werden, daß aufgrund der Aufspaltung der Kollektive und die dadurch bedingte Verminderung der Populationsgröße die statistischen Aussagen in ihrer Interpretierbarkeit eingeschränkt werden.

Zusammenfassend kann also festgehalten werden, daß unabhängig vom Alter bei Erstmanifestation die schizophrenen Patienten eine wesentlich geringere Häufigkeit stabiler heterosexueller Bindungen vor der Erstmanifestation aufwiesen als die Patienten der beiden anderen untersuchten Gruppen. Dieser Unterschied bezieht sich im wesentlichen auf die männlichen Patienten. Die geringere Frequenz einer heterosexuellen Dauerbindung bei schizophrenen Patienten ist unseres Erachtens nicht in erster Linie als ein Produkt des jüngeren Alters zu interpretieren, sondern als Folge einer frühzeitig auftretenden Störung bzw. Einschränkung der Kontaktfähigkeit. Es scheint, daß schizophrene Psychosen im Gegensatz zu den affektiven und zu einem großen Teil der schizoaffektiven Psychosen nicht als ein plötzliches Geschehen ausbrechen, sondern ein langes „Vorstadium" haben. Die Beeinträchtigung der Fähigkeit zur Entwicklung von stabilen heterosexuellen Beziehungen bei vielen schizophrenen Patienten muß als eine Teilerscheinung anderer Einschränkungs- bzw. Versagenssituationen vor der klinischen Erstmanifestation angesehen werden (wie etwa niedrigeres Niveau der Schulbildung und der beruflichen Ausbildung, starke Abwärtstendenz und Mobilität bezüglich der sozialen Klasse etc.). Eine fehlende heterosexuelle Dauerbindung kann somit als Ausdruck einer gestörten Kontaktfähigkeit betrachtet werden – entweder im Rahmen der Persönlichkeit oder der Erkrankung selbst. Die bessere Fähigkeit von Frauen, die später an einer schizophrenen Psychose erkrankten, eine stabile heterosexuelle Bindung einzugehen – im Gegensatz zu Männern –, weist auf eine im allgemeinen syntonere Persönlichkeitsstruktur hin (s. auch Abschn. 4.6).

4.11 Familienstand bei Erstmanifestation

Eng mit der heterosexuellen Dauerbindung hängt der Familienstand bei Erstmanifestation zusammen. 68.2% der schizophrenen Patienten waren bei Beginn der

Erkrankung noch ledig, verglichen mit 37.6% der schizoaffektiven und nur 19.8% der affektiven Patienten (Tabelle 4.10). Die Unterschiede zwischen allen Gruppen sind statistisch signifikant. Werden lediglich die Patienten berücksichtigt, die bei der Erstmanifestation mindestens 25 Jahre alt waren, dann bleibt auch hier der Unterschied zwischen den schizophrenen Patienten einerseits und den schizoaffektiven und den affektiven Patienten andererseits erhalten, zwischen den beiden letztgenannten Gruppen gibt es dann jedoch keinen Unterschied mehr (Tabelle 4.10). Die beschriebenen Unterschiede beziehen sich allerdings hauptsächlich auf die männlichen Patienten; werden alleine die weiblichen Patienten betrachtet, die bei der Erstmanifestation älter als 25 Jahre waren, so finden sich hier keine signifikanten Unterschiede mehr (Tabelle 4.10).

Die Befunde bezüglich der stabilen heterosexuellen Dauerbindung vor Erstmanifestation und des Familienstandes vor Beginn der Erkrankung befinden sich in Übereinstimmung mit vielen diesbezüglichen Untersuchungsergebnissen, daß nämlich bei schizophrenen Patienten der Anteil der unverheirateten bzw. der Patienten ohne stabile heterosexuelle Dauerbindung überwiegt (Bland u. Orn 1978; Ciompi u. Müller 1976; Eaton 1985; Eaton et al. 1988; Flekkoy 1987; Huber et al. 1979; Möller u. von Zerssen 1986; Munk-Jorgensen 1987; Reich u. Thompson 1985; Schubart et al. 1986a). Im Gegensatz dazu stehen die Resultate bezüglich affektiver Psychosen, bei denen verheiratete Patienten bzw. Patienten mit dauerhafter heterosexueller Bindung viel häufiger vertreten sind als bei der Schizophrenie (Angst 1966; Dohrenwend et al. 1987; Möller u. von Zerssen 1987). Schizoaffektive Patienten hatten häufiger eine heterosexuelle Dauerbindung als schizophrene Patienten, wie ebenfalls die Untersuchungen von Achté u. Tuulio-Henriksson (1983) und Roy (1981) gezeigt haben. Interessanterweise zeigt sich, daß bei Bereinigung der Daten, das bedeutet bei Berücksichtigung von Alter und Geschlecht, kein signifikanter Unterschied zwischen affektiven und schizoaffektiven Patienten mehr existiert. Dieser Unterschied im Familienstand bzw. der stabilen heterosexuellen Dauerbindung besteht jedoch zwischen schizophrenen Patienten und den Patienten der beiden anderen Gruppen weiter. Dabei gibt es eine Ausnahme: Vergleicht man weibliche Patienten über 25 Jahre bezüglich stabiler heterosexueller Dauerbindung bzw. Verheiratetsein bei Erstmanifestation, so gibt es überhaupt keinen Unterschied zwischen den drei Gruppen. Dieser Befund komplettiert das Gesamtbild, daß später an einer schizophrenen Psychose erkrankte Frauen eine bessere prämorbide psychosoziale Adaptation aufweisen als männliche schizophrene Patienten (Eaton et al. 1988).

4.12 Soziale Schichtzugehörigkeit

4.12.1 Herkunftsschicht und soziale Schichtzugehörigkeit zum Zeitpunkt der Erstmanifestation

Als Herkunftsschicht wurde die soziale Schicht der Primärfamilie, also der Eltern der Patienten, bezeichnet. Es wurde in der Regel die höchste erreichte Schicht der

Eltern erfaßt. Im Falle einer aufwärtsgerichteten sozialen Mobilität der Eltern wurde die Schicht berücksichtigt, zu der die Familie die meiste Zeit bis zum Erwachsenenalter des Patienten gehört hatte. In der Regel wurde die soziale Schicht des Vaters als Maßstab genommen; in den Fällen, in denen der Vater nicht bekannt oder früh verstorben war, die soziale Schichtzugehörigkeit der Mutter. Die Kriterien für die Einordnung in eine der unterschiedlichen sozialen Schichten (Kriterien nach Kleining u. Moore) wurden ausführlich in Abschn. 2.2.4.6 dargestellt. Die in der vorliegenden Studie erhobenen Daten wurden mit empirisch gewonnenen Daten der Schichtenstruktur des Deutschen Reiches bzw. der Bundesrepublik Deutschland bis zum Jahre 1960 verglichen (Kleining u. Moore 1960; Tabelle 4.11). Das Jahr 1960 wurde gewählt, weil alle untersuchten Patienten vor 1960 geboren sind.

Tabelle 4.11. Herkunftsschicht und soziale Schicht bei Erstmanifestation (Schichteneinteilung nach Kleining u. Moore)

	Bundes-republik Deutsch-land	Schizo-phrene Psychosen (n=148)		Schizo-affektive Psychosen (n=101)		Affektive Psychosen (n=106)	
			p1		p2		p3
Herkunftsschicht	(a)		**		–		–
Obere Schichten	(6%)	9 (6.3%)		6 (5.9%)		8 (7.5%)	
Mittlere Mittelschicht	(15%)	20 (13.9%)		22 (21.8%)		15 (14.2%)	
Untere Mittelschicht	(30%)	29 (20.1%)		31 (30.7%)		28 (26.4%)	
Obere Unterschicht	(28%)	45 (31.3%)		35 (34.7%)		38 (35.8%)	
Untere Unterschicht	(21%)	41 (28.5%)		7 (6.9%)		17 (16.0%)	
Soziale Schicht bei Erstmanifestation	(b)		**		–		**
Obere Schichten	(8%)	4 (2.7%)		6 (5.9%)		7 (6.6%)	
Mittlere Mittelschicht	(11%)	21 (14.2%)		23 (22.8%)		24 (22.6%)	
Untere Mittelschicht	(35%)	22 (14.9%)		29 (28.7%)		31 (29.2%)	
Obere Unterschicht	(30%)	35 (23.6%)		37 (36.6%)		36 (34.0%)	
Untere Unterschicht	(16%)	66 (44.6%)		6 (5.9%)		8 (7.5%)	

Signifikanzen (X^2-Test):
p1 Schizophrene vs. schizoaffektive Psychosen; p2 Schizoaffektive vs. affektive Psychosen; p3 Schizophrene vs. affektive Psychosen.
** $p < 0.01$. – nicht signifikant.

(a) Bundesrepublik Deutschland bis 1960 (Moore u. Kleining 1960)
   (Signifikanzen: BRD vs. schizophrene Psychosen: p=0.056; BRD vs. schizoaffektive Psychosen: p=0.006; BRD vs. affektive Psychosen: p=0.342).
(b) Bundesrepublik Deutschland 1962–1974 (Kleining 1975a)
   (Signifikanzen: BRD vs. schizophrene Psychosen: p=0.000; BRD vs. schizoaffektive Psychosen: p=0.000; BRD vs. affektive Psychosen: p=0.001).

Bezüglich der *Herkunftsschicht* fanden sich signifikante Unterschiede zwischen schizoaffektiven und schizophrenen Psychosen, aber keine Unterschiede zwischen affektiven Psychosen und den anderen beiden Gruppen (Tabelle 4.11). Der Unterschied zwischen schizoaffektiven und schizophrenen Patienten bezieht sich auf eine deutliche Unterrepräsentation der unteren Schichten bei den Eltern schizoaffektiver Patienten. Die Eltern der schizophrenen Patienten waren im Vergleich mit der Gesamtbevölkerung eher in den unteren Schichten etwas überrepräsentiert (Tabelle 4.11). In allen drei Diagnose-Gruppen bestand kein geschlechtsspezifischer Unterschied bezüglich der sozialen Herkunftsschicht.

Der Vergleich zur Schichtenstruktur der Bundesrepublik Deutschland bis 1960 (Moore u. Kleining 1960) zeigte einen signifikanten Unterschied zwischen der Allgemeinbevölkerung der Bundesrepublik Deutschland und der Herkunftsschicht von Patienten mit schizoaffektiven Psychosen, in dem Sinne, daß die untersuchten schizoaffektiven Patienten signifikant seltener aus der unteren Unterschicht stammten (Tabelle 4.11).

Außer der Herkunftsschicht wurde die *soziale Schichtzugehörigkeit* des einzelnen Patienten *zum Zeitpunkt der Erstmanifestation* der Erkrankung bestimmt.

Zum Vergleich wurden die Daten für die Gesamtbevölkerung der Bundesrepublik Deutschland für den Zeitraum zwischen 1962 und 1974 herangezogen (Kleining 1975b; Tabelle 4.11). Schon bei der ersten klinischen Manifestation der Erkrankung, also bei Auftreten der ersten behandlungsbedürftigen Krankheitssymptome, fand sich eine signifikant unterschiedliche Verteilung der sozialen Schichtzugehörigkeiten zwischen schizophrenen Patienten einerseits und schizoaffektiven und affektiven Patienten andererseits. Es bestand jedoch kein signifikanter Unterschied zwischen affektiven und schizoaffektiven Psychosen. Der Vergleich der sozialen Schicht bei Erstmanifestation mit den entsprechenden Zahlen für die Bevölkerung der Bundesrepublik Deutschland in den Jahren 1962–1974 (Kleining 1975a) zeigte bezüglich der untersuchten schizophrenen Patienten, daß ein wesentlich höherer Prozentsatz der unteren Unterschicht angehört, als dies in der Allgemeinbevölkerung der Fall ist. Für die affektiven Psychosen wie auch für die schizoaffektiven Psychosen zeigte sich der gegenteilige Effekt; in diesen beiden Gruppen waren Patienten aus der unteren Unterschicht unterrepräsentiert.

Vergleicht man innerhalb einer Diagnose-Gruppe die Verteilungen hinsichtlich Herkunftsschicht und sozialer Schicht bei Erstmanifestation, so gehörten viel mehr schizophrene Patienten bereits bei der Erstmanifestation den unteren sozialen Schichten an, als dies bezogen auf die Herkunftsschicht der Fall war. Umgekehrte Verhältnisse fanden sich bei den affektiven Psychosen, bei denen zwischen Herkunftsschicht und sozialer Schicht bei Erstmanifestation eine deutliche Umverteilung von den unteren zu den mittleren sozialen Schichten stattgefunden hatte; die Zahl der Patienten in den unteren sozialen Schichten hatte sich auf etwa die Hälfte reduziert (Tabelle 4.9; detaillierte Angaben dazu s. auch 5.5.1).

4.12.2 Bewertung der Befunde zur sozialen Schichtzugehörigkeit

Die Herkunftsschicht von affektiven Patienten unterscheidet sich nicht signifikant von der der Gruppe der schizoaffektiven, auch nicht von der Gruppe der schizophrenen Patienten, trotz der größeren Zahl der schizophrenen Patienten in der unteren Unterschicht. Interessanterweise ist die prozentuale Verteilung aller drei diagnostischen Gruppen in den oberen sozialen Schichten fast gleich. Die Zahl der Patienten jedoch, die aus der unteren Unterschicht kommen, ist in der Gruppe der schizophrenen Patienten größer als in den beiden anderen Gruppen, auch höher als im Vergleich zur Gesamtbevölkerung der (alten) Bundesrepublik Deutschland. Schwer zu interpretieren ist der Befund, daß sich Patienten mit schizoaffektiven Psychosen signifikant von schizophrenen Patienten bezüglich der Herkunftsschicht unterscheiden. Dieser Unterschied entsteht vor allem durch die geringere Repräsentation der Familien von schizoaffektiven Patienten in der unteren Unterschicht. Bei Erstmanifestation der Erkrankung ändert sich die Verteilung insofern, als schon vor Beginn der Erkrankung eine sehr starke negative soziale Mobilität in der Gruppe der schizophrenen Psychosen auftrat, aber nicht bei affektiven und schizoaffektiven Patienten, so daß ein signifikanter Unterschied jetzt auch zwischen schizophrenen und affektiven Psychosen entsteht. Damit ergibt sich die Notwendigkeit, für theoretische Überlegungen zwischen „Herkunftsschicht" und „soziale Schicht bei Erstmanifestation" zu unterscheiden (vgl. Literaturbesprechung in Abschn. 3.4.3.6).

Vergleicht man die soziale Schichtzugehörigkeit der hier untersuchten Patienten vor Erstmanifestation der Erkrankung mit anderen Studien, ergibt sich eine große Übereinstimmung in dem Sinne, daß die meisten Studien eine hohe Rate von schizophrenen Patienten in der untersten sozialen Klasse finden (Angermeyer u. Klusmann 1987; Dilling u. Weyerer 1987; Dohrenwend 1987; Dohrenwend u. Dohrenwend 1969, 1974; Eaton et al. 1988; Giel et al. 1987).

Es ist außerhalb der Fragestellung und des Designs der Köln-Studie, Stellung zu der Kontroverse der sozialen Verursachung (social causation) oder der sozialen Selektion/Drift-Hypothese zu nehmen. Dazu sind nur große epidemiologische Studien geeignet (s. Beiträge in Angermeyer 1987; Eaton et al. 1988). Der Befund jedoch, daß schizophrene Patienten im Gegensatz zu affektiven und schizoaffektiven Patienten schon vor der Erstmanifestation der Erkrankung eine negative soziale Mobilität aufweisen, kann übereinstimmend mit der Selektion/Drift-Hypothese in Verbindung gebracht werden, auf die auch die Befunde der entsprechenden Untersuchungen am häufigsten hinweisen (Angermeyer u. Klusmann 1987; Dohrenwend und Dohrenwend 1969; Eaton 1980, 1985; Eaton et al. 1988).

Viel kontroverser wird die soziale Schichtzugehörigkeit bei Patienten mit affektiven Psychosen diskutiert (s. kritische Würdigung der entsprechenden Arbeiten in Goodwin u. Jamison 1990). Für die widersprüchlichen Befunde werden verschiedene definitorische und methodologische, aber auch krankheitsimmanente und interferierende soziodemographische Parameter verantwortlich gemacht (Goodwin u. Jamison 1990).

Unter Berücksichtigung von definitorischen und methodischen Ungenauigkeiten kann gesagt werden, daß eine Anzahl von Studien über eine Häufung von

Patienten mit affektiven Psychosen, vor allem der bipolaren Formen, in den mittleren und höheren sozialen Klassen berichtet (Bagley 1973; Gershon u. Liebowitz 1975; Petterson 1977; Stenbäck u. Achté 1966; Weissman u. Myers 1978). Allerdings gibt es auch Untersuchungen, die eine Häufung von affektiven Psychosen in der unteren sozialen Klasse fanden, wie etwa Brooke (1959). Die schwedischen Arbeiten von Eisemann (1986) zeigten, daß sowohl unipolare als auch bipolare affektive Patienten in den unteren sozialen Schichten überrepräsentiert waren. Allerdings hatten im Vergleich der beiden Gruppen die bipolaren ein höheres soziales Niveau als die unipolaren affektiven Patienten. Insgesamt fanden die Untersuchungen von Monelly et al. (1974) keine Unterschiede zwischen bipolaren und unipolaren Patienten bezüglich der globalen Beurteilung der sozialen Klassen, allerdings fanden sich Unterschiede in bestimmten untergeordneten Kriterien der sozialen Zugehörigkeit. Die Untersuchungen von Hare (1955), Odegard (1956) und Hare et al. (1972) zeigten keine signifikante Häufung in einer bestimmten sozialen Klasse.

Ein Vergleich der Beziehung zwischen Geschlecht und sozialer Klasse ist unseres Erachtens unzulässig wegen der Kriterien für die Bestimmung der sozialen Schichtzugehörigkeit (s. 2.2.4.6). Zwischen unipolaren und bipolaren affektiven Psychosen fand sich in der vorliegenden Untersuchung kein Unterschied bezüglich Herkunftsschicht und sozialer Schicht bei Erstmanifestation. Es fand sich jedoch ein Unterschied auf dem 5%-Niveau zugunsten der bipolaren schizoaffektiven Patienten gegenüber den unipolaren schizoaffektiven Patienten bezüglich der sozialen Schicht bei Erstmanifestation (s. Kap. 11).

4.13 Zusammenfassung der Gemeinsamkeiten und Differenzen im soziodemographischen und prämorbiden Bereich zwischen den drei untersuchten Diagnose-Gruppen

1. Frauen waren signifikant häufiger in der Gruppe der affektiven und schizoaffektiven Psychosen repräsentiert als in der Gruppe der schizophrenen Psychosen. Die *Geschlechtsverteilung* unterschied sich also signifikant zwischen schizophrenen Psychosen auf der einen Seite und affektiven und schizoaffektiven Psychosen auf der anderen Seite, während kein Unterschied zwischen schizoaffektiven und affektiven Psychosen bestand.

2. Schizophrene Patienten erkrankten in signifikant jüngerem *Alter* (im Durchschnitt mit 27.7 Jahren) als schizoaffektive Patienten (30.4 Jahre) und affektive Patienten (36.1 Jahre). Alle drei Diagnose-Gruppen unterschieden sich signifikant voneinander.

3. Es bestand kein signifikanter Unterschied zwischen den drei Diagnose-Gruppen bezüglich der *Jahreszeit der Geburt*. Es fand sich keine „bevorzugte" Geburtsjahreszeit bei schizophrenen, schizoaffektiven und affektiven Psychosen.

4. Die Häufigkeit einer *„Broken-home"-Situation* in der Anamnese unterscheidet sich zwischen den drei Gruppen nicht, bei der Mehrzahl der Patienten in allen drei Diagnose-Gruppen fand sich keine Broken-home-Situation.

5. Schizoaffektive und affektive Patienten hatten häufiger einen *Angehörigen mit einer psychischen Erkrankung* als schizophrene Patienten, während sich affektive und schizoaffektive Patienten in dieser Hinsicht nicht unterschieden. Schizoaffektive und affektive Patienten hatten häufiger *weibliche Angehörige*, die an einer psychischen Erkrankung litten oder leiden, als schizophrene Patienten. Es bestand kein Unterschied zwischen affektiven und schizoaffektiven Psychosen hinsichtlich der Häufigkeit von weiblichen Angehörigen mit psychischen Erkrankungen. Die Häufigkeit *männlicher Angehöriger* mit einer psychischen Erkrankung unterschied sich in den drei Gruppen nicht. Gesicherte Fälle von Schizophrenie bei Angehörigen waren signifikant häufiger in der Gruppe der schizophrenen als in der Gruppe der affektiven Psychosen, während Patienten mit einer schizoaffektiven Psychose sich diesbezüglich von keiner der beiden anderen Gruppen unterschieden. Das Vorhandensein einer gesicherten schizoaffektiven Psychose in der Verwandtschaft war in allen Gruppen relativ selten, am häufigsten jedoch in der Gruppe der schizoaffektiven Psychosen. Die größte Zahl affektiver Psychosen wurde in der Familie von affektiven Patienten gefunden, die sich damit signifikant sowohl von der Gruppe der schizoaffektiven als auch von der Gruppe der schizophrenen Patienten unterschieden. Schizoaffektive Patienten hatten zwar weniger häufig Angehörige mit affektiven Störungen als affektive Patienten, signifikant häufiger jedoch als die Gruppe der schizophrenen Patienten. In der Gruppe der schizophrenen Patienten wurde nur in einem Fall eine gesicherte affektive Psychose in der Verwandtschaft gefunden. Eine *Suchterkrankung*, vor allem in Form des Alkoholismus, war in der Gruppe der schizophrenen Patienten häufiger als in den anderen beiden Gruppen. Interessant ist, daß *Suizide* von Familienangehörigen ohne sichere Hinweise auf eine Psychose relativ häufig in der Verwandtschaft aller drei Patientengruppen vorkamen.

6. In keiner der drei Diagnose-Gruppen konnte eine spezifische prämorbide Persönlichkeitsstruktur eruiert werden. In der Gruppe der schizophrenen Patienten waren viel häufiger asthenisch-selbstunsichere *„prämorbide" Persönlichkeiten* zu finden als in der Gruppe der affektiven und schizoaffektiven Psychosen; bei den affektiven Psychosen fand sich häufiger ein „Typus melancholicus".

Die *„prämorbiden" sozialen Interaktionsmuster* der schizophrenen Patienten waren häufiger durch eine Tendenz zur Zurückgezogenheit gekennzeichnet als die affektiver und schizoaffektiver Patienten, bei denen am häufigsten gute bis umfassende prämorbide soziale Kontakte registriert wurden. Affektive und schizoaffektive Patienten unterschieden sich diesbezüglich von der Gruppe der schizophrenen Patienten, während kein Unterschied zwischen affektiven und schizoaffektiven Patienten bestand.

7. Affektive Patienten hatten in der Regel eine höhere *Schulbildung* als schizophrene Patienten, während die Verteilung bei den schizoaffektiven Patienten sich von den beiden anderen Gruppen nicht unterscheidet. Ein Schulabbruch – unabhängig vom Niveau der Schulbildung – wurde jedoch signifikant häufiger bei schizophrenen Patienten als bei affektiven und schizoaffektiven Patienten gefunden.

8. Mehr affektive und schizoaffektive Patienten als schizophrene Patienten übten zum Zeitpunkt der Erstmanifestation der Erkrankung einen qualifizierten Beruf aus, häufig auch in leitenden Positionen. Die Verteilung der verschiedenen

beruflichen Tätigkeiten bei Erstmanifestation der Erkrankung unterschied sich nicht zwischen affektiven und schizoaffektiven Patienten.

9. Affektive und schizoaffektive Patienten waren viel häufiger eine *stabile heterosexuelle Dauerbindung vor Erstmanifestation der Erkrankung* eingegangen als schizophrene Patienten. Dies gilt auch, wenn man Patienten, die bei Erstmanifestation der Erkrankung jünger als 25 Jahre alt waren, nicht berücksichtigt. Bei der getrennten Untersuchung männlicher und weiblicher Patienten über 25 Jahre zeigt sich allerdings, daß sich diese Unterschiede nur auf männliche Patienten beziehen. Signifikant mehr affektive und schizoaffektive als schizophrene Patienten waren bei der Erstmanifestation der Erkrankung *verheiratet* (auch nach Ausschluß von Patienten, die bei Beginn der Erkrankung jünger als 25 Jahre waren). Auch hier bezog sich der Unterschied auf männliche Patienten.

10. Schizophrene Patienten stammten häufiger als schizoaffektive Patienten aus Familien der unteren Unterschicht. Es wurde dagegen kein signifikanter Unterschied der Verteilung der *Herkunftsschicht* zwischen schizophrenen und affektiven Patienten gefunden. Berücksichtigte man die *soziale Schicht bei Erstmanifestation*, so war festzustellen, daß eine große Zahl der schizophrenen Patienten bereits vor der klinischen Erstmanifestation der Erkrankung eine negative soziale Mobilität aufwies und bei Erstmanifestation zur unteren Unterschicht gehörte, was bei affektiven und schizoaffektiven Patienten nicht der Fall war.

5 Die Zeit zwischen der Erstmanifestation der Erkrankung und dem Ende der Beobachtungszeit: Der Verlauf

5.1 Methodische und definitorische Vorbemerkungen

5.1.1 Zu den Begriffen „Verlauf" und „Prognose"

Ähnliche methodische Einschränkungen wie für den Begriff „Ausgang" gibt es auch für den Begriff „Verlauf". Ein methodisches Problem besteht in der „Egalisierung" der beiden Begriffe (Marneros et al. 1990a). Der „Ausgang" ist ja nur eines von mehreren kriteriologischen Merkmalen des Verlaufs. Der Verlauf beinhaltet alle Phänomene und Symptome, die während der Gesamtlebenszeit des Patienten nach Ausbruch der Psychose auftreten (Angst 1986). Bei der Beschreibung und Evaluierung des Verlaufes müssen außer dem „Ausgang" auch die Art des Beginns, Anzahl und Länge von Episoden, Zyklen und Intervallen, die Gesamtsymptomatologie und die Art der jeweiligen Episode, die Suizidalität, die „Aktivität" oder „Inaktivität" der Erkrankung etc. berücksichtigt werden. Die Begriffe „Verlauf" und „Ausgang" werden nicht selten undifferenziert und pauschal unter dem Begriff „Prognose" zusammengefaßt. So wird das eine Mal unter der Bezeichnung „gute Prognose" etwa „wenige Rezidive" oder „seltene Rezidive" verstanden, und das andere Mal unter der gleichen Bezeichnung das Fehlen von persistierenden Alterationen nach kurzem oder langem Verlauf der Erkrankung. Die Entstehung von Behinderung und persistierenden Alterationen ist nicht immer abhängig von der Verlaufsform der Psychose und auch nicht unbedingt abhängig von Art und Zahl der Episoden. Eine Egalisierung der Begriffe „Verlauf" und „Ausgang" ist nicht zulässig, wenn man mit dem Begriff „Ausgang" das Vorhandensein oder Nichtvorhandensein von persistierenden Alterationen nach einer bestimmten Verlaufsperiode meint.

Bezogen auf den Begriff „*Prognose*", der in der psychiatrischen Verlaufsforschung häufig benutzt wird, gibt es eine weitere begriffliche Problematik (Marneros et al. 1990a). Gewissermaßen als Antipode zu der Begriffsegalisierung von Verlauf und Ausgang wird häufig eine *Partialisierung* des Begriffes „Prognose" betrieben. Mit der Bezeichnung „gute Prognose" oder „schlechte Prognose" werden häufig nur einzelne Aspekte des Verlaufes oder des Ausgangs gemeint, wie etwa häufige oder seltene Rezidive, kurze oder lange Episoden, gute oder schlechte Therapieresonanz, Vorhandensein oder Nichtvorhandensein von persistierenden psychopathologischen Symptomen und psychologischen Defiziten, Entwicklung oder Ausbleiben sozialer Beeinträchtigungen. Es sollte eigentlich eine Selbstverständlichkeit sein, daß ein solches Vorgehen wenig sinnvoll und zuverlässig ist. Der Begriff „Prognose" muß alle oben erwähnten Teilaspekte umfassen. Man kann nicht bei einem Patienten von einer guten Prognose sprechen und damit nur symptomfreie Intervalle meinen, wenn der gleiche Patient alle paar Monate ins Krankenhaus muß, weil er ein Rezidiv hat. Man kann auch nicht von einer guten Prognose sprechen, wenn ein Patient kein Rezidiv, aber doch eine dauerhafte Einschränkung des Funktionsniveaus oder persistierende psychopathologische Symptome und psychologische Defizite hat. Wenn „Prognose" nur einen bestimmten Aspekt von Verlauf und Ausgang meint, dann muß spezifiziert werden, welcher Aspekt gemeint ist: z. B. Prognose in bezug auf Rückfälligkeit, Prognose in bezug auf Therapieresonanz, Prognose in bezug auf Entwicklung von persistierenden Alterationen, Prognose in bezug auf soziale Konsequenzen usw.

5.1.2 Zur Vergleichbarkeit der Verlaufsparameter von affektiven, schizoaffektiven und schizophrenen Psychosen

Der Vergleich des Verlaufes von affektiven, schizoaffektiven und schizophrenen Psychosen ist mit vielen methodischen Problemen belastet. Ein direkter Vergleich zwischen den drei Diagnose-Gruppen ist aufgrund ihrer *diagnosetypischen* (bzw. *krankheitstypischen*) Besonderheiten nicht ohne weiteres möglich. Wie im Kapitel „Ausgang" (Kap. 3) gezeigt wurde, haben schizophrene Patienten signifikant häufiger persistierende Alterationen als affektive und schizoaffektive Patienten. Die klinische Erfahrung lehrt jedoch, daß viele Patienten mit persistierenden Alterationen häufig wegen aktueller bzw. akut auftretender Schwierigkeiten bei der Bewältigung des alltäglichen Lebens stationär aufgenommen werden, ohne daß dabei eine akute Exazerbation der Erkrankung oder eine Remanifestation von Symptomen im eigentlichen Sinn zu beobachten ist. Eine so bedingte Aufnahme in eine Klinik oder das erneute Aufsuchen eines Arztes kann nicht ohne weiteres als eine Remanifestation, also als eine neue Krankheitsepisode, gewertet werden. Auf der anderen Seite können bei Patienten mit chronischer Symptomatik, die in einer Langzeitbehandlung stehen, erneute Symptom-Manifestationen oder Exazerbationen im Gesamtkrankheitsbild und im Gesamtbehandlungsplan integriert sein und bewältigt werden, so daß diese Ereignisse nicht als weitere Episode erfaßt werden. Wie im Kapitel „Ausgang" gezeigt wurde, waren persistierende apathisch-paranoide Syndrome bei den schizophrenen Patienten häufig (34.5%), bei den affektiven kamen sie dagegen überhaupt nicht vor, und bei den schizoaffektiven Psychosen fanden sie sich nur in 4%. Weitere 20.9% der in der vorliegenden Studie untersuchten schizophrenen Patienten boten am Ende der Beobachtungszeit ein ausgeprägtes Entleerungssyndrom; diese phänomenologische Konstellation war bei schizoaffektiven und bei affektiven Psychosen in keinem einzigen Fall zu finden. Auch bei diesen schweren psychopathologischen Veränderungen, die im Rahmen persistierender Alterationen über viele Jahre, ja Jahrzehnte bestanden, kamen Schwankungen der Intensität und der Symptomkonstellationen vor. Es ist nun aber praktisch nicht möglich, dann von einer erneuten Krankheitsepisode zu sprechen, wenn es im Rahmen von persistierenden Alterationen zu Intensitätsschwankungen kommt.

Anders liegen die Dinge bei affektiven und bei schizoaffektiven Psychosen. Bei diesen beiden Erkrankungen ist eine Episode einfacher zu erfassen als bei den schizophrenen Patienten. Die Qualität der Symptomatik, vor allem die der affektiven Symptomatik, und das Fehlen bzw. seltenere Vorkommen von persistierenden produktiv-psychotischen Erscheinungen erlauben eine zuverlässigere Abgrenzung der Episoden von der Intervallsymptomatik. Trotzdem ist auch bei den affektiven und schizoaffektiven Psychosen die genaue Festlegung des Beginns und des Endes einer Krankheitsepisode nicht immer leicht. Sowohl bei retrospektiven als auch bei prospektiven Untersuchungen, die nicht sehr engmaschig angelegt sind, besteht die Gefahr, daß leichte, nicht behandlungsbedürftige „Episoden" durch das Design und die Instrumente der Untersuchung nicht erfaßt werden, da sie unter der kriteriologischen Schwelle bleiben. Bei katamnestischen Untersuchungen kann genau die umgekehrte Schwierigkeit auftreten: Symptome, die im Rahmen von persistierenden Alterationen zu beobachten sind, oder Phänomene, die unabhängig von der Grunderkrankung auftreten, wie etwa leichte Verstimmungen, Verunsicherungen, Störungen der Befindlichkeit etc., können vom Patienten als neue Krankheitsepisode verstanden und als solche dann auch erfaßt werden.

Zur Vermeidung solcher methodischen Ungenauigkeiten und insbesondere um eine statistische Analyse möglich zu machen, wurde für die vorliegende Untersuchung als *Episode* definiert:

1. Jede stationäre Aufnahme in einer psychiatrischen Behandlungseinrichtung.
2. Jede ambulante Behandlung, die einer stationären Behandlung gleichkam, indem drei Voraussetzungen erfüllt waren:
   a) Unterbrechung der gewohnten Tätigkeit und der üblichen Pflichten (Berufstätigkeit, Haushaltsführung, Ausbildung etc.).
   b) Häufige Konsultation eines Arztes aufgrund der Zunahme der Symptomatik.
   c) Einsatz von Psychopharmaka in therapeutischen Dosierungen.

Es ist uns bewußt, daß durch diese strengen Kriterien „leichtere" Episoden nicht erfaßt werden. Es kann folglich davon ausgegangen werden, daß bei Anwendung weniger strenger Kriterien die Zahl der Episoden eher höher liegt als es die Befunde der vorliegenden Studie zeigen. Gerade unter dieser Voraussetzung ist es erstaunlich, wie wenig Patienten mit nur einer Krankheitsepisode während der gesamten Beobachtungsdauer in allen drei Diagnose-Gruppen gefunden wurden (monoepisodische bzw. monophasische Patienten, s. 5.3.2.2). Eine niedrige Zahl von monophasischen Verläufen spricht nach Ansicht von Angst (1987a) für die Qualität der definitorischen Kriterien und Untersuchungsmethoden.

Wie schon erwähnt wurde, ist die Vergleichbarkeit verschiedener Parameter des Verlaufs zwischen den drei Diagnose-Gruppen nur bedingt möglich. Dies betrifft insbesondere die Vergleichbarkeit der Zahl und Häufigkeit von Krankheitsepisoden zwischen den schizophrenen Psychosen auf der einen Seite und schizoaffektiven bzw. affektiven Psychosen auf der anderen Seite. Die Anzahl der Episoden oder die jährliche Episodenfrequenz von affektiven und schizoaffektiven Psychosen kann nicht ohne Bedenken mit der Rehospitalisierungsfrequenz von schizophrenen Patienten verglichen werden. Die Erfahrung mit der Abgrenzung und Erfassung einzelner Episoden in der vorliegenden Studie hat nämlich gezeigt, daß in der

Gruppe der schizophrenen Patienten die Episodenzahl praktisch der Zahl der Hospitalisierungen entspricht. Das bedeutet, daß vorübergehende Verschlechterungen, die zwar zu einer Unterbrechung der gewohnten Tätigkeit und gleichzeitig zu einer intensiven therapeutischen Intervention, nicht jedoch zu einer stationären Aufnahme geführt haben, aus den obengenannten Gründen in der Mehrzahl der Fälle praktisch nicht abgrenzbar waren. In diesem Sinne wird in der vorliegenden Studie bei den schizophrenen Patienten nicht von Episodenzahl bzw. von Episodenfrequenz gesprochen, sondern (genauer) von Zahl der Hospitalisierungen bzw. Hospitalisierungsfrequenz. Zusätzlich werden in der Gruppe der schizophrenen Patienten diejenigen Patienten, die länger als drei Jahre in einer psychiatrischen Einrichtung untergebracht waren (dauerhospitalisierte Patienten, s. Kap. 7) für den Vergleich von Verlaufsparametern nicht mitberücksichtigt, da sich bei diesen Patienten ebenfalls einzelne Episoden bzw. auch einzelne Hospitalisierungen nicht mehr sinnvoll abgrenzen lassen. Für die Gruppe der dauerhospitalisierten Patienten wurden andere Verlaufsparameter beschrieben (s. Kap. 7).

Ein weiteres methodisches Problem betrifft die Vergleichbarkeit des Verlaufes zwischen affektiven Psychosen und schizoaffektiven Psychosen. Es konnte gezeigt werden, daß der Verlauf von affektiven und schizoaffektiven Psychosen maßgeblich von der *Polarität der Affektivität* beeinflußt wird (Marneros et al. 1989e, 1990c–e). Die generelle Vergleichbarkeit der schizoaffektiven mit den affektiven Psychosen ist davon abhängig, ob die Proportion bipolarer zu unipolaren Patienten in beiden Diagnose-Gruppen gleich ist. Aus diesem und auch anderen Gründen wurde neben dem Vergleich des Verlaufes der schizoaffektiven Psychosen (als Gesamtgruppe) mit dem der affektiven Psychosen (ebenfalls als Gesamtgruppe) ein ausführlicher Vergleich zwischen den unipolar affektiven und den unipolar schizoaffektiven Psychosen durchgeführt und ein weiterer Vergleich zwischen den bipolar affektiven und den bipolar schizoaffektiven Psychosen (s. Kap. 11). Ein anderer gewichtiger Grund für dieses Vorgehen war die Überprüfung der Hypothese, daß zwei separate aber umfassendere Formen psychischen Krankseins abzugrenzen sind, nämlich eine Gruppe unipolarer Erkrankungen und eine Gruppe bipolarer Erkrankungen, die jeweils einen affektiven und einen schizoaffektiven Subtyp beinhalten (Marneros et al. 1990c–e).

5.1.3 Verlaufsparameter

Es wurden folgende Parameter erfaßt und untersucht, die in ihrer Gesamtheit den Verlauf der Erkrankungen beschreiben:

- Erkrankungsbeginn („prodromale" Symptomatik, Akuität, auslösende Faktoren).
- Zahl, Häufigkeit und Dauer der Episoden.
- Zahl, Häufigkeit und Dauer der Zyklen.
- Dauer der Intervalle.
- „Aktivität der Erkrankung" (Dauer).
- „Inaktivität der Erkrankung" (Dauer).

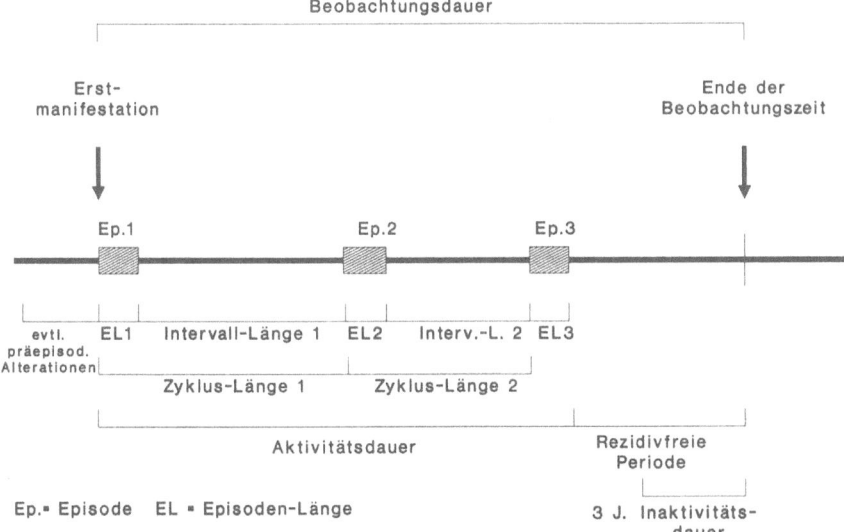

Abb.5.1. Verlaufsparameter (schematische Darstellung)

- Symptome sowie Gesamtphänomenologie der einzelnen Episoden.
- Symptome in den Intervallen.
- Stabilität der Symptomkonstellationen bzw. Syndromshift.
- Suizidalität im Verlauf der Erkrankung.

Die Definitionen der einzelnen hier genannten Parameter sowie die verwendeten statistischen Verfahren sind in den entsprechenden nachfolgenden Unterkapiteln aufgeführt. Schematisch sind die einzelnen Verlaufsparameter in Abb. 5.1 dargestellt.

5.2 Art des Ausbruchs der Erkrankung und präepisodische Alterationen

5.2.1 Methodische und definitorische Vorbemerkungen

In vielen Studien über die Prognose vorwiegend von schizophrenen Psychosen wurde eine Beziehung zwischen der Art des Ausbruches der Erkrankung (ob akut oder chronisch) und dem weiteren Verlauf und „Ausgang" angenommen. In der Regel wurde ein akuter Ausbruch der psychotischen Symptomatik mit einem relativ guten Ausgang in Verbindung gebracht, während schleichende, über mehrere Monate andauernde prodromale Symptome als schlechte Prädiktoren des Verlaufs und Ausgangs angesehen wurden (Bleuler 1972; Ciompi u. Müller 1976; Huber et al. 1979; Stassen et al. 1991; Vaillant 1964; WHO 1979 u. a.).

In der vorliegenden Untersuchung wurde die Art des Krankheitsausbruches (Akuität) aufgrund eines zeitlichen Kriteriums in drei Kategorien unterteilt und erfaßt. Grundlage dieser Erfassung waren die in den Krankengeschichten dokumentierten Angaben sowie die bei der Nachuntersuchung vom Patienten bzw. seinen Angehörigen gemachten Angaben.

Folgende drei Kategorien wurden gebildet:

a) *Akuter Beginn*: Zwischen dem Bemerken der ersten Erkrankungssymptome und dem Vollbild, das zur ärztlichen Behandlung führte, lagen nicht mehr als 4 Wochen.

b) *Subakuter Beginn*: Zwischen dem Auftreten der ersten Symptome und dem Vollbild der Erkrankung, das zur ärztlichen Behandlung führte, lagen zwischen 1 und 6 Monate.

c) *Chronisch-schleichender Beginn*: Zwischen dem Auftreten der ersten Symptome und dem Vollbild der Erkrankung, das zur ärztlichen Behandlung führte, lag ein Zeitraum von mehr als 6 Monaten.

Nach dieser Aufteilung hatten Patienten mit einer schizoaffektiven Psychose signifikant häufiger einen akuten Beginn als die Patienten der beiden anderen Diagnose-Gruppen; affektive Psychosen hatten häufiger einen subakuten Beginn und schizophrene Psychosen häufig einen chronisch-schleichenden Beginn (Tabelle 5.1).

Die hier verwendete Kategorisierung ist jedoch mit Problemen behaftet: Während die Einordnung eines „chronisch-schleichenden Beginns" als präepisodi-

Tabelle 5.1. Akuität des Erkrankungsbeginns und langandauernde präepisodische Alterationen im Diagnosenvergleich

	Schizo-phrene Psychosen (n=148)		Schizo-affektive Psychosen (n=101)		Affektive Psychosen (n=106)	
		p1		p2		p3
Art des Erkrankungsbeginns		**		**		–
akut (weniger als 1 Monat)	35 (23.6%)		46 (45.5%)		18 (17.0%)	
subakut (1–6 Monate)	59 (39.9%)		34 (33.7%)		58 (54.7%)	
chronisch (mehr als 6 Monate)	54 (36.5%)		21 (20.8%)		30 (28.3%)	
Langandauernde präepisodische Alterationen (länger als 6 Monate)		**		–		–
vorhanden	54 (36.5%)		21 (20.8%)		30 (28.3%)	
nicht vorhanden	94 (63.5%)		80 (79.2%)		76 (71.7%)	

Signifikanzen (X^2-Test):
p1 Schizophrene vs. schizoaffektive Psychosen; p2 Schizoaffektive vs. affektive Psychosen; p3 Schizophrene vs. affektive Psychosen.
** p <0.01. – nicht signifikant.

sche Alteration (also nach herkömmlicher Nomenklatur als „Prodrom") der Erkrankung in der Regel keine wesentlichen Schwierigkeiten bereitet, ist die Zuordnung eines subakuten Beginns zu dem, was als präepisodische Alteration („Prodrom") bezeichnet wird, nicht eindeutig möglich. Man kann nur schwer die Symptomkonstellation, die schließlich zur Konsultation des Arztes geführt hat, als klinisch-manifeste Episode, die vorausgehende Symptomatik aber als „präepisodisch" bzw. „prodromal" bezeichnen. Ganz sicher spielten in vielen Fällen auch Unkenntnis über die Erkrankung sowie psychologische und soziale Abwehrmechanismen und -strategien eine Rolle dabei, daß die Patienten nicht schon früher einen Psychiater aufgesucht haben oder daß eine Veränderung im psychischen und somatischen Befinden nicht als psychische Erkrankung erfaßt oder erlebt wurde. Die Erfassung einer langandauernden, schleichenden, chronisch verlaufenden Symptomatik und ihre ungefähre Grenzziehung zum klinisch-manifesten Beginn ist dagegen relativ einfach; Ungenauigkeiten der Grenzziehung verlieren durch den langen Zeitraum an Bedeutung. Für den weiteren Vergleich wurde deshalb die Kategorisierung in drei Gruppen zugunsten einer Kategorisierung in zwei Gruppen aufgegeben:

a) Kurze präepisodische („prodromale") Symptomatik (wobei die Kategorien „akut" und „subakut" zusammengefaßt sind)
b) Lange präepisodische („prodromale") Symptomatik (länger als 6 Monate).

Im folgenden wird als „langandauernde präepisodische Alterationen" das Bestehen einer Symptomatik bezeichnet, die sich in Störungen von Verhalten, Erlebnisweisen und Leistungsfähigkeit des Patienten widerspiegelte und die mindestens 6 Monate vor Beginn der ersten Krankheitsepisode bestand. Es wurden insbesondere Veränderungen zugrundegelegt, die von der Umgebung der Patienten festgestellt wurden, häufig aber auch von den Patienten selbst als Veränderung erlebt und entsprechend mitgeteilt wurden. Die Begriffe „langes Prodrom", „Prodrom" und „prodromal" werden, wie schon in Abschn. 3.1.2.3 angedeutet, nur aus Gründen der Verständigung benutzt, vor allem im Rahmen der Besprechung von Literaturangaben.

In der vorliegenden Studie wurde bewußt keine Trennung eines „chronischen Beginns" von einem „prodromalen Zustand" vorgenommen, wie sie z. B. von Huber et al. (1979) durchgeführt wurde. Eine solche Trennung ist unseres Erachtens problematisch, da es sich hier sicher vorwiegend um überlappende Merkmale handelt. Die Entscheidung, die Gruppe der Patienten mit akutem Krankheitsbeginn und die Gruppe von Patienten mit einem subakuten Beginn (innerhalb von 1–6 Monaten vor Behandlungsbeginn) zusammenzufassen, wurde dadurch erleichtert, daß sich zwischen diesen beiden Gruppen weder auf der Ebene der soziodemographischen und prämorbiden Parameter, noch auf der Ebene der Verlaufs- und Ausgangsparameter nennenswerte Unterschiede zeigten, wie der entsprechende Vergleich gezeigt hat.

Patienten mit schizophrenen Psychosen hatten häufiger langandauernde präepisodische Alterationen (36.5%), als dies bei Patienten mit affektiven (28.3%) und schizoaffektiven Psychosen (20.8%) der Fall war (Tabelle 5.1); der Unterschied erreichte jedoch nur im Vergleich schizophrener mit schizoaffektiven Psychosen statistische Signifikanz. Patienten mit langandauernden präepisodischen Alterationen unterschieden sich von den Patienten ohne langandauernde präepisodische Alterationen auf verschiedenen Ebenen. Diese Unterschiede variieren in den drei untersuchten Diagnose-Gruppen und sollen deswegen getrennt dargestellt werden.

Die Erfassung der Phänomenologie der langandauernden präepisodischen Alterationen erscheint mit größeren Problemen behaftet als die Erfassung kriteriologisch faßbarer Vollbilder der Erkrankung. Es liegt in der Natur der langandauernden präepisodischen Alterationen, daß sie häufig sehr dem subjektiven Eindruck des Patienten und der Angehörigen bzw. Bezugspersonen verhaftet bleiben. Um dieser methodischen Problematik gerecht zu werden, wurde für die Erfassung und Dokumentation ein stark am jeweiligen Einzelfall orientierter Ansatz gewählt. Bewußt wird auf genaue prozentuale Häufigkeitsangaben verzichtet, und die aufgetretenen Phänomene und Verhaltensweisen werden in der folgenden Darstellung lediglich in eine Rangreihe je nach Häufigkeit gebracht.

5.2.2 Langandauernde präepisodische Alterationen bei schizophrenen Psychosen

5.2.2.1 Phänomenologie der langandauernden präepisodischen Alterationen bei schizophrenen Psychosen

In der Gruppe der schizophrenen Psychosen hatten 54 Patienten (36.5%) langandauernde präepisodische Alterationen im oben dargestellten Sinn (länger als 6 Monate vor der ersten Hospitalisierung). Schizophrene Patienten boten folgende langandauernden präepisodischen Alterationen (aus den in Abschn. 5.2.1 genannten Gründen nur nach abnehmender Häufigkeit geordnet):

- Verhaltensänderung und Änderung der bisherigen Gewohnheiten
- Berufliches Versagen bzw. Leistungsabfall
- Sozialer Rückzug
- Konzentrationsstörungen
- Häufiger Arbeitsplatzwechsel
- Delinquentes Verhalten
- Emotionale Labilität
- Mißtrauen
- Plötzlicher Alkoholmißbrauch bzw. Drogenmißbrauch (unerwartet und fremd zum früheren Lebensstil)
- Schlafstörungen
- Unruhe
- Befürchtungen, Phobien, Ängste
- Adynamie
- Apathie
- Licht- oder Geräuschempfindlichkeit
- Abnorme Körpersensationen (Coenästhesien).

Die beschriebenen Verhaltensänderungen und Änderungen von Gewohnheiten wie auch delinquentes Verhalten hatten häufig einen ungewöhnlichen, ja absurden Charakter; es traten beispielsweise unsittliche Handlungen gegen die Mutter auf, abstruse und auffällige Beschäftigung mit schwarzer Magie, Unzucht mit der minderjährigen Stieftochter oder Unzucht mit kleinen Kindern u. ä. Ein Patient wurde dadurch auffällig, daß er ohne erkennbaren Grund und entgegen seinen früheren Gewohnheiten anfing, „sich überkorrekt anzuziehen" und das auch bei völlig unpassenden Gelegenheiten. In der Mehrzahl der Fälle handelte es sich bei den auftretenden Veränderungen um Verhaltensweisen, die mit sozialem Rückzug verbunden oder auch von beruflichem Versagen begleitet waren.

5.2.2.2 Dauer der langandauernden präepisodischen Alterationen bei schizophrenen Psychosen

Die Länge der langandauernden präepisodischen Alterationen war bei den meisten Patienten zwischen 1 und 3 Jahren einzuordnen, am zweithäufigsten zwischen 6 Monaten und einem Jahr. Nur in extremen Fällen war von einer Dauer von mehr als 3 Jahren auszugehen (6% der Patienten mit langandauernden präepisodischen Alterationen). Bei einer Reihe Patienten war der genaue Beginn des Prodroms nicht eruierbar (28%). Dies hatte nur wenig mit den fehlenden Informationen in den Akten oder mit der retrospektiven Form der Studie zu tun, sondern viel mehr mit dem schleichenden Beginn der langandauernden präepisodischen Alterationen, so daß die Patienten bzw. die Angehörigen nicht in der Lage waren, den Beginn auch nur annähernd exakt anzugeben.

5.2.2.3 „Vorposten-Symptome" bei schizophrenen Patienten

Bei 4 Patienten waren ähnliche Phänomene, wie sie im Rahmen der langandauernden präepisodischen Alterationen auftraten, auch schon in früheren Zeiten beobachtet worden. Sie hatten sich damals jedoch (ohne entsprechende Therapie) zurückgebildet, ohne daß es zu Krankheitsepisoden gekommen war, wie sie in der vorliegenden Studie definiert sind. Diese Phänomene waren vorwiegend im Jugendalter aufgetreten; sie entsprachen den sogenannten *„Vorposten-Syndromen"*, wie sie von Huber et al. (1979) beschrieben wurden. Bei einem der Patienten mit *„Vorposten-Symptomen"* wurde in der Pubertät ein wochenlang andauernder Angstzustand (Unsicherheit und „Zittern") von den Eltern angegeben. Von einem anderen Patienten wurde über seit mehr als 10 Jahre bestehende periodisch abgesetzte starke Schlafstörungen berichtet. Ein dritter Patient klagte bei der ersten Aufnahme darüber, daß seit Jahren mehrere kurz andauernde Perioden (weniger als eine Woche) von Mattigkeit, Müdigkeit und Apathie aufgetreten wären. Bei dem vierten Patienten berichteten die Eltern, daß er schon 14 Jahre zuvor aggressive Zustände geboten habe, die sogar zu einer stationären Behandlung auf einer Pestalozzi-Station führten.

Tabelle 5.2. Schizophrene Psychosen: Vergleich von Patienten mit und ohne langandauernde präepisodische Alterationen

	Keine lang-andauernden präepisod. Alterationen (n=94)	Langandauernde präepisodische Alterationen (n=54)	p	
Geschlecht männlich	54 (57.4%)	32 (59.3%)	p=0.830	(1)
weiblich	40 (42.6%)	22 (40.7%)		
Alter bei Erstmanifestation				
arithm. Mittel	27.9	27.4	p=0.819	(2)
Median	24.0	24.5	p=0.786	(3)
Schulbildung			p=0.080	(1)
sehr niedriges Niveau	18 (19.1%)	8 (14.8%)		
niedriges Niveau	51 (54.3%)	21 (38.9%)		
mittleres Niveau	10 (10.6%)	13 (24.1%)		
höheres Niveau	15 (16.0%)	12 (22.2%)		
Beruf bei Erstmanifestation	(n=80)	(n=46)	p=0.183	(1)
aktuell ohne bezahlte berufliche				
Tätigkeit	24 (30.0%)	19 (41.3%)		
Arbeiter	28 (35.0%)	16 (34.8%)		
Facharbeiter	13 (16.3%)	5 (10.9%)		
Angest./Beamter	13 (16.3%)	4 (8.7%)		
leitender Angest./Beamter	–	2 (4.3%)		
selbständig	2 (2.5%)	–		
Prämorbide Persönlichkeit			p=0.915	(1)
Typus melancholicus	1 (1.1%)	–		
Sthenisch/selbstsicher	9 (9.6%)	7 (13.0%)		
Asthenisch/selbstunsicher	48 (51.1%)	27 (50.0%)		
nicht bestimmbar	36 (38.3%)	20 (37.0%)		
Prämorbide soz. Interaktionen			p=0.342	(1)
Tendenz zur Zurückgezogenheit	51 (54.3%)	37 (68.5%)		
Gute bis umfassende Kontakte	36 (38.3%)	14 (25.9%)		
nicht bestimmbar	7 (8.0)	3 (5.6%)		
Stabile heterosexuelle Dauerbindung	(n=40)	(n=23)	p=0.384	(1)
vor Erstmanifestation (Patienten,	27 (67.5%)	13 (56.5%)		
die älter als 25 Jahre waren)				
Psychische Erkrankungen				
in der Familie	43 (45.7%)	25 (46.3%)	p=0.948	(1)
Broken home	26 (27.7%)	15 (27.8%)	p=0.988	(1)
Psychopathologischer „Ausgang"			p=0.038*	(1)
Vollremission	10 (10.6%)	0		
Uncharakteristisches Residuum	48 (51.1%)	28 (51.9%)		
Charakteristisches Residuum	36 (38.3%)	26 (48.1%)		
Phänomenologische Konstellationen			p=0.169	(1)
Entleerungssyndrom	19 (20.3%)	12 (22.2%)		
Apathisch-paranoides Syndrom				
(bzw. apathisch-hallu-				
zinatorisches Syndrom)	29 (30.9%)	22 (40.7%)		

Tabelle 5.2 (Fortsetzung)

	Keine lang-andauernden präepisod. Alterationen (n=94)	Langandauernde präepisodische Alterationen (n=54)	p	
Adynam-defizitäres Syndrom	21 (22.3%)	9 (16.7%)		
Chronifizierte Psychose	7 (7.4%)	3 (5.6%)		
Strukturverformung	2 (2.1%)	3 (5.6%)		
Leichtes asthenisches Insuffizienzsyndrom	6 (6.4%)	5 (9.3%)		
Symptomfrei	10 (10.6%)	–		
Global Assessment Scale (GAS)			p=0.084	(1)
Keine Beeinträchtigung (91–100)	10 (10.6%)	–		
Leichte Beeinträchtigung (71–90)	11 (11.7%)	7 (13.0%)		
Mäßiggr. Beeinträchtig. (51–70)	12 (12.8%)	5 (9.3%)		
Schwere Beeinträchtigung (31–50)	19 (20.2%)	9 (16.7%)		
Schwerste Beeinträchtigung (1–30)	42 (44.7%)	33 (61.1%)		
Disability Assessment Schedule (WHO/DAS)			p=0.041*	(1)
Gute Anpassung (Score 0)	11 (11.7%)	–		
Befriedigende Anpassung (Score 1)	8 (8.5%)	5 (9.3%)		
Mäßige Anpassung (Score 2)	19 (20.2%)	10 (18.5%)		
Geringe Anpassung (Score 3)	19 (20.2%)	11 (20.4%)		
Schlechte Anpassung (Score 4)	19 (20.2%)	21 (38.9%)		
Fehlende Anpassung (Score 5)	18 (19.1%)	7 (13.0%)		
Negative berufliche Mobilität	(n=80)	(n=46)		
	54 (67.5%)	36 (78.3%)	p=0.198	(1)
Negative soziale Mobilität	(n=56)	(n=34)		
	38 (67.9%)	25 (73.5%)	p=0.569	(1)
Frühberentung wegen psychischer Erkrankung	(n=79) 40 (50.6%)	(n=46) 23 (50.0%)	p=0.946	(1)
Verwirklichung der erwarteten sozialen Entwicklung	35 (37.2%)	10 (18.5%)	p=0.017*	(1)
Wahn im Verlauf	85 (90.4%)	49 (90.7%)	p=0.950	(1)
Halluzinationen im Verlauf	58 (61.7%)	27 (50.0%)	p=0.166	(1)
Ich-Erlebnis-Störungen im Verlauf	27 (28.7%)	18 (33.3%)	p=0.557	(1)
Symptome ersten Ranges (insgesamt)	42 (44.7%)	22 (40.7%)	p=0.641	(1)
Zerfahrenheit im Verlauf	57 (60.6%)	33 (61.1%)	p=0.955	(1)

Signifikanzen:
p1 Schizophrene vs. schizoaffektive Psychosen; p2 Schizoaffektive vs. affektive Psychosen;
p3 Schizophrene vs. affektive Psychosen.
* p <0.05. – nicht signifikant.
(1) X²-Test. (2) t-Test. (3) Mann-Whitney U-Test.

5.2.2.4 Vergleich schizophrener Patienten mit und ohne langandauernde präepisodische Alterationen

Die Gruppe der Patienten mit langandauernden präepisodischen Alterationen (n=54) wurde mit den Patienten verglichen, die keine langandauernden präepisodischen Alterationen aufgewiesen hatten (n=94). Der Vergleich erfolgte auf folgenden Ebenen: 1. soziodemographische und andere prämorbide Daten, 2. Verlaufsparameter und 3. unterschiedliche Aspekte des Ausganges (Tabelle 5.2). Dabei zeigten sich signifikante Unterschiede zwischen beiden Gruppen nur bezüglich des Ausganges:

- Kein einziger der Patienten mit langandauernden präepisodischen Alterationen hatte am Ende des Beobachtungszeitraums eine psychopathologische Vollremission, aber 10.6% der schizophrenen Patienten ohne langandauernde präepisodische Alterationen.
- Patienten mit langandauernden präepisodischen Alterationen hatten häufiger charakteristische schizophrene Residuen im Sinne von Huber et al. (48.1%) als Patienten ohne langandauernde präepisodische Alterationen (38.3%).
- Patienten mit langandauernden präepisodischen Alterationen hatten viel häufiger schwerste Einschränkungen des Funktionsniveaus (GAS-Score 1–30: 61.1%) als Patienten ohne langandauernde präepisodische Alterationen (44.7%).
- Kein einziger Patient mit langandauernden präepisodischen Alterationen hatte am Ende der Beobachtungszeit eine gute soziale Anpassung (nach den Kriterien des WHO/DAS) verglichen mit 11.7% in der Gruppe ohne langandauernde präepisodische Alterationen.
- Signifikant weniger Patienten mit langandauernden präepisodischen Alterationen verwirklichten die zu erwartende soziale Entwicklung, als dies bei Patienten ohne langandauernde präepisodische Alterationen der Fall war.

Interessanterweise zeigte der Vergleich der relevanten *psychopathologischen* Symptome im Verlauf keine wesentlichen Unterschiede zwischen schizophrenen Patienten mit und ohne langandauernde präepisodische Alterationen: Es gab keine Unterschiede bezüglich der Häufigkeit von Wahnphänomenen, Halluzinationen, Ich-Erlebnis-Störungen, Symptomen ersten Ranges insgesamt oder formalen Denkstörungen (Tabelle 5.2). Ebenfalls fanden sich auf der Ebene der *soziodemographischen und prämorbiden Parameter* (Geschlecht, Alter bei Erstmanifestation, Schulbildung, Beruf bei Beginn der Erkrankung, prämorbide Persönlichkeitszüge und soziale Interaktionen, soziale Schichtzugehörigkeit etc.) keinerlei signifikanten Unterschiede (Tabelle 5.2).

5.2.3 Langandauernde präepisodische Alterationen bei schizoaffektiven Psychosen

5.2.3.1 Phänomenologie der langandauernden präepisodischen Alterationen bei schizoaffektiven Psychosen

Nur 21 der 101 schizoaffektiven Patienten (20.8%) hatten im Sinne der Kriterien der vorliegenden Studie langandauernde präepisodische Alterationen (Tabelle 5.1).

Aus den gleichen Gründen, die auch in Abschn. 5.2.1 dargestellt sind, werden die Erscheinungen, die die langandauernden präepisodischen Alterationen der schizoaffektiven Psychosen charakterisierten, nicht mit prozentualen Angaben versehen, sondern lediglich in abnehmender Häufigkeitsreihenfolge aufgeführt:

- Adynamie
- Schmerzsymptomatik
- Verhaltensänderungen und Änderungen der Gewohnheiten
- Mißtrauen
- Leistungsabfall
- Innere Unruhe
- Konzentrationsstörungen
- Sozialer Rückzug
- Klagen über abnorme Sensationen und Hypochondrismen (Coenästhesien)
- Eifersucht
- Geräusch- und Lichtempfindlichkeit
- Schlafstörungen
- Ängstlich-phobische Symptomatik
- Stimmungsschwankungen.

Während die Adynamie und der Leistungsabfall in der Regel von den Patienten selbst so erlebt wurden, wurden die Verhaltensänderungen und die Änderungen der Gewohnheiten hauptsächlich von den Bezugspersonen bzw. Angehörigen berichtet. So wurde beispielsweise angegeben, der Patient sei „merkwürdig" oder „auffallend", sei gegenüber seinen früheren Gewohnheit „abnorm sparsam" geworden oder vernachlässige seine Pflichten. Bedeutsam erscheint jedoch die Feststellung, daß es in keinem Fall zu absurden Verhaltensweisen kam, wie sie im Vorfeld der schizophrenen Psychosen berichtet worden waren. Bei den Schmerzsyndromen handelte es sich in der Regel um Kopfschmerzen, Bauchschmerzen sowie auch einmal um Gliederschmerzen. Zweimal wurde das Schmerzsyndrom von abnormen Körpersensationen begleitet, die eindeutig coenästhetischen Charakter hatten. Im Vorfeld der psychiatrischen Behandlung wurden die Patienten mit schizoaffektiven Psychosen – im Gegensatz zu den affektiven Patienten – kaum einmal in einer somatologisch orientierten Klinik behandelt. Es wurde vielmehr ambulante nervenärztliche Hilfe in Anspruch genommen, wobei jedoch meist keine sichere Diagnose gestellt, sondern lediglich der Verdacht auf eine „Psychopathie", eine „abnorme Persönlichkeit" oder ähnliches geäußert wurde. In der Regel war auch keine konsequente neuroleptische oder thymoleptische Therapie begonnen worden.

5.2.3.2 Dauer der langandauernden präepisodischen Alterationen
bei schizoaffektiven Psychosen

Bei der Mehrzahl der Patienten wurde die Länge der langandauernden präepisodischen Alterationen mit einem Zeitraum zwischen 6 Monaten und 1 Jahr (etwa 85% der schizoaffektiven Patienten mit langandauernden präepisodischen Alterationen) angegeben und nur vereinzelt (etwa 15%) mit mehr als einem Jahr.

Tabelle 5.3. Schizoaffektive Psychosen: Vergleich der Patienten mit und ohne langandauernde präepisodische Alterationen

	Keine lang- andauernden präepisod. Alterationen (n=80)	Langandauernde präepisodische Alterationen (n=21)	p	
Geschlecht männlich	28 (35.0%)	9 (42.9%)	p=0.506	(1)
weiblich	52 (65.0%)	12 (57.1%)		
Alter bei Erstmanifestation				
arithm. Mittel	30.1	31.6	p=0.532	(2)
Median	28.5	32.0	p=0.429	(3)
Schulbildung			p=0.331	(1)
sehr niedriges Niveau	7 (8.8%)	–		
niedriges Niveau	38 (47.5%)	12 (57.1%)		
mittleres Niveau	15 (18.8%)	2 (9.5%)		
höheres Niveau	20 (25.0%)	7 (33.3%)		
Beruf bei Erstmanifestation	(n=55)	(n=14)	p=0.100	(1)
aktuell ohne bezahlte berufliche Tätigkeit	13 (23.6%)	1 (7.1%)		
Arbeiter	10 (18.2%)	–		
Facharbeiter	9 (16.4%)	3 (21.4%)		
Angest./Beamter	18 (32.7%)	6 (42.9%)		
leitender Angest./Beamter	5 (9.1%)	4 (28.6%)		
selbständig	–	–		
Prämorbide Persönlichkeit			p=0.258	(1)
Typus melancholicus	18 (22.5%)	5 (23.8%)		
Sthenisch/selbstsicher	26 (32.5%)	3 (14.3%)		
Asthenisch/selbstunsicher	31 (38.8%)	13 (61.9%)		
nicht bestimmbar	5 (6.3%)	–		
Prämorbide soz. Interaktionen			p=0.001**	(1)
Tendenz zur Zurückgezogenheit	15 (18.8%)	11 (52.4%)		
Gute bis umfassende Kontakte	65 (81.2%)	9 (42.9%)		
nicht bestimmbar	–	1 (4.8%)		
Stabile Heterosexuelle Dauerbindung vor Erstmanifestation (Patienten, die älter als 25 Jahre waren)	(n=48) 46 (95.8%)	(n=15) 12 (80.0%)	p=0.152	(1)
Hereditäre Belastung	49 (61.3%)	16 (76.2%)	p=0.203	(1)
Broken home	32 (40.0%)	5 (23.8%)	p=0.171	(1)
Zahl der Episoden (geom. Mittel)	(n=78) 4.7	(n=21) 4.3	p=0.662	(4)
Zahl der Zyklen (geom. Mittel)	(n=70) 4.3	(n=19) 3.7	p=0.416	(4)
Episodenfrequenz (geom. Mittel)	(n=78) 0.20	(n=21) 0.18	p=0.545	(4)
Zyklusfrequenz (geom. Mittel)	(n=70) 0.37	(n=19) 0.27	p=0.135	(4)
Verlauf			p=0.072	(1)
unipolar	32 (40.0%)	13 (61.9%)		
bipolar	48 (60.0%)	8 (38.1%)		

Tabelle 5.3 (Fortsetzung)

	Keine lang-andauernden präepisod. Alterationen (n=80)	Langandauernde präepisodische Alterationen (n=21)	p	
Psychopathologischer „Ausgang"			p=0.278	(1)
Vollremission	42 (52.5%)	9 (42.9%)		
Uncharakteristisches Residuum	33 (41.3%)	12 (57.1%)		
Charakteristisches Residuum	5 (6.3%)	–		
Phänomenologische Konstellationen			p=0.374	(1)
Apathisch-paranoides Syndrom (bzw. apathisch-hallu-zinatorisches Syndrom)	5 (6.3%)	0		
Adynam-defizitäres Syndrom	12 (15.0%)	4 (19.0%)		
Strukturverformung	2 (2.5%)	0		
Leichtes asthenisches Insuffizienzsyndrom	15 (18.8%)	4 (19.0%)		
Chronifiziertes subdepressives Syndrom	2 (2.5%)	2 (9.5%)		
Chronifiziertes hyperthymes Syndrom	2 (2.5%)	2 (9.5%)		
Symptomfrei	42 (52.5%)	9 (42.9%)		
Global Assessment Scale (GAS)			p=0.910	(1)
Keine Beeinträchtigung (91–100)	42 (52.5%)	9 (42.9%)		
Leichte Beeinträchtigung (71–90)	11 (13.8%)	3 (14.3%)		
Mäßiggr. Beeinträchtig. (51–70)	11 (13.8%)	4 (19.0%)		
Schwere Beeinträchtigung (31–50)	11 (13.8%)	4 (19.0%)		
Schwerste Beeinträchtigung (1–30)	5 (6.3%)	1 (4.8%)		
Disability Assessment Schedule (WHO/DAS)			0.822	(1)
Gute Anpassung (Score 0)	45 (56.3%)	10 (47.6%)		
Befriedigende Anpass. (Score 1)	12 (15.0%)	4 (19.0%)		
Mäßige Anpassung (Score 2)	16 (20.0%)	4 (19.0%)		
Geringe Anpassung (Score 3)	1 (1.3%)	–		
Schlechte Anpassung (Score 4)	6 (7.5%)	3 (14.3%)		
Fehlende Anpassung (Score 5)	–	–		
Negative berufliche Mobilität	(n=55) 21 (38.2%)	(n=14) 8 (57.1%)	p=0.199	(1)
Negative soziale Mobilität	(n=51) 11 (21.6%)	(n=14) 4 (28.6%)	p=0.847	(1)
Frühberentung wegen psychischer Erkrankung	(n=55) 13 (23.6%)	(n=14) 5 (35.7%)	p=0.563	(1)
Verwirklichung der erwarteten sozialen Entwicklung	58 (72.5%)	14 (66.7%)	p=0.599	(1)

Signifikanzen:
p1 Schizophrene vs. schizoaffektive Psychosen; p2 Schizoaffektive vs. affektive Psychosen;
p3 Schizophrene vs. affektive Psychosen.
** p <0.01. – nicht signifikant.
(1) X²-Test. (2) t-Test. (3) Mann-Whitney U-Test. (4) t-Test (log.Werte).

5.2.3.3 „Vorposten-Symptome" bei schizoaffektiven Psychosen

Nur zwei der Patienten boten mehrere Jahre vorher ähnliche Störungen wie die langandauernden präepisodischen Alterationen, die sich jedoch nach kurzer Zeit von selbst zurückgebildet hatten, ohne daß es zur Manifestation der Erkrankung gekommen war. Von einer Patientin wurde berichtet, daß über 20 Jahre vor Beginn der Erkrankung „hysterische Anfälle" vorwiegend in den Nachtstunden aufgetreten waren, die mit „Schreikrämpfen", Selbstbeschädigung, Ausreißen der Haare, Beißen der Nägel etc. einhergingen. Bei einem anderen Patienten wurden über 10 Jahre pathologische Stimmungsschwankungen beobachtet, die jedoch jeweils nur wenige Tage andauerten und nicht behandlungsbedürftig waren.

5.2.3.4 Vergleich schizoaffektiver Patienten mit und ohne langandauernde präepisodische Alterationen

Die Patienten mit schizoaffektiven Psychosen, die langandauernde präepisodische Alterationen aufwiesen (n=21), unterschieden sich von den übrigen Patienten (n=80) lediglich in einem Merkmal: Die Patienten mit langandauernden präepisodischen Alterationen wurden signifikant häufiger als „prämorbid zurückgezogen" eingestuft, während die Patienten ohne langandauernde präepisodische Alterationen sehr viel häufiger prämorbid gute bis umfassende soziale Kontakte aufwiesen. Dieser Befund könnte jedoch eventuell auch als direkte oder indirekte Folge der präepisodischen Alterationen interpretiert werden (zum Problem der Kontamination von präepisodischen Alterationen mit Persönlichkeitsmerkmalen s.o.).

Bei unipolaren schizoaffektiven Psychosen fanden sich häufiger langandauernde präepisodische Alterationen als bei der bipolaren Form; der Unterschied ist jedoch nur auf dem 10%-Niveau gesichert (s. 11.4.2). Bezüglich aller anderen untersuchten Parameter fand sich kein Unterschied, der einer statistischen Überprüfung standhielt (Tabelle 5.3).

5.2.4 Langandauernde präepisodische Alterationen bei affektiven Psychosen

5.2.4.1 Phänomenologie der langandauernden präepisodischen Alterationen bei affektiven Psychosen

30 der untersuchten 106 Patienten mit affektiven Psychosen (28.3%) boten langandauernde präepisodische Alterationen im Sinne der vorliegenden Studie (Tabelle 5.1), und zwar in absteigender Häufigkeit:

- Schmerzsyndrome
- Adynamie
- Hypochondrische Klagen
- Schlafstörungen
- Vegetative Erscheinungen

- Phobien
- Abnorme Sensationen (Coenästhesien)
- „Nervosität"
- Innere Unruhe
- Appetitstörungen
- Abdominale Beschwerden
- Schwindel.

Bei den von den Patienten angegebenen Schmerzen handelte es sich vorwiegend um Kopfschmerzen wechselnder Lokalisation und wechselnder Intensität, die als sehr quälend erlebt wurden und die sozialen Aktivitäten, besonders aber den Schlaf, beeinträchtigten. Die Adynamie wurde vor allem in Form körperlicher Erschöpfung erlebt. Sie wurde häufig mit körperlicher Anstrengung in Verbindung gebracht, mit Minderung der Ausdauer bei körperlichen Betätigungen, wie etwa beim Treppensteigen oder bei der Haushaltsführung. Schlafstörungen, sowohl in Form von Einschlaf- als auch Durchschlafstörungen, waren bei etwa einem Drittel der affektiven Patienten mit langandauernden präepisodischen Alterationen vorhanden. Es bestanden Schwierigkeiten beim Einschlafen und häufiges Aufwachen ohne deutliche Vorverlagerung des Aufwachens im Sinne des Früherwachens. Vegetative Erscheinungen traten insbesondere in Form von Obstipation, Herzklopfen, Schweißausbrüchen, Magenkrämpfen oder verschiedenen abnormen Sensationen auf. In der Regel wurden diese vegetativen Erscheinungen von innerer Unruhe und „Nervosität" begleitet. Die allgemeinen vegetativen Erscheinungen und die abnormen Sensationen wurden von etwa einem Drittel der affektiven Patienten mit langandauernden präepisodischen Alterationen hypochondrisch verarbeitet. Einige Patienten entwickelten ein typisches phobisches Syndrom in dem Sinne, daß sie über Panikzustände, Schweißausbrüche und Beklemmungen klagten, wenn sie sich auf großen Plätzen oder zwischen vielen Leuten in der Kirche, im Kino, im Theater o.ä. aufhielten. Bei einigen Patienten kam es zu ausgeprägter Unsicherheit bei vorher unproblematischen und eher belanglosen Situationen wie Autofahren, Einkaufen u.ä. Konzentrationsstörungen wurden eher selten angegeben, meist gleichzeitig mit einem adynamen Beschwerdebild. Die Hälfte der Patienten mit affektiven Psychosen, die langandauernde präepisodische Alterationen aufwiesen, wurde zuerst in einer somatisch orientierten Klinik aufgenommen, bevor es zur Aufnahme in einer psychiatrischen Klinik kam. Es handelte sich dabei um Kliniken für Innere Medizin, Gynäkologie, Orthopädie und Urologie. Bei Patienten mit Magenbeschwerden wurde die gesamte gastroenterologische Diagnostik einschließlich Gastroskopie und Röntgenuntersuchungen durchgeführt, bei gynäkologischen und urologischen Untersuchungen ebenfalls die gesamte Palette diagnostischer Verfahren. Die Patienten wurden in der Regel – nachdem sich kein pathologischer Organbefund gezeigt hatte – nach Hause entlassen und erst aufgrund der sich weiter verschlechternden Symptomatik in eine psychiatrische Klinik eingewiesen. Hier wurde dann die Schmerzsymptomatik als Teil einer depressiven Erkrankung erkannt und mit einer thymoleptischen Therapie vollständig beseitigt.

Bei 27 der insgesamt 30 affektiven Patienten mit langandauernden präepisodischen Alterationen verschwand die Symptomatik vollständig nach erfolgreicher

Behandlung der Krankheitsepisode. Bei den übrigen drei Patienten setzte sich diese Symptomatik auch über das Abklingen der Episode hinaus fort; die präepisodische Symptomatik chronifizierte sich und beeinträchtigte das Funktionsniveau dieser drei Patienten weiter. Bei fünf anderen Patienten mit langandauernden präepisodischen Alterationen klang die Symptomatik nach erfolgreicher Therapie der Episode zwar ab, manifestierte sich aber nach einem relativ langen, mehrere Jahre andauernden symptomfreien Zeitraum ohne persistierende Alterationen wieder (also nach einer Vollremission), in der Regel nach einer neuen Krankheitsepisode. In diesen Fällen blieben die Beschwerden danach in Form persistierender Alterationen bestehen.

Gerade bei affektiven Psychosen und in Anbetracht der Diskussion über die sogenannte „larvierte Depression" (vgl. Übersichten in Kielholz 1973), kann diskutiert werden, ob die beschriebene und als „prodromal" bezeichnete Symptomatik als der affektiven Erkrankung zugehörig gewertet werden muß oder ob sie auch von der affektiven Erkrankung völlig unabhängig sein könnte, im Sinne einer „anderen" Erkrankung oder einer Reaktion. Mindestens zwei Argumente sprechen vor allem für die Zugehörigkeit der genannten Erscheinungen zum Gesamtbild der affektiven Störungen:

1. Es traten neue Phänomene auf, die den Patienten bis dahin unbekannt waren.
2. Bei 27 von 30 Patienten verschwanden die Symptome nach erfolgreicher antidepressiver Therapie.

5.2.4.2 Dauer der langandauernden präepisodischen Alterationen bei affektiven Psychosen

Die Dauer der langandauernden präepisodischen Alterationen bei den affektiven Patienten betrug in der Regel weniger als 1 Jahr (83% der affektiven Patienten mit langandauernden präepisodischen Alterationen), nur in vereinzelten Fällen (17%) länger als 1 Jahr.

5.2.4.3 „Vorposten-Symptome" bei affektiven Psychosen

Bei zwei der affektiven Patienten mit langandauernden präepisodischen Alterationen wurden einige Jahre vor Beginn der ersten Episode Perioden mit ähnlicher Symptomatik wie in einem „prodromalen" Zustand angegeben, die jedoch ohne entsprechende Therapie wieder abgeklungen waren. Ob diese Symptome als Vorpostensymptome im Sinne Huber's (1979) zu bezeichnen sind oder ob es tatsächlich eher abgesetzte, „milde" affektive Episoden waren, ist letzten Endes eine theoretische Frage. Wir neigen eher dazu, sie als milde Episoden zu bezeichnen.

Tabelle 5.4. Affektive Psychosen: Vergleich der Patienten mit und ohne langandauernde präepisodische Alterationen

	Keine lang-andauernden präepisod. Alterationen (n=76)	Langandauernde präepisodische Alterationen (n=30)	p	
Geschlecht männlich	17 (22.4%)	9 (30.0%)	p=0.411	(1)
weiblich	59 (77.6%)	21 (70.0%)		
Alter bei Erstmanifestation				
arithm. Mittel	35.6	37.5	p=0.428	(2)
Median	33.5	39.5	p=0.472	(3)
Schulbildung			p=0.107	(1)
sehr niedriges Niveau	1 (1.3%)	2 (6.7%)		
niedriges Niveau	44 (57.9%)	13 (43.3%)		
mittleres Niveau	11 (14.5%)	2 (6.7%)		
höheres Niveau	20 (26.3%)	13 (43.3%)		
Beruf bei Erstmanifestation	(n=37)	(n=18)	p=0.482	(1)
aktuell ohne bezahlte berufliche Tätigkeit	7 (18.9%)	2 (11.1%)		
Arbeiter	6 (16.2%)	3 (16.7%)		
Facharbeiter	2 (5.4%)	4 (22.2%)		
Angest./Beamter	14 (37.8%)	6 (33.3%)		
leitender Angest./Beamter	5 (13.5%)	1 (5.6%)		
selbständig	3 (8.1%)	2 (11.1%)		
Prämorbide Persönlichkeit			p=0.099	(1)
Typus melancholicus	30 (39.5%)	17 (56.7%)		
Sthenisch/selbstsicher	28 (36.8%)	4 (13.3%)		
Asthenisch/selbstunsicher	17 (22.4%)	9 (30.0%)		
nicht bestimmbar	1 (1.3%)	–		
Prämorbide soz. Interaktionen			p=0.761	(1)
Tendenz zur Zurückgezogenheit	27 (35.5%)	12 (40.0%)		
Gute bis umfassende Kontakte	48 (63.2%)	18 (60.0%)		
nicht bestimmbar	1 (1.3%)	–		
Stabile heterosexuelle Dauerbindung vor Erstmanifestation (Patienten, die älter als 25 Jahre waren)	(n=65) 57 (87.7%)	(n=24) 22 (91.7%)	p=0.882	(1)
Hereditäre Belastung	50 (65.8%)	14 (46.7%)	p=0.070	(1)
Broken home	19 (25.0%)	8 (26.7%)	p=0.859	(1)
Zahl der Episoden (geom. Mittel)	(n=75) 4.1	(n=30) 3.1	p=0.111	(4)
Zahl der Zyklen (geom.Mittel)	(n=73) 3.0	(n=24) 2.9	0.783	(4)
Episodenfrequenz (geom.Mittel)	(n=75) 0.15	(n=30) 0.13	p=0.217	(4)
Zyklusfrequenz (geom.Mittel)	(n=73) 0.29	(n=24) 0.19	p=0.047*	(4)
Verlauf			p=0.032*	(1)
unipolar	50 (65.8%)	26 (86.7%)		
bipolar	26 (34.2%)	4 (13.3%)		

Tabelle 5.4 (Fortsetzung)

	Keine lang-andauernden präepisod. Alterationen (n=76)	Langandauernde präepisodische Alterationen (n=30)	p
Psychopathologischer „Ausgang"			p=0.734 (1)
Vollremission	48 (63.2%)	20 (66.7%)	
Uncharakteristisches Residuum	28 (36.8%)	10 (33.3%)	
Charakteristisches Residuum	–	–	
Phänomenologische Konstellationen			p=0.101 (1)
Leichtes asthenisches Insuffizienzsyndrom	18 (23.7%)	4 (13.3%)	
Chronifiziertes subdepressives Syndrom	10 (13.2%)	4 (13.3%)	
Chronifiziertes hyperthymes Syndrom	–	2 (6.7%)	
Symptomfrei	48 (63.2%)	20 (66.7%)	
Global Assessment Scale (GAS)			p=1.000 (1)
Keine Beeinträchtigung (91–100)	48 (63.2%)	20 (66.7%)	
Leichte Beeinträchtigung (71–90)	15 (19.7%)	4 (13.3%)	
Mäßiggr. Beeinträchtig. (51–70)	10 (13.2%)	5 (16.7%)	
Schwere Beeinträchtigung (31–50)	3 (3.9%)	1 (3.3%)	
Schwerste Beeinträchtigung (1–30)	–	–	
Disability Assessment Schedule (WHO/DAS)			p=0.595 (1)
Gute Anpassung (Score 0)	48 (63.2%)	20 (66.7%)	
Befriedigende Anpass. (Score 1)	17 (22.4%)	4 (13.3%)	
Mäßige Anpassung (Score 2)	5 (6.6%)	3 (10.0%)	
Geringe Anpassung (Score 3)	4 (5.3%)	3 (10.0%)	
Schlechte Anpassung (Score 4)	2 (2.6%)	–	
Fehlende Anpassung (Score 5)	–	–	
Negative berufliche Mobilität	(n=37)	(n=18)	
	12 (32.4%)	4 (22.2%)	p=0.434 (1)
Negative soziale Mobilität	(n=32)	(n=13)	
	8 (25.0%)	3 (23.1%)	p=0.805 (1)
Frühberentung wegen psychischer Erkrankung	(n=37) 11 (29.7%)	(n=18) 3 (16.7%)	p=0.475 (1)
Verwirklichung der erwarteten sozialen Entwicklung	62 (81.6%)	25 (83.3%)	p=0.832 (1)

Signifikanzen:
p1 Schizophrene vs. schizoaffektive Psychosen; p2 Schizoaffektive vs. affektive Psychosen;
p3 Schizophrene vs. affektive Psychosen.
* p <0.05. – nicht signifikant.
(1) X^2-Test. (2) t-Test. (3) Mann-Whitney U-Test. (4) t-Test (log. Werte).

5.2.4.4 Vergleich der affektiven Patienten mit und ohne langandauernde präepisodische Alterationen

Der Vergleich der affektiven Patienten mit langandauernden präepisodischen Alterationen (n=30) und denen ohne langandauernde präepisodische Alterationen (n=76) zeigte folgende signifikante Unterschiede (Tabelle 5.4):

– Patienten mit langandauernden präepisodischen Alterationen hatten signifikant häufiger einen unipolaren Krankheitsverlauf als Patienten ohne langandauernde präepisodische Alterationen (vgl. Kap. 12).
– Als Folge dieses Unterschiedes ist auch die niedrigere jährliche Zyklushäufigkeit in der Gruppe der Patienten mit langandauernden präepisodischen Alterationen anzusehen (Tabelle 5.4).

Bei keinem der anderen untersuchten soziodemographischen, prämorbiden und Ausgangsparameter fanden sich signifikante Unterschiede zwischen affektiven Psychosen mit bzw. ohne langandauernde präepisodische Alterationen (Tabelle 5.4).

5.2.5 Langandauernde präepisodische Alterationen und Episodentyp

In einem weiteren Verfahren wurde die Häufigkeit der langandauernden präepisodischen Alterationen und des akuten Beginns in Abhängigkeit vom Typ der Initialepisode unabhängig von der End-Diagnose untersucht (Tabelle 5.5). Es zeigte sich eine ähnliche Häufigkeit des Auftretens langandauernder präepisodischer Alterationen bei schizophrenen Krankheitsepisoden (33.9%), schizodepressiven (31.3%) und melancholischen Krankheitsepisoden (30.2%). Interessanterweise fanden sich bei keiner einzigen schizomanischen Initialepisode langandauernde präepisodische Alterationen, fast 85% hatten einen akuten Beginn. Ebenfalls selten (14.3%) waren die langandauernden präepisodischen Manifestationen bei Patienten mit manischer Initialepisode zu finden. Eine interessante Beobachtung ist folgende: Krankheitsbilder mit initial schizophrenen Krankheitsepisoden, die später im

Tabelle 5.5. Häufigkeit langandauernder präepisodischer Alterationen bzw. von akutem Beginn in Abhängigkeit vom Typ der initialen Episode (ohne Berücksichtigung der End-Diagnose)

	Episoden mit langandauernden präepisodischen Alterationen
Schizophrene Initialepisode (n=165)	56 (33.9%)
Melancholische Initialepisode (n=96)	29 (30.2%)
Schizodepressive Initialepisode (n=48)	15 (31.3%)
Manische Initialepisode (n=21)	3 (14.3%)
Schizomanische Initialepisode (n=13)	0

Verlauf von schizoaffektiven oder reinen affektiven Krankheitsepisoden abgelöst wurden, hatten im Vergleich zu schizophren beginnenden Erkrankungen, die keinen Syndromwechsel im Verlauf zeigten, sehr selten langandauernde präepisodische Alterationen.

5.2.6 Zusammenfassung und Vergleich der langandauernden präepisodischen Alterationen in den drei Erkrankungsgruppen

Das Erscheinungsbild der langandauernden präepisodischen Alterationen bei den drei hier untersuchten Erkrankungsgruppen stellte sich nicht einheitlich dar. Während bei den schizophrenen Patienten Verhaltensänderungen, berufliches Versagen, Konzentrationsstörungen und sozialer Rückzug dominierten, beherrschten bei den affektiven Psychosen vorwiegend körperliche Beschwerden und Adynamie das Bild. Hier standen die Schmerzsymptomatik, hypochondrische Klagen, Schlafstörungen, vegetative Erscheinungen und interessanterweise auch phobische Symptome im Vordergrund. Die Dominanz der körperlich anmutenden Symptome war bei einigen Patienten so stark, daß sie zunächst in einer somatologischen Klinik ausführlich untersucht wurden. Bei den schizoaffektiven Psychosen waren es drei Phänomene, die im Vordergrund standen: Adynamie, körperliche Beschwerden (hauptsächlich Schmerzen) und Verhaltensänderungen. Phänomenologisch stehen in dieser Hinsicht die langandauernden präepisodischen Alterationen der schizoaffektiven Psychosen also zwischen denen der beiden anderen Gruppen. Interessanterweise hatten Verhaltensveränderungen bei affektiven und schizoaffektiven Psychosen in der vorliegenden Studie nie den Charakter des Absurden, des Grotesken oder des Kriminellen, wie bei einigen der Patienten mit schizophrenen Psychosen.

In der Gruppe der schizophrenen Psychosen scheint es so zu sein, daß sich Patienten mit langandauernden präepisodischen Alterationen und Patienten ohne langandauernde präepisodische Alterationen vor allem bezüglich des psychopathologischen und sozialen Ausganges unterscheiden. Bei den affektiven Psychosen fanden sich solche Unterschiede nicht, auch bei den schizoaffektiven Psychosen waren solche Unterschiede praktisch nicht vorhanden.

„Prodrome" psychotischer Erkrankungen sind relativ selten Gegenstand systematischer psychiatrischer Forschung gewesen. Die vergleichsweise meisten Angaben dazu gibt es für die *schizophrenen* Psychosen. Mayer-Gross beschrieb die Phänomenologie schizophrener Prodrome in einem Handbuchbeitrag (1932). Er mißt Störungen der Affektivität eine „Unentbehrlichkeit bei der Erkennung der uncharakteristischen, scheinbar psychopathischen Vorboten, den Prodromen", bei (Mayer-Gross 1932, S.310). „Psychasthenische Symptome", die durch Aktivitätsverlust oder „psychasthenische Konzentrationsschwäche und Erschöpfbarkeit" charakterisiert sind, werden von ihm beschrieben. Er zählt zu den Prodromen auch depressive und manische Prodrome, die jedoch durch „Untiefe" und „Steifigkeit" gekennzeichnet sind. „Hypochondrische", „hysterische" und „anankastische" psychopathologische Bilder sind andere Formen von Prodromen, die er aufzählt.

Exakte Zahlenangaben zu prodromalen Erscheinungen sind aufgrund unterschiedlicher definitorischer Ansätze schwer vergleichbar (Ciompi u. Müller 1976; Vaillant 1964). Trotzdem gleichen sich die Angaben aus den verschiedenen Studien oft erstaunlich und bestätigen die Einschätzung von Bleuler (1972), der akute Beginn verhalte sich zum chronischen Beginn wie 2:1. In seiner Studie fand sich bei 38% der Patienten ein chronisch-schleichender Beginn, in der vorliegenden Köln-Studie waren es bei den schizophrenen Patienten 36.5%. Von Huber et al. (1979) wurden „Prodrome" bei 36.7% der Patienten berichtet (vgl. Gross 1969), auch andere Studien gaben ähnliche Häufigkeiten an (Möller u. von Zerssen 1986; Schubart et al. 1986). Etwas höhere Zahlen (44%) für einen chronischen Beginn fanden Ciompi u. Müller in ihrer Studie (1976, Symptomatik länger als sechs Monate vor den ersten sicheren Krankheitszeichen).

Die Bedeutung des Auftretens langandauernder präepisodischer Alterationen wurde insbesondere bei schizophrenen Psychosen häufig in einer prädiktiven Funktion gesehen. In der Literatur gab es immer wieder Hinweise darauf, daß „akut" beginnende schizophrene Psychosen einen günstigeren Ausgang zeigten als Erkrankungen, die mit einem „Prodrom" begannen (vgl. Abschn 6.5; Bland et al. 1978; Bleuler 1972; Ciompi u. Müller 1976; Huber et al. 1979; Simon u. Wirt 1961; Stephens 1970; Vaillant 1964 u. a.). Möller u. von Zerssen (1986) fanden diesbezüglich, daß akut erkrankte schizophrene Patienten einen günstigeren Ausgang bezüglich der beruflichen Leistungsfähigkeit aufwiesen, ein Befund, mit dem die Ergebnisse der vorliegenden Studie kompatibel sind. Huber et al. (1979) führten bezüglich der prognostischen Bedeutung langandauernder präepisodischer Alterationen aus, daß das Vorhandensein von „Prodromen" und „Vorpostensyndromen" für die soziale Remission ohne Bedeutung sei. Dagegen wurden in der Bonn-Studie genauso wie in der vorliegenden Köln-Studie Vollremissionen bei Patienten ohne langandauernde präepisodische Alterationen deutlich häufiger gefunden als bei Patienten mit einem akuten bzw. subakuten Beginn.

Über Häufigkeit und Bedeutung langandauernder präepisodischer Alterationen bei *schizoaffektiven* und *affektiven* Psychosen gibt es kaum vergleichbare Angaben zu den Ergebnissen der vorliegenden Studie. Einerseits könnte dies Ausdruck der gerade bei affektiven Psychosen bestehenden Schwierigkeit sein, den Beginn der Symptomatik ausreichend exakt zu erfassen, eine Schwierigkeit, auf die besonders Angst immer wieder hingewiesen hat (vgl. Übersichten 1987, 1988). Die Beschäftigung mit „Prodromen" bzw. präepisodischen Alterationen bei schizoaffektiven Psychosen wurde durch verschiedene Aspekte erschwert: Die ursprüngliche Definition schizoaffektiver Psychosen, die von Kasanin (1933) stammte, setzte einen akuten Beginn der Erkrankung voraus. Auch spätere Definitionen der schizoaffektiven Psychosen beinhalten einen akuten Beginn als definitorisches Merkmal, so etwa Welner et al. (1974). Auch die Definition der „good prognosis schizophrenia" (Stephens et al. 1966), die nach den angegebenen Kriterien teilweise den schizoaffektiven Psychosen entspricht, benutzt einen akuten Beginn (d. h. weniger als 6 Monate vom Beginn der Symptomatik bis zum Vollbild der Psychose) als ein Kriterium für diese Erkrankung. Auch im Rahmen einer unzulässigen Gleichsetzung von zykloiden und schizoaffektiven Psychosen wird die Akuität als definitorisches Kriterium angesehen (Perris 1986; Peters 1983, 1984). Die erwähnten definitorischen Schwierigkeiten und die Unsicherheit bezüglich der Zugehörigkeit der schizoaffektiven Psychosen führen im Zusammenhang mit der geringen Zahl von Langzeitstudien, die bis jetzt durchgeführt wurden, dazu, daß nur wenige Angaben über „prodromale" Erscheinungen bei schizoaffektiven Psychosen vorliegen. Brockington et al. (1980a) fanden bei schizodepressiven Patienten einen „schleichenden Beginn" bei 32 von 76 Patienten (42%). Bei unipolaren Verläufen schizoaffektiver Psychosen beschrieben Sovner u. McHugh (1976) ein „Prodrom" in 36% der Fälle, verglichen mit 38% bei bipolaren Verläufen.

Betrachtet man die Literatur über den Beginn der *affektiven Erkrankungen*, stellt man fest, daß neben den akut oder subakut auftretenden Krankheitsepisoden auch solche beschrieben sind, die mit langandauernden präepisodischen Alterationen einhergehen. Es ist jedoch Angst (1987a) zuzustimmen, wenn er feststellt, daß die Datierung des Beginns einer Störung oft sehr unsicher ist, da die ersten Phasen manchmal in ihrem Schweregrad kaum Krankheitswert erreichen, nicht behandelt werden und oft erst retrospektiv nach dem Auftreten einer schweren Störung als solche erinnert werden. Man ist sich jedoch einig, daß unipolare Formen affektiver Erkrankungen eine längere präepisodische Entwicklung der Symptome haben als bipolare Formen (Hays 1964; Kendell 1968; Rennie 1942; Winokur 1976).

Auch für manische Episoden, die in der Regel durch eine mehr oder minder eindrucksvolle Akuität imponieren, sind auch lange prodromale Erscheinungen beschrieben (Carlson u. Goodwin 1973; Jacobsen 1965; Post et al. 1981). Carlson u. Goodwin (1973) beschreiben ein erstes Stadium der Entwicklung einer manischen Episode, das u. a. mit uncharakteristischen Symptomen, wie etwa leichte Überaktivität und Euphorie, anfangen und mehrere Wochen dauern kann. Auch Klerman (1981) beschreibt eine Entwicklung von leichter Euphorie oder Merkmalen einer zyklothymen Persönlichkeit bis zur vollen Manie. Solche Beobachtungen sind auch bei Kraepelin (1909) zu finden.

Es ist ein in der Literatur oft beschriebener Befund, daß uncharakteristische psychopathologische bzw. „psychosomatische" Syndrome nicht nur als Äquivalent eines depressiven Syndroms auftreten können, sondern auch als Vorposten: so etwa in Form von larvierter Depression (Kielholz 1973) oder verschiedenen „depressiven Äquivalenten", wie etwa Hypochondrismen, Schmerzzustände und Parästhesien (Geisler 1973; Hippius u. Müller 1973; López Ibor 1973; Pichot u. Hassan 1973; Selvini 1973). Vor allem verschiedene uncharakteristische Algien werden als larvierte Depression oder prodromale Erscheinungen beschrieben (López Ibor 1973; Hippius u. Müller 1973). Schlafstörungen, Inappetenz, abdominale Beschwerden, Angst, Antriebsstörungen und Herzbeschwerden oder unmotiviertes Weinen können dazugehören (Geisler 1973). In der Regel reagieren diese Erscheinungen positiv auf eine thymoleptische Therapie. Es ist daher auch die Frage, ob es sich hierbei um „prodromale Erscheinungen" oder schon um „atypische Bilder" und „Entwicklungsstadien einer Depression" handelt. Es scheint, daß Stadien, die früher als neurotische oder reaktive Depression gekennzeichnet worden sind, doch im Rahmen eines affektiven Kontinuums interpretiert und teilweise als prodromale Erscheinungen des Vollbildes einer unipolaren oder bipolaren Erkrankung aufgefaßt werden könnten (Akiskal et al. 1978). Erscheinungen, die als prodromal oder als Vorpostensyndrome imponieren, könnten auch zusammen mit subklinischen affektiven Syndromen oder zyklothymen Persönlichkeitserscheinungen im Rahmen eines „affektiven Spektrums" einhergehen (Goodwin u. Jamison 1990).

Die Ergebnisse der vorliegenden Studie konnten zeigen, daß die Bedeutung einer „prodromalen" Symptomatik (bzw. langandauernder präepisodischer Alterationen) für schizoaffektive und affektive Psychosen deutlich geringer ist als bei schizophrenen Psychosen (vgl. Kap. 6).

5.3 Episoden, Zyklen und Intervalle

5.3.1 Methodische Vorbemerkungen

Bei schizoaffektiven und bei affektiven Psychosen wurden für Episoden, Zyklen und Intervalle jeweils Anzahl und jährliche Häufigkeit berechnet. Außerdem wurde die durchschnittliche Länge dieser Merkmale jeweils bezogen auf den einzelnen Patienten bestimmt. Aus den in Abschn. 5.1.2 genannten Gründen ist der Vergleich der Verläufe von schizophrenen Psychosen mit den Verläufen in den beiden anderen diagnostischen Gruppen nur bedingt möglich. Für schizophrene Patienten wurden lediglich die Hospitalisierungszahl sowie die jährliche Hospitalisierungshäufigkeit berechnet. Ein statistischer Vergleich dieser Daten mit den Befunden aus den beiden anderen Diagnose-Gruppen ist unseres Erachtens methodisch nicht zulässig.

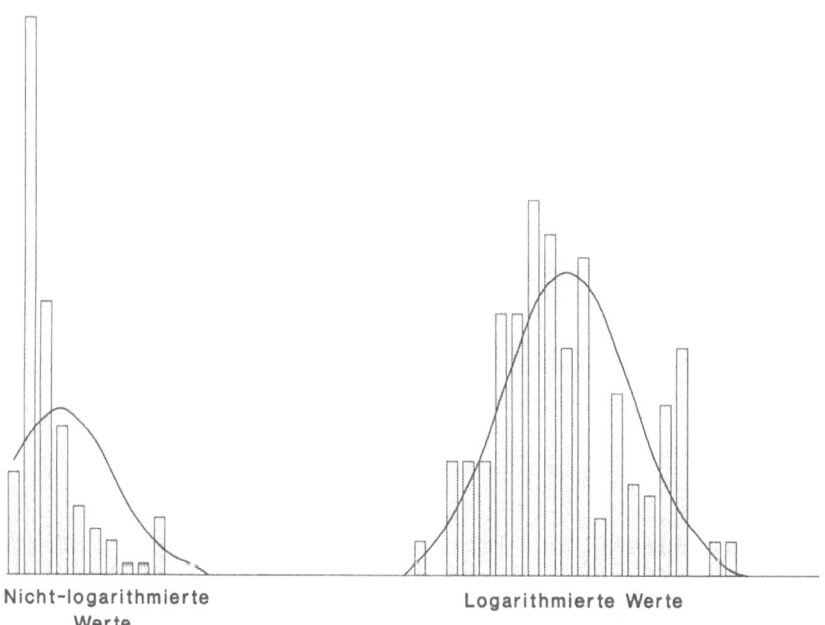

Nicht-logarithmierte Werte

Logarithmierte Werte

Abb. 5.2. Nicht-logarithmierte und logarithmierte Verteilung der jährlichen Zyklusfrequenz bei affektiven Psychosen

Die statistische Absicherung des Vergleiches zwischen schizoaffektiven und affektiven Psychosen erfolgte zunächst mit Hilfe des t-Tests (arithmetische Mittelwerte) bzw. des Mann-Whitney-U-Tests (Mediane). Die Anwendung des t-Tests basiert auf der Annahme einer Normalverteilung der untersuchten Variable in den jeweils verglichenen Stichproben. Für jeden der Verlaufsparameter wurde untersucht, ob die Verteilung der erhobenen Daten einer Normalverteilung entsprach oder ob sie signifikant von einer Normalverteilung abwich. Dazu wurden der Kolmogorov-Smirnov-Test und die graphische Beurteilung der in einem Histogramm dargestellten Verteilung benutzt (Abb. 5.2). In den meisten Fällen wich die gefundene Verteilung statistisch signifikant von einer Normalverteilung ab (Tabelle 5.6). Dies galt für alle drei Diagnose-Gruppen.

Untersuchungen von Angst und Mitarbeitern (Angst 1980a; Angst u. Weiss 1967; Angst et al. 1973a) hatten zeigen können, daß bei verschiedenen Verlaufspara-

Tabelle 5.6. Kolmogorov-Smirnov-Test: Vergleich der empirischen Daten (Original-Daten und logarithmierte Daten) mit einer Normalverteilung

Verlaufsparameter	Original-Daten p-Werte	logarithmierte Werte p-Werte
Schizoaffektive Psychosen		
Zahl der Episoden	0.032	0.185 (NV)
Zahl der Zyklen	0.059 (NV)	0.053 (NV)
Jährliche Episodenfrequenz	0.040	0.338 (NV)
Jährliche Zyklusfrequenz	0.091 (NV)	0.743 (NV)
Mittlere Episodendauer	0.019	0.672 (NV)
Mittlere Zyklusdauer	0.000	0.503 (NV)
Mittlere Intervalldauer	0.000	0.695 (NV)
„Aktivitätsdauer" der Erkrankung	0.377 (NV)	0.098
„Inaktivitätsdauer" der Erkrankung	0.018	0.315 (NV)
Affektive Psychosen		
Zahl der Episoden	0.003	0.139 (NV)
Zahl der Zyklen	0.006	0.033
Jährliche Episodenfrequenz	0.005	0.470 (NV)
Jährliche Zyklusfrequenz	0.000	0.555 (NV)
Mittlere Episodendauer	0.146 (NV)	0.962 (NV)
Mittlere Zyklusdauer	0.005	0.744 (NV)
Mittlere Intervalldauer	0.006	0.987 (NV)
„Aktivitätsdauer" der Erkrankung	0.218 (NV)	0.008
„Inaktivitätsdauer" der Erkrankung	0.006	0.003
Schizophrene Psychosen		
Zahl der Hospitalisierungen	0.000	0.082 (NV)
Jährliche Hospitalisierungsfrequenz	0.000	0.561 (NV)

(NV) Verteilung unterscheidet sich nicht signifikant (5%-Niveau) von einer Normalverteilung.

metern affektiver Psychosen, wie etwa Zahl der Episoden und Zahl der Zyklen, keine Normalverteilung vorlag, sondern eine logarithmische Verteilung („lognormale" Verteilung). Diese Befunde konnten durch die Köln-Studie weitgehend bestätigt werden, darüber hinaus konnte gezeigt werden, daß diese Befunde auch für die schizoaffektiven Erkrankungen gültig sind. Dies galt sowohl für die hier berücksichtigten erweiterten Kollektive als auch für die früher dargestellten kleineren Gruppen (Marneros et al. 1988a–c, 1989d–f; Rohde et al. 1990a). Für die Verlaufsparameter, die nicht normalverteilt waren, und in denen der Kurvenverlauf nahelegte, daß es sich um eine „log-normale" Verteilung handeln könnte, wurde eine logarithmische Transformation der Werte vorgenommen. Zur Beurteilung, inwieweit sich eine dadurch gewonnene Verteilung einer Normalverteilung annähert, wurde wiederum neben dem Wahrscheinlichkeitswert des Kolmogorov-Smirnov-Tests auch die graphische Darstellung der Verteilung herangezogen.

In den meisten Fällen unterschied sich die durch Logarithmierung der erhobenen Werte gewonnene Verteilung nicht mehr signifikant von einer Normalverteilung (Tabelle 5.6), so daß eine „log-normale" Verteilung der Daten vorlag. Auch in einigen der Fälle, in denen die ursprüngliche Verteilung nicht mit einer Irrtumswahrscheinlichkeit von weniger als 5% von einer Normalverteilung abwich, konnte durch die Logarithmierung eine deutliche Verbesserung im Sinne einer weiteren Annäherung an die Normalverteilung erreicht werden. Dies galt für die jährliche Zyklushäufigkeit bei den schizoaffektiven Psychosen und für die mittlere Episodendauer bei den affektiven Psychosen. Die Verteilung der Zahl der Zyklen bei den affektiven Psychosen unterschied sich auch bei der Berücksichtigung der logarithmierten Werte noch signifikant von einer Normalverteilung (Tabelle 5.5). Wie die graphische Darstellung der Verteilung (Abb. 5.3) zeigt, war hier jedoch nach der Logarithmierung zumindest eine deutliche Annäherung an die Normalverteilung zu verzeichnen.

Die Daten für die „Aktivitätsdauer der Erkrankung" waren bei affektiven und schizoaffektiven Psychosen normalverteilt, die „Inaktivitätsdauer der Erkrankung" dagegen unterschied sich in beiden Gruppen signifikant von einer Normalverteilung. Diese beiden inhaltlich aufeinander bezogenen Parameter sollten jedoch bezüglich der statistischen Bearbeitung nicht unterschiedlich behandelt werden; aus diesem Grund wurden in beiden Diagnose-Gruppen diese beiden Parameter nicht logarithmiert. Für die „Inaktivitätsdauer" wurde jedoch wegen der fehlenden Voraussetzung einer Normalverteilung keine schrittweise multiple Regression gerechnet.

Neben der reinen Deskription der erwähnten Parameter ist es von großem Interesse, welche Faktoren diese Verlaufsparameter beeinflussen können und inwieweit sich diese Einflußfaktoren zwischen den Diagnose-Gruppen unterscheiden. In Abhängigkeit vom Skalenniveau bzw. von der Kategorisierung der Daten und unter Zugrundelegung der logarithmierten Werte wurden t-Teste, einfaktorielle Varianzanalysen bzw. Korrelationsanalysen (Pearson) gerechnet. Ein signifikanter Einfluß der Variable auf die Ausprägung des untersuchten Verlaufsmerkmales wurde bei einer Irrtumswahrscheinlichkeit von unter 5% angenommen.

Über die Identifikation beeinflussender Faktoren hinaus ist auch deren jeweiliges Gewicht bei der Beeinflussung des entsprechenden Verlaufsmerkmales von

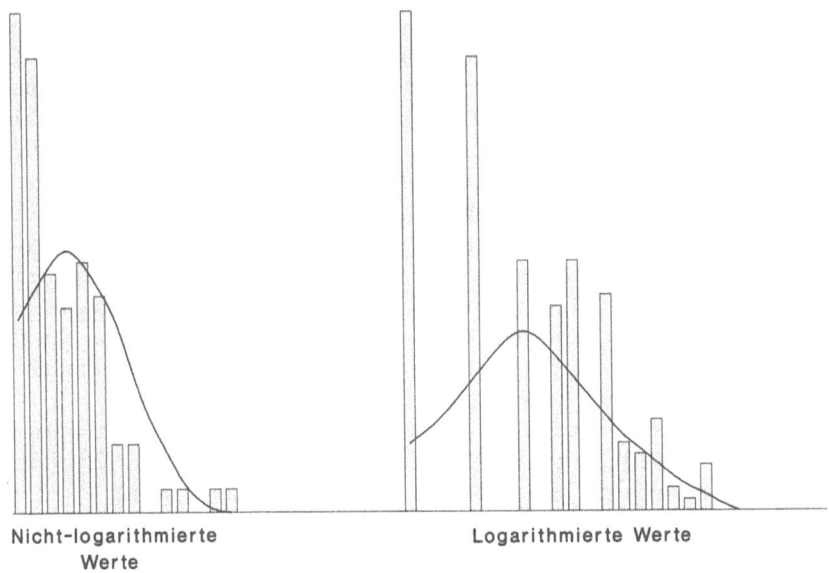

Nicht-logarithmierte   Logarithmierte Werte
Werte

Abb. 5.3. Nicht-logarithmierte und logarithmierte Verteilung der Zykluszahl bei affektiven Psychosen

großem theoretischen und praktischen Interesse. Um diese Gewichtung zu bestimmen, wurde ergänzend eine stufenweise multiple Regressionsanalyse durchgeführt, in die jeweils die Variablen eingingen, die einen statistisch signifikanten Einfluß auf den jeweiligen Verlaufsparameter ausübten. Mit Hilfe der Regressionsanalyse wird der Einfluß mehrerer unabhängiger Variablen (Prädiktorvariablen) auf eine abhängige Variable geschätzt, wobei durch die sukzessive Aufnahme neuer Prädiktorvariablen in einen Satz von Prädiktorvariablen die optimale Kombination herausgefunden werden soll (Bortz 1979; Kriz u. Lisch 1988).

5.3.2 Krankheitsepisoden

5.3.2.1 Methodische und definitorische Vorbemerkungen

In der Gruppe der schizoaffektiven und der affektiven Psychosen wurde die Zahl der Krankheitsepisoden, deren Länge und jährliche Frequenz berechnet (zur Definition einer Krankheitsepisode s. Abschn. 5.1.2).

Als *Länge der Krankheitsepisode* wurde der Zeitraum definiert, für den die Kriterien einer Krankheitsepisode erfüllt waren. Dieser Zeitraum wurde in Wochen bzw. in Monaten erfaßt. Wie schon erwähnt wurde, kann die reale Länge einer Krankheitsepisode, die durch den Beginn und das Ende der aktuellen klinischen Symptomatik gekennzeichnet ist, nur in Ausnahmefällen exakt erfaßt werden. In der Regel handelt es sich um symptomatologische Konstellationen, die sich *allmählich* in eine kriteriologisch faßbare Form gestalten. In gleicher Weise gilt das auch für das Abklingen einer Krankheitsepisode: Es kommt nur extrem selten zur Beendigung der Krankheitsepisode von einem Tag auf den anderen, sondern dies geschieht in der Regel ebenfalls nur allmählich. Diese unscharfe Demarkation war ein Grund dafür, als Länge einer Krankheitsepisode die Länge einer stationären Behandlung bzw. einer entsprechenden ambulanten Behandlung, so wie sie oben definiert wurde, anzunehmen. Trotz aller gut nachvollziehbaren Probleme, die mit einer solchen Definition verbunden sind, erscheint diese Definition für die Episodenlänge für statistische Berechnungen am zuverlässigsten.

Bei den schizophrenen Patienten wurden aus den obengenannten methodischen Bedenken (s. 5.1.2) lediglich die Zahl und Dauer der Hospitalisierungen erfaßt. Als Hospitalisierung wurde jeder Aufenthalt in einer psychiatrischen Behandlungseinrichtung bezeichnet. Ebenfalls wegen der genannten methodischen Einschränkungen (s. 5.1.2) wurden bei den schizophrenen Patienten Länge und Frequenz der Hospitalisierungen nicht in die statistische Auswertung und den Vergleich der Diagnose-Gruppen miteinbezogen.

Die Länge der Beobachtungzeit bei den einzelnen Patienten war unterschiedlich. Um diese Unterschiede zu neutralisieren, wurde für jeden Patienten eine *jährliche Episodenfrequenz (JEF)* berechnet (zur Berechnung vgl. 5.3.2.3). Dieser Parameter beziffert die durchschnittliche Zahl der Krankheitsepisoden, die in jedem Jahr der Beobachtungszeit aufgetreten sind. Dauerhospitalisierte Patienten (2 schizoaffektive bzw. 1 affektiver Patient) wurden bei der Berechnung der JEF nicht mit berücksichtigt.

Verläufe mit einer einzigen Krankheitsepisode wurden in der vorliegenden Studie als *monophasisch bzw. monoepisodisch* bezeichnet, Verläufe mit zwei oder drei Episoden als *oligophasisch bzw. oligoepisodisch*, und Verläufe mit vier oder mehr Episoden als *polyphasisch bzw. polyepisodisch*. Die Bezeichnung „-episodisch" ist unseres Erachtens der Bezeichnung „-phasisch" vorzuziehen. „Phasisch" ist eine präjudizierende und prinzipiell falsche Bezeichnung. Sie unterstellt, daß eine Erkrankung mit abgesetzten, wiederholten Krankheitsepisoden ohne Restsymptomatik und ohne postepisodische Alterationen verläuft. Auch die Bezeichnungen „Schub", „schubartig" oder „schubförmig", die häufig zur Charakterisierung des Verlaufes schizophrener Psychosen gebraucht werden, sind irreführend. Der Begriff „Schub" impliziert, daß nach jeder so bezeichneten Krankheitsepisode eine Verschlechterung des präepisodisch bestehenden Zustandes eintritt. Dies ist jedoch nicht immer der Fall. Für die vorliegende Untersuchung wurde deswegen der neutrale, unseres Erachtens pragmatische und nicht präjudizierende Begriff der „Krankheitsepisode" gewählt. Trotz der methodischen Gründe, die für die Begriffe „monoepisodisch", „oligoepisodisch" und „polyepisodisch" sprechen, sollen jedoch aus Gründen der Kontinuität und Vergleichbarkeit mit anderen Untersuchungen die Bezeichnungen „mono-, oligo- und polyphasisch" bei affektiven und schizoaffektiven Psychosen für die folgende Darstellung beibehalten werden.

5.3.2.2 Monophasische, oligophasische und polyphasische Verläufe

Bei den in der vorliegenden Studie untersuchten schizoaffektiven und affektiven Psychosen waren monophasische Verläufe, also Verläufe mit nur einer Krankheits-

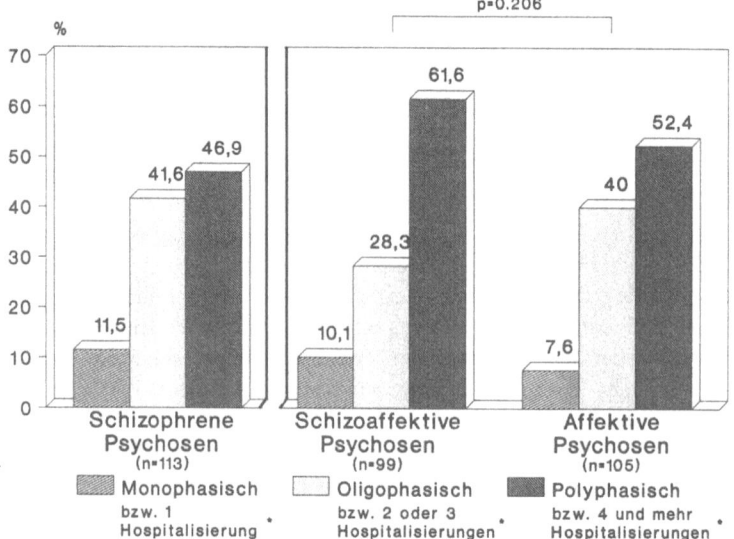

Abb. 5.4. Monophasische, oligophasische und polyphasische Verläufe von schizoaffektiven und affektiven Psychosen bzw. Hospitalisierungen bei schizophrenen Psychosen

episode, eine Seltenheit (10.1 bzw. 7.6%, Abb.5.4). In den meisten Fällen traten im Verlauf mindestens 4 Krankheitsepisoden auf (polyphasische Verläufe). Oligophasische Verläufe (zwei oder drei Krankheitsepisoden) fanden sich bei 28.3% der schizoaffektiven und bei 40.0% der affektiven Patienten (Abb. 5.4). Der Unterschied zwischen affektiven und schizoaffektiven Psychosen ist nicht signifikant. Bei schizophrenen Patienten waren Verläufe mit lediglich einer Hospitalisierung ähnlich selten (dauerhospitalisierte Patienten blieben unberücksichtigt). Schizophrene Verläufe mit 2 oder 3 bzw. mit 4 oder mehr Hospitalisierungen traten etwa gleich häufig auf (Abb. 5.4).

Das Spektrum der Episodenzahl bei der schizoaffektiven und der affektiven Psychose war sehr weit (Tabelle 5.7): Es reichte von einer Krankheitsepisode bis zu 17 Krankheitsepisoden bei affektiven respektive 19 Krankheitsepisoden bei schizoaffektiven Psychosen. Die Zahl der Krankheitsepisoden bei schizoaffektiven und affektiven Psychosen wies eine log-normale Verteilung auf (Tabelle 5.5). Bei schizoaffektiven Patienten traten durchschnittlich mehr Krankheitsepisoden auf (Median 5.0, geometrisches Mittel 4.6) als bei affektiven Psychosen (Median 4.0, geometrisches Mittel 3.8, Tabelle 5.7).

Bei schizophrenen Patienten, die im Verlaufe ihrer Erkrankung nicht dauerhospitalisert wurden, kam es zu durchschnittlich 3.5 Hospitalisierungen, die Zahl der Hospitalisierungen betrug maximal 20 (Tabelle 5.8).

Tabelle 5.7. Zahl und Frequenz von Episoden und Zyklen bei schizoaffektiven und affektiven Patienten

	Schizoaffektive Psychosen	Affektive Psychosen	p	
Zahl der Episoden	(n=99)	(n=105)		
Geometrisches Mittel	4.6	3.8	0.054	(1)
Median	5.0	4.0	0.029*	(2)
Standardabweichung	4.2	3.2		
Minimum	1	1		
Maximum	19	17		
Zahl der Zyklen	(n=89)	(n=97)		
Geometrisches Mittel	4.2	3.0	0.003**	(1)
Median	5.0	3.0	0.004**	(2)
Standardabweichung	4.1	3.2		
Minimum	1	1		
Maximum	18	16		
Jährliche Episodenfrequenz	(n=99)	(n=105)		
Geometrisches Mittel	0.20	0.14	0.003**	(1)
Median	0.23	0.14	0.002**	(2)
Standardabweichung	0.22	0.12		
Minimum	0.03	0.04		
Maximum	1.4	0.69		
Jährliche Zyklusfrequenz	(n=89)	(n=97)		
Geometrisches Mittel	0.34	0.26	0.041*	(1)
Median	0.38	0.23	0.015*	(2)
Standardabweichung	0.33	0.48		
Minimum	0.53	0.03		
Maximum	1.50	3.00		

* p <0.05. ** p <0.01.
(1) t-Test (logarithmierte Werte). (2) Mann-Whitney U-Test.

Tabelle 5.8. Hospitalisierungszahl und jährliche Hospitalisierungsfrequenz bei schizophrenen Psychosen (ohne dauerhospitalisierte Patienten, n=113)

	Zahl der Hospitalisierungen	Hospitalisierungs-frequenz
Geometrischer Mittelwert	3.5	0.19
Median	3.0	0.20
Standardabweichung	3.7	0.25
Minimum	1	0.03
Maximum	20	1.43

5.3.2.3 Einflußfaktoren auf die Zahl der Krankheitsepisoden bei schizoaffektiven Psychosen

Die Variablen, die als mögliche Einflußfaktoren auf die Zahl der Krankheitsepisoden bei schizoaffektiven Psychosen in die Berechnungen eingingen, sind in Tabelle 5.9 aufgeführt.

Eine höhere Zahl von Krankheitsepisoden bei schizoaffektiven Patienten stand in einem Zusammenhang mit folgenden Variablen (Tabelle 5.9): Auftreten einer manischen, manisch-depressiv gemischten, schizomanischen, schizomanisch-depressiv gemischten oder schizophrenen Krankheitsepisode im Verlauf, Polarität der Erkrankung (bipolarer Verlauf), Auftreten produktiv-psychotischer Symptome im Verlauf, niedrigeres Alter bei Erstmanifestation. Diese Faktoren sind aber nicht unabhängig voneinander: Das Auftreten einer manischen, manisch-depressiv gemischten oder schizomanischen Krankheitsepisode im Verlauf definierte ja einen Verlauf als bipolar, und das Auftreten einer schizophrenen oder auch schizomanischen Krankheitsepisode im Verlauf bedeutete in der Regel gleichzeitig das Bestehen einer produktiv-psychotischen Symptomatik. Diese Beziehungen wurden in der stufenweisen multiplen Regressionsanalyse berücksichtigt (Tabelle 5.9). Vier Faktoren waren in dieser Berechnung signifikant, ihr Einfluß klärte zusammen jedoch nur 28.1% der Gesamtvarianz. Dabei kam dem Auftreten einer schizomanisch-depressiv gemischten Krankheitsepisode im Verlauf die größte Bedeutung zu. Trat eine solche Krankheitsepisode mindestens einmal im Verlauf auf, so war eine höhere Episodenzahl zu finden. Eine ähnlich große Bedeutung hatten das Alter bei Erstmanifestation (höhere Episodenzahl bei niedrigerem Erstmanifestationsalter), das Bestehen einer produktiv-psychotischen Symptomatik und das Auftreten einer manischen Episode im Verlauf (jeweils im Sinne einer Zunahme der Episodenzahl).

Bei der Interpretation dieser Ergebnisse muß berücksichtigt werden, daß das Auftreten einer schizomanisch-depressiv gemischten Krankheitsepisode und das Auftreten einer manischen Krankheitsepisode jeweils auch einen bipolaren Verlauf bedingen, so daß hier auch der globale Faktor der Polarität mitzuberücksichtigen bleibt. Ein bipolarer Verlauf wiederum fand sich häufiger bei Patienten mit einem niedrigeren Erstmanifestationsalter. Hier bestand eine weitere Beziehung zwischen den relevanten Einflußfaktoren. Bei der Interpretation ist ebenfalls zu berücksichtigen, daß es sich bei dem schizomanisch-depressiv gemischten Episodentyp um einen eher seltenen Typ handelt (55 von 590 Episoden). Es liegt somit die Interpretation nahe, daß bei Patienten, die im Verlauf eine höhere Episodenzahl aufwiesen, auch das Auftreten einer schizomanisch-depressiv gemischten Krankheitsepisode wahrscheinlicher wird. Insofern wären dann das Auftreten einer schizomanisch-depressiv gemischten Krankheitsepisode und die höhere Episodenzahl miteinander agierende Faktoren, für die sich keine eindeutige kausale Richtung aufstellen läßt. Interessanterweise kam der Dauer der Beobachtungszeit kein signifikanter Einfluß auf die Zahl der Krankheitsepisoden zu. Ein Grund dafür liegt wahrscheinlich darin, daß die Beobachtungsdauer in der vorliegenden Studie insgesamt sehr lang war.

Die dargestellten Befunde sind kompatibel mit denjenigen, die anhand des vorläufigen und kleineren Kollektivs der schizoaffektiven Psychosen dargestellt wurden (n=72; Marneros et al. 1988a).

Tabelle 5.9. Episodenzahl und jährliche Episodenfrequenz bei schizoaffektiven Psychosen: Beeinflussende Faktoren

Schizoaffektive Psychosen (n=101)

Univariate Analysen

Unabhängige Variable	Zahl der Episoden (log.)	Jährliche Episodenfrequenz (log.)	
Geschlecht	0.544	0.674	(1)
Prämorbide Persönlichkeit	0.297	0.631	(2)
Prämorbide Interaktionsmuster	0.240	0.686	(1)
Broken home	0.852	0.350	(1)
Stabile Partnerbindung (EMA>25 J.)	0.952	0.825	(1)
Life Events im Vorfeld der 1.Episode	0.105	0.622	(1)
Life Events im Verlauf	0.072	0.020*	(1)
Art der initialen Episode	0.459	0.253	(2)
Melancholische Episode im Verlauf	0.107	0.062	(1)
Manische Episode im Verlauf	0.013*	0.017*	(1)
Manisch-depressiv gem. Episode i.V.	0.035*	0.142	(1)
Schizophrene Episode im Verlauf	0.013*	0.006**	(1)
Schizodepressive Ep. im Verlauf	0.980	0.208	(1)
Schizomanische Episode im Verlauf	0.024*	0.001**	(1)
Schizomanisch-depr. gem. Episode i.V.	0.010**	0.126	(1)
Polarität	0.002**	0.000**	(1)
Polymorphismus	0.160	0.072	(1)
Produktive psychot. Symptomatik	0.004**	0.006**	(1)
Alter bei Erstmanifestation	0.004**	0.036*	(3)
Alter am Ende der Beobachtungszeit	0.266	0.000**	(3)
Länge der Beobachungszeit	0.196	0.000**	(3)

Stufenweise multiple Regression

Zahl der Episoden (log.)			Jährliche Episodenfrequenz (log.)		
Schizomanisch-depressiv gemischte Episode	b= 0.56	β= 0.29	Alter am Ende d. Beobachtungszeit	b=−0.02	β=−0.41
Alter bei der Erstmanifestation	b=−0.02	β=−0.28	Produktive Symptomatik	b= 0.52	β= 0.25
Produktive psychot. Symptomatik	b= 0.51	β= 0.26	Polarität	b= 0.38	β= 0.23
Manische Episode	b= 0.39	β= 0.21			

R=0.5304; R²=0.2813; p=0.000.
Konstante: 1.5445.

R=0.5760; R²=0.3318; p=0.000.
Konstante: −1.2879.

(1) t-Test. (2) einfaktorielle Varianzanalyse. (3) Korrelations-Analyse (Pearson).
* p <0.05. ** p <0.01.
b = Koeffizient. β = Beta-Koeffizient.

5.3.2.4 Einflußfaktoren auf die Zahl der Krankheitsepisoden bei affektiven Erkrankungen

Die Variablen, die als mögliche Einflußfaktoren auf die Zahl der Krankheitsepisoden bei affektiven Erkrankungen in die weiteren Berechnungen eingingen, sind in Tabelle 5.10 aufgeführt. Bei affektiven Erkrankungen standen folgende Variablen in einem Zusammenhang mit einer höheren Episodenzahl: Auftreten von Life Events im Verlauf, Auftreten einer manisch-depressiv gemischten Krankheitsepisode im Verlauf, längere Beobachtungszeit, niedrigeres Alter bei Erstmanifestation, bipolarer Verlauf der Erkrankung, initial manische Krankheitsepisode. Dabei kam dem Auftreten einer manisch-depressiv gemischten Krankheitsepisode im Verlauf die insgesamt gesehen größte Bedeutung zu, gefolgt von der Beobachtungsdauer und dem Auftreten von Life Events im Verlauf. Diese drei Faktoren klärten zusammen 34% der Gesamtvarianz. Der Zusammenhang zwischen dem Auftreten einer manisch-depressiv gemischten Krankheitsepisode im Verlauf, von Life Events im Verlauf und einer höheren Episodenzahl könnte ebenfalls im Sinne einer höheren Wahrscheinlichkeit für das Eintreten dieser Ereignisse bei einer höheren Episodenzahl interpretiert werden. Wie bei den schizoaffektiven Psychosen zeigte sich auch hier ebenfalls ein Zusammenhang zwischen einem bipolaren Verlauf und einer höheren Episodenzahl.

5.3.2.5 Jährliche Episodenfrequenz (JEF) bei schizoaffektiven und affektiven Psychosen

Zur besseren Vergleichbarkeit der einzelnen Patienten untereinander und zum Ausgleich der variierenden Beobachtungsdauer wurde bereits in einer früheren Publikation zur Köln-Studie die „jährliche Episodenfrequenz" definiert (zuerst in der englischen Version als „Annual Frequency of Episodes", Marneros et al. 1988a). Die jährliche Episodenfrequenz (JEF) wurde individuell für jeden Patienten nach folgender Formel berechnet:

$$JEF = \frac{n\,(E)}{BD}$$

(mit JEF = jährliche Episodenfrequenz,
n (E) = Zahl der Episoden,
BD = Beobachtungsdauer in Jahren).

Die Berechnung der JEF ermöglicht trotz unterschiedlicher Beobachtungszeit einen Vergleich einzelner Patienten, den Vergleich der verschiedenen Diagnose-Gruppen untereinander und den Vergleich mit anderen Studien.

Die jährliche Episodenfrequenz wies sowohl bei den schizoaffektiven als auch bei den affektiven Patienten eine log-normale Verteilung auf (Tabelle 5.6). Sie lag bei den schizoaffektiven Psychosen signifikant höher als bei den affektiven Psychosen (Tabelle 5.7). Schizoaffektive Patienten hatten im geometrischen Mittel eine JEF von 0.20, d.h. im Durchschnitt alle 5 Jahre eine Krankheitsepisode; bei affektiven Patienten fand sich dagegen durchschnittlich nur etwa alle 7 Jahre eine Krankheitsepisode (JEF = 0.14).

202

Tabelle 5.10. Episodenzahl und jährliche Episodenfrequenz bei affektiven Psychosen: Beeinflussende Faktoren

Affektive Psychosen (n = 106)

Univariate Analysen

Unabhängige Variable	Zahl der Episoden (log.)	Jährliche Episodenfrequenz (log.)	
Geschlecht	0.142	0.640	(1)
Prämorbide Persönlichkeit	0.617	0.417	(2)
Prämorbide Interaktionsmuster	0.274	0.176	(1)
Broken home	0.919	0.935	(1)
Stabile Dauerbindung (EMA > 25 J.)	0.776	0.959	(1)
Life Events im Vorfeld der 1.Episode	0.971	0.521	(1)
Life Events im Verlauf	0.000**	0.005*	(1)
Art der initialen Episode	0.046*	0.028*	(2)
Manisch-depressiv gem. Episode i.V.	0.000**	0.000**	(1)
Polarität	0.007**	0.000**	(1)
Alter bei Erstmanifestation	0.002**	0.034*	(3)
Alter am Ende der Beobachtungszeit	0.890	0.004**	(3)
Länge der Beobachungszeit	0.000**	0.183	(3)

Stufenweise multiple Regression

Zahl der Episoden (log.)			Jährliche Episodenfrequenz (log.)		
Manisch-depressiv gemischte Episode	b= 0.71	β= 0.34	Polarität	b= 0.42	β= 0.29
Beobachtungs- dauer	b= 0.02	β= 0.31	Manisch-depress. gem. Episode im Verlauf	b= 0.48	β= 0.24
Life Events im Verlauf	b= 0.44	β= 0.29	Life Events im Verlauf	b= 0.33	β= 0.23

R=0.5835; R²=0.3405; p=0.000.
Konstante: 0.3047.

R=0.5455; R²=0.2976; p=0.000.
Konstante: –2.7699.

(1) t-Test. (2) einfaktorielle Varianzanalyse. (3) Korrelations-Analyse (Pearson).
* p <0.05. ** p <0.01.
b = Koeffizient. β − Beta Koeffizient.

Die jährliche Hospitalisierungsfrequenz der schizophrenen Psychosen lag bei 0.19, d. h. durchschnittlich eine Hospitalisierung alle 5.3 Jahre (Tabelle 5.8).

5.3.2.6 Einflußfaktoren auf die jährliche Episodenfrequenz
bei schizoaffektiven Psychosen

Die gleichen Variablen, die bezüglich des Einflusses auf die Zahl der Krankheitsepisoden untersucht worden waren, gingen auch in die Berechnungen bezüglich der jährlichen Episodenfrequenz ein (Tabelle 5.9).

Eine höhere jährliche Episodenfrequenz bei schizoaffektiven Patienten stand mit folgenden Variablen in Zusammenhang (Tabelle 5.9): Niedrigeres Alter am Ende der Beobachtungszeit, bipolarer Verlauf, kürzere Beobachtungsdauer, Auftreten schizomanischer, schizophrener und manischer Krankheitsepisoden, niedrigeres Alter bei Erstmanifestation, Life Events im Verlauf. Das größte Gewicht kam dabei dem Alter der Patienten am Ende der Beobachtungszeit zu: Je höher das Alter zu diesem Zeitpunkt, desto geringer die JEF. Dieser Befund könnte ein Hinweis auf die im höheren Alter nachlassende Rezidivhäufigkeit sein. Das Vorkommen einer produktiv-psychotischen Symptomatik trug ebenso wie ein bipolarer Verlauf besonders zu einer höheren JEF bei (Tabelle 5.9). Diese drei Faktoren zusammen klärten 33.2% der Gesamtvarianz.

Die Befunde bezüglich des Alters am Ende der Beobachtungszeit sowie einzelner isolierter Faktoren stimmen überein mit den Resultaten zum früher untersuchten kleineren Kollektiv (n=72; Marneros et al. 1986b), wogegen der Polymorphismus in dem jetzigen Kollektiv keinen isolierten Einflußfaktor mehr darstellt.

5.3.2.7 Einflußfaktoren auf die jährliche Episodenfrequenz
bei affektiven Psychosen

Tabelle 5.10 gibt eine Übersicht über die Variablen, die bezüglich ihrer Bedeutung für die jährliche Episodenfrequenz analysiert wurden. Folgende Parameter fanden sich bei affektiven Patienten mit einer höheren jährlichen Episodenfrequenz: bipolarer Verlauf, Auftreten einer manisch-depressiv gemischten Krankheitsepisode im Verlauf, niedrigeres Alter am Ende der Beobachtungszeit, manische Initial-Episode, niedrigeres Alter bei der Erstmanifestation und das Auftreten von Life Events. Die stufenweise multiple Regressionsanalyse zeigte die Bedeutung der Polarität (bipolare Verläufe hatten eine höhere jährliche Episodenfrequenz, damit in Zusammenhang stand das Auftreten einer manisch-depressiv gemischten Krankheitsepisode im Verlauf in seiner Bedeutung für die Episodenfrequenz). Auch das Auftreten von Life Events im Verlauf trug zu einer höheren Episodenfrequenz bei. Diese drei Faktoren klärten zusammen knapp 30% der Gesamtvarianz (Tabelle 5.10).

5.3.2.8 Durchschnittliche Episodenlänge bei schizoaffektiven
und affektiven Psychosen

Die durchschnittliche Episodenlänge wurde als arithmetischer Mittelwert der einzelnen Episodenlängen für jeden Patienten individuell bestimmt. Der Vergleich der beiden Diagnose-Gruppen erfolgte aufgrund des geometrischen Mittelwertes

Tabelle 5.11. Vergleich von Verlaufsmerkmalen bei schizoaffektiven und affektiven Patienten

	Schizoaffektive Psychosen	Affektive Psychosen	p	
Mittlere Episodenlänge (Monate)	(n=99)	(n=105)		
Geometrisches Mittel	1.7	1.9	0.227	(1)
Median	2.3	2.3	0.304	(2)
Standardabweichung	1.6	1.4		
Minimum	0.38	0.25		
Maximum	12	8.4		
Mittlere Intervall-Länge (Monate)	(n=89)	(n=97)		
Geometrisches Mittel	20.5	25.1	0.182	(1)
Median	28.9	47.5	0.031*	(2)
Standardabweichung	48.7	57.7		
Minimum	3.6	1.0		
Maximum	212.5	348.0		
Mittlere Zykluslänge (Monate)	(n=89)	(n=97)		
Geometrisches Mittel	25.5	32.3	0.071	(1)
Median	32.9	51.8	0.027*	(2)
Standardabweichung	50.2	58.2		
Minimum	8.3	4.0		
Maximum	227.8	349.5		
Aktivitätsdauer der Erkrankung (Jahre)	(n=99)	(n=105)		
Arithmetisches Mittel	14.7	15.7	0.515	(3)
Median	13.0	14.0	0.722	(4)
Standardabweichung	11.0	12.4		
Minimum	0 (monophasisch)	0 (monophasisch)		
Maximum	43	51		
Inaktivitätsdauer der Erkrankung (Jahre)	(n=73)	(n=82)		
Arithmetisches Mittel	14.0	14.9	0.504	(3)
Median	10.0	17.0	0.272	(4)
Standardabweichung	8.9	7.0		
Minimum	4	4		
Maximum	34	25		

(1) t-Test (logarithmierte Werte). (2) Mann-Whitney U-Test (log.). (3) t-Test (nicht-logarithmierte Werte). (4) Mann-Whitney U-Test.
* p <0.05.

bzw. des Medians für jeweils alle Patienten einer Diagnose unter Ausschluß der dauerhospitalisierten Patienten. Die durchschnittliche Episodenlänge pro Patient unterschied sich zwischen schizoaffektiven und affektiven Patienten nicht (Tabelle 5.11), sie betrug etwa 2 Monate. Es gab jedoch auch einzelne Patienten mit einer durchschnittlichen Episodenlänge von über 8 bis zu 12 Monaten.

5.3.2.9 Einflußfaktoren auf die durchschnittliche Episodenlänge bei schizoaffektiven Psychosen

Bei den schizoaffektiven Psychosen standen nur drei der hinsichtlich ihres Einflusses auf die durchschnittliche Episodenlänge untersuchten Faktoren in einem signifikanten Zusammenhang mit einer längeren durchschnittlichen Episodendauer (Tabelle 5.12): eine asthenisch-selbstunsichere Primärpersönlichkeit, das Auftreten einer schizodepressiven Krankheitsepisode im Verlauf und das Auftreten einer affektiven Krankheitsepisode zu Beginn. Die stufenweise multiple Regressionsanalyse zeigt, daß sowohl eine asthenisch-selbstunsichere Primärpersönlichkeit als auch das Auftreten einer schizodepressiven Krankheitsepisode mit einer längeren durchschnittlichen Episodenlänge in Zusammenhang standen. Beide Faktoren zusammen klären allerdings nur einen sehr geringen Anteil der Gesamtvarianz, nämlich 13.2% auf (Tabelle 5.12). Diese Befunde stimmen weitestgehend mit den Ergebnissen aus dem früheren und kleineren Kollektiv der schizoaffektiven Psychosen (n=72; Marneros et al. 1988b) überein.

5.3.2.10 Einflußfaktoren auf die durchschnittliche Episodenlänge bei affektiven Psychosen

Die gleichen Faktoren, die bezüglich ihres Einflusses auf Episodenzahl und -häufigkeit untersucht wurden, gingen auch in die Berechnungen zur durchschnittlichen Episodenlänge ein (Tabelle 5.13). Bei den Patienten mit affektiven Psychosen fand sich nur ein Faktor, der mit einer höheren durchschnittlichen Episodenlänge in einem signifikanten Zusammenhang stand, nämlich das Vorhandensein von Life Events vor der ersten Krankheitsepisode. Die Bedeutung dieses Faktors wird allerdings dadurch reduziert, daß er lediglich 4% der Varianz erklärte (Tabelle 5.13).

5.3.3 Zyklen

5.3.3.1 Methodische und definitorische Vorbemerkungen

Als Zyklus ist die Zeitperiode zwischen dem Beginn einer Krankheitsepisode und dem Beginn der nächsten Krankheitsepisode bei schizoaffektiven und affektiven Psychosen definiert (Angst 1980a, 1986a). Ein Zyklus umfaßt also die Krankheitsepisode und das daran anschließende Intervall (Abb. 5.1.). Die Bestimmung von Zyklen im Verlauf von affektiven und schizoaffektiven Psychosen ist ein sehr wichtiger Verlaufsparameter, weil er relativ unabhängig von dem nicht exakt genug definierbaren und erfaßbaren Beginn und Ende einer Krankheitsepisode bzw. eines Intervalls ist (Angst 1980a). Die Erfassung der Zyklen ist außerdem unabhängig von der Inaktivitätsperiode einer Erkrankung und von den seltenen monophasischen Verläufen. Für die vorliegende Untersuchung wurden Anzahl, jährliche Frequenz und Länge der Zyklen bestimmt.

Tabelle 5.12. Mittlere Episodenlänge, mittlere Intervall-Länge und mittlere Zykluslänge bei schizoaffektiven Psychosen: Beeinflussende Faktoren

Schizoaffektive Psychosen (n=101)

Univariate Analysen

Unabhängige Variable	Mittlere Episoden- länge (log.)	Mittlere Intervall- Länge (log.)	Mittlere Zyklus- länge (log.)	
Geschlecht	0.697	0.278	0.257	(1)
Prämorbide Persönlichkeit	0.010**	0.846	0.711	(2)
Prämorbide Interaktionsmuster	0.475	0.460	0.220	(1)
Broken home	0.969	0.235	0.259	(1)
Stabile Dauerbindung (EMA >25 J.)	0.381	0.245	0.305	(1)
Life Events im Vorfeld der 1.Episode	0.218	0.347	0.193	(1)
Life Events im Verlauf	0.729	0.010**	0.004*	(1)
Art der initialen Episode	0.027*	0.203	0.155	(2)
Melancholische Episode im Verlauf	0.689	0.207	0.337	(1)
Manische Episode im Verlauf	0.498	0.225	0.130	(1)
Manisch-depressiv gem. Episode i.V.	0.718	0.256	0.198	(1)
Schizophrene Episode im Verlauf	0.275	0.540	0.565	(1)
Schizodepressive Ep. im Verlauf	0.014*	0.305	0.188	(1)
Schizomanische Episode im Verlauf	0.312	0.060	0.014*	(1)
Schizomanisch-depr.gem. Episode i.V.	0.653	0.739	0.871	(1)
Polarität	0.067	0.029*	0.021*	(1)
Polymorphismus	0.211	0.140	0.117	(1)
Produktive psychot. Symptomatik	0.606	0.242	0.239	(1)
Alter bei Erstmanifestation	0.747	0.493	0.633	(3)

Stufenweise multiple Regression

Mittlere Episodenlänge (log.)		Mittlere Intervall-Länge (log.)		Mittlere Zykluslänge (log.)	
asthenisch/ selbstunsicher	b=0.30 β=0.27	Life Events im Verlauf	b=-0.61 β=-0.27	Life Events im Verlauf	b=-0.51 β=-0.26
Schizodepress. Episode i.V.	b=0.27 β=0.23			Polarität	b=-0.34 β=-0.21

R=0.3631; R²=0.1318; p=0.001;Konstante: 0.22.

R=0.2706; R²=0.0732; p=0.010;Konstante: 3.49.

R=0.3609; R²=0.1303; p=0.003;Konstante: 4.16.

(1) t-Test. (2) einfaktorielle Varianzanalyse. (3) Korrelations-Analyse (Pearson).
* p <0.05. ** p <0.01.
b = Koeffizient. β = Beta-Koeffizient.

Tabelle 5.13. Mittlere Episodenlänge, mittlere Intervall-Länge und mittlere Zykluslänge bei affektiven Psychosen: Beeinflussende Faktoren

Affektive Psychosen

Univariate Analysen

Unabhängige Variable	Mittlere Episoden-länge (log.)	Mittlere Intervall-Länge (log.)	Mittlere Zyklus-länge (log.)	
Geschlecht	0.592	0.424	0.319	(1)
Prämorbide Persönlichkeit	0.245	0.311	0.453	(2)
Prämorbide Interaktionsmuster	0.469	0.041*	0.064	(1)
Broken home	0.547	0.168	0.143	(1)
Stabile Dauerbindung (EMA> 25 J.)	0.864	0.378	0.419	(1)
Life Events im Vorfeld der 1.Episode	0.045*	0.496	0.346	(1)
Life Events im Verlauf	0.105	0.584	0.656	(1)
Art der initialen Episode	0.819	0.459	0.390	(2)
Manisch-depressiv gem. Episode i.V.	0.435	0.089	0.077	(1)
Polarität	0.854	0.000**	0.000**	(1)
Alter bei Erstmanifestation	0.233	0.736	0.756	(3)

Stufenweise multiple Regression

Mittlere Episodenlänge (log.)		Mittlere Intervall-Länge (log.)		Mittlere Zykluslänge (log.)	
Life Event im Vorfeld der 1. Episode	b=0.20 β=0.04	Polarität	b=-0.91 β=-0.36	Polarität	b=-0.74 β=-0.35
$R=0.1962$; $R^2=0.0385$; p=0.05; Konstante: 0.52.		$R=0.3588$; $R^2=0.1196$; p=0.00; Konstante: 4.39.		$R=0.4568$; $R^2=0.2087$; p=0.00; Konstante:4.43.	

(1) t-Test. (2) einfaktorielle Varianzanalyse. (3) Korrelations-Analyse (Pearson).
* $p <0.05$. ** $p <0.01$.
b = Koeffizient. β = Beta-Koeffizient.

5.3.3.2 Zahl der Zyklen bei schizoaffektiven und affektiven Psychosen

Die schizoaffektiven Patienten zeigten signifikant mehr Zyklen als die affektiven Patienten (Tabelle 5.7). Entsprechend der Zahl der Krankheitsepisoden betrug das Maximum bei den schizoaffektiven Patienten 18 Zyklen im Verlauf, bei den affektiven Patienten 16 Zyklen (monophasische Patienten wurden hier nicht mitberücksichtigt, da sich für diese keine Zyklen bestimmen lassen).

5.3.3.3 Einflußfaktoren auf die Zahl der Zyklen bei schizoaffektiven Psychosen

Tabelle 5.14 gibt einen Überblick über die Variablen, die bezüglich ihres Einflusses auf die Zahl der Zyklen bei schizoaffektiven Psychosen in die univariaten Analysen eingingen. Bei schizoaffektiven Patienten fand sich ein signifikanter Zusammenhang zwischen einer höheren Zykluszahl und folgenden Parametern: Bipolarer Verlauf der Erkrankung (und damit zusammenhängend dem Auftreten einer schizomanisch-depressiv gemischten Krankheitsepisode bzw. einer schizomanischen Krankheitsepisode im Verlauf), Vorhandensein einer produktiv-psychotischen Symptomatik und niedrigeres Alter bei Erstmanifestation. Diese Reihenfolge zeigte sich auch bezüglich der Gewichtung in der stufenweisen multiplen Regressionsanalyse. Die Bipolarität der Erkrankung, das Auftreten einer produktiv-psychotischen Symptomatik im Verlauf sowie ein niedrigeres Alter bei Erstmanifestation erhöhte die Zahl der Zyklen im Verlauf. Auch hier klärten diese drei Faktoren jedoch nur einen geringen Teil der Gesamtvarianz (20.9%, Tabelle 5.14).

5.3.3.4 Einflußfaktoren auf die Zahl der Zyklen bei affektiven Psychosen

Bei den univariaten Analysen bezüglich der Zykluszahl affektiver Psychosen wurden wiederum die gleichen möglichen Einflußfaktoren berücksichtigt wie bei den Berechnungen zu den Krankheitsepisoden (Tabelle 5.15). Eine längere Beobachtungsdauer, das Auftreten einer manisch-depressiv gemischten Krankheitsepisode im Verlauf, das Auftreten von Life Events sowie ein niedrigeres Erstmanifestationsalter stellten jeweils Faktoren dar, die in einem statistischen Zusammenhang zu einer höheren Zykluszahl standen. Die längere Beobachtungsdauer und das Auftreten einer manisch-depressiv gemischten Krankheitsepisode beeinflußten dabei die Zahl der Zyklen mit fast dem gleichen Gewicht. Beide Faktoren korrelierten positiv mit einer höheren Zykluszahl und klärten 24.5% der Gesamtvarianz (Tabelle 5.15).

5.3.3.5 Jährliche Zyklusfrequenz (JZF)

Die jährliche Zyklusfrequenz ist ein zuverlässiger Verlaufsparameter schizoaffektiver und affektiver Psychosen, da er relativ unabhängig ist von der unterschiedlichen Verlaufslänge und von der Länge der „Inaktivität" der Erkrankung sowie von den seltenen monophasischen Verläufen. Deshalb wurden bereits in einer früheren Arbeit (englische Version „Annual Frequency of Cycles"; Marneros et al. 1988a) die jährliche Zyklusfrequenz nach folgender Formel berechnet:

$$JZF = \frac{n\,(Z)}{AD}$$ (mit JZF = jährliche Zyklusfrequenz, n(Z) = Zahl der Zyklen und AD = Aktivitätsdauer (in Jahren)).

Die Aktivitätsdauer definiert sich als der Zeitraum zwischen dem Erkrankungsbeginn und dem Ende der letzten aufgetretenen Krankheitsepisode (letzte rezidivfreie

Tabelle 5.14. Zykluszahl und jährliche Zyklusfrequenz bei schizoaffektiven Psychosen: Beeinflussende Faktoren

Schizoaffektive Psychosen (n=89)

Univariate Analysen

Unabhängige Variable	Zahl der Zyklen (log.)	Jährliche Zyklusfrequenz (log.)	
Geschlecht	0.196	0.083	(1)
Prämorbide Persönlichkeit	0.517	0.190	(2)
Prämorbide Interaktionsmuster	0.708	0.139	(1)
Broken home	0.601	0.343	(1)
Stabile Dauerbindung (EMA > 25 J.)	0.457	0.469	(1)
Life Events im Vorfeld der 1.Episode	0.141	0.316	(1)
Life Events im Verlauf	0.223	0.025*	(1)
Art der initialen Episode	0.987	0.115	(2)
Melancholische Episode im Verlauf	0.876	0.667	(1)
Manische Episode im Verlauf	0.096	0.347	(1)
Manisch-depressiv gem. Episode i.V.	0.127	0.613	(1)
Schizophrene Episode im Verlauf	0.386	0.174	(1)
Schizodepressive Ep. im Verlauf	0.768	0.190	(1)
Schizomanische Episode im Verlauf	0.041*	0.014*	(1)
Schizomanisch-depr. gem. Episode i.V.	0.012*	0.953	(1)
Polarität	0.001**	0.028*	(1)
Polymorphismus	0.161	0.090	(1)
Produktive psychot. Symptomatik	0.010**	0.316	(1)
Alter bei Erstmanifestation	0.020*	0.711	(3)
Alter am Ende der Beobachtungszeit	0.282	0.004**	(3)
Länge der Beobachtungszeit	0.418	0.000**	(3)

Stufenweise multiple Regression

Zahl der Zyklen (log.)		Jährliche Zyklusfrequenz (log.)	
Polarität	$b= 0.41$ $\beta= 0.27$	Länge der Beobachtungszeit	$b=-0.03$ $\beta=-0.43$
Produktiv im Verlauf	$b= 0.47$ $\beta= 0.24$		
Alter bei der Erstmanifestation	$b=-0.02$ $\beta=-0.22$		

$R=0.4570$; $R^2=0.2089$; $p=0.000$.
Konstante: 0.9081.

$R=0.4348$; $R^2=0.1890$; $p=0.000$.
Konstante: –0.1998.

(1) t-Test. (2) einfaktorielle Varianzanalyse. (3) Korrelations-Analyse (Pearson).
* p <0.05. ** p <0.01.
b = Koeffizient. β = Beta-Koeffizient.

Tabelle 5.15. Zykluszahl und jährliche Zyklusfrequenz bei affektiven Psychosen: Beeinflussende Faktoren

Affektive Psychosen (n=97)

Univariate Analysen

Unabhängige Variable	Zahl der Zyklen (log.)	Jährliche Zyklusfrequenz (log.)	
Geschlecht	0.101	0.170	(1)
Prämorbide Persönlichkeit	0.893	0.420	(2)
Prämorbide Interaktionsmuster	0.443	0.219	(1)
Broken home	0.857	0.487	(1)
Stabile Dauerbindung (EMA>25 J.)	0.824	0.640	(1)
Life Events im Vorfeld der 1.Episode	0.585	0.468	(1)
Life Events im Verlauf	0.026*	0.745	(1)
Art der initialen Episode	0.108	0.470	(2)
Manisch-depressiv gem. Episode i.V.	0.001**	0.178	(1)
Polarität	0.052	0.002**	(1)
Alter bei Erstmanifestation	0.033*	0.724	(3)
Alter am Ende der Beobachtungszeit	0.472	0.000**	(3)
Länge der Beobachtungszeit	0.001**	0.000**	(3)

Stufenweise multiple Regression

Zahl der Zyklen (log.)		Jährliche Zyklusfrequenz (log.)	
Länge der Beobachtungszeit	$b= 0.03$ $\beta= 0.37$	Länge der Beobachtungszeit	$b=-0.04$ $\beta=-0.41$
Manisch-depress. gemischte Episode	$b= 0.88$ $\beta= 0.36$	Polarität	$b= 0.46$ $\beta= 0.23$

R=0.4945; R^2=0.2446; p=0.000.
Konstante: 0.1339.

R=0.5096; R^2=0.2597; p=0.000.
Konstante: −0.8013.

(1) t-Test. (2) einfaktorielle Varianzanalyse. (3) Korrelations-Analyse (Pearson).
* p <0.05. ** p <0.01.
b = Koeffizient. β = Beta-Koeffizient.

Periode). Die jährliche Zyklusfrequenz wurde individuell für jeden Patienten berechnet. Sie war sowohl bei schizoaffektiven als auch bei affektiven Psychosen log-normal verteilt (überprüft mit Hilfe des Kolmogorov-Smirnov-Tests und der graphischen Darstellung).

5.3.3.6 Jährliche Zyklusfrequenz bei schizoaffektiven und affektiven Psychosen

Die JZF lag in der Gruppe der schizoaffektiven Patienten signifikant höher als bei den affektiven Patienten. Sie betrug bei den schizoaffektiven Patienten 0.34 (geometrisches Mittel), d. h. alle 2.9 Jahre trat ein Zyklus auf; bei den affektiven Patienten betrug sie 0.26 im geometrischen Mittel, das entspricht einem Zyklus alle 3.8 Jahre (Tabelle 5.7).

5.3.3.7 Einflußfaktoren auf die jährliche Zyklusfrequenz bei schizoaffektiven Psychosen

Die Variablen, die in die univariate Analyse eingingen, sind in Tabelle 5.14 aufgeführt. Schizoaffektive Patienten mit einer höheren jährlichen Zyklusfrequenz boten folgende Merkmale: kürzere Beobachtungszeit, niedrigeres Alter am Ende der Beobachtungszeit, Auftreten von Life Events, Bipolarität (insbesondere das Auftreten einer schizomanischen Krankheitsepisode im Verlauf). Die multiple Regressionsanalyse ergab lediglich bezogen auf die Länge der Beobachtungszeit einen signifikanten Effekt, dieser klärte allerdings nur 18.9% der Gesamtvarianz. Es handelte sich dabei um eine negative Korrelation: Je länger die Beobachtungszeit war, desto geringer war die JZF. Dies ist möglicherweise darauf zurückzuführen, daß Patienten mit einer längeren Erkrankungsdauer in der Regel auch ein höheres Alter bei der Nachuntersuchung hatten. Hieraus ergibt sich erneut ein Hinweis auf die in höherem Alter abnehmende Aktivität der Psychose.

5.3.3.8 Einflußfaktoren auf die jährliche Zyklusfrequenz bei affektiven Psychosen

Die untersuchten möglichen Einflußfaktoren auf die jährliche Zyklusfrequenz affektiver Psychosen sind in Tabelle 5.15 aufgeführt. Lediglich für drei Faktoren fand sich ein signifikanter Zusammenhang mit einer höheren jährlichen Zyklusfrequenz: kürzere Beobachtungsdauer, niedrigeres Alter am Ende der Beobachtungszeit und Bipolarität (Tabelle 5.15). Kürzere Beobachtungsdauer und bipolarer Verlauf klärten zusammen knapp 26% der Gesamtvarianz.

5.3.3.9 Durchschnittliche Zykluslänge bei schizoaffektiven und affektiven Psychosen

Die durchschnittliche mittlere Zykluslänge (arithmetisches Mittel der individuell für jeden Patienten berechneten mittleren Zykluslängen) betrug bei den schizoaffektiven Patienten 25.5 Monate (geometrisches Mittel, Median 32.9 Monate), bei den affektiven Patienten 32.3 Monate (Median 51.8 Monate; Tabelle 5.11). Der Vergleich der geometrischen Mittelwerte zwischen diesen beiden Gruppen ergab keinen signifikanten Unterschied, die Mediane unterschieden sich auf dem 5%-

Niveau. Wegen der ausgeprägten interindividuellen Variationen der Zykluslänge scheint der Vergleich der Mediane zuverlässiger zu sein, so daß auf eine kürzere durchschnittliche Zykluslänge von schizoaffektiven Psychosen im Vergleich zu affektiven Psychosen geschlossen werden kann. Die durchschnittliche Zykluslänge variierte zwischen 8 und 227.8 Monaten bei schizoaffektiven und von 4 bis 349.5 Monaten bei affektiven Patienten.

5.3.3.10 Einflußfaktoren auf die Zykluslänge bei schizoaffektiven Psychosen

Bezüglich der Zykluslänge bei schizoaffektiven Psychosen wurden in den univariaten Berechnungen die gleichen Faktoren untersucht, die auch zur Episodenlänge berücksichtigt wurden (Tabelle 5.12). Mit einer durchschnittlich kürzeren Zykluslänge standen das Auftreten von Life Events, das Vorkommen schizomanischer Krankheitsepisoden und ein bipolarer Verlauf in einem signifikanten Zusammenhang. Die stufenweise multiple Regressionsanalyse ergab, daß das Auftreten von Life Events und die Bipolarität bezüglich niedrigerer durchschnittlicher Zykluslängen nur einen sehr geringen Anteil der Gesamtvarianz klärten, nämlich 13% (Tabelle 5.13).

5.3.3.11 Einflußfaktoren auf die Zykluslänge bei affektiven Psychosen

Die univariaten Analysen bezüglich der Einflußfaktoren auf die Zykluslänge bei affektiven Psychosen ergaben, daß nur ein einziger der untersuchten Faktoren (Tabelle 5.13) mit der mittleren Zykluslänge bei affektiven Psychosen in einem signifikanten Zusammenhang stand: Bei Patienten mit einer bipolaren Verlaufsform war die mittlere Zykluslänge kürzer als bei Patienten mit einer unipolaren Verlaufsform. Durch diesen einen Faktor wurden 21% der Gesamtvarianz erklärt.

5.3.3.12 Veränderungen der Zykluslängen im Verlauf schizoaffektiver und affektiver Psychosen

Betrachtet man alle bei den untersuchten Patienten mit schizoaffektiven und affektiven Psychosen aufgetretenen Zyklen, so ergibt sich bei den schizoaffektiven Psychosen (Gesamt-Zykluszahl ohne dauerhospitalisierte Patienten n=494) eine mittlere Zykluslänge von 19.1 Monaten (geometrisches Mittel, Median 16.9 Monate) und bei den affektiven Patienten von 25.0 Monaten (n=387, Median 22.0). Angst (1980a) fand für schizoaffektive Psychosen mit einem Median von 18 Monaten einen fast identischen Wert. Diese nicht auf intraindividuellen Mittelwerten basierenden Zahlen geben allerdings ein prognostisch zu ungünstiges Bild (Angst 1980a), da durch diese Art der statistischen Berechnung einzelne Patienten mit sehr häufigen Rezidiven, d. h. mit sehr kurzen Zyklen, zu stark ins Gewicht fallen und damit die mittlere Zykluslänge verkürzen.

Tabelle 5.16. Länge der Zyklen in Abhängigkeit von der Zyklus-Nummer (ohne dauerhospitalisierte Patienten, logarithmierte Werte, in Monaten)

Schizoaffektive Psychosen				Affektive Psychosen			
Zyklus-Nr.	n	Geometr. Mittel	Me-dian	Zyklus-Nr.	n	Geometr. Mittel	Me-dian
1	89	34.84	30.00	1	97	37.96	40.00
2	81	27.04	32.75	2	75	25.23	20.75
3	61	16.65	15.00	3	55	22.83	21.25
4	53	15.77	14.75	4	44	19.38	16.00
5	45	17.16	13.50	5	35	23.08	19.50
6	39	17.93	14.00	6	24	27.02	19.25
7	28	15.59	14.63	7	14	15.12	13.00
8	20	14.64	14.50	8	11	20.22	22.00
9	16	10.34	8.38	9	8	14.48	12.88
10	15	8.29	13.00	10	8	22.36	22.88

Untersuchungen der Forschungsgruppe um Angst (Angst 1980a; Angst et al. 1969, 1976, 1979d, 1980c) haben zeigen können, daß die Zykluslänge sowohl bei schizoaffektiven als auch bei affektiven Psychosen bestimmten Regeln folgt, daß nämlich die Zykluslänge mit der Zahl der Zyklen abnimmt. Auch in der vorliegenden Untersuchung wurde die mittlere Zyklusdauer für jeden Zyklus getrennt über alle Patienten einer Diagnose-Gruppe berechnet (Tabelle 5.16). Es zeigte sich, daß sowohl bei den affektiven als auch bei den schizoaffektiven Psychosen der jeweils erste Zyklus am längsten war und daß die mittlere Zyklusdauer bis zum vierten Zyklus hin kontinuierlich abnahm. Aufgrund der hohen interindividuellen Variationen gingen bei den höheren Zykluszahlen dann immer weniger Patienten in die Berechnung ein, so daß die jeweiligen Mittelwerte wenig repräsentativ sein können. Um in beiden Diagnose-Gruppen vergleichbare Resultate zu erhalten, wurde die durchschnittliche Zykluslänge nur für diejenigen Patienten berechnet, die mindestens 4 Zyklen (entsprechend 5 Krankheitsepisoden) im Verlauf aufwiesen. Die Zahl von 4 Zyklen wurde gewählt, da sowohl bei den schizoaffektiven als auch bei den affektiven Patienten damit die Hälfte aller Patienten noch erfaßt werden konnte (ohne monophasische Patienten). Auch bei dieser Art der Berechnung bestätigte sich die Abnahme der mittleren Zykluslänge bis hin zum vierten Zyklus (Abb. 5.5).

Ungeachtet dieser globalen Regeln war jedoch sowohl bei den schizoaffektiven als auch bei den affektiven Patienten eine große Bandbreite von Verläufen zu finden. Die Zyklusdauer bei schizoaffektiven Patienten nahm nur bei 60.4% der Patienten vom ersten zum zweiten Zyklus ab, bei knapp 40% aber zu (Abb. 5.6). Ähnliches gilt für den Vergleich des zweiten mit dem dritten Zyklus und den Vergleich des dritten mit dem vierten Zyklus: Hier zeigten jeweils etwa gleichviele Patienten eine Abnahme und eine Zunahme der Zyklusdauer.

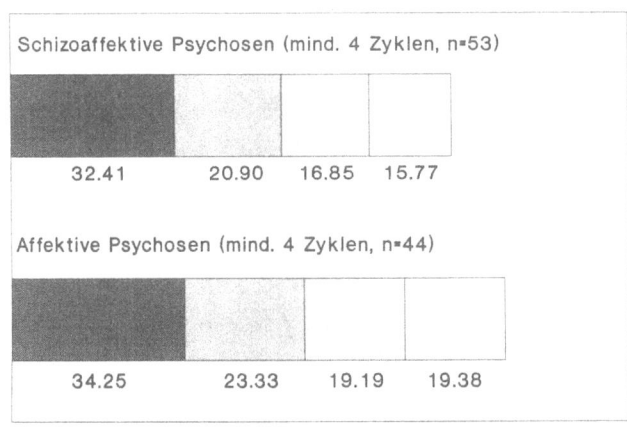

Abb. 5.5. Durchschnittliche Zykluslängen bei schizoaffektiven und affektiven Psychosen mit mindestens 4 Zyklen (Zyklus 1–4)

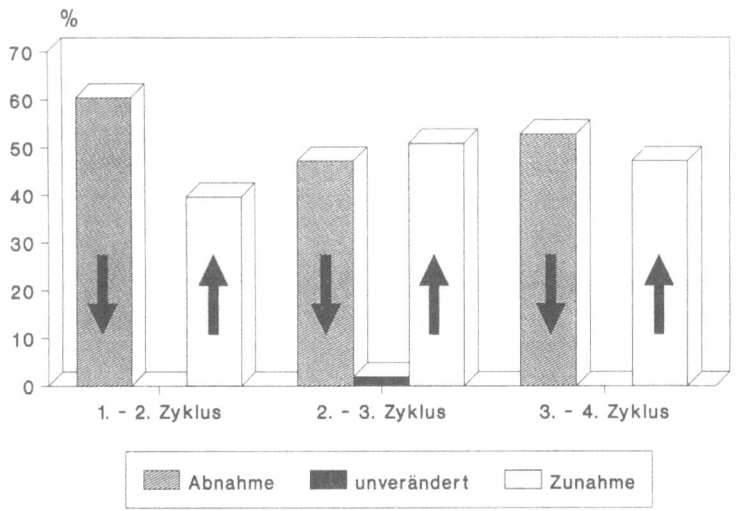

Abb. 5.6. Individuelle Veränderung der Zykluslängen im Verlauf schizoaffektiver Psychosen

Ähnliche individuelle Variationen zeigten sich auch bei den affektiven Psychosen (Abb. 5.7): Auch in dieser Diagnose-Gruppe bot zwar der größte Prozentsatz von Patienten eine Verkürzung der Zyklusdauer zwischen dem ersten und zweiten Zyklus, dies traf aber auch hier nur für 56.8% der Patienten zu. Bezüglich des Vergleiches zwischen dem zweiten und dritten bzw. dem dritten und vierten Zyklus war die Zahl der Patienten, die eine Zu- bzw. eine Abnahme zeigten, fast ausgeglichen.

Betrachtet man den Verlauf der einzelnen Patienten über jeweils vier Zyklen, so bestanden auch hier große interindividuelle Unterschiede (Tabelle 5.17): Nur für 4

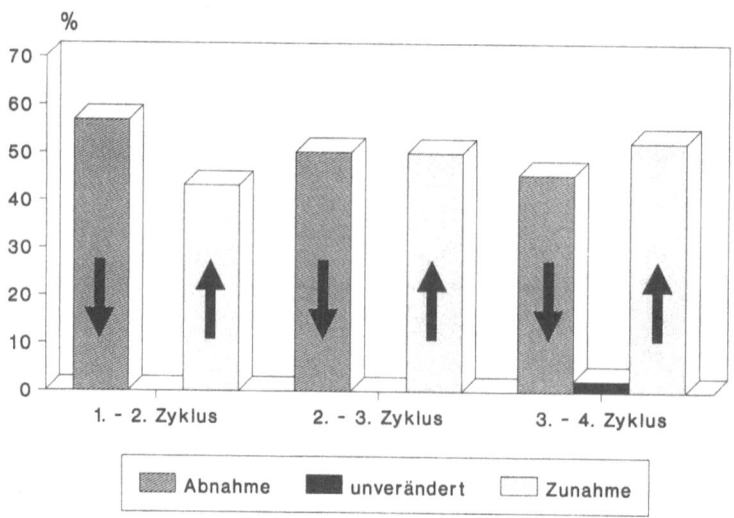

Abb. 5.7. Individuelle Veränderung der Zykluslängen im Verlauf affektiver Psychosen

Tabelle 5.17. Individuelle Analyse der Veränderungen der Länge der Zyklen 1–4 bei schizoaffektiven und affektiven Psychosen

	Schizoaffektive Psychosen (n=53)	Affektive Psychosen (n=44)
Jeder folgende Zyklus kürzer	3 (5.7%)	4 (9.1%)
Jeder folgende Zyklus länger	–	1 (2.3%)
Länge von zwei Zyklen zunehmend, 1 Zyklus abnehmend	23 (43.4%)	22 (50.0%)
Länge von zwei Zyklen abnehmend, 1 Zyklus zunehmend	26 (49.1%)	16 (36.4%)
Länge eines Zyklus abnehmend, 1 Zyklus zunehmend, 1 Zyklus unverändert	1 (1.9%)	1 (2.3%)

der hier berücksichtigten affektiven Patienten (9.1%) traf es auch tatsächlich zu, daß jeder der nachfolgenden Zyklen kürzer war als der vorhergehende. Bei 36% der Patienten kam es zweimal zu einer Abnahme der Zykluslänge, jeweils einmal jedoch auch zu einer Zunahme. Bei einem Patienten war sogar jeder folgende Zyklus länger als der vorhergehende. Bei den schizoaffektiven Psychosen hatten nur 5.7% (3 Patienten) einen Verlauf, in dem jeder der ersten vier Zyklen kürzer war als der jeweils vorhergehende (Tabelle 5.17). Auch hier kam es bei 26 Patienten (49.1%) zu einem Verlauf, bei dem jeweils zwei Zyklen kürzer waren als der vorhergehende und 1 Zyklus länger oder gleichlang. Bei keinem Patienten war jeder folgende Zyklus

Tabelle 5.18. Episodenlänge und Intervall-Länge in Abhängigkeit von der Stellung im Verlauf (für Patienten mit mind. 4 Zyklen, ohne dauerhospitalisierte Patienten)

Schizoaffektive Psychosen (n=53)

Nr. Nummer Nr.	Mittlere Episodenlänge		Mittlere Intervall-Länge		Verhältnis Episode zu Intervall
	Geometr. Mittel	Median	Geometr. Mittel	Median	
1	1.59	1.50	25.11	27.25	1:15.8
2	1.94	2.00	17.25	26.00	1: 8.9
3	1.82	1.75	12.37	12.00	1: 6.8
4	1.61	1.75	12.20	12.00	1: 7.6

Affektive Psychosen (n=44)

1	1.98	2.00	24.98	33.00	1:12.6
2	2.13	2.00	17.93	16.50	1: 8.4
3	1.77	1.75	15.02	13.00	1: 8.5
4	1.95	1.88	15.86	12.25	1: 8.1

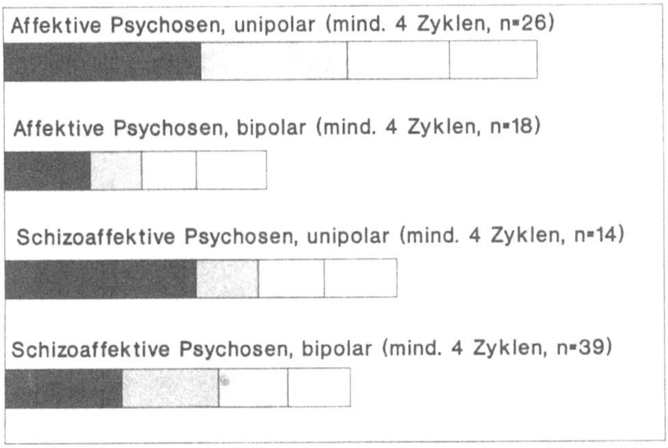

Abb. 5.8. Durchschnittliche Zykluslängen bei unipolaren und bipolaren Formen mit mindestens 4 Zyklen (Zyklus 1–4)

länger als der vorhergehende. Die Abnahme der Zykluslänge basierte auf der Abnahme der Intervall-Länge und nicht auf einer Abnahme der Episodenlänge (Tabelle 5.18).

Die hier beschriebenen Ergebnisse bezüglich der schizoaffektiven Psychosen stehen in großer Übereinstimmung mit den früher publizierten Ergebnissen eines kleineren Kollektivs (72 schizoaffektive Patienten; Marneros et al. 1988b).

Es konnte bereits gezeigt werden (Rohde et al. 1990), daß hinsichtlich der Gesetzmäßigkeiten in der Zykluslänge die Aufteilung der Diagnose-Gruppen aufgrund der Polarität wichtige Unterschiede zeigt. Die Abb. 5.8 zeigt die Zykluslänge bezogen auf die Patienten, die mindestens vier Zyklen aufwiesen, getrennt für die unipolaren und bipolaren Formen sowohl für affektive als auch für schizoaffektive Psychosen. Es zeigte sich dabei, daß sich auf der einen Seite die unipolaren affektiven und die unipolaren schizoaffektiven Psychosen hinsichtlich der mittleren Zykluslänge und auch der Veränderungen vom ersten bis vierten Zyklus sehr ähnlich waren; dies galt auf der anderen Seite ebenso für den Vergleich von bipolaren affektiven mit bipolaren schizoaffektiven Psychosen. Darüber hinaus fand sich, daß der Vergleich zwischen unipolaren affektiven und bipolaren affektiven Psychosen ähnliche Unterschiede ergab wie der Vergleich zwischen unipolaren schizoaffektiven und bipolaren schizoaffektiven Psychosen. Auf weitere Befunde, die die Bedeutung der Polarität darlegen, wird in Kap. 11 noch ausführlich eingegangen.

5.3.4 Intervalle

5.3.4.1 Mittlere Intervall-Länge bei schizoaffektiven und affektiven Psychosen

Unter einem „Intervall" wird die Zeitspanne zwischen dem Ende einer Krankheitsepisode und dem Beginn der nächsten Krankheitsepisode verstanden (Abb. 5.1). Die Bestimmung der Länge eines Intervalles ist somit mit den gleichen methodischen Problemen und Ungenauigkeiten behaftet wie die Bestimmung der Länge einer Krankheitsepisode. Nach Abklingen der psychopathologischen Symptome kommt es nicht selten zu einer Zeit der Verunsicherung bis hin zu einem phobischen Beschwerdebild oder zu Phänomenen der sekundären Habitualisierung, Beschwerdebilder, die phänomenologisch schwer von den symptomatologischen Erscheinungen einer Krankheitsepisode zu trennen sind. Damit sind das Ende einer Episode und der Beginn des Intervalles schwer voneinander zu trennen.

Die mittlere Intervall-Länge war sowohl bei schizoaffektiven als auch bei affektiven Psychosen log-normal verteilt (Tabelle 5.6). Dies konnte sowohl mit Hilfe des Kolmogorov-Smirnov-Tests als auch mittels der graphischen Darstellung gezeigt werden. Die mittlere Intervall-Länge betrug bei schizoaffektiven Patienten 20.5 Monate (geometrisches Mittel) und bei affektiven Patienten 25.1 Monate; dieser Unterschied war nur bezüglich des Medians signifikant (Tabelle 5.11). Aufgrund der oben diskutierten methodischen Einschränkungen bezüglich der Abgrenzbarkeit einer Krankheitsepisode bzw. eines Intervalls hat auch die statistische Berechnung von Intervallparametern nur eine eingeschränkte Wertigkeit. Die klinische Aussage gewinnt allerdings an Bedeutung, wenn Minima und Maxima berücksichtigt werden. Es zeigte sich, daß die minimale durchschnittliche Intervalldauer für einen Patienten 1 Monat betrug, daß aber auch noch nach durchschnittlich 29 Jahren eine Remanifestation der Erkrankung auftreten konnte (Tabelle 5.13).

218

5.3.4.2 Einflußfaktoren auf die mittlere Intervall-Länge bei schizoaffektiven Psychosen

Bezüglich der mittleren Intervall-Länge bei schizoaffektiven Psychosen gingen die gleichen Variablen in die Berechnungen ein wie bei Episoden- und Zykluslänge (Tabelle 5.12). Das Auftreten von Life Events im Verlauf und Bipolarität standen in einem signifikanten Zusammenhang mit einer kürzeren durchschnittlichen Intervall-Länge. Der in der stufenweise multiplen Regressionsanalyse einzige relevante Faktor „Life Events im Verlauf" klärte allerdings nur 7% der Gesamtvarianz.

5.3.4.3 Einflußfaktoren auf die mittlere Intervall-Länge bei affektiven Psychosen

Tabelle 5.13 zeigt die in die Berechnung einbezogenen Variablen. Bipolarität stand auch bei den affektiven Psychosen in einem signifikanten Zusammenhang mit einer kürzeren mittleren Intervall-Länge, ebenso bestand eine Beziehung zu einer prämorbiden Tendenz zur Zurückgezogenheit. Der Faktor „Bipolarität" erklärte in der multiplen stufenweise Regressionsanalyse allerdings nur 12% der Gesamtvarianz (Tabelle 5.13).

5.4 Aktivität und Inaktivität der Erkrankung

5.4.1 Methodische und definitorische Vorbemerkungen

Zusätzlich zu den bisher beschriebenen Parametern wurden für die vorliegende Untersuchung noch zwei weitere Parameter definiert: „Aktivitätsdauer" und „Inaktivitätsdauer" der Erkrankung. *Als Aktivitätsdauer wurde der Zeitraum zwischen dem Beginn der ersten und dem Ende der letzten Krankheitsepisode definiert* (Abb. 5.1). *Als Inaktivitätsdauer galt die Zeit zwischen dem Ende der letzten Krankheitsepisode und dem Ende der Beobachtungszeit, wenn sie über eine Dauer von drei Jahren hinausging*; unabhängig davon, ob in diesem Zeitraum persistierende Alterationen bestanden haben oder nicht (Abb. 5.1). Es galt einen Zeitraum zu definieren, nach dem die Wahrscheinlichkeit weiterer Remanifestationen der Erkrankung eher gering ist, und erst danach von Inaktivität der Erkrankung zu sprechen; in der vorliegenden Studie wurde dafür ein Dreijahreszeitraum gewählt. Natürlich ist ein solcher Zeitraum nicht zwingend und stellt einen Kompromiß dar, der jedoch auf empirischen Daten basiert (Marneros et al. 1988c), die sich aus den Berechnungen der Zyklus- und Intervall-Längen ergaben: Wie weiter oben dargestellt wurde, war sowohl bei den schizoaffektiven als auch bei den affektiven Psychosen jeweils der erste Zyklus der im Gruppenmittel längste Zyklus. Seine Länge betrug bei schizoaffektiven Psychosen 32.4 Monate, bei affektiven Erkrankungen 34.2 Monate, also jeweils knapp 3 Jahre. Wie die Züricher Studien (Angst 1980a) und die vorliegende Studie gezeigt haben, werden die Zyklen nach dem ersten

Zyklus – gruppenstatistisch betrachtet – immer kürzer. Es kann davon ausgegangen werden, daß die Wahrscheinlichkeit für eine erneute Krankheitsepisode nach einer rezidivfreien Periode, die so lang ist, wie der im Durchschnitt längste Zyklus innerhalb einer durchschnittlichen Erkrankungsdauer von über 25 Jahren, nicht sehr hoch ist.

In gleicher Weise wie bei den anderen Verlaufsparametern wurden auch bezüglich der Aktivität und Inaktivität der Erkrankung in einem ersten Schritt univariate Analysen zur Identifikation der Einflußfaktoren durchgeführt. In einem zweiten Schritt wurde dann mit Hilfe der stufenweisen multiplen Regression das relative Gewicht dieser Einflußfaktoren bestimmt. Für schizophrene Psychosen wurde auf eine Berechnung der Aktivitätsdauer und der Inaktivitätsdauer verzichtet. Die Gründe dafür bestanden in der großen Häufigkeit von persistierenden Alterationen, die oft phänomenologisch nicht sicher von episodenhaften Veränderungen abgegrenzt werden konnten.

5.4.2 Aktivitätsdauer bei schizoaffektiven und affektiven Psychosen

Die Aktivitätsdauer der Erkrankung war sowohl bei schizoaffektiven als auch bei affektiven Psychosen normalverteilt. Zwischen beiden Diagnose-Gruppen unterschied sich die durchschnittliche Aktivitätsdauer nicht signifikant (Tabelle 5.11), sie betrug bei schizoaffektiven Patienten 14.7 Jahre, bei affektiven Patienten 15.7 Jahre. Das Spektrum war sehr breit: Es reichte von wenigen Monaten bei den monophasischen Patienten (statistisch als „0 Jahre" bezeichnet) bis hin zu einer maximalen Dauer von 43 Jahren bei den schizoaffektiven Psychosen und 51 Jahren bei den affektiven Psychosen.

5.4.3 Einflußfaktoren auf die Aktivitätsdauer bei schizoaffektiven Psychosen

In Tabelle 5.19 sind die in die univariaten Analysen eingegangenen Variablen dargestellt. Folgende Parameter standen in einem signifikanten Zusammenhang mit einer längeren Aktivitätsdauer: keine Life Events vor der ersten Krankheitsepisode, Auftreten schizomanisch-depressiv gemischter Episoden im Verlauf, prämorbid bestehende Tendenz zur Zurückgezogenheit sowie niedrigeres Erstmanifestationsalter. In der stufenweisen multiplen Regressionsanalyse kam dabei dem niedrigeren Alter bei der Erstmanifestation das größte Gewicht zu. Auch das Auftreten schizomanisch-depressiv gemischter Krankheitsepisoden stand in Beziehung zu einer längeren Aktivitätsdauer, während das Auftreten von Life Events mit einer kürzeren Aktivitätsdauer verbunden war. Bezüglich dieser Ergebnisse ist auf die Interpretationsmöglichkeit hinzuweisen, daß eine längere Aktivitätsdauer das Auftreten schizomanisch-depressiv gemischter Krankheitsepisoden wahrscheinlicher machen könnte. Alle drei genannten Faktoren zusammen klärten auch hier nur einen geringen Anteil der Varianz, nämlich 19%.

Tabelle 5.19. Aktivitätsdauer und Inaktivitätsdauer bei schizoaffektiven Psychosen: Beeinflussende Faktoren

Schizoaffektive Psychosen (n=101)

Univariate Analysen

Unabhängige Variable	Aktivitäts-dauer	Inaktivitäts-dauer	
Geschlecht	0.063	0.283	(1)
Prämorbide Persönlichkeit	0.644	0.793	(2)
Prämorbide Interaktionsmuster	0.020*	0.350	(1)
Broken home	0.213	0.190	(1)
Stabile Partnerbindung	0.719	0.220	(1)
Life Events im Vorfeld der 1.Episode	0.010**	0.595	(1)
Life Events im Verlauf	0.378	0.250	(1)
Art der initialen Episode	0.735	0.996	(2)
Melancholische Episode im Verlauf	0.638	0.577	(1)
Manische Episode im Verlauf	0.192	0.663	(1)
Manisch-depressiv Episode i.V.	0.159	0.133	(1)
Schizophrene Episode im Verlauf	0.884	0.139	(1)
Schizodepressive Ep. im Verlauf	0.169	0.299	(1)
Schizomanische Episode im Verlauf	0.856	0.022*	(1)
Schizomanisch-depr. gem. Episode i.V.	0.012*	0.263	(1)
Polarität	0.299	0.029*	(1)
Polymorphismus	0.748	0.710	(1)
Produktive psychot. Symptomatik	0.168	0.033*	(1)
Alter bei Erstmanifestation	0.023*	0.280	(3)
Alter am Ende der Beobachtungszeit	()	0.000**	(3)

Stufenweise multiple Regression

Aktivitätsdauer			Inaktivitätsdauer
Alter bei der Erstmanifestation	b=−0.30	β=−0.29	(multiple Regression nicht be-rechnet, da keine Normalverteilung)
Schizomanisch-depr.gem.Episode	b= 6.17	β= 0.22	
Life Events im Vorfeld der 1. Episode	b=−4.70	β=−0.21	

R=0.4359; R^2=0.1900; p=0.000.
Konstante: 25.048.

(1) t-Test. (2) einfaktorielle Varianzanalyse. (3) Korrelations-Analyse (Pearson).
* p <0.05. ** p <0.01.
b = Koeffizient. β = Beta-Koeffizient.
() Berechnung inhaltlich nicht sinnvoll.

5.4.4 Einflußfaktoren auf die Aktivitätsdauer bei affektiven Psychosen

Von den Variablen, die bezüglich ihres Zusammenhangs mit der Aktivitätsdauer bei affektiven Psychosen untersucht wurden (Tabelle 5.20), wies lediglich ein einziger Faktor, nämlich das Auftreten von Life Events im Verlauf, einen signifikanten Zusammenhang mit einer längeren Aktivitätsdauer der Erkrankung auf. Dieser Faktor klärte knapp 11% der Gesamtvarianz.

5.4.5 Inaktivitätsdauer bei schizoaffektiven und affektiven Psychosen

Die kürzestmögliche Inaktivitätsdauer betrug – nach der dargestellten Definition – 3 Jahre. Bei den affektiven Psychosen waren die Daten für die Inaktivitätsdauer weder normal noch log-normal verteilt, bei den schizoaffektiven Psychosen lag eine log-normale Verteilung vor. Aus den in Abschn. 5.3.1 dargestellten Überlegungen heraus wurden jedoch auch hier die nicht-logarithmierten Daten verwendet und für den Vergleich der beiden Diagnose-Gruppen auf den Median zurückgegriffen.

In der Gruppe der schizoaffektiven Patienten hatten 73 der berücksichtigten 99 (73.7%, die 2 dauerhospitalisierten Patienten ausgenommen) eine rezidivfreie Zeit über 3 Jahre vor dem Ende der Beobachtungszeit (Tabelle 5.11) mit einem Median von 10.0 Jahren. In der Gruppe der affektiven Psychosen hatten 82 der berücksichtigten 105 Patienten (78.1%, ohne 1 dauerhospitalisierten Patienten) seit mehr als 3 Jahren keine Krankheitsepisode mehr; der Median der Inaktivitätsdauer betrug 17.0 Jahre. Beide Diagnose-Gruppen unterschieden sich nicht statistisch signifikant voneinander.

5.4.6 Einflußfaktoren auf die Inaktivitätsdauer bei schizoaffektiven Psychosen

Die univariate Analyse der möglichen Einflußfaktoren (Tabelle 5.19) ergab, daß niedrigeres Alter am Ende der Beobachtungszeit, das Auftreten schizomanisch-depressiv gemischter Krankheitsepisoden, das Auftreten produktiv-psychotischer Symptomatik im Verlauf und der bipolare Verlauf mit kürzerer Inaktivitätsdauer in einem signifikanten Zusammenhang standen. Auf die Durchführung einer multiplen Regressionsanalyse wurde in diesem Fall aus Gründen der fehlenden Normalverteilung verzichtet.

5.4.7 Einflußfaktoren auf die Inaktivitätsdauer bei affektiven Psychosen

Bei den affektiven Psychosen fand sich unter den untersuchten Faktoren in den univariaten Analysen kein Faktor, der die Länge der Inaktivitätsperiode signifikant beeinflußte (Tabelle 5.20).

Tabelle 5.20. Aktivitätsdauer und Inaktivitätsdauer bei affektiven Psychosen: Beeinflussende Faktoren

Affektive Psychosen			

Univariate Analysen			

Unabhängige Variable	Aktivitäts-dauer	Inaktivitäts-dauer	
Geschlecht	0.058	0.996	(1)
Prämorbide Persönlichkeit	0.685	0.627	(2)
Prämorbide Interaktionsmuster	0.497	0.353	(1)
Broken home	0.669	0.901	(1)
Stabile Partnerbindung	0.928	0.889	(1)
Life Events im Vorfeld der 1.Episode	0.235	0.852	(1)
Life Event im Verlauf	0.001**	0.253	(1)
Art der initialen Episode	0.940	0.533	(2)
Manisch-depressiv gem. Episode i.V.	0.310	0.560	(1)
Polarität	0.841	0.091	(1)
Alter bei Erstmanifestation	0.052	0.707	(3)
Alter am Ende der Beobachtungszeit	()	0.363	(3)

Stufenweise multiple Regression	

Aktivitätsdauer	Inaktivitätsdauer
Life Events im im Verlauf b= 9.17 β= 0.32	(keine multiple Regression berechnet, da keine Normalverteilung)

$R = 0.3269$; $R^2 = 0.1069$; $p = 0.001$.
Konstante: 8.9920.
(1) t-Test. (2) einfaktorielle Varianzanalyse. (3) Korrelations-Analyse (Pearson).
** $p < 0.01$.
b = Koeffizient. β = Beta-Koeffizient.

5.5 Art der Krankheitsepisode

5.5.1 Vorbemerkungen

Jede Krankheitsepisode, die im Verlauf der für die vorliegende Studie untersuchten Erkrankungen aufgetreten war, wurde einer der folgenden Episodentypen zugeordnet:

- schizophrene Krankheitsepisode
- schizodepressive Krankheitsepisode

- schizomanische Krankheitsepisode
- schizomanisch-depressiv gemischte Krankheitsepisode
- melancholische Krankheitsepisode
- manische Krankheitsepisode
- manisch-depressiv gemischte Krankheitsepisode
- uncharakteristische Krankheitsepisode.

Die Kriterien, die diesen verschiedenen Episodentypen zugrundeliegen, sind in Abschn. 2.3.3 aufgeführt. Die bei den schizophrenen Psychosen aufgetretenen Krankheitsepisoden wurden anhand ihrer Symptomatologie zusätzlich in folgende drei Episodentypen *subklassifiziert*:

- positive schizophrene Krankheitsepisode
- negative schizophrene Krankheitsepisode
- gemischte schizophrene Krankheitsepisode.

Die Kriterien für diese Subklassifizierung orientieren sich an den Kriterien von Andreasen u. Olsen (1982), sie sind in Abschn. 13.1 dargestellt.

5.5.2 Art der initialen Krankheitsepisode bei schizophrenen Psychosen

Die bei Patienten mit der End-Diagnose „Schizophrenie" initial am häufigsten aufgetretene Krankheitsepisode war eine positive schizophrene Krankheitsepisode (43.9%, Tabelle 5.21) nach den Kriterien von Andreasen u. Olsen (1982). Bei diesen Episoden standen Halluzinationen und/oder Wahnphänomene und/oder sogenannte positive formale Denkstörungen und/oder bizarres und desorganisiertes Verhalten, wie etwa katatone Erscheinungen, im Vordergrund des klinischen Bildes. Etwa ein Drittel der Patienten (31.8%) bot eine sogenannte negative Episode bei Beginn der schizophrenen Erkrankung. Das bedeutet, daß das psychopathologische Bild vorwiegend durch Sprachverarmung, Affektverarmung, Apathie, Anhedonie, Asozialität bzw. durch Aufmerksamkeitsstörungen geprägt war. Bei 36 Patienten (24.3%) waren sowohl die Kriterien der positiven schizophrenen Krankheitsepisode als auch der negativen schizophrenen Krankheitsepisode erfüllt, wobei keine dieser psychopathologischen Konstellationen das klinische Bild dominierte. In diesen

Tabelle 5.21. Schizophrene Psychosen: Art der Episoden (ohne Hospitalisierungen, die zur Dauerhospitalisierung geführt haben)

Art der Symptomatik bei Hospitalisierung	Initiale Symptomatik (n=148)	Im gesamten Verlauf (n=595)
Positiv	65 (43.9%)	213 (35.8%)
Negativ	47 (31.8%)	221 (37.1%)
Gemischt	36 (24.3%)	161 (27.1%)

Tabelle 5.22. Schizoaffektive Psychosen: Art der Episode initial und im Verlauf

Art der Episode	Initiale Episode (n=101)	Im gesamten Verlauf (n=590)
Schizophren	17 (16.8%)	77 (13.1%)
Schizodepressiv	48 (47.5%)	195 (33.1%)
Schizomanisch	13 (12.9%)	101 (17.1%)
Manisch	8 (7.9%)	51 (8.6%)
Melancholisch	6 (5.9%)	76 (12.9%)
Manisch-depressiv gemischt	5 (5.0%)	17 (2.9%)
Schizomanisch-depressiv gemischt	4 (4.0%)	55 (9.3%)
Uncharakteristisch	18 (3.1%)	

Fällen wurde die jeweilige Krankheitsepisode als gemischte schizophrene Krankheitsepisode erfaßt.

5.5.3 Art der initialen Krankheitsepisode bei schizoaffektiven Psychosen

Am häufigsten begannen die schizoaffektiven Psychosen mit einer schizodepressiven Krankheitsepisode (47.5%; Tabelle 5.22). Weit weniger häufig waren sämtliche anderen Episodentypen: eine schizophrene Initial-Episode trat bei 17 Patienten (16.8%) auf, bei 13 Patienten (12.9%) bestand eine schizomanische Initialsymptomatik. Am seltensten als initiale Krankheitsepisode schizoaffektiver Psychosen wurden die schizomanisch-depressiv gemischte Krankheitsepisode (4.0%) sowie die manisch-depressiv gemischte Krankheitsepisode (5.0%) beobachtet.

Faßt man die reinen schizoaffektiven Krankheitsepisoden zusammen, also schizodepressive, schizomanische und schizomanisch-depressiv gemischte Krankheitsepisoden, so zeigt sich, daß bei der Mehrzahl der Patienten mit der End-Diagnose „schizoaffektive Psychose" (64.4%) die Psychose bereits mit einer schizoaffektiven Krankheitsepisode begann, daß jedoch bei etwa einem Drittel der Patienten eine affektive (melancholische, manische, manisch-depressiv gemischte) oder schizophrene Episode am Beginn der schizoaffektiven Erkrankung stand. Bei diesen 35.6% der Fälle ließ die Initialsymptomatik nichts ahnen über den späteren Verlauf, den späteren Syndromwechsel und damit über die spätere Diagnose „schizoaffektive Psychose" (vgl. Kap. 9).

5.5.4 Art der initialen Krankheitsepisode bei affektiven Psychosen

Bei den meisten der Patienten mit der End-Diagnose einer affektiven Psychose hatte die Erkrankung mit einer melancholischen Initial-Episode begonnen (84.9%; Tabelle 5.23). Nur bei 12.3% der Patienten war die initiale Krankheitsepisode eine rein manische, ein Beginn mit einer manisch-depressiv gemischten Krankheitsepisode kam nur bei 3 Patienten (2.8%) mit einer affektiven Psychose vor.

Tabelle 5.23. Affektive Psychosen: Art der Episode initial und im Verlauf

Art der Episode	Initiale Episode (n=106)	Im gesamten Verlauf (n=508)
Melancholisch	90 (84.9%)	379 (74.6%)
Manisch	13 (12.3%)	79 (15.6%)
Manisch-depressiv gemischt	3 (2.8%)	33 (6.5%)
Uncharakteristisch	–	17 (3.3%)

5.5.5 Art der Krankheitsepisoden im Verlauf

5.5.5.1 Gesamtzahl der Krankheitsepisoden

Bei den in die Berechnungen eingegangenen 355 Patienten traten während des Beobachtungszeitraumes insgesamt 1731 Krankheitsepisoden auf. 38 Krankheitsepisoden waren Episoden, in deren Verlauf die Patienten dauerhospitalisiert wurden. Aus methodischen Gründen wurden diese „Episoden" bei der weiteren Darstellung nicht mitberücksichtigt (35 schizophrene, 2 schizoaffektive und 1 affektiver Patient). In die weitere Berechnung gingen also 693 Krankheitsepisoden ein (bei den Patienten mit der End-Diagnose „schizophrene Psychose" 595 Episoden, bei den Patienten mit der End-Diagnose „schizoaffektive Psychose" 590 und bei Patienten mit der End-Diagnose „affektive Psychose" 508 Episoden).

5.5.5.2 Art der Krankheitsepisoden im Verlauf schizophrener Psychosen

Unter den im Verlauf der schizophrenen Psychosen aufgetretenen 595 Hospitalisierungen waren negative schizophrene Krankheitsepisoden (37.1%) und positive schizophrene Krankheitsepisoden (35.8%, Tabelle 5.21) nach den Kriterien von Andreasen u. Olsen (1982) etwa gleich häufig vertreten. Etwas mehr als ein Viertel der Krankheitsepisoden (27.1%) erfüllte die Kriterien der gemischten schizophrenen Episode.

5.5.5.3 Art der Krankheitsepisoden im Verlauf schizoaffektiver Psychosen

Im Verlauf der schizoaffektiven Psychosen traten 590 Krankheitsepisoden auf. Dabei bildeten die schizodepressiven Krankheitsepisoden die weitaus größte Gruppe (195 Episoden, 33.1% aller Krankheitsepisoden; Tabelle 5.22). Schizomanische, schizophrene und melancholische Krankheitsepisoden nahmen bezüglich ihrer anteilmäßigen Häufigkeit eine mittlere Stellung ein und traten in 13–17% auf. Schizomanisch-depressiv gemischte Krankheitsepisoden fanden sich in 9.3%, manische Krankheitsepisoden in 8.6% der Gesamt-Episodenzahl. Am seltensten fanden sich manisch-depressiv gemischte Krankheitsepisoden, die nur 2.9% der Gesamtzahl der Krankheitsepisoden schizoaffektiver Psychosen ausmachten. 18 Krankheitsepisoden wurden entsprechend den in Abschn. 2.3.3.8 genannten Kriterien als „uncharakteristisch" kategorisiert.

5.5.5.4 Art der Krankheitsepisoden im Verlauf affektiver Psychosen

Im Verlauf der affektiven Psychosen waren rein melancholische Krankheitsepisoden mit Abstand am häufigsten (74.6% von 508 Episoden insgesamt, Tabelle 5.23). Rein manische Krankheitsepisoden traten dahinter an Häufigkeit deutlich zurück (15.6% der Episoden). Manisch-depressiv gemischte Krankheitsepisoden waren mit 6.5% noch seltener. 17 der im Verlauf affektiver Psychosen aufgetretenen Krankheitsepisoden (3.3%) wurden als „uncharakteristisch" eingestuft.

5.6 Persistierende Alterationen und Episoden-Remanifestation

5.6.1 Vollremission und Episoden-Remanifestation

Als „Vollremission" wurde in der vorliegenden Studie der Zustand bezeichnet, bei dem am Ende der Beobachtungszeit weder psychopathologische Symptome oder psychologische Defizite noch sonstige Einschränkungen des psychosozialen Funktionsniveaus vorlagen (s. 3.1.2.4). Der „Ausgang" in eine Vollremission ist also per definitionem unabhängig vom Auftreten weiterer Krankheitsepisoden.

Es stellte sich die Frage, wie häufig Fälle sind, in denen es nach der Erstmanifestation zu einer Vollremission kam und in denen weitere Manifestationen der Erkrankung ausblieben, also eine vollständige Heilung erreicht wurde. Es stellte sich außerdem die Frage, wie häufig Fälle sind, in denen zwar Remanifestationen auftraten, jedoch jeweils wieder ein Status quo ante erreicht wurde, also eine Vollremission.

Von den 10 *schizophrenen Patienten*, die am Ende der Beobachtungszeit eine Vollremission aufwiesen, hatten nur 4 Patienten keine episodischen Remanifestationen im gesamten Verlauf. Bezogen auf die Gesamtzahl der schizophrenen Patienten handelte es sich hier also lediglich um 2.7%. Auch in den anderen beiden Diagnose-Gruppen war ein solcher Verlauf selten: Ein monophasischer Verlauf mit Vollremission fand sich bei 9 *schizoaffektiven Patienten* (17.6% der schizoaffektiven Patienten mit Vollremission, 8.9% aller schizoaffektiven Patienten) sowie bei 7 Patienten mit einer *affektiven Psychose* (10.3% der vollremittierten affektiven Patienten, 6.6% aller affektiven Patienten; Tabelle 5.24).

Betrachtet man nur die letzten 5 Jahre der Erkrankung vor dem Ende der Beobachtungszeit bezüglich des Auftretens von episodischen Remanifestationen und Bestehen einer Vollremission und bestimmt die Zahl der Patienten, die sowohl eine Vollremission als auch eine Rezidivfreiheit über mindestens 5 Jahre hatten, so zeigt sich, daß in allen drei Diagnose-Gruppen die meisten Patienten, die am Ende

Tabelle 5.24. Persistierende Alterationen und episodische Remanifestationen

	Schizo-phrene Psychosen	Schizo-affektive Psychosen	Affektive Psychosen
	p1	p2	p3
Ohne persistierende Alterationen	(n = 10)	(n = 51)	(n = 68)
	–	–	*
ohne episodische Remanifestation	4 (40.0%)	9 (17.6%)	7 (10.3%)
mit episodischer Remanifestation	6 (60.0%)	42 (82.4%)	61 (89.7%)
Mit persistierenden Alterationen	(n = 138)	(n = 50)	(n = 38)
	–	–	–
ohne episodische Remanifestation	9 (6.5%)	1 (2.0%)	1 (2.6%)
mit episodischer Remanifestation bzw. Dauerhospitalisierung	129 (93.5%)	49 (98.0%)	37 (97.4%)

Signifikanzen (X^2-Test):
p1 Schizophrene vs. schizoaffektive Psychosen; p2 Schizoaffektive vs. affektive Psychosen;
p3 Schizophrene vs. affektive Psychosen.
* $p<0.05$. – nicht signifikant.

der Beobachtungszeit vollremittiert waren, auch seit mindestens 5 Jahren nicht mehr erkrankt waren (Tabelle 5.25).

5.6.2 Persistierende Alterationen und episodische Remanifestationen

Persistierende Alterationen ohne erneute Erkrankungsepisode nach der Erstmanifestation (also persistierende Alterationen bei monophasischen Verläufen) fanden sich nur bei 9 schizophrenen Patienten (6.5% der schizophrenen Patienten mit persistierenden Alterationen, 6.1% aller schizophrenen Patienten); bei schizoaffektiven und affektiven Patienten betraf dies jeweils nur einen einzigen Patienten (Tabelle 5.24). Bei der Mehrzahl der schizophrenen Patienten (87.2% aller schizophrenen Patienten, 93.5% der schizophrenen Patienten mit persistierenden Alterationen) kam es im Verlauf zu persistierenden Alterationen, und es traten episodische Remanifestationen bzw. Exazerbationen auf. Ein solcher Verlauf fand sich bei 48.5% aller schizoaffektiven Patienten (98% der schizoaffektiven Patienten mit persistierenden Alterationen) und bei 34.9% der affektiven Patienten (97.4% der affektiven Patienten mit persistierenden Alterationen; Tabelle 5.24).

In allen drei Diagnose-Gruppen waren die Patienten, die den Status quo ante nicht mehr erreichten und trotzdem keine weitere Krankheitsepisode in den letzten 5 Jahren vor Nachuntersuchung hatten, fast gleich häufig repräsentiert wie die Patienten, die trotz Rezidivfreiheit persistierende Alterationen boten (Tabelle 5.25). Es fand sich in allen drei Diagnose-Gruppen ein annähernd gleichgroßer Anteil von Patienten, die am Ende der Beobachtungszeit persistierende Alterationen aufwiesen

Tabelle 5.25. Persistierende Alterationen und episodische Remanifestationen in den letzten 5 Jahren vor Ende der Beobachtungszeit

	Schizo-phrene Psychosen (n=148)	Schizo-affektive Psychosen (n=101)	Affektive Psychosen (n=106)
In den letzten 5 Jahren vor dem Ende der Beobachtungszeit			
Ohne persistierende Alterationen	(n= 10)	(n=51)	(n=68)
ohne episodische Remanifestation in den letzten 5 Jahren	8 (5.4%) (80.0%)	37 (36.6%) (72.5%)	50 (47.2%) a) (73.5%) b)
mit episodischer Remanifestation in den letzten 5 Jahren	2 (1.4%) (20.0%)	14 (13.9%) (27.5%)	18 (17.0%) a) (26.5%) b)
Mit persistierenden Alterationen	(n=138)	(n= 50)	(n= 38)
ohne episodische Remanifestation in den letzten 5 Jahren	59 (39.9%) (42.8%)	22 (21.8%) (44.0%)	21 (19.8%) a) (55.3%) c)
mit episodischer Remanifestation in den letzten 5 Jahren bzw. dauerhospitalisiert	79 (53.4%) (57.2%)	28 (27.7%) (56.0%)	17 (16.0%) a) (44.7%) c)

a) Prozentangaben bezogen auf alle Patienten einer Diagnose-Gruppe.
b) Prozentangaben bezogen auf Patienten ohne persistierende Alterationen.
c) Prozentangaben bezogen auf Patienten mit persistierenden Alterationen.

Signifikanzen (X^2-Test):
Schizophrene vs. schizoaffektive Psychosen: X^2= 72.36 df=4 p=0.000**.
Schizoaffektive vs. affektive Psychosen: X^2= 5.06 df=4 p=0.281.
Schizophrene vs. affektive Psychosen: X^2=102.29 df=4 p=0.000**.

bei gleichzeitiger „Rezidivfreiheit" in den letzten 5 Jahren davor (42.8% der schizophrenen Patienten mit persistierenden Alterationen, bei den schizoaffektiven Patienten 44% und bei den affektiven Psychosen 55.3%).

5.7 Zusammenfassung der Befunde zu den Verlaufsparametern

1. Die häufigste Initalepisode bei schizophrenen Psychosen war eine positive schizophrene Krankheitsepisode (43.9%), gefolgt von einer negativen Episode (31.8%). 24.3% der schizophrenen Verläufe begannen mit einer gemischten Episode.

2. Die häufigste initiale Krankheitsepisode bei schizoaffektiven Psychosen war die schizodepressive Episode (47.5%). Mit großem Abstand folgten schizophrene

Initial-Episoden (16.8%) und schizomanische Krankheitsepisoden (12.9%). Manische, melancholische, manisch-depressiv gemischte und schizomanisch-depressiv gemischte Krankheitsepisoden waren zum Beginn einer schizoaffektiven Erkrankung selten (zwischen 4% und 7.3%).

3. Die große Mehrzahl der affektiven Psychosen begann mit einer melancholischen Krankheitsepisode (84.9%). Manische Initial-Episoden waren mit 12.3% relativ selten, fast exotisch war der Beginn einer affektiven Psychose mit einer manisch-depressiv gemischten Initial-Episode (2.8%).

4. Bei den schizophrenen Psychosen wurden 595 Hospitalisierungen im Gesamtverlauf registriert (Hospitalisierungen, denen die Dauerhospitalisierung folgte, ausgeschlossen). Der Anteil von positiven und negativen Krankheitsepisoden war fast gleich (35.8 bzw. 37.1%), gemischte Krankheitsepisoden waren ebenfalls nicht selten (27.1%).

5. Bei den schizoaffektiven Psychosen wurden 590 Krankheitsepisoden erfaßt. Ein Drittel davon war schizodepressiv, mit großem Abstand bezüglich der Häufigkeit gefolgt von schizomanischen Krankheitsepisoden (17.1%). Am seltensten fanden sich die manisch-depressiv gemischten Krankheitsepisoden mit 2.9%. Alle anderen hier definierten Episoden waren im Verlauf ebenfalls vorhanden, und zwar mit einem Anteil von 3–13%.

6. Bei 508 Krankheitsepisoden, die im Verlauf affektiver Psychosen erfaßt wurden, waren die melancholischen Krankheitsepisoden am häufigsten vertreten mit 74.6%, mit großem Abstand gefolgt von den manischen Krankheitsepisoden mit 15.6%. Manisch-depressiv gemischte Krankheitsepisoden im Verlauf affektiver Erkrankungen blieben mit 6.5% eine Rarität.

7. Schizophrene Psychosen hatten im Durchschnitt 3.5 Hospitalisierungen im Gesamtverlauf (dauerhospitalisierte Patienten nicht berücksichtigt). Das Spektrum reichte dabei von 1 bis zu 20 Hospitalisierungen.

8. Schizoaffektive Psychosen verliefen in ihrer großen Mehrzahl rekurrent. Verläufe mit nur einer Krankheitsepisode (monophasische Verläufe) waren mit 10.1% selten, 61.6% der Patienten hatten im Gesamtverlauf 4 oder mehr Krankheitsepisoden (polyphasischer Verlauf). Im statistischen Mittel (geometrisches Mittel) kam es zu 4.6 Krankheitsepisoden im Gesamtverlauf. Bipolarität, niedrigeres Erstmanifestationsalter und das Auftreten produktiv-psychotischer Symptomatik standen in einem Zusammenhang mit einer höheren Episodenzahl.

9. Auch die affektiven Psychosen hatten in ihrer Mehrzahl (52.4%) 4 oder mehr Krankheitsepisoden im Gesamtverlauf (polyphasischer Verlauf), monophasische Verläufe bildeten mit 7.6% die große Ausnahme. Mit durchschnittlich 3.8 Krankheitsepisoden im Gesamtverlauf lag die Zahl der Krankheitsepisoden niedriger als bei den schizoaffektiven Psychosen. Faktoren, die mit einer höheren Episodenzahl in Beziehung standen, waren das Auftreten von manisch-depressiv gemischten Krankheitsepisoden, eine längere Beobachtungszeit und das Auftreten von Life Events im Verlauf.

10. Bei den schizoaffektiven Patienten kam es im Verlauf zu durchschnittlich 4.2 Zyklen (Zeit zwischen dem Beginn einer Krankheitsepisode und dem Beginn der nächsten, ohne Berücksichtigung monophasischer Verläufe). Bipolarität, produkti-

ve Symptome im Verlauf und ein niedrigeres Erstmanifestationsalter fanden sich als relevante Faktoren bei Patienten mit einer höheren Zykluszahl.

11. Affektive Psychosen wiesen im Durchschnitt 3.0 Zyklen auf. Eine längere Beobachtungszeit und das Auftreten manisch-depressiv gemischter Krankheitsepisoden standen dabei mit einer höheren Zykluszahl in einem statistisch bedeutsamen Zusammenhang.

12. Bei den untersuchten schizoaffektiven Patienten kam es etwa alle 5 Jahre zu einer Krankheitsepisode (ausgedrückt durch die mittlere jährliche Episodenfrequenz). Insbesondere ein niedrigeres Alter am Ende der Beobachtungszeit, produktiv-psychotische Symptomatik im Verlauf und Bipolarität standen mit einer höheren Episodenfrequenz im Zusammenhang.

13. Die durchschnittliche Episodenfrequenz bei affektiven Patienten betrug 0.14 (entsprechend einer Krankheitsepisode etwa alle 7 Jahre). Insbesondere Bipolarität, manisch-depressiv gemischte Krankheitsepisoden und Life Events im Verlauf korrelierten statistisch mit einer höheren jährlichen Episodenfrequenz.

14. Bei den schizoaffektiven Psychosen war eine kürzere Beobachtungszeit der relevanteste Faktor, der mit einer höheren Zyklusfrequenz in Beziehung stand.

15. Bei den untersuchten affektiven Psychosen standen eine kürzere Beobachtungszeit und Bipolarität in einem statistischen Zusammenhang mit einer höheren Zyklusfrequenz, also mit häufigeren Zyklen.

16. Die mittlere Episodenlänge pro Patient betrug bei schizoaffektiven und affektiven Patienten etwa 2 Monate, mit einer großen Bandbreite.

17. Durchschnittlich längere Krankheitsepisoden fanden sich bei schizoaffektiven Patienten, wenn prämorbid eine asthenisch-selbstunsichere Persönlichkeit bestanden hatte und im Verlauf schizodepressive Krankheitsepisoden auftraten.

18. Bei affektiven Patienten stand eine längere mittlere Episodendauer insbesondere in einem Zusammenhang mit dem Auftreten von Life Events vor der ersten Episode.

19. Die mittlere Zykluslänge bei schizoaffektiven Patienten schwankte in einem sehr weiten Bereich (von 8 Monaten bis etwa 20 Jahre). Die wichtigsten Faktoren, die mit durchschnittlich kürzeren Zyklen korrelierten, waren das Auftreten von Life Events sowie Bipolarität.

20. Bei affektiven Patienten fanden sich mittlere Zykluslängen zwischen 4 Monaten und knapp 30 Jahren. Dabei spielte ein bipolarer Krankheitsverlauf eine entscheidende Rolle bezüglich einer niedrigeren mittleren Zykluslänge.

21. Sowohl bei affektiven als auch bei schizoaffektiven Psychosen war der jeweils erste Zyklus gruppenstatistisch betrachtet der längste, die mittlere Zyklusdauer nahm in den nachfolgenden Zyklen ab. Der erste Zyklus dauerte im statistischen Mittel etwa 3 Jahre. Ungeachtet dieser globalen Regel war bei beiden Diagnose-Gruppen eine große individuelle Kombinationsbreite von Verläufen zu finden.

22. Die Abnahme der Zykluslänge mit zunehmender Krankheitsdauer basierte hauptsächlich auf einer Abnahme der Intervall-Länge, während die durchschnittliche Episodendauer im wesentlichen zwischen der ersten und der fünften Krankheitsepisode stabil blieb.

23. Die Aktivitätsdauer der Erkrankung (definiert als der Zeitraum zwischen dem Beginn der ersten und dem Ende der letzten Krankheitsepisode) unterschied sich zwischen affektiven und schizoaffektiven Psychosen nicht signifikant, sie betrug durchschnittlich 15.7 bzw. 14.7 Jahre mit Maximalwerten von 51 bzw. 43 Jahren.

24. Niedrigeres Erstmanifestationsalter, das Auftreten schizomanisch-depressiv gemischter Krankheitsepisoden und das Fehlen von Life Events waren die wichtigsten Faktoren, die bei schizoaffektiven Psychosen mit längerer Aktivitätsdauer vorhanden waren.

25. Als Inaktivitätsdauer der Erkrankung wurde der Zeitraum zwischen dem Ende der letzten Krankheitsepisode und dem Ende der Beobachtungszeit definiert, wenn er länger als 3 Jahre war. 73.7% der schizoaffektiven Patienten wiesen eine so definierte Inaktivität der Psychose auf. Niedrigeres Alter am Ende der Beobachtungszeit, schizomanisch-depressiv gemischte Krankheitsepisoden, produktiv-psychotische Symptomatik und bipolarer Verlauf standen mit kürzerer Inaktivitätsdauer in einem Zusammenhang.

26. 78.1% der affektiven Patienten hatten eine rezidivfreie Zeit von mehr als 3 Jahren vor dem Ende der Beobachtungszeit („Inaktivitätsdauer"). Es fand sich kein Faktor, der die Länge dieser Inaktivitätsperiode relevant beeinflußte.

27. Nur 4 schizophrene Patienten (2.7% aller schizophrenen Patienten), 8.9% der schizoaffektiven und 6.6% der affektiven Patienten hatten am Ende der Beobachtungszeit eine Vollremission *und* im gesamten Verlauf keine episodischen Remanifestationen.

28. Patienten aller drei Gruppen ohne persistierende Alterationen hatten in ihrer Mehrzahl auch keine episodische Remanifestation in den letzten 5 Jahren vor Nachuntersuchung.

29. Bei der Mehrzahl der schizophrenen Patienten (87.2%) kam es zusätzlich zu den persistierenden Alterationen zu episodischen Remanifestationen bzw. zu Exazerbationen. Bei den schizoaffektiven Psychosen betrug dieser Anteil 48.5% aller Patienten, bei den affektiven Psychosen 34.9%.

5.8 Episoden, Zyklen und Hospitalisierungen im Vergleich

Betrachtet man die Zahlen, Prozente und statistischen Angaben, die in diesem Kapitel über den Verlauf affektiver, schizoaffektiver und schizophrener Psychosen dargestellt sind, dann erkennt man sofort eine große Gefahr: Ein Vergleich mit den Zahlen anderer Studien würde das Ganze zu einer buchhalterischen Aufstellung entgleisen lassen, wenn man nach dem Prinzip vorginge: „Die eine Studie hat soundso viele Episoden gefunden, die andere aber eine andere Zahl." Dies kann nicht Sinn eines kritischen Vergleiches verschiedener Untersuchungen sein. Im folgenden soll deshalb versucht werden, einige diesbezügliche Befunde unter inhaltlichen Aspekten zu diskutieren.

Es herrscht Einigkeit in der Literatur darüber, daß affektive und schizoaffektive Psychosen rekurrente Erkrankungen sind und in der Regel einen polyphasischen

Verlauf haben (Angst 1966, 1980a, 1986a, 1989; Angst u. Weis 1968; Angst et al. 1969, 1973b, 1976, 1979d, 1980a; Bratfos u. Haug 1968; Brockington et al. 1980a,b; Fukuda et al. 1983; Maj u. Perris 1990a, Maj et al. 1987; Marneros 1989a; Marneros u. Tsuang 1986a, 1990; Perris 1968; Rennie 1942; Rzewuska u. Angst 1982a,b). Monophasische Verläufe affektiver und schizoaffektiver Psychosen sind selten. Es ist Angst zuzustimmen, wenn er eine niedrige Zahl von monophasischen Erkrankungen geradezu als ein Qualitätsmerkmal einer Langzeitstudie darstellt (Angst 1987a). In einer sorgfältigen und gut informierten Würdigung der Literatur kamen Zis u. Goodwin (1979) sowie Goodwin u. Jamison (1990) zu dem Ergebnis, daß Verlaufsstudien über affektive Psychosen mit einer niedrigeren Anzahl von Rezidiven an verschiedenen methodologischen Limitierungen leiden. Die wichtigsten davon sind nach Meinung der Autoren kurze Beobachtungsdauer, ausschließlich Beobachtung von Hospitalisierungen, Nichtberücksichtigung von Krankheitsepisoden, die vor der Indexaufnahme stattgefunden haben, Einschluß von Patienten, deren aktuelle Krankheitsepisode noch nicht abgeklungen war, Zusammenfassung dicht aufeinanderfolgender Episoden als eine Krankheitsepisode und überproportional hohe Anteile von Patienten mit unipolaren Krankheitsverläufen in den untersuchten Kollektiven.

Die Resultate der vorliegenden Studie stimmen überein mit dem bekannten Befund in der Literatur, daß bipolare affektive Psychosen eine höhere Zahl von Episoden aufweisen als unipolare (vgl. die oben zitierte Literatur, außerdem Kinkelin 1954 und Übersicht in Goodwin u. Jamison 1990). Die Polarität der Affektivität stellt damit einen der wichtigsten Faktoren dar, der mit einer höheren Zahl von Krankheitsepisoden korreliert. Die positive Korrelation einer bipolaren Symptomatik mit einer höheren Rezidivquote gilt auch für die schizoaffektiven Psychosen (vgl. Kap. 13). Der Befund von Angst et al. (1969, 1979d, 1980a und in weiteren Publikationen), daß mit zunehmender Dauer der Erkrankung die Zyklen bei affektiven und schizoaffektiven Psychosen im Durchschnitt kürzer werden (und damit die Rezidive häufiger und die Intervalle kürzer), konnte durch die Ergebnisse der vorliegenden Studie sowohl für die affektiven als auch für die schizoaffektiven Psychosen eindrucksvoll bestätigt werden. Für die affektiven Psychosen wurde dieser Befund der abnehmenden Zykluslänge mittlerweile als allgemeingültig anerkannt (Goodwin u. Jamison 1990). Interessanterweise zeigen die meisten Studien trotz der verschiedenen Definitionen für affektive Psychosen und der verschiedenen Methodik keine großen Unterschiede bezüglich der Länge der Zyklen und ihrer Relation (Goodwin u. Jamison 1984, 1990; Roy-Byrne et al. 1985; Zis et al. 1980).

Mit der vorliegenden Untersuchung konnte ebenfalls bestätigt werden, daß unipolare affektive und schizoaffektive Psychosen längere Zyklen haben als bipolare affektive und schizoaffektive Psychosen. Der Befund der Züricher Gruppe, daß ein höheres Erstmanifestationsalter zu kürzeren Zyklen prädestiniert, wurde mit der vorliegenden Studie jedoch nicht bestätigt. Ein Grund dafür ist möglicherweise in der Tatsache zu suchen, daß bei den für die vorliegende Studie untersuchten schizoaffektiven und affektiven Psychosen Spätmanifestationen kaum zu finden waren, so daß ein solcher Effekt eines höheren Erstmanifestationsalters ausblieb. Insgesamt bleibt die Bedeutung des Alters bei Erstmanifestation auf Zykluslänge bzw. Frequenz der Episoden umstritten. So wie Angst fanden auch andere Autoren einen Anstieg der Rezidivfrequenz mit zunehmendem Alter bei Erstmanifestation (wie etwa Keller et al. 1982; Zis u. Goodwin 1979). Diese Relation wurde jedoch von anderen Autoren (wie etwa von Dunner et al. 1979, 1980; Roy-Byrne et al. 1985) nicht gefunden. Winokur u. Kadrmas (1989) fanden sogar das Gegenteil, nämlich eine abnehmende Rezidivhäufigkeit mit höherem Erstmanifestationsalter. Es muß jedoch abschließend noch einmal betont werden, daß Befunde bezüglich der Zykluslänge gruppenstatistische Befunde sind. Bezogen auf den individuellen Fall zeigt sich, wie in Abb. 5.6 und 5.9 gezeigt wurde, eine große Variabilität der Verläufe.

Ein interessanter Befund der vorliegenden Studie bezieht sich auf die Inaktivität der Erkrankung (also rezidivfreie Periode von mehr als drei Jahren vor dem Ende der Beobachtungszeit). Es zeigte sich bei schizoaffektiven Psychosen, daß die Länge der Inaktivitätsperiode mit einem höheren Lebensalter am Ende der Beobachtungszeit positiv korrelierte. Das bedeutet, daß je älter ein Patient ist, die Wahrscheinlichkeit einer Remanifestation geringer wird. Dieser Befund scheint im Gegensatz zu den Ergebnissen von Angst (1980a) zu stehen. Diese Diskrepanz zwischen den Befunden der Züricher und denen der Köln-Studie könnte damit zusammenhängen, daß der Anteil älterer schizoaffektiver Patienten (bezogen auf das Ende der Beobachtungszeit) in der vorliegenden Studie relativ hoch war. Damit ist nicht das mittlere Lebensalter für die gesamte Gruppe gemeint, sondern die Anzahl der Patienten, die am Ende der Beobachtungszeit älter als 70 Jahre waren.

Bezogen auf die affektiven Psychosen gibt es jedoch eine Übereinstimmung mit Angst, nämlich daß keine Korrelation zwischen Inaktivitätsdauer und höherem Lebensalter bei Erstmanifestation besteht.

Die Bedeutung der Lithium-Prophylaxe ist zwar bei den untersuchten Patienten der vorliegenden Studie statistisch nur von geringem Gewicht (fast drei Viertel der affektiven und schizoaffektiven Patienten hatten keine Lithium-Prophylaxe und diejenigen, die sie hatten, erst nach mehreren Episoden (x=5.7)). Aber durch den zunehmenden Einsatz von Lithium und anderen prophylaktischen Maßnahmen, besonders auch bei schizoaffektiven Psychosen, werden die Verlaufsparameter bei zukünftigen Studien sicherlich erheblich beeinflußt werden (s. Abschn. 5.13).

Bezüglich der Hospitalisierungshäufigkeit bei *schizophrenen* Patienten in der vorliegenden Studie ergab sich ein schlechteres Bild als dies beispielsweise in der Studie von Huber et al. (1979) der Fall war. Von den Patienten der Bonn-Studie waren fast 27% nur einmal in stationärer psychiatrischer Behandlung gewesen, von den Patienten der Köln-Studie waren dies aber nur 11.5% (dauerhospitalisierte Patienten ausgenommen). Die Anzahl der Patienten mit nur einer einzigen Hospitalisierung ist wahrscheinlich unabhängig von der Anwendung eines breiten oder engen Schizophrenie-Begriffes, weil auch bei schizoaffektiven Psychosen die Episodenzahl annähernd gleich war. Noch wesentlich höher ist mit 47% die Rate der Patienten mit einmaliger Hospitalisierung in der Studie von Ciompi u. Müller (1976). Diese Befunde sollten jedoch nicht überbewertet und nicht exzessiv diskutiert werden, denn Hospitalisierung und Rehospitalisierung bei schizophrenen Patienten sind multidimensionale, von den verschiedensten Faktoren abhängige Phänomene (wie etwa Familienverhältnisse, soziale Haltestruktur, Behandlungsfreudigkeit des behandelnden niedergelassenen Arztes, Aspekte der Krankenversicherung, epochale und topographische Gegebenheiten). Dieser Parameter „Rehospitalisierung" ist unseres Erachtens deshalb für die Beurteilung der Prognose schizophrener Erkrankungen wenig brauchbar. Deswegen wird hier ganz bewußt auf eine Diskussion der unzähligen diesbezüglichen Befunde der Literatur verzichtet (bezüglich weiterer Diskussion der Verlaufsparameter vgl. Kap. 9–12).

5.9 Verlaufstypen

5.9.1 Methodische und definitorische Vorbemerkungen

Bei der Beschreibung von einzelnen Verlaufstypen – also der Zuordnung einzelner Psychosen zu bestimmten Kategorien anhand des Krankheitsverlaufes – ergibt sich ein methodisches und prognostisches Dilemma: Je mehr Merkmale bzw. Merkmalskombinationen man zur Beschreibung des Verlaufes heranzieht, desto individueller gestaltet sich diese Beschreibung. Kombiniert man z. B. Anzahl der Krankheitsepisoden, Vorhandensein- oder Nicht-Vorhandensein von präepisodischen Alterationen, Art der initialen Krankheitsepisode oder Episodentypen im Verlauf, Akuität, Auslösung durch Life Events, Entwicklung persistierender Alterationen etc., so ergibt die jeweilige Kombination dieser Merkmale eine unüberschaubare Vielfalt von „Verlaufstypen". Im extremen Fall hat dann jeder Patient seinen eigenen „Verlaufstyp". Je gröber auf der anderen Seite jedoch die beschriebenen Verlaufstypen sind, desto bedeutungsloser wird die Aussage: Nimmt man beispielsweise nur die Anzahl der Krankheitsepisoden als unterscheidendes Merkmal und grenzt damit drei Verlaufstypen ab, also monophasische, oligophasische und polyphasische Verläufe, so gewinnt man eine weniger bedeutungsvolle Aussage, als wenn diese drei Verlaufstypen durch die Variable „Vorhandensein von persistierenden Alterationen" weiter aufgespalten werden. Die Aussage, wieviele Patienten mit polyphasischem Verlauf eine vollständige Remission haben und wieviele Patienten mit polyphasischem Verlauf persistierende Alterationen haben, ist viel bedeutender als die bloße Aussage, wieviele Patienten einen polyphasischen Verlauf haben. Es gilt also, einen Kompromiß zwischen einer möglichst exakten Beschreibung der einzelnen Verläufe und einer Kategorisierung zu finden, die auch eine inhaltlich interpretierbare Aussage zuläßt.

Verschiedene Verlaufstypen wurden in der vorliegenden Studie bereits an mehreren Stellen auf der Grundlage isolierter Verlaufsmerkmale, d. h. nicht aufgrund von Merkmalskombinationen, beschrieben. Anhand der Zahl der Krankheitsepisoden wurden die schizoaffektiven und affektiven Verläufe als monophasisch, oligophasisch und polyphasisch bezeichnet (s. 5.3.2), bei den schizophrenen Psychosen wurde dagegen nur von Hospitalisierungen gesprochen. Aufgrund der Polarität der Affektivität konnten die Verläufe affektiver und schizoaffektiver Psychosen in unipolare und bipolare Verläufe unterschieden werden (s. Kap. 11). Der Syndromwechsel von einem Episodentyp zum anderen rechtfertigte die Unterteilung der Langzeitverläufe von schizoaffektiven Psychosen in monomorphe

Tabelle 5.26. Verschiedene Einteilungsmöglichkeiten von „Verlaufstypen"

Definitorisches Merkmal	Bezeichnung der Verlaufstypen	Affek-tiv	Schizo-affektiv	Schizo-phren	
Zahl der Episoden	monophasisch	+	+	$0^{1)}$	vgl.Abschn.
	oligophasisch	+	+	0	5.3.2.2
	polyphasisch	+	+	0	
Polarität der Affektivität	unipolar	+	+	0	vgl.
	bipolar	+	+	0	Kap. 11
Syndromwechsel	monomorph	$0^{2)}$	+	$0^{3)}$	vgl.
	polymorph	0	+	0	Kap. 9
Kombination von	6 Verlaufstypen				vgl.
– „Beginn"	(vgl. Tab.5.26):				Abschn. 5.8
– „persistierenden	Typ 1	+	+	+	
Alterationen"	Typ 2	+	+	–	
– „Zeitpunkt des	Typ 3	+	+	+	
Beginns persis-	Typ 4	+	+	+	
tierender	Typ 5	+	+	+	
Alterationen"	Typ 6	+	+	+	

+ Kriterium anwendbar, tritt auf.
– Kriterium anwendbar, tritt nicht auf.
0 Kriterium nicht anwendbar, sondern
1) nur Berechnung von Hospitalisierungen,
2) nur unipolar/bipolar,
3) nur Unterscheidung nach positiver/negativer Symptomatik.

und polymorphe Verläufe (vgl. Kap. 9); bei den affektiven Psychosen führt ein Syndromwechsel im wesentlichen zur Zuordnung als unipolarer oder bipolarer Verlauf. Bei den schizophrenen Psychosen kann ein Syndromwechsel nur im Rahmen von positiven, negativen oder gemischten Krankheitsepisoden auftreten (s. Kap. 13).

Alle diese Unterteilungen betreffen die jeweils eine oder zwei der Diagnose-Gruppen, aber nicht alle drei gemeinsam (Tabelle 5.26). Zum Vergleich der Langzeitverläufe aller drei Diagnose-Gruppen unter Berücksichtigung klinisch relevanter Aussagen und Vermeidung einer Zersplitterung bietet sich unseres Erachtens die Bildung von Verlaufstypen unter Verwendung und Kombination der drei folgenden Merkmale an:

– Vorhandensein bzw. Fehlen langandauernder präepisodischer Alterationen (mindestens 6 Monate).
– Vorhandensein bzw. Fehlen persistierender (postepisodischer) Alterationen.

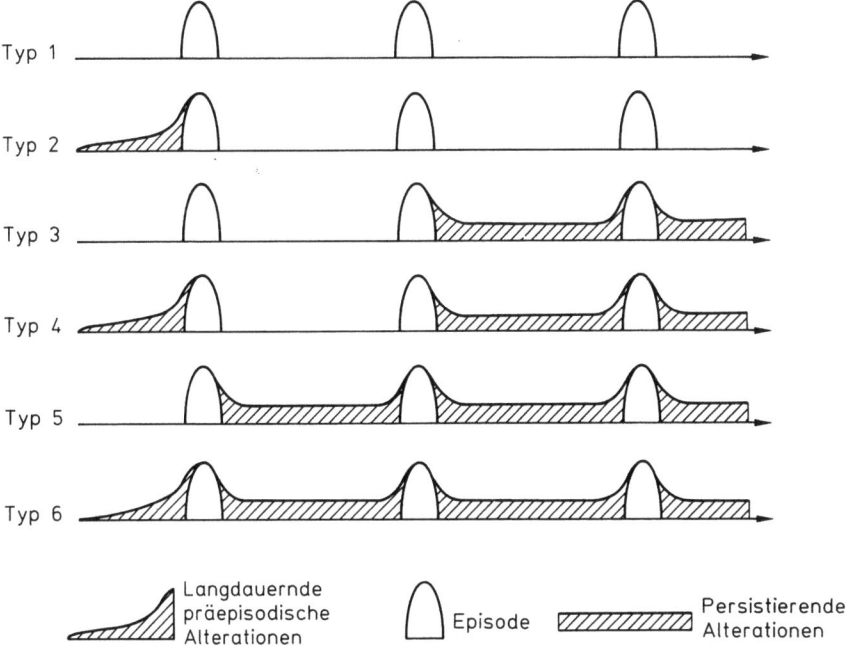

Abb.5.9. Verlaufstypen (schematische Darstellung)

– Zeitpunkt des Beginns persistierender Alterationen (direkt mit der ersten Episode oder später im Verlauf).

Daraus resultieren pro Diagnose insgesamt 6 mögliche Verlaufstypen (s. Abb. 5.9 und Tabelle 5.27):

Typ 1: Keine langandauernden präepisodischen Alterationen, keine persistierenden Alterationen.

Typ 2: Langandauernde präepisodische Alterationen, aber keine persistierenden Alterationen.

Typ 3: Keine langandauernden präepisodischen Alterationen, aber persistierende Alterationen später im Verlauf.

Typ 4: Langandauernde präepisodische Alterationen und persistierende Alterationen später im Verlauf.

Typ 5: Keine langandauernden präepisodischen Alterationen, persistierende Alterationen seit der Erstmanifestation.

Typ 6: Langandauernde präepisodische Alterationen und persistierende Alterationen seit der Erstmanifestation.

5.9.2 Verlaufstypen bei schizophrenen Psychosen

Bei den schizophrenen Patienten waren fünf der beschriebenen sechs Verlaufstypen zu finden (Tabelle 5.27); der Typ 2 „Langandauernde präepisodische Alterationen

Tabelle 5.27. Häufigkeit der Verlaufstypen bei schizophrenen, schizoaffektiven und affektiven Psychosen

	Schizo-phrene Psychosen (n = 148)	Schizo-affektive Psychosen (n = 101)	Affektive Psychosen (n = 106)
Typ 1: Keine langandauernden prä-episodischen Alterationen, persistierende Alterationen	10 (6.8%)	42 (41.6%)	48 (45.3%)
Typ 2: Langandauernde präepisodische Alterationen, keine persi-stierenden Alterationen	–	9 (8.9%)	20 (18.9%)
Typ 3: Keine langandauernden prä-episodischen Alterationen, persistierende Alterationen später im Verlauf	21 (14.2%)	28 (27.7%)	21 (19.8%)
Typ 4: Langandauernde präepisodische Alterationen, persistierende Alterationen später im Verlauf	12 (8.1%)	6 (5.9%)	7 (6.6%)
Typ 5: Keine langandauernden prä-episodischen Alterationen, persistierende Alterationen seit der Erstmanifestation	63 (42.6%)	10 (9.9%)	7 (6.6%)
Typ 6: Langandauernde präepisodische Alterationen, persistierende Alterationen seit der Erst-manifestation	42 (28.4%)	6 (5.9%)	3 (2.8%)

ohne persistierende Alterationen" kam in dieser Diagnose-Gruppe nicht vor. Am häufigsten waren bei schizophrenen Patienten Verläufe, bei denen es, ohne daß langandauernde präepisodische Alterationen bestanden hatten, direkt im Anschluß an die Erstmanifestation zu persistierenden Alterationen kam (42.6%). Der Häufigkeit nach an zweiter Stelle standen Verläufe, bei denen ebenfalls bereits im Rahmen der Erstmanifestation persistierende Alterationen auftraten, bei denen aber zusätzlich auch langandauernde präepisodische Alterationen bestanden hatten (28.4%). Die übrigen drei Verlaufstypen schizophrener Psychosen standen bezogen auf ihre Häufigkeit weit dahinter (6.8%–14.9%, Tabelle 5.27).

Ein Vergleich der unterschiedlichen Verlaufstypen bezogen auf soziodemogra-phische, prämorbide und Ausgangsparameter ist methodisch nicht unproblema-tisch. Hierbei ist inbesondere auch auf die sehr unterschiedliche Zahl von Patienten zu verweisen, die die einzelnen Verlaufstypen jeweils repräsentieren. Aus diesem Grunde wurde auf einen statistischen Vergleich verzichtet.

5.9.3 Verlaufstypen bei schizoaffektiven Psychosen

Verläufe ohne langandauernde präepisodische Alterationen und ohne persistierende Alterationen (Typ 1) bildeten bei den schizoaffektiven Patienten die zahlenmäßig bedeutendste Gruppe (41.6%; Tabelle 5.27). Bei 27.7% fand sich der Verlaufstyp 3, der sich ebenfalls durch das Fehlen langandauernder präepisodischer Alterationen auszeichnet und bei dem persistierende Alterationen erst später im Verlauf auftraten. Alle anderen vier Verlaufstypen waren zwar ebenfalls zu finden, treten aber zahlenmäßig dagegen ganz in den Hintergrund (5.9%–9.9% der Patienten mit schizoaffektiven Psychosen).

5.9.4 Verlaufstypen bei affektiven Psychosen

Wie auch bei den schizoaffektiven Patienten war der häufigste Verlaufstyp affektiver Patienten der Typ 1 (keine langandauernden präepisodischen Alterationen, keine persistierenden Alterationen), dieser Typ fand sich bei 45.3% der Patienten (Tabelle 5.27). In knapp einem Fünftel der Fälle fand sich der Verlaufstyp 3 (ohne langandauernde präepisodische Alterationen und mit persistierenden Alterationen, die erst später im Verlauf auftraten). Fast gleich häufig waren langandauernde präepisodische Alterationen vorhanden, ohne persistierende Alterationen im späteren Verlauf (Typ 2). Die anderen drei Typen kamen zwar auch bei affektiven Psychosen vor, spielten aber auch hier anteilmäßig nur eine geringe Rolle (2.8–6.6%).

5.9.5 Langzeitverlaufstypen von schizophrenen, schizoaffektiven und affektiven Psychosen im Vergleich

In diesem Kapitel sollen die Verlaufstypen, die aus der Kombination der Merkmale „Vorhandensein bzw. Fehlen langandauernder präepisodischer Alterationen", „Vorhandensein bzw. Fehlen persistierender Alterationen" und „Zeitpunkt des Beginns persistierender Alterationen" diskutiert werden. Bezüglich des Vergleichs mit jeweils anderen Einteilungen in der Literatur wird auf die entsprechenden Kapitel (unipolar/bipolar: Kap. 11, polymorph/monomorph: Kap. 9, positiv/negativ: Kap. 13) verwiesen.

In den Langzeituntersuchungen schizophrener, schizoaffektiver und affektiver Psychosen finden sich kaum Angaben zu Verlaufstypen, die analog zu den hier verwendeten gebildet wurden. Ein entsprechender Vergleich mit Literaturangaben ist somit nicht durchführbar. Verlaufstypen mit ähnlichen Merkmalskombinationen finden sich jedoch in einigen Langzeitstudien über schizophrene Psychosen. Huber et al. (1979) mußten bei einer Beschreibung der Verlaufstypen des Bonner Krankengutes auf die Berücksichtigung von „Prodromen" und „Vorposten-Syndromen" verzichten, um nicht eine unübersichtliche Anzahl von Verlaufstypen zu erhalten. Trotzdem ergaben sich durch die berücksichtigte Verlaufsweise und den psychopathologischen Ausgang 72 Verlaufstypen, die durch Zusammenfassung von weitgehend ähnlichen Typen auf 25 Verlaufstypen reduziert werden konnten. Aber dennoch blieben nach Aufteilung der Patienten auf diese Typen, trotz der hohen Ausgangszahl von 502 Patienten, die einzelnen Gruppen sehr klein. Nur 4 von 25 Verlaufstypen umfaßten einen Anteil von jeweils 10–13%. Die Autoren unternahmen eine weitere Reduktion in 12 zusammengefaßten Verlaufstypen, aber auch danach blieb die Zahl der Patienten jeweils sehr gering, kein Verlaufstyp wurde von mehr als 12.9% der Patienten besetzt. Auch ein globaler Vergleich der Verlaufstypen von Huber et al. (auch nach einer Gruppierung in günstige oder ungünstige Verlaufstypen) mit den Typen der vorliegenden Studie ist leider nicht durchführbar. Der Hauptgrund liegt darin, daß aus den Darstellungen der Arbeitsgruppe (Armbruster et al 1983; Gross et al. 1986; Huber et al. 1979) nicht hervorgeht, welche der beschriebenen Verlaufstypen bei den 113 Patienten der Bonner Studie zu finden waren, die später als schizoaffektive Patienten identifiziert wurden.

Etwas bessere Vergleichsmöglichkeiten bieten die von M. Bleuler (1972) dargestellten Verlaufskurven, und noch mehr Ähnlichkeiten ergeben sich mit den Verlaufskurven von Ciompi u. Müller (1976). Eine Übernahme der von Bleuler vorgeschlagenen Einteilung in „einfache", „wellenförmige" und „atypische" Verlaufsformen stieß auf Schwierigkeiten: Die Erfassung von stetiger und zunehmender Symptomatik der einfachen Verläufe ohne episodische Exazerbationen sowie die Erfassung von „Wellen" (also akut beginnende und akut endende Exazerbationen von mindestens 1 Woche Dauer) schien für Langzeitstudien schwierig, es sei denn, daß eine prospektive, sehr engmaschige Untersuchung durchgeführt wird.

Betrachtet man die Ergebnisse der vorliegenden Studie, dann kann festgestellt werden, daß affektive und schizoaffektive Psychosen am häufigsten nach dem Muster eines akuten bzw. subakuten Beginns mit in der Regel mehreren Krankheitsepisoden bis hin zu vollständiger Remission verlaufen. Diese Verlaufsform fand sich dagegen bei schizophrenen Psychosen nur selten (ca. 7%). Traten bei schizoaffektiven und affektiven Patienten persistierende Alterationen auf, dann meist erst nach mehreren Krankheitsepisoden und nach anfänglichen, oft jahrelang andauernden symptomfreien Intervallen. Schizophrene Verläufe wiesen dagegen in ihrer großen Mehrzahl persistierende Alterationen schon seit der ersten Episode der Erkrankung auf (71%). Es scheint, daß bei eng definierten schizophrenen Psychosen (wie in der vorliegenden Studie) das Vorhandensein von langandauernden präepisodischen Alterationen („lange Prodrome") mit einem Verlauf in Vollremission nicht vereinbar ist.

5.9.6 Zusammenfassung

Es wurden sechs Verlaufstypen von schizophrenen, affektiven und schizoaffektiven Psychosen beschrieben, die durch Kombination folgender drei Merkmale gebildet wurden:

- Vorhandensein bzw. Fehlen langandauernder präepisodischer Alterationen (mindestens 6 Monate).
- Vorhandensein bzw. Fehlen persistierender Alterationen.

– Zeitpunkt des Beginns persistierender Alterationen (direkt nach der ersten Episode oder später im Verlauf).

Typ 1: Keine langandauernde präepisodischen Alterationen, keine persistierenden Alterationen (ca. 7% der schizophrenen, 62% der schizoaffektiven und 45% der affektiven Verläufe).

Typ 2: Langandauernde präepisodische Alterationen, aber keine persistierenden Alterationen (kein schizophrener Patient, 9% der schizoaffektiven und 19% der affektiven Verläufe).

Typ 3: Keine langandauernden präepisodischen Alterationen, aber persistierende Alterationen später im Verlauf (15% der schizophrenen, 28% der schizoaffektiven und 20% der affektiven Verläufe).

Typ 4: Langandauernde präepisodische Alterationen und persistierende Alterationen später im Verlauf (8% der schizophrenen, 6% der schizoaffektiven und 7% der affektiven Verläufe).

Typ 5: Keine langandauernden präepisodischen Alterationen, persistierende Alterationen seit der Erstmanifestation (43% der schizophrenen, 7% der schizoaffektiven und 7% der affektiven Verläufe).

Typ 6: Langandauernde präepisodische Alterationen und persistierende Alterationen seit der Erstmanifestation (28% der schizophrenen, 6% der schizoaffektiven und 3% der affektiven Verläufe).

5.10 Life Events im Verlauf

5.10.1 Methodische und definitorische Vorbemerkungen

In der Life-event-Forschung wird in der Regel ein „Life-event-Interview" mit feststehenden Kategorien durchgeführt, um eine gewisse Standardisierung und Vergleichbarkeit der Bedeutung einzelner Ereignisse für den Patienten zu ermöglichen. In einer retrospektiven Studie wie der vorliegenden Untersuchung stellt sich gerade die Erfassung der relevanten Ereignisse vor dem Beginn der Erkrankung als sehr schwierig dar. Die Verwendung der Life-event-Interviews ist für lange zurückliegende Krankheitsepisoden nicht möglich. In der vorliegenden Studie wurde deshalb ein mehr pragmatischer Ansatz gewählt, weshalb allerdings dann auch die Vergleichbarkeit mit operationalistischen Studien erschwert ist. Als „Life Events" wurden einschneidende Erlebnisse im Verlauf eines Jahres vor der Erstmanifestation bzw. der Remanifestation der Erkrankung erfaßt. Als solche „einschneidenden Lebensereignisse" wurden alle Ereignisse bewertet, die in den jeweiligen Krankengeschichten dokumentiert waren. Es wurde in der Regel vermieden, Angaben aus der Exploration am Ende der Beobachtungszeit zu übernehmen, da diese Angaben durch die meist jahrzehntelangen Abstände bezüglich der Bedeutung von Ereignissen wenig zuverlässig wären. Durch die Verwendung der Angaben aus den Krankengeschichten ließ sich eine gewisse Vergleichbarkeit erreichen. In den meisten Fällen zeigte sich aus der dokumentierten Formulierung bereits die Relevanz und der zeitliche Zusammenhang mit dem Beginn der Erkrankung, wie beispielsweise in folgenden Äußerungen: „Seit sie von der Reise zurückgekommen ist..." oder „als das mit dem Kind war, hat sie sich so aufgeregt, und seitdem konnte sie nicht mehr so richtig schlafen..." Erfaßt wurden zunächst alle Ereignisse, die von Patienten und Angehörigen bei den stationären Aufnahmen angegeben worden waren, unabhängig davon, ob sie in eine der übliche „Life-event-Kategorien" zwanglos hineinpaßten oder nicht. Bei der Gruppierung der Ereignisse ergab sich dann eine Häufung bestimmter Ereignisse, so daß sich insgesamt folgende Kategorien herauskristallisierten:

- Geburt eines Kindes
- Todesfälle (engere Familie oder Bezugspersonen)
- Heirat
- Trennung/Scheidung
- Erkrankungen/Operationen
- Schwangerschaft
- ernsthafte Erkrankung von nahen Angehörigen
- Berufswechsel
- Berentung
- Arbeitslosigkeit
- Umzug
- ernsthafte familiäre Probleme
- ernsthafte Probleme am Arbeitsplatz
- ernsthafte finanzielle Probleme
- größere Reisen
- Prüfungen
- Gerichtsverfahren
- sonstige subjektiv bedeutungsvolle Ereignisse.

Die Angabe des Abstandes zwischen einem Life Event und dem Beginn der darauf folgenden Krankheitsepisode war nicht in allen Fällen zuverlässig möglich. Dies galt insbesondere für länger bestehende Life Events, wie z. B. längerdauernde körperliche Erkrankungen, ernsthafte Probleme im familiären, im beruflichen oder im finanziellen Bereich, aber auch für Umzugssituationen und ähnliche, sich über einen längeren Zeitraum erstreckende Veränderungen in den Lebensumständen. Es wurde deshalb auf eine statistische Bearbeitung des zeitlichen Zusammenhanges verzichtet. Bei der weiteren Auswertung wurden Life Events sowohl patientenbezogen betrachtet als auch auf die einzelnen Krankheitsepisoden bezogen.

5.10.2 Häufigkeit von Life Events bei Patienten mit schizophrenen, schizoaffektiven und affektiven Psychosen

Bei 37.8% der schizophrenen Patienten waren im Vorfeld der initialen Krankheitsepisode bzw. vor einer Krankheitsepisode irgendwann im Verlauf mindestens einmal Life Events aufgetreten. Bei schizoaffektiven Patienten war der Anteil von Patienten mit Life Events mindestens einmal im Verlauf mit 78.2% signifikant

Tabelle 5.28. Patienten mit Life Events im Vorfeld einer Episode in den drei Diagnose-Gruppen

	Schizo-phrene Psychosen (n = 148)		Schizo-affektive Psychosen (n = 101)		Affektive Psychosen (n = 106)	
		p1		p2		p3
Patienten mit Life Events im Verlauf (insgesamt)	56 (37.8%)	**	79 (78.2%)	–	78 (73.6%)	**
Patienten mit Life Events im Vorfeld der ersten Episode	35 (23.6%)	**	51 (50.5%)	–	54 (50.9%)	**
Patienten mit Life Events vor mindestens einer Remanifestation	36 (24.3%)	**	57 (56.4%)	–	62 (58.5%)	**

Signifikanzen (X^2-Test):
p1 Schizophrene vs. schizoaffektive Psychosen; p2 Schizoaffektive vs. affektive Psychosen; p3 Schizophrene vs. affektive Psychosen.
** p<0.01. – nicht signifikant.

höher. Bei den affektiven Psychosen war bei 73.6% der Patienten mindestens einmal ein Life Event dokumentiert (Tabelle 5.28). Die Häufigkeit von Life Events bei schizophrenen Psychosen unterschied sich signifikant von der Häufigkeit in den beiden anderen Diagnose-Gruppen, wogegen zwischen schizoaffektiven und affektiven Psychosen kein signifikanter Unterschied bestand.

Die gleichen Unterschiede blieben auch bestehen, wenn die Häufigkeit von Life Events danach getrennt berechnet wurde, ob sie im Vorfeld der ersten Krankheitsepisode oder im zeitlichen Zusammenhang mit einer späteren Krankheitsepisode aufgetreten waren (Tabelle 5.28).

5.10.3 Life Events bezogen auf die einzelnen Krankheitsepisoden

Vor 34.3% der Krankheitsepisoden von Patienten mit affektiven Psychosen ließen sich Life Events eruieren. Die Häufigkeit bei den Krankheitsepisoden schizoaffektiver Patienten (29.0%) unterschied sich davon nicht signifikant (Tabelle 5.29). Bei schizophrenen Patienten traten Life Events bei lediglich 14.3% der beobachteten Krankheitsepisoden auf. Die weitere Auswertung ergab, daß bei den untersuchten schizophrenen Psychosen am häufigsten Life Events in Form ernsthafter körperlicher Erkrankungen bzw. Operationen zu finden waren (Tabelle 5.29), bezüglich der Häufigkeit gefolgt von Geburten, ernsthaften familiären Problemen und größeren Reisen. Bei den schizoaffektiven Patienten standen ernsthafte familiäre Probleme bezüglich der Häufigkeit von Life Events im Vordergrund, gefolgt von Geburten, ernsthaften Erkrankungen bzw. Operationen und größeren Reisen. Bei den

Tabelle 5.29. Life Events bezogen auf die einzelnen Episoden

	Schizo-phrene Psychosen (n=595)		Schizo-affektive Psychosen (n=590)		Affektive Psychosen (n=508)
		p1		p2	p3
Episoden mit vorangegangenen Life Events	85 (14.3%)	**	171 (29.0%)	–	174 (34.3%) **

Art des Life Event[1]			
Geburten	11 (12.9%)	24 (14.0%)	21 (12.1%)
Todesfälle	8 (9.4%)	11 (6.4%)	27 (15.5%)
Heirat	3 (3.5%)	6 (3.5%)	1 (0.6%)
Trennung/Scheidung	7 (8.2%)	9 (5.3%)	2 (1.1%)
Erkrankungen/Operationen	13 (15.3%)	18 (10.5%)	28 (16.1%)
Schwangerschaft	1 (1.2%)	8 (4.7%)	5 (2.9%)
Ernsthafte Erkrankung von Angehörigen	4 (4.7%)	7 (4.1%)	11 (6.3%)
Berufswechsel	1 (1.2%)	13 (7.6%)	4 (2.3%)
Arbeitslosigkeit	1 (1.2%)	4 (2.3%)	1 (0.6%)
Umzug	6 (7.1%)	2 (1.2%)	12 (6.9%)
Ernsthafte familiäre Probleme	10 (11.8%)	27 (15.8%)	21 (12.1%)
Ernsthafte Probleme am Arbeitsplatz	3 (3.5%)	2 (1.2%)	22 (12.6%)
Ernsthafte finanzielle Probleme	–	2 (1.2%)	–
Größere Reisen	10 (11.8%)	19 (11.1%)	15 (8.6%)
Prüfung	1 (1.2%)	9 (5.3%)	3 (1.7%)
Gerichtsverfahren	3 (3.5%)	1 (0.6%)	–
Sonstiges	9 (10.6%)	15 (8.8%)	20 (11.5%)

Signifikanzen (X^2-Test):
p1 Schizophrene vs. schizoaffektive Psychosen; p2 Schizoaffektive vs. affektive Psychosen;
p3 Schizophrene vs. affektive Psychosen.
** $p < 0.01$. – nicht signifikant.
1) Prozentzahlen bezogen auf die jeweilige Gesamtzahl von Episoden mit Life Events.

affektiven Psychosen bestanden 16.1% der Life Events in ernsthaften Erkrankungen bzw. Operationen und in 15.5% in Todesfällen. Außerdem spielten hier Geburten, ernsthafte Probleme am Arbeitsplatz und in der Familie ebenfalls eine zahlenmäßig relevante Rolle (12.1%–12.6%).

5.10.4 Life Events und Episodentyp

Die Häufigkeit von Life Events im Vorfeld von Krankheitsepisoden unterschied sich zwischen den einzelnen Episodentypen (Tabelle 5.30). Die meisten Life Events

Tabelle 5.30. Life Events und Episodentyp

Episodentyp	Zahl der Episoden gesamt	Zahl der Episoden mit Life Events im Vorfeld
Schizophren	672	115 (17.1%)
Schizodepressiv	195	59 (30.3%)
Schizomanisch	101	34 (33.7%)
Schizomanisch-depressiv gemischt	55	13 (23.6%)
Melancholisch	455	144 (31.6%)
Manisch	130	40 (30.8%)
Manisch–depressiv gemischt	50	18 (36.0%)
Uncharakteristisch	35	7 (20.0%)

fanden sich im Vorfeld manisch-depressiv gemischter Krankheitsepisoden (Life Events vor 36.0% der Krankheitsepisoden). Auch schizomanische, melancholische, manische und schizodepressive Krankheitsepisoden wiesen in etwa einem Drittel aller Episoden Life Events im Vorfeld auf. Demgegenüber waren bei schizophrenen, schizomanisch-depressiv gemischten und auch bei uncharakteristischen Krankheitsepisoden Life Events deutlich seltener, am seltensten im Vorfeld schizophrener Krankheitsepisoden (17.1% aller schizophrenen Episoden, Tabelle 5.30).

5.10.5 Zusammenfassung der Ergebnisse zum Auftreten von Life Events bei Patienten mit schizophrenen, schizoaffektiven und affektiven Psychosen

1. 78.2% der Patienten mit schizoaffektiven Psychosen und 73.6% der Patienten mit affektiven Psychosen hatten im Vorfeld mindestens einer Krankheitsepisode im Verlauf relevante Lebensereignisse, die als Life Events bezeichnet wurden. Es fanden sich dagegen nur bei 37.8% der schizophrenen Patienten Life Events.
2. Betrachtet man die Gesamtzahl der Krankheitsepisoden, so zeigte sich, daß 34.3% der Krankheitsepisoden von Patienten mit affektiven Psychosen, 29.3% der Krankheitsepisoden von schizoaffektiven Patienten, aber nur 15.0% der Krankheitsepisoden von Patienten mit Schizophrenie im Vorfeld Life Events hatten.
3. Zwischen der Häufigkeit von Life Events und dem Episodentyp bestand ein Zusammenhang. Im Vorfeld manisch-depressiver Krankheitsepisoden gab es am häufigsten Life Events (36.0%); auch bei schizomanischen, melancholischen, manischen und schizodepressiven Krankheitsepisoden fanden sich in knapp einem Drittel der Fälle Life Events im Vorfeld. Vor schizophrenen Krankheitsepisoden kam es am seltensten (17.1%) zu Life Events.
4. Das Auftreten von Life Events korrelierte mit einigen Verlaufsparametern schizoaffektiver Psychosen (höhere jährliche Episodenfrequenz, höhere jährliche Zyklusfrequenz, kürzere Zyklusdauer, längere Aktivitätsdauer) und affektiver Psychosen (höhere Episodenzahl und Frequenz, höhere Zykluszahl, längere Episodenlänge, kürzere Aktivitätsdauer; s. Abschn. 5.3).

5.10.6 Life Events bei schizophrenen, schizoaffektiven und affektiven Psychosen im Vergleich

Die Bedeutung sogenannter Life Events für die Auslösung oder gar Verursachung von psychotischen Krankheitsepisoden ist umstritten und die Erforschung mit vielen methodischen Problemen behaftet (vgl. Übersichten in Katschnig 1986; Paykel 1983, 1990). Life Events haben keine Spezifität (Paykel 1983). Daß es eine Häufung von Life Events im Vorfeld von Depressionen gibt, insbesondere 3 Wochen vor Erkrankungsbeginn, kann als gesichert angesehen werden (Angst 1987a; Paykel 1983; Weissman u. Boyd 1983; vgl. auch ausführliche Übersicht in Goodwin u. Jamison 1990). Die Untersuchungen von Birley u. Brown (1970) zeigten, daß eine Häufung von Life Events nicht ein Charakteristikum der Depression ist, sondern daß Life Events auch bei anderen Erkrankungen, vor allem bei Schizophrenien, zu finden sind. Dabei haben akute Schizophrenien wahrscheinlich eine höhere Häufigkeit von Life Events als chronisch verlaufende schizophrene Erkrankungen (Canton u. Fraccon 1985; Goldstein 1990; Herz 1990). Ciompi (1984) vermutete, daß die Life Events von akut produktiven Krankheitsepisoden der Schizophrenie etwas mit der Notwendigkeit zum Wechsel und zur Neuanpassung zu tun haben könnten, die der Patient nicht bewältigt.

Es ist wenig bekannt über die Beziehung zwischen schizoaffektiven Psychosen und Life Events (Angst 1986a; Paykel 1990). Die Angaben, die sich in der Literatur finden, betreffen vorwiegend eine retrospektive Erfassung – wie sie auch in der vorliegenden Studie erfolgte – oder beschränken sich auf allgemeine Angaben, die auf Patienten, jedoch nicht auf Krankheitsepisoden bezogen sind. So etwa die Studie von Tsuang et al. (1977), deren Angaben über 78% schizoaffektiver Psychosen mit Life Events mit denen der vorliegenden Studie praktisch identisch sind. Brockington et al. (1980a) fanden bei 11 von 77 schizodepressiven Patienten einen wichtigen Life Event, seine Patienten waren jedoch keine Erstaufnahmen. Es scheint, daß die Häufigkeit von Life Events bei den ersten Episoden im Verlauf einer Erkrankung größer ist als bei späteren Episoden (Angst 1986a), so daß aus diesen Zahlen keine sichere Schlußfolgerung gezogen werden kann. So ist es auch zu erklären, daß die gleichen Autoren (Brockington et al. 1980b) andererseits bei 10 von 32 erstmanifestierten schizomanischen Erkrankungen Life Events fanden. Diese Angaben über eine Häufung von Life Events vor schizomanischen Krankheitsepisoden stimmen überein mit den Vermutungen von Gagrat u. Spiro (1980), daß auch im Vorfeld manischer Krankheitsepisoden Life Events gehäuft zu finden sind. Van Praag u. Nijo (1984) berichteten über eine gleiche Verteilung „psychogener Provokationen" vor schizophrenen, schizoaffektiven und affektiven Erkrankungen. Fast die Hälfte der schizoaffektiven Patienten des Warschauer Kollektivs, aber nur weniger als ein Drittel des Züricher Kollektivs der Untersuchungen von Rzewuska u. Angst (1982a,b) über schizoaffektive Psychosen zeigten Life Events. Ebenfalls ein Drittel der von Achté u. Tuulio-Henriksson (1983) untersuchten schizoaffektiven Patienten berichtete über Life Events.

Es scheint nicht sinnvoll, auslösende Faktoren nur mit der Zahl der Patienten in Verbindung zu bringen, sondern es sollte unseres Erachtens auch die Korrelation zu den verschiedenen Typen von Krankheitsepisoden untersucht werden. Besonders häufig fanden sich Life Events im Vorfeld manisch-depressiv gemischter Krankheitsepisoden, aber auch in etwa einem Drittel der schizomanischen, melancholischen, manischen und schizodepressiven Episoden fanden sich Life Events. Eher selten waren Life Events bei schizophrenen und schizomanisch-depressiv gemischten Krankheitsepisoden. Eine Summierung unserer Befunde und der Vergleich mit den anderen spärlichen Befunden aus der Literatur läßt die Schlußfolgerung zu, daß die Häufigkeit von Life Events bei schizoaffektiven Psychosen denjenigen der affektiven Psychosen ähnelt, wogegen bei den schizophrenen Psychosen Life Events seltener zu finden sind. Es liegt die Interpretation nahe, daß bei schizophrenen Patienten durch Häufigkeit und Intensität persistierender Alterationen, durch die Einengung des sozialen Betätigungsfeldes und die dadurch eingetretene Monotonie oder gar Isolierung sowohl die „Erlebnis*fähigkeit*" als auch die „Erlebnis*möglichkeit*" eingeschränkt wird. Dies ist aber viel seltener und weniger ausgeprägt bei affektiven und schizoaffektiven Patienten der Fall.

Trotz der vorliegenden Befunde der Life-event-Forschung bleibt die Bedeutung von Life Events für affektive, schizoaffektive und schizophrene Psychosen, insbesondere für Manifestation und Remanifestation dieser Erkrankung, noch offen.

5.11 Suizidalität

5.11.1 Methodische und definitorische Vorbemerkungen

In der vorliegenden Studie wurden neben Suizidhandlungen auch Suizidabsichten und Suizidpläne (ohne die praktische Umsetzung in eine Suizidhandlung) miteinbezogen und in der Variable „Suizidalität" zusammengefaßt. Diese Zusammenfassung aller Formen suizidaler Symptomatik ist unseres Erachtens zum einen dadurch gerechtfertigt, daß oft nur äußere Umstände oder Zufälle verhindern, daß Suizidabsichten in die Tat umgesetzt werden, zum anderen, daß der statistische Vergleich zwischen der Gruppe von Patienten mit durchgeführten Suizidversuchen und denjenigen, die ihre Suizidabsichten nicht in die Tat umsetzten, auf keiner der untersuchten Ebenen einen relevanten Unterschied zeigte (Rohde u. Marneros 1990a, b).

Die statistische Auswertung der erhobenen Befunde zur Suizidalität erfolgte auf zwei verschiedenen methodischen Ebenen:

- bezogen auf den einzelnen Patienten, d. h. Erfassung, ob es im Krankheitsverlauf des jeweils einzelnen Patienten irgendwann einmal zu Suizidgedanken, Suizidabsichten oder einem Suizidversuch gekommen war
- bezogen auf die jeweils einzelne Krankheitsepisode.

Die Erfassung von Suizidalität im Rahmen einer retrospektiven Langzeitstudie wirft einige methodische Probleme auf. Im Sinne eines strengen methodischen Vorgehens wäre es wünschenswert, auch die im Beobachtungszeitraum verstorbenen Patienten mit in die Analyse einzubeziehen. Es wäre dabei zu klären, wieviele der verstorbenen Patienten durch Suizid starben. Die im Rahmen der vorliegenden Studie gemachten Versuche, über die teilweise schon mehrere Jahre bzw. Jahrzehnte zuvor verstorbenen Patienten bzw. über deren Todesursache auch nur einigermaßen verläßliche Angaben zu erhalten, stießen jedoch aufgrund der bestehenden Datenschutzbestimmungen und den sehr unterschiedlichen Rechtsauffassungen kommunaler Behörden auf oft unüberwindliche Schwierigkeiten. Die Nennung des Anteils der durch Suizid Verstorbenen an der Gesamtzahl der insgesamt verstorbenen Patienten kann deshalb nur einen annähernden Wert darstellen und sollte somit nicht mit den strengen methodischen Maßstäben gemessen werden, die an die Angaben über die lebenden und nachexplorierten Patienten gestellt werden können.

Aus den genannten methodischen Einschränkungen heraus wird in den folgenden Abschnitten in Frage der Suizidalität lediglich für die nachuntersuchten 355 Patienten erörtert. Angaben zu den verstorbenen Patienten finden sich in Abschn. 2.1.3.3.

5.11.2 Patienten mit suizidaler Symptomatik

5.11.2.1 Suizidalität bei Patienten mit schizophrenen Psychosen

Von den 148 untersuchten Patienten mit schizophrenen Psychosen boten 80 Patienten (54.1%) mindestens einmal im Krankheitsverlauf eine suizidale Symptomatik (Tabelle 5.31). 50 dieser Patienten (33.8% der Patienten mit schizophrenen Psychosen) unternahmen im gesamten Krankheitsverlauf mindestens einmal einen

Tabelle 5.31. Suizidale Symptomatik in den drei untersuchten Diagnose-Gruppen

	Schizophrene Psychosen (n = 148)		Schizoaffektive Psychosen (n = 101)		Affektive Psychosen (n = 106)	
		p1		p2		p3
		–		–		–
Suizidale Symptomatik insgesamt	80 (54.1%)		66 (65.3%)		60 (56.6%)	
		–		–		*
Suizidgedanken und -absichten (ohne Suizidversuch im Verlauf)	30 (20.3%)		29 (28.7%)		37 (34.9%)	
		–		*		*
mind. ein Suizidversuch im Verlauf	50 (33.8%)		37 (36.6%)		23 (21.7%)	

Signifikanzen (X^2-Test):
p1 Schizophrene vs. schizoaffektive Psychosen; p2 Schizoaffektive vs. affektive Psychosen; p3 Schizophrene vs. affektive Psychosen.
* $p < 0.05$; – nicht signifikant.

Tabelle 5.32. Einflußfaktoren auf das Auftreten suizidaler Symptomatik (p-Werte des X^2-Tests bzw. der Varianzanalyse)

	Schizophrene Psychosen (n = 148)	Schizoaffektive Psychosen (n = 101)	Affektive Psychosen (n = 106)
Geschlecht	0.030[1]	0.000[1]	0.032[1]
Alter bei Erstmanifestation	–	–	–
Schulbildung	–	–	–
Beruf bei Erstmanifestation (bereinigt)	–	–	–
Familienstand bei Erstmanifestation (verheiratet, Pat. > 25 Jahre)	0.017[2]	–	–
Prämorbide Persönlichkeit	–	–	–
Prämorbide soziale Interaktionen	–	–	–
Psychische Erkrankungen in der Familie	0.016[3]	–	–
Broken home	–	–	–
Life Events (im Gesamtverlauf)	0.003[4]	–	–
Herkunftsschicht	–	–	–
Schicht bei Erstmanifestation	–	–	–
Prodrom	–	–	–
Zahl der Episoden im Verlauf	0.001[5]	–	0.000[5]
Jährliche Episodenfrequenz	0.000[6]	–	0.000[6]
Polarität		0.019[7]	–
Globales Funktionsniveau am Ende der Beobachtungszeit	–	–	–
Autarkiestatus am Ende der Beobachtungszeit	–	–	–

Höherer Anteil suizidaler Symptomatik bei
1) weiblichem Geschlecht, 2) verheiratet, 3) psychischen Erkrankungen in der Familie, 4) Life Event–Ereignissen im Verlauf, 5) höherer Episodenzahl, 6) höherer Episodenfrequenz, 7) unipolarem Verlauf.

Suizidversuch, bei den übrigen 30 Patienten (20.3%) kam es zu Suizidgedanken und Suizidabsichten, die jedoch nicht in die Praxis umgesetzt wurden.

Der Vergleich von schizophrenen Patienten mit suizidaler Symptomatik mit den Patienten ohne jede suizidale Symptomatik hinsichtlich soziodemographischer und prämorbider Daten sowie bezüglich verschiedener Verlaufs- und Ausgangsparameter zeigte einige signifikante Unterschiede (Tabelle 5.32).

Schizophrene Patienten, die im Verlauf eine suizidale Symptomatik zeigten, waren signifikant häufiger weiblichen Geschlechts, waren häufiger verheiratet, boten mehr psychische Erkrankungen in der Familie, hatten häufiger Life Events im Verlauf sowie mehr und häufigere Hospitalisierungen.

5.11.2.2 Suizidalität bei Patienten mit schizoaffektiven Psychosen

66 der 101 untersuchten schizoaffektiven Patienten (65.3%; Tabelle 5.31) wiesen im Verlauf mindestens einmal eine suizidale Symptomatik auf. Bei 37 dieser Patienten (36.6% der Patienten mit schizoaffektiven Psychosen) kam es zu mindestens einem Suizidversuch, bei den übrigen 29 Patienten (28.7%) blieb es bei Suizidgedanken und Suizidabsichten ohne Suizidversuch.

Der Vergleich der Patienten mit Suizidalität mindestens einmal im Verlauf und den Patienten ohne suizidale Symptomatik zeigte, daß lediglich das Geschlecht sowie die Polarität des Verlaufes einen Einfluß auf das Auftreten suizidaler Symptomatik im Gesamtverlauf des jeweils einzelnen Patienten ausübten. Weibliches Geschlecht sowie ein unipolarer Krankheitsverlauf begünstigten das Auftreten einer suizidalen Symptomatik (Tabelle 5.32).

5.11.2.3 Suizidalität bei Patienten mit affektiven Psychosen

60 der untersuchten 106 Patienten mit affektiven Psychosen (56.6%; Tabelle 5.31) boten im Gesamtverlauf mindestens einmal eine suizidale Symptomatik. 23 Patienten davon (21.7% der Patienten mit affektiven Psychosen) hatten mindestens einen Suizidversuch unternommen, bei 37 Patienten (34.9%) traten nur Suizidgedanken und Suizidabsichten auf.

In der Gruppe der affektiven Psychosen hatten lediglich das Geschlecht sowie Zahl und Häufigkeit der Krankheitsepisoden einen Einfluß auf das Auftreten von Suizidalität im Gesamtverlauf. Auch bei den affektiven Patienten waren Frauen häufiger suizidal sowie Patienten mit mehr und häufigeren Krankheitspisoden im Verlauf (Tabelle 5.32).

5.11.3 Suizidalität im Zusammenhang mit der jeweiligen Krankheitsepisode

5.11.3.1 Allgemeines

Neben der auf die einzelnen Patienten bezogenen Häufigkeit von suizidaler Symptomatik wurde auch die Suizidalität bezogen auf die einzelnen Krankheitsepisoden (bei schizoaffektiven und affektiven Psychosen) bzw. Hospitalisierungen (bei schizophrenen Psychosen) untersucht. Dabei wurde sowohl die suizidale Symptomatik erfaßt, die während der jeweiligen Episode bzw. Hospitalisierung aufgetreten war sowie Suizidgedanken und Suizidversuche, die der jeweiligen Klinikaufnahme direkt vorausgegangen waren und die im Regelfalle zur Klinikaufnahme geführt hatten. Suizidale Symptomatik, die zeitlich völlig unabhängig von einer Krankheitsepisode (wie für diese Untersuchung definiert) aufgetreten war, wurde als „suizidale Symptomatik im Intervall" erfaßt. Eine solche suizidale Symptomatik im Intervall bildete jedoch die extreme Ausnahme bei affektiven und schizoaffektiven Psychosen, etwas häufiger fand sie sich bei schizophrenen Psychosen. Wegen der Schwierigkeiten der Abgrenzung und Beurteilung solcher Symptome zwischen zwei

Krankheitsepisoden wird im weiteren auf eine ausführliche Darstellung suizidaler Symptomatik im Intervall verzichtet.

Um Faktoren zu ermitteln, die möglicherweise die Häufigkeit des Auftretens suizidaler Symptomatik beeinflussen, wurde – jeweils getrennt für die Diagnose-Gruppen – die Gesamtzahl der Krankheitsepisoden *mit* suizidaler Symptomatik verglichen mit den Krankheitsepisoden *ohne* suizidale Symptomatik. Zwischen beiden Gruppen wurden einige relevante Merkmale verglichen, die aufgrund der Ergebnisse der vorliegenden Studie bzw. aufgrund von Angaben in der Literatur im Zusammenhang mit Suizidalität relevant zu sein schienen.

Es handelte sich dabei um folgende Merkmale:
- Episodentyp
- Geschlecht
- Alter bei der jeweiligen Krankheitsepisode
- Familienstand bei der jeweiligen Krankheitsepisode
- Berufliche Situation bei der jeweiligen Krankheitsepisode
- Life Events im Zusammenhang mit der entsprechenden Krankheitsepisode
- Stellung der jeweiligen Krankheitsepisode im Verlauf
  (initiale Episode oder spätere Episode).

5.11.3.2 Hospitalisierungen mit suizidaler Symptomatik bei schizophrenen Patienten

Von den 595 im Verlauf der schizophrenen Psychosen aufgetretenen Hospitalisierungen (ohne Hospitalisierungen, die zur Dauerhospitalisierung geführt haben, bzw. ohne Hospitalisierungen mit unzureichenden Informationen) war bei 105 Hospitalisierungen (17.6%) eine suizidale Symptomatik (Tabelle 5.33), bei 62 Hospitalisierungen (10.4%) ein Suizidversuch dokumentiert. Bezüglich der Methode des Suizidversuchs standen Medikamentenintoxikationen in suizidaler Absicht ganz im Vordergrund (61.3% aller Hospitalisierungen mit Suizidversuch). Andere Methoden eines versuchten Suizides traten zahlenmäßig demgegenüber ganz in den Hintergrund, die zweithäufigste Art (Schnittverletzungen der Handgelenksarterien) fand sich nur in 12.9% aller Hospitalisierungen mit Suizidversuchen.

Der Vergleich der 105 Hospitalisierungen mit suizidaler Symptomatik und der insgesamt 490 Hospitalisierungen ohne eine solche suizidale Symptomatik zeigte nur in einem einzigen Merkmal einen signifikanten Unterschied (Tabelle 5.34): Bei 34 der 148 initialen Hospitalisierungen (23.0%) fand sich eine suizidale Symptomatik, jedoch nur bei 71 der 447 Hospitalisierungen im späteren Verlauf (15.9%).

5.11.3.3 Krankheitsepisoden mit suizidaler Symptomatik bei schizoaffektiven Patienten

Bei 131 (22.2%) der 590 im Verlauf schizoaffektiver Psychosen aufgetretenen Krankheitsepisoden war eine suizidale Symptomatik dokumentiert und bei 56% davon ein Suizidversuch. Die Zahl schizoaffektiver Patienten mit suizidaler

Tabelle 5.33. Methode des Suizidversuches (bezogen auf die einzelnen Episoden)

	Episoden bei		
	Schizo-phrenen Psychosen (n=595) p1	Schizo-affektiven Psychosen (n=590) p2	Affektiven Psychosen (n=508) p3
Episoden mit suizidaler Symptomatik (insgesamt)	* 105 (17.6%)	– 131 (22.2%)	* 117(23.0%)
davon: Episoden mit Suizidversuch	– 62 (10.4%)	* 56 (9.5%)	* 27 (5.3%)
Methode des Suizidversuches[1]			
Medikamentenintoxikation	38 (61.3%)	31 (55.4%)	16 (59.3%)
Pulsaderschnitt	8 (12.9%)	4 (7.1%)	4 (14.8%)
Fenstersturz	2 (3.2%)	7 (12.5%)	1 (3.7%)
Erhängen	3 (4.8%)	–	2 (7.4%)
Gewerbliche Gifte	–	3 (5.4%)	1 (3.7%)
Andere Schnittverletzungen	3 (4.8%)	1 (1.8%)	–
Gasvergiftung	1 (1.6%)	1 (1.8%)	1 (3.7%)
Ertränken	1 (1.6%)	–	–
Andere Arten bzw. Kombinationen verschiedener Arten	6 (9.7%)	9 (16.1%)	2 (7.4%)

Signifikanzen (X^2–Test):
p1 Schizophrene vs. schizoaffektive Psychosen; p2 Schizoaffektive vs. affektive Psychosen;
p3 Schizophrene vs. affektive Psychosen.
1) Prozentzahlen bezogen auf die Zahl der Episoden mit Suizidversuch.
* $p < 0.05$; – nicht signifikant.

Symptomatik insgesamt war signifikant höher als die schizophrener Patienten, die Zahl der Krankheitsepisoden mit einem Suizidversuch unterschied sich dagegen von den schizophrenen Psychosen nicht signifikant. Wie auch bei den schizophrenen Psychosen standen häufigkeitsmäßig die Medikamentenintoxikationen in suizidaler Absicht mit 55.4% aller Suizidversuche an der Spitze (Tabelle 5.33). Die zweithäufigste Methode war ein Sturz aus dem Fenster in suizidaler Absicht (12.5%). Alle anderen Methoden repräsentierten auch hier jeweils weniger als 10% der Suizidversuche.

Der Vergleich der Krankheitsepisoden *mit* suizidaler Symptomatik mit den Episoden *ohne* suizidale Symptomatik zeigte Unterschiede bei ganz verschiedenen Merkmalen (Tabelle 5.35). So waren in der Gruppe der Krankheitsepisoden mit suizidaler Symptomatik signifikant häufiger Episoden von weiblichen Patienten zu finden, Krankheitsepisoden von verheirateten Patienten, nicht berufstätigen Pa-

Tabelle 5.34. Suizidale Symptomatik bei schizophrenen Patienten (bezogen auf die jeweilige Hospitalisierung)

	Suizidale Symptomatik (n= 105)	Keine suizidale Symptomatik (n=490)	p
Geschlecht			–
weiblich	45 (42.9%)	201 (41.0%)	
männlich	60 (57.1%)	289 (59.0%)	
Alter			–
bis 40 Jahre	81 (77.1%)	362 (73.9%)	
41–60 Jahre	23 (21.9%)	110 (22.4%)	
älter als 60 Jahre	1 (1.0%)	18 (3.7%)	
Familienstand			–
verheiratet	43 (41.0%)	167 (34.1%)	
nicht verheiratet	62 (59.0%)	323 (65.9%)	
Berufliche Situation			–
berufstätig	45 (43.7%)	235 (48.5%)	
nicht berufstätig	58 (56.3%)	250 (51.5%)	
Life Event vor der Hospitalisierung			–
vorhanden	21 (20.0%)	64 (13.1%)	
nicht vorhanden	84 (80.0%)	426 (86.9%)	

Stellung im Verlauf   *

Erste Hospitalisierung (n=148)	mit suizidaler Symptomatik	34 (23.0%)
	ohne suizidale Symptomatik	114 (77.0%)
Spätere Hospitalisierung (n=447)	mit suizidaler Symptomatik	71 (15.9%)
	ohne suizidale Symptomatik	376 (84.1%)

Signifikanzen (X^2–Test): * p<0.05; – nicht signifikant.

tienten und Episoden, bei denen im Vorfeld Life Events vorhanden waren. Der Befund, daß sich bei Episoden mit Life Events häufiger suizidale Symptomatik fand, stimmt allerdings nicht überein mit den Ergebnissen aus dem früheren kleineren Kollektiv (72 schizoaffektive Psychosen; Rohde u. Marneros 1990a, b), so daß die Stabilität dieses Befundes nicht hoch zu sein scheint. Das Alter des Patienten bei der entsprechenden Krankheitsepisode sowie die Stellung der Krankheitsepisode im Verlauf hatten keinen Einfluß. Die wichtigsten Unterschiede ergaben sich jedoch in bezug auf die Art der Krankheitsepisode. Die Häufigkeit des Auftretens suizidaler Symptomatik variierte sehr stark mit der Symptomatik der Episode: 43.1% der schizodepressiven Krankheitsepisoden gingen mit einer suizidalen Symptomatik einher (Tabelle 5.36, Abb. 5.10), gefolgt von melancholischen Krankheitsepisoden (25.0%), schizomanisch-depressiv gemischten Krankheitsepisoden (21.8%), manisch-depressiv gemischten Krankheitsepisoden (17.6%) und schizophrenen Krankheitsepisoden (14.3%). Bei manischen Krankheitsepisoden

Tabelle 5.35. Suizidale Symptomatik bei schizoaffektiven Patienten (bezogen auf die jeweilige Episode)

	Suizidale Symptomatik (n= 131)	Keine suizidale Symptomatik (n= 459)	p
Geschlecht			**
weiblich	106 (80.9%)	278 (60.6%)	
männlich	25 (19.1%)	181 (39.4%)	
Alter			–
bis 40 Jahre	82 (62.6%)	270 (58.8%)	
41–60 Jahre	41 (31.3%)	171 (37.3%)	
älter als 60 Jahre	8 (6.1%)	18 (3.9%)	
Familienstand			*
verheiratet	90 (68.7%)	261 (56.9%)	
nicht verheiratet	41 (31.3%)	198 (43.1%)	
Berufliche Situation			**
berufstätig	54 (41.5%)	255 (57.2%)	
nicht berufstätig	76 (58.5%)	191 (42.8%)	
Life Event vor der Episode			**
vorhanden	50 (38.2%)	121 (26.4%)	
nicht vorhanden	81 (61.8%)	338 (73.6%)	

Stellung im Verlauf		–
Initiale Episode (n=101)	mit suizidaler Symptomatik	29 (28.7%)
	ohne suizidaler Symptomatik	72 (71.3%)
Spätere Episode (n=489)	mit suizidaler Symptomatik	102 (20.9%)
	ohne suizidaler Symptomatik	387 (79.1%)

Signifikanzen (X^2-Test): * p<0.05; ** p<0.01; – nicht signifikant.

war in keinem einzigen Fall eine suizidale Symptomatik dokumentiert, bei den schizomanischen Krankheitsepisoden nur bei einer von 101 Episoden (1.0%). Diese Zahlen sind fast identisch mit den Befunden, die an dem oben erwähnten früheren Kollektiv erhoben wurden.

5.11.3.4 Krankheitsepisoden mit suizidaler Symptomatik bei affektiven Psychosen

Bei 117 der ausgewerteten 508 Krankheitsepisoden von affektiven Psychosen (22.0%; Tabelle 5.33) war eine suizidale Symptomatik dokumentiert. Damit unterschieden sich die affektiven Psychosen signifikant von den untersuchten schizophrenen Psychosen, jedoch nicht von den schizoaffektiven Psychosen. Bei 27 affektiven Krankheitsepisoden hatte ein Suizidversuch stattgefunden (5.3% aller

Tabelle 5.36. Episoden mit suizidaler Symptomatik

	Episoden bei			
	Schizo-phrenen Psychosen	Schizo-affektiven Psychosen	Affektiven Psychosen	Total
Schizophren	(n=595) 105 (17.6%)	(n=77) 11 (14.3%)	–	(n=672) 116 (17.3%)
Schizodepressiv	–	(n=195) 84 (43.1%)	–	(n=195) 84 (43.1%)
Schizomanisch	–	(n=101) 1 (1.0%)	–	(n=101) 1 (1.0%)
Manisch	–	(n=51) –	(n=79) –	(n=130) –
Melancholisch	–	(n=76) 19 (25.0%)	(n=379) 112 (29.6%)	(n=455) 131 (28.8%)
Manisch–depressiv gemischt	–	(n=17) 3 (17.6%)	(n=33) 4 (12.1%)	(n=50) 7 (14.0%)
Schizomanisch-depressiv gemischt	–	(n=55) 12 (21.8%)	–	(n=55) 12 (21.8%)
Uncharakteristisch	–	(n=18) 1 (5.6%)	(n=17) 1 (5.9%)	(n=35) 2 (5.7%)

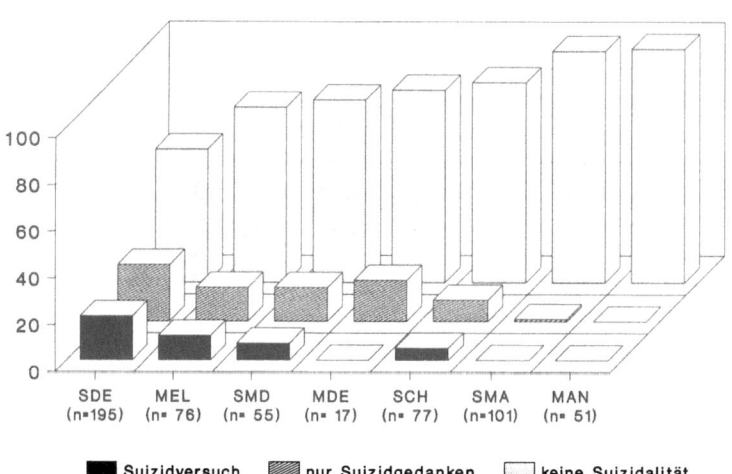

Abb.5.10. Suizidalität und Typ der Episode

Tabelle 5.37. Suizidale Symptomatik bei affektiven Patienten (bezogen auf die jeweilige Episode)

	Suizidale Symptomatik (n=117)	Keine suizidale Symptomatik (n=391)	p
Geschlecht			–
weiblich	98 (83.8%)	301 (77.0%)	
männlich	19 (16.2%)	90 (23.0%)	
Alter			–
bis 40 Jahre	40 (34.2%)	151 (38.6%)	
41–60 Jahre	61 (52.1%)	191 (48.8%)	
älter als 60 Jahre	16 (13.7%)	49 (12.5%)	
Familienstand			**
verheiratet	97 (82.9%)	275 (70.3%)	
nicht verheiratet	20 (17.1%)	116 (29.7%)	
Berufliche Situation			**
berufstätig	29 (27.4%)	165 (44.1%)	
nicht berufstätig	77 (72.6%)	209 (55.9%)	
Life Event vor der Episode			–
vorhanden	41 (35.0%)	133 (34.0%)	
nicht vorhanden	76 (65.0%)	258 (66.0%)	

Stellung im Verlauf			–
Initiale Episode (n=106)	mit suizidaler Symptomatik 27 (25.5%)		
	ohne suizidale Symptomatik 79 (74.5%)		
Spätere Episode (n=402)	mit suizidaler Symptomatik 90 (22.4%)		
	ohne suizidale Symptomatik 312 (77.6%)		

Signifikanzen (X^2–Test): ** $p < 0.01$. – nicht signifikant.

affektiven Krankheitsepisoden). Damit waren Suizidversuche bei affektiven Psychosen nur etwa halb so häufig wie bei schizophrenen und schizoaffektiven Psychosen; der Unterschied war statistisch signifikant. Wie auch bei den anderen beiden Diagnose-Gruppen wurde bei der Mehrzahl der Fälle der Suizidversuch in Form einer Medikamentenintoxikation vorgenommen (59.3% aller affektiven Krankheitsepisoden mit Suizidversuch). Wie auch bei den schizophrenen Episoden standen Schnittverletzungen an den Handgelenksarterien mit 14.8% an zweiter Stelle, sämtliche übrigen Methoden des versuchten Suizides fanden sich nur in jeweils ein bzw. zwei Fällen.

Der Vergleich der affektiven Krankheitsepisoden *mit* suizidaler Symptomatik und der affektiven Episoden *ohne* suizidale Symptomatik (Tabelle 5.37) erbrachte signifikante Unterschiede nur bezüglich des Familienstandes und der beruflichen Situation zum Zeitpunkt der jeweiligen Krankheitsepisode: Krankheitsepisoden von verheirateten Patienten und solche von nichtberufstätigen Patienten waren in der Gruppe der Episoden mit suizidaler Symptomatik deutlich häufiger zu finden als bei den Episoden ohne suizidale Symptomatik. Das Geschlecht, das Alter bei der entsprechenden Episode, das Auftreten von Life Events vor der Episode und die Stellung der Episode im Verlauf hatten demgegenüber keinen signifikanten Einfluß.

Wie bei den schizoaffektiven Psychosen zeigten sich auch bei den affektiven Psychosen gravierende Unterschiede hinsichtlich der Suizidalität in Abhängigkeit von der Symptomatik der Episode. Erwartungsgemäß fand sich bei melancholischen Krankheitsepisoden am häufigsten eine suizidale Symptomatik (29.6%; Tabelle 5.36). Bei manisch-depressiven Krankheitsepisoden trat eine suizidale Symptomatik in 12.1% auf, bei rein manischen Krankheitsepisoden fand sich keine suizidale Symptomatik.

5.11.4 Zusammenfassung und Diskussion der Befunde zur suizidalen Symptomatik

1. Schizoaffektive Patienten boten am häufigsten eine suizidale Symptomatik mindestens einmal im Verlauf (65.3%), gefolgt von den affektiven (56.6%) und den schizophrenen Patienten (54.1%).
2. 22% der Krankheitsepisoden schizoaffektiver, ebenfalls 22% der Episoden affektiver Psychosen und knapp 18% der Krankheitsepisoden von Patienten mit schizophrenen Psychosen waren von einer suizidalen Symptomatik begleitet.
3. Der Episodentyp, der am häufigsten von einer suizidalen Symptomatik begleitet war, war der Typ der schizodepressiven Krankheitsepisode (suizidale Symptomatik bei 43.1% der Episoden). An zweiter Stelle standen die melancholischen Episoden mit 28.8%. Interessanterweise unterschied sich die Häufigkeit der Suizidalität, die einen bestimmten Episodentyp begleitet, zwischen den drei Diagnose-Gruppen nicht.
4. Episoden mit suizidaler Symptomatik in der Gruppe der schizophrenen Patienten unterschieden sich nur bezüglich der Stellung im Gesamtverlauf von Episoden ohne suizidale Symptomatik: Initiale schizophrene Episoden hatten signifikant häufiger eine suizidale Symptomatik als Episoden, die später im Verlauf auftraten.
5. Eine suizidale Symptomatik fand sich häufig bei Krankheitsepisoden von weiblichen schizoaffektiven Patienten, häufiger bei Episoden, zu deren Zeitpunkt der Patient verheiratet war, nicht berufstätig war, und bei Episoden mit Life Events im Vorfeld. Bezüglich Geschlecht, beruflichem Status und Familienstand konnten eindeutig die Befunde des früheren kleineren Kollektivs bestätigt werden, wobei bezüglich der Life Events der Befund früherer Untersuchungen (Rohde u. Marneros 1990a, b) nicht reproduziert werden konnte und somit eher zurückhaltend interpretiert werden sollte.
6. Bei den affektiven Psychosen fand sich die suizidale Symptomatik häufiger bei Krankheitsepisoden von verheirateten Patienten und bei nichtberufstätigen Patienten.

Es ist eine in der Literatur gut bekannte und gesicherte Erkenntnis, daß bei psychotischen Patienten insgesamt die Suizidgefährdung hoch ist. Eine detaillierte

Auseinandersetzung mit der dazu vorliegenden Literatur erübrigt sich deshalb weitgehend; auf die entsprechende Übersichtsliteratur wird verwiesen (vgl. Angst 1987d; Angst et al. 1990; Drake et al. 1985; Finzen 1988; Goodwin u. Jamison 1990; Kreitman 1986; Reimer 1982; Simpson 1988; Westermeyer u. Harrow 1988). Die vorliegende Studie steht in guter Übereinstimmung mit den Befunden anderer Autoren, die über eine relativ hohe Suizidgefährdung bei schizoaffektiven Psychosen berichten (Angst 1980a, 1986a, 1987d; Angst u. Stassen 1987; Angst et al. 1990; Cohen et al. 1972; Dingman u. McGlashan 1986; Omata 1985). Vor allem schizodepressive Episoden sind häufig von einer suizidalen Symptomatik begleitet. In einer früheren Arbeit (Rohde u. Marneros 1990a) haben wir die Vermutung geäußert, daß die Mischung schizophrener und melancholischer Symptome eine besondere „suizidogene" Kombination darstellt. Das Hauptrisiko scheint das gleichzeitige Auftreten melancholischer und schizophrener Symptome zu sein, während die reine melancholische Symptomatik ein geringeres Risiko aufwies. Wir vermuteten, daß das „Ausgeliefertsein" im Rahmen produktiv-psychotischer Symptome ein zusätzliches Risiko zur melancholischen „Sinnlosigkeit" darstellt.

5.12 Aspekte der medikamentösen Therapie

5.12.1 Methodische und definitorische Vorbemerkungen

Die im Verlauf der Psychosen, die bei der vorliegenden Untersuchung berücksichtigt wurden, durchgeführte Therapie mit Psychopharmaka wurde sehr detailliert erfaßt. Zum Zwecke der gruppenstatistischen Analyse wurden die verabreichten Psychopharmaka in einem weiteren Schritt zu drei globalen Gruppen zusammengefaßt: Neuroleptika, Antidepressiva und Lithium. Psychopharmaka, die nicht einer dieser drei Gruppen angehörten, sowie andere eingesetzte Medikamente, wurden bei den im folgenden dargestellten Berechnungen nicht berücksichtigt. Ebenso wurde auch *nicht jede* Gabe eines Neuroleptikums oder Antidepressivums berücksichtigt; als „Therapie mit Neuroleptika" wurde die Gabe eines Neuroleptikums lediglich dann gewertet, wenn dieses zum Zwecke der antipsychotischen Therapie eingesetzt wurde und nicht lediglich alleine etwa als schlafförderndes Mittel. Ein entsprechendes Vorgehen wurde auch bei den Antidepressiva gewählt. Die jeweilige Dosierung, die Zeitdauer oder die Kombination mit anderen Medikamenten war somit nicht ein direktes Auswahlkriterium.

Ein anderes Vorgehen wurde für die Erfassung eines Psychopharmakons im prophylaktischen Sinne angewandt (vgl. Abschn. 5.10).

Die statistische Auswertung der Psychopharmako-Therapie erfolgte in zwei unterschiedlichen Strategien: Es soll zunächst dargestellt werden, bei wievielen der Patienten es in den verglichenen Diagnose-Gruppen zum Einsatz der unterschiedlichen Psychopharmaka kam, d. h. wieviele der Patienten zumindest einmal während des gesamten Krankheitsverlaufes das jeweilige Medikament erhielten. Dabei kann das Spektrum allerdings von einer kurzfristigen Gabe innerhalb einer Episode bis zu einer jahrzehntelangen Dauertherapie reichen.

In einem zweiten Schritt wird die psychopharmakologische Therapie aufgegliedert nach dem Typ der jeweiligen Krankheitsepisode, in der diese Medikation eingesetzt wurde.

5.12.2 Therapie schizophrener Psychosen

Fast jeder der Patienten mit einer schizophrenen Psychose erhielt irgendwann im Verlauf der Erkrankung einmal ein Neuroleptikum im o.g. Sinne (94.6%; Tabelle 5.38). Die Therapie mit Antidepressiva sowie die therapeutische Gabe von Lithium trat dagegen bei den schizophrenen Patienten zahlenmäßig ganz in den Hintergrund. 16 Patienten (10.8%) erhielten mindestens einmal eine kombinierte Therapie aus einem Antidepressivum und einem Neuroleptikum.

Bei 443 von insgesamt 595 berücksichtigten Hospitalisierungen von Patienten mit schizophrenen Psychosen wurden Neuroleptika eingesetzt (74.5%; Tabelle 5.39). Lediglich bei 12 Krankheitsepisoden (2%) wurden nur Antidepressiva gegeben. In 21 Krankheitsepisoden (3.5%) wurden sowohl Neuroleptika als auch Antidepressiva eingesetzt. Somit wurden insgesamt bei 80% aller Episoden entweder Neuroleptika und/oder Antidepressiva zu therapeutischen Zwecken eingesetzt. Am häufigsten wurden schizophrene Episoden mit positiver Symptomatik psychopharmakologisch behandelt (87.8%), in allen Fällen mit Neuroleptika, lediglich bei 5 Episoden zusätzlich auch mit Antidepressiva. Gemischte schizophrene Episoden wurden in 82.6% pharmakotherapiert, negative schizophrene Episoden in 70.6%. Auch bei den beiden letztgenannten Typen spielte die Therapie mit Antidepressiva alleine oder in Kombination kaum eine zahlenmäßig wichtige Rolle.

Tabelle 5.38. Eingesetzte Medikation

	Schizo-phrene Psychosen (n=145)	Schizo-affektive Psychosen (n=101)	Affektive Psychosen (n=106)
Neuroleptika im Verlauf	140 (94.6%)	94 (93.1%)	60 (56.6%)
Antidepressiva im Verlauf	32 (21.1%)	65 (64.4%)	99 (93.4%)
Lithium im Verlauf	5 (3.4%)	42 (41.6%)	36 (34.0%)
Kombination aus Neuroleptika und Antidepressiva	16 (11.0%)	31 (30.7%)	34 (32.1%)
Kombination aus Neuroleptika und Lithium		27 (26.7%)	15 (14.2%)
Kombination aus Antidepressiva und Lithium	–	6 (5.9%)	21 (19.8%)
Kombination aus Neuroleptika, Antidepressiva und Lithium	–	10 (9.9%)	7 (6.6%)

Tabelle 5.39. Therapie mit Psychopharmaka und Art der Symptomatik bei schizophrenen Patienten (ohne Episoden, die zur Dauerhospitalisierung geführt haben)

	Positiv (n=213)	Negativ (n=221)	Gemischt (n=161)	Total (n=595)
Neuroleptika alleine	182 (85%)	136 (63%)	125 (78%)	443 (74.5%)
Antidepressiva alleine	–	9 (4%)	3 (2%)	12 (2%)
Neuroleptika und Antidepressiva	5 (2%)	11 (5%)	5 (3%)	21 (3.5%)

5.12.3 Therapie schizoaffektiver Psychosen

Auch bei den schizoaffektiven Patienten war eine Neuroleptika-Gabe die Regel: 94 von 101 Patienten (93.1%; Tabelle 5.38) wurden mindestens bei einer Krankheits-episode neuroleptisch behandelt. Etwa zwei Drittel der schizoaffektiven Patienten (64.4%; Tabelle 5.38) erhielten mindestens einmal während des Krankheitsverlaufes eine antidepressive Therapie. Kombinationen von Neuroleptika mit anderen Psychopharmaka kam eine viel größere Bedeutung zu als bei den schizophrenen Patienten. 30.7% der schizoaffektiven Patienten erhielten mindestens einmal im Verlauf eine kombinierte Therapie aus einem Neuroleptikum und einem Antide-pressivum, 26.7% der Patienten eine Kombination aus Neuroleptikum und Lithium und 9.9% erhielten eine Dreier-Kombination (Neuroleptikum, Lithium und Antidepressivum).

Die Therapie mit Psychopharmaka erwies sich als abhängig von der Art der jeweils behandelten Episode (Tabelle 5.40).

Schizophrene Episoden im Rahmen von schizoaffektiven Psychosen wurden in zwei Drittel der Fälle alleine mit Neuroleptika behandelt, alle anderen Psychophar-maka sowie Kombinationen traten dagegen deutlich zurück. Schizodepressive Krankheitsepisoden wurden in 37% alleine mit Neuroleptika, in 23% mit einer kombinierten Therapie aus Neuroleptika und Antidepressiva behandelt. Bei schizomanischen Krankheitsepisoden stand die alleinige Neuroleptika-Therapie mit 62% an der Spitze, Neuroleptika und Lithium wurden in 20% gegeben. Ein ähnliches Bild fand sich bei den rein manischen Krankheitsepisoden (Neuroleptika alleine 59%, Neuroleptika und Lithium 27.5%). Die Therapie mit Antidepressiva alleine spielte bei den melancholischen Episoden die bedeutendste Rolle, gefolgt von einer Kombination von Neuroleptika und Antidepressiva. Auch manisch-depressiv gemischte Krankheitsepisoden wurden in etwa einem Drittel der Fälle mit Neuroleptika alleine behandelt. Antidepressiva bzw. Lithium wurde eher selten gegeben. Ähnlich war auch die Therapie der schizomanisch-depressiven Krank-heitsepisoden, wobei Neuroleptika alleine bei 53% der Krankheitsepisoden einge-setzt wurden, eine Kombination aus Neuroleptika und Lithium bei 16%. Die

Tabelle 5.40. Therapie mit Psychopharmaka und Art der Episode bei schizoaffektiven Patienten (ohne Episoden, die zur Dauerhospitalisierung geführt haben)

	SCH (n= 77)	SDE (n= 195)	SMA (n= 101)	MAN (n= 51)	MEL (n= 76)	MDE (n= 17)	SMD (n= 55)	UNC (n= 18)	Tot. (n= 590)
Neuroleptika alleine	66%	37%	62%	59%	16%	35%	53%	11%	45%
Antidepressiva alleine	3%	6%	1%	6%	41%	12%	4%	17%	9.5%
Lithium alleine	1%	0.5%	2%	8%	1%	–	4%	–	2%
Neuroleptika und Antidepressiva	3%	23%	2%	–	22%	12%	13%	11%	13%
Neuroleptika und Lithium	12%	0.5%	20%	27.5%	3%	6%	16%	–	9.5%
Antidepressiva und Lithium	1%	1.5%	–	–	1%	6%	–	–	1%
Neuroleptika, Antidepressiva und Lithium	3%	–	–	1%	6%	4%	–	2%	–

SCH = Schizophrene Episode; SDE = Schizodepressive Episode; SMA = Schizomanische Episode; MAN = Manische Episode; MEL = Melancholische Episode; MDE = Manisch-depressiv gemischte Episode; SMD = Schizomanisch–depressiv gemischte Episode; UNC = Uncharakteristische Episode.

Dreier-Kombination aus Neuroleptika, Antidepressiva und Lithium spielte hier ebensowenig wie bei den anderen Episodentypen eine zahlenmäßig bedeutende Rolle.

5.12.4 Therapie affektiver Psychosen

Fast jeder der Patienten mit einer affektiven Psychose wurde im Laufe der Erkrankung antidepressiv behandelt (93.4%; Tabelle 5.38). Darüber hinaus erhielten aber mehr als die Hälfte der Patienten mindestens einmal im Verlauf auch eine Therapie mit Neuroleptika (56.6%) und etwa ein Drittel der Patienten erhielt Lithium (34.0%). Von den gegebenen Kombinationen war die Kombination aus Neuroleptikum und Antidepressivum am häufigsten (34 Patienten, 32.1%). Jeder fünfte affektive Patient (19.8%) erhielt mindestens einmal eine Antidepressiva-Lithium-Kombination, 14% eine Kombination aus einem Neuroleptikum und Lithium und 6.6% eine dreifache Kombination aus Antidepressivum, Neuroleptikum und Lithium.

Erwartungsgemäß differierte auch bei den affektiven Psychosen der therapeutische Ansatz stark mit der entsprechenden Symptomatik. Reine melancholische Krankheitsepisoden wurden in 60% alleine mit Antidepressiva behandelt (Tabelle 5.41), alle anderen medikamentösen Ansätze traten dagegen deutlich zurück. Manische Episoden wurden etwa in der Hälfte der Fälle mit Neuroleptika alleine behandelt, in 30% mit einer Kombination aus Neuroleptikum und Lithium. Bei

Tabelle 5.41. Therapie mit Psychopharmaka und Art der Episode bei affektiven Patienten (ohne Episoden, die zur Dauerhospitalisierung geführt haben)

	MEL (n=379)	MAN (n= 79)	MDE (n=33)	UNC (n=17)	Total (n=508)
Neuroleptika alleine	4.5%	48%	27%	–	13%
Antidepressiva alleine	60%	1%	39%	23.5%	48%
Lithium alleine	1%	15%	12%	–	4%
Neuroleptika und Antidepressiva	9.5%	1%	6%	12%	8%
Neuroleptika und Lithium	–	30%	27%	–	6.5%
Antidepressiva und Lithium	5%	2.5%	9%	–	5%
Neuroleptika, Antidepressiva und Lithium	1%	2.5%	9%	–	2%

MEL = Melancholische Episode; MAN = Manische Episode; MDE = Manisch-depressiv gemischte Episode; UNC = Uncharakteristische Episode.

manisch-depressiv gemischten Episoden stand die alleinige Therapie mit Antidepressiva im Vordergrund (39%), gefolgt von der Kombination aus Neuroleptikum und Lithium sowie der alleinigen Neuroleptika-Therapie (jeweils 27%; Tabelle 5.41).

5.13 Aspekte der medikamentösen Prophylaxe

5.13.1 Methodische und definitorische Vorbemerkungen

Die Gabe von Neuroleptika und Thymoleptika als „Prophylaxe" zu bezeichnen, ist mit vielen Schwierigkeiten verbunden: Die untersuchten Patienten mit schizophrenen Psychosen, die über mehrere Jahre kontinuierlich Neuroleptika nahmen, hatten gleichzeitig persistierende Alterationen. Das Neuroleptikum wurde in diesem Sinne als ständiges Therapeutikum verwendet. Daß es bei den schizophrenen Patienten mit einer ständigen neuroleptischen Therapie seltener zu Hospitalisierungen gekommen ist, besagt wenig über die prophylaktische Wirkung des gegebenen Neuroleptikums. Die häufigen Konsultationen des Nervenarztes, die mit der kontinuierlichen Gabe von Neuroleptika verbunden waren, die häufig gleichzeitig vorhandene Reduzierung der sozialen Aktivitäten oder gar die frühzeitige Berentung dieser Patienten erschwerten bei der vorliegenden Studie die Beurteilung, inwieweit die soziale Kontinuität durch neue Exazerbationen von Symptomen unterbrochen wurde. Damit erschwerte sich auch die Beurteilung, ob neue episodische Remanifestationen stattgefunden hatten oder nicht. Ähnliches galt für Patienten aus der schizoaffektiven Gruppe. Die ständige Gabe von Thymoleptika bei affektiven, schizoaffektiven, aber auch schizophrenen Patienten verursachte sehr ähnliche methodische Schwierigkeiten. Die Gabe von Neuroleptika und Thymoleptika war in allen drei Gruppen häufiger bei Patienten, die persistierende

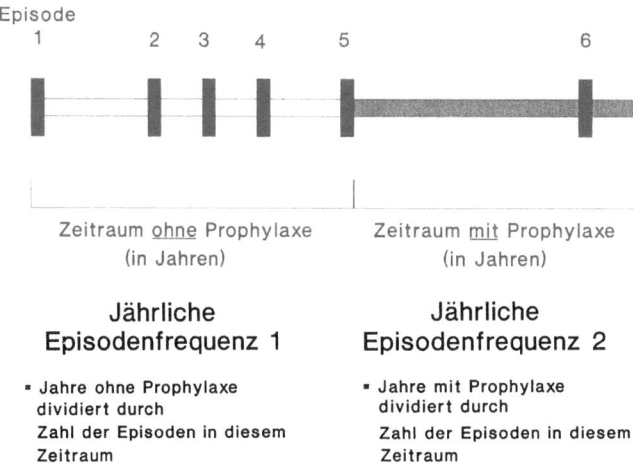

Abb. 5.11. Wirksamkeit der Prophylaxe: Berechnungsschema

Alterationen hatten. In diesem Sinne haben wir uns entschlossen, zunächst nur die Lithium-Gabe als Prophylaxe zu definieren und statistisch auszuwerten.

Die Aussage über die Wirksamkeit einer Rezidivprophylaxe orientiert sich an einem Vergleich der jährlichen Episodenfrequenz zwischen dem Zeitraum ohne Prophylaxe und dem Zeitraum mit Prophylaxe, getrennt für jeden einzelnen Patienten (Abb. 5.11).

5.13.2 Lithium-Prophylaxe bei schizoaffektiven Psychosen

29 (27.7%) der schizoaffektiven Patienten hatten eine kontinuierliche Gabe von Lithium (Minimum 3 Jahre, Maximum 18 Jahre). Die Lithium-Gabe – kontinuierlich über mindestens drei Jahre durchgeführt – hatte eine hochsignifikante Abnahme der Rezidivhäufigkeit bei bipolaren schizoaffektiven Psychosen zur Folge (Tabelle 5.42). Unter Lithium kam es zu einer Verminderung der Rezidivhäufigkeit von einer Episode alle 2 Jahre (Median, im Zeitraum ohne Prophylaxe) zu einer Episode nur noch alle 8 Jahre (Zeitraum mit Lithium-Prophylaxe). Für die vier Patienten mit einer unipolaren schizoaffektiven Psychose, die Lithium als Rezidivprophylaxe erhielten, wurde aufgrund der niedrigen Fallzahl kein statistischer Vergleich vorgenommen.

Über diesen gruppenstatistischen Ansatz hinaus wurden bei den schizoaffektiven Psychosen die Verläufe sämtlicher Patienten getrennt untersucht, für die eine Lithium-Prophylaxe durchgeführt wurde (Abb. 5.12 und 5.13).

Aus den Abbildungen ergibt sich die deutliche *interindividuelle Variation*. Neben Patienten, bei denen es unter Lithium-Prophylaxe zu einer völligen Rezidivfreiheit gekommen war, fanden sich auch Patienten, bei denen trotz kontinuierlicher Lithium-Einnahme über einen langen Zeitraum weiterhin Krankheitsepisoden auftraten, evtl. sogar in einer größeren Häufigkeit.

Tabelle 5.42. Wirksamkeit der Prophylaxe mit Lithium (kontinuierliche Gabe mindestens 3 Jahre, maximal 21 Jahre) bei schizoaffektiven und affektiven Patienten (Vergleich der jährlichen Episodenfrequenz für die Zeit mit bzw. ohne Lithium–Prophylaxe)

Diagnose	n	Jährliche Episodenfrequenz		
		für die Zeit *ohne* Lithium-Prophylaxe (Median)	für die Zeit *mit* Lithium-Prophylaxe (Median)	p[1]
Schizoaffektive Psychosen				
unipolar	4	0.556	0.000	
bipolar	24	0.481	0.125	0.000 **
Affektive Psychosen				
unipolar	10	0.126	0.000	0.009 **
bipolar	19	0.566	0.067	0.001 **

1) Wilcoxon matched–pairs signed–ranks Test.
** p<0.01.

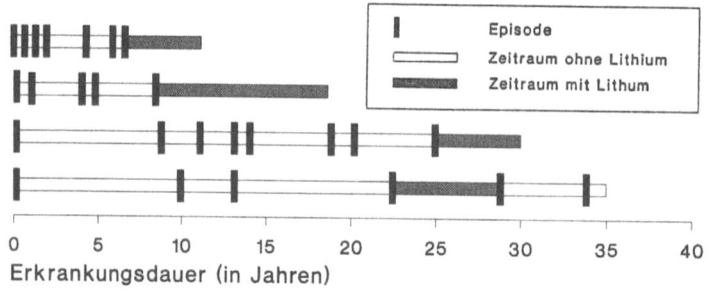

Abb. 5.12. Lithium-Prophylaxe bei unipolaren schizoaffektiven Psychosen (n=4)

Der Effekt der Lithium-Prophylaxe bei den untersuchten schizoaffektiven Psychosen kann prinzipiell in vier Kategorien unterteilt werden:

- völlige Rezidivfreiheit unter Lithium-Prophylaxe
- seltenere Krankheitsepisoden (Abnahme der jährlichen Episodenfrequenz)
- keine Abnahme der Episodenfrequenz, aber kürzere Dauer der einzelnen Krankheitsepisoden
- keiner der beschriebenen Effekte.

Keinerlei Effekt zeigte die Lithium-Prophylaxe bei 12.5% der Patienten mit bipolaren schizoaffektiven Psychosen. Bei 37.5% dieser Patienten fand sich dagegen eine vollständige Rezidivfreiheit unter Lithium, bei weiteren 45.8% zumindest seltenere Episoden (Tabelle 5.43). Bei einem Patienten verkürzte sich lediglich die

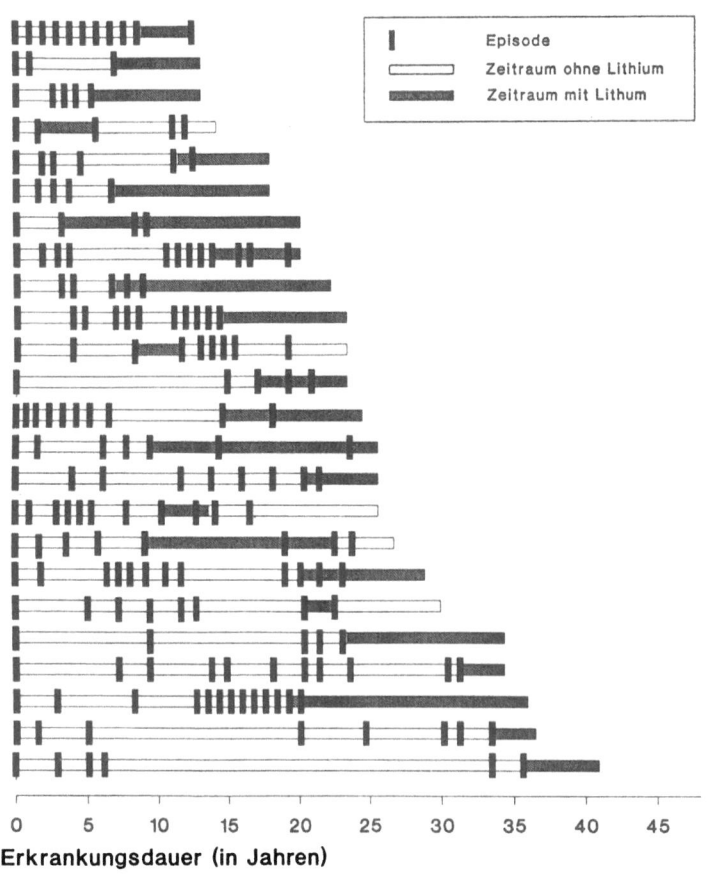

Erkrankungsdauer (in Jahren)

Abb. 5.13. Lithium-Prophylaxe bei bipolaren schizoaffektiven Psychosen (n=24)

Tabelle 5.43. Effekt der Rezidivprophylaxe mit Lithium bei schizoaffektiven und affektiven Psychosen (Minimum 3 Jahre, Maximum 21 Jahre)

	Rezidiv-freiheit	Seltenere Episoden	Nur kürzere Episoden	Kein Effekt
Schizoaffektive Psychosen				
unipolar (n= 4)	3 (75.0%)	–	–	1 (25.0%)
bipolar (n=24)	9 (37.5%)	11 (45.8%)	1 (4.2%)	3 (12.5%)
Affektive Psychosen				
unipolar (n=10)	9 (90.0%)	–	–	1 (10.0%)
bipolar (n=19)	7 (36.8%)	8 (42.1%)	2 (10.5%)	2 (10.5%)

265

mittlere Episodendauer. Bei den schizoaffektiven Patienten mit einem unipolaren Verlauf wiesen unter einer Lithium-Rezidivprophylaxe 3 von 4 Patienten eine völlige Rezidivfreiheit auf.

5.13.3 Lithium-Prophylaxe bei affektiven Psychosen

29 Patienten mit affektiven Psychosen (27.4%) erhielten während des Krankheitsverlaufes über mindestens drei Jahre kontinuierlich Lithium (Maximum 21 Jahre; Tabelle 5.42). Die prophylaktische Gabe von Lithium führte zu einer signifikanten Abnahme der jährlichen Episodenfrequenz. Bei bipolaren affektiven Psychosen kam es unter der Lithium-Prophylaxe zu einem Rückgang der Episodenfrequenz von etwa einer Krankheitsepisode alle 1.8 Jahre auf etwa eine Episode alle 15 Jahre.

Auch bei den untersuchten affektiven Psychosen war die *interindividuelle Variation* des prophylaktischen Effektes von Lithium groß: Bei den bipolar affektiven Patienten zeigten 36.8% eine vollständige Rezidivfreiheit, weitere 8 Patienten hatten seltenere Krankheitsepisoden unter der Prophylaxe (Tabelle 5.42, Abb. 5.14 und 5.15).

Lediglich 2 der 19 affektiven Patienten zeigten keinerlei positiven Effekt auf die Lithium-Prophylaxe. 9 der 10 affektiven Patienten mit einem unipolaren Verlauf waren nach Beginn einer Lithium-Prophylaxe völlig rezidivfrei. Die höhere Anzahl von unipolaren affektiven Psychosen mit Rezidivfreiheit unter einer Lithium-Prophylaxe könnte zu der Annahme verleiten, daß Lithium bei unipolaren affektiven Psychosen wirksamer ist als bei bipolaren. Bei der Interpretation dieser Befunde sollte jedoch berücksichtigt werden, daß Patienten mit einem unipolaren

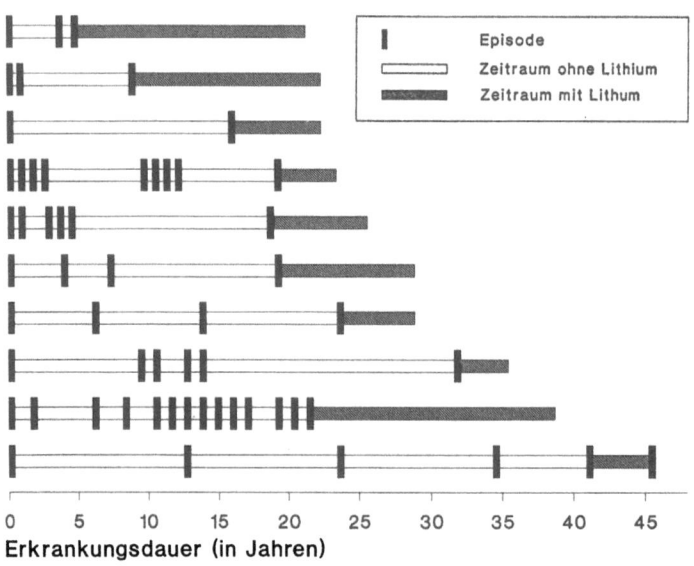

Abb. 5.14. Lithium-Prophylaxe bei unipolaren affektiven Psychosen (n=10)

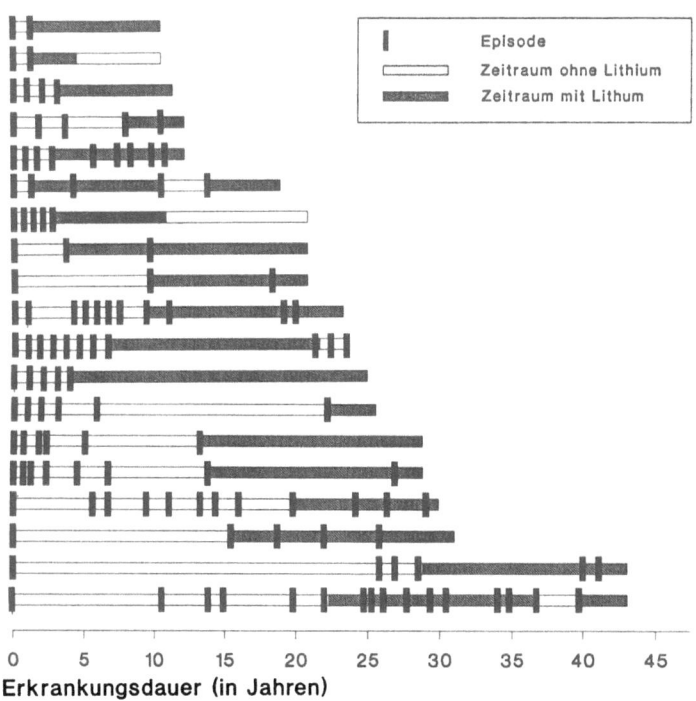

0   5   10   15   20   25   30   35   40   45

Erkrankungsdauer (in Jahren)

Abb. 5.15. Lithium-Prophylaxe bei bipolaren affektiven Psychosen (n=19)

affektiven Verlauf eine durchschnittlich kürzere Zeit unter einer Lithium-Prophylaxe gestanden hatten und daß bei bipolaren Verläufen bereits der Spontanverlauf
eine deutlich höhere Zahl von Krankheitsepisoden aufwies als bei unipolaren. Beide
Effekte könnten bewirken, daß die Wahrscheinlichkeit, daß es trotz Lithium-
Prophylaxe zu einem weiteren Rezidiv kommt, bei bipolaren Patienten höher ist.
Diese Überlegungen sollten jedoch nicht darüber hinwegtäuschen, daß eine
drastische Reduktion der Episodenhäufigkeit sowohl im klinischen Aspekt als auch
vor allen Dingen im sozialen Leben einer völligen Rezidivfreiheit sehr nahe kommen
kann.

5.13.4 Zusammenfassung und Diskussion der Befunde zur Prophylaxe

1. In der vorliegenden Studie wurde als „Rezidivprophylaxe" erfaßt, wenn Lithium
   unter der Indikation einer Prophylaxe über mindestens 3 Jahre kontinuierlich
   eingenommen wurde.
2. Bei 27.7% der schizoaffektiven Psychosen wurde eine Rezidivprophylaxe mit
   Lithium durchgeführt. Darunter kam es zu einer Verminderung der durchschnittlichen Rezidivhäufigkeit von einer Krankheitsepisode alle 2 Jahre im
   Zeitraum ohne Prophylaxe zu einer Rezidivhäufigkeit von nur noch alle 8 Jahre

(Median) für den Zeitraum mit einer Lithium-Prophylaxe. Es fanden sich jedoch ausgeprägte interindividuelle Variationen.
3. Bei den affektiven Psychosen erhielten 27.4% der Patienten eine Rezidivprophylaxe mit Lithium. Unter der Gabe von Lithium kam es bei bipolaren affektiven Patienten zu einer Abnahme der jährlichen Episodenfrequenz von 1 Krankheitsepisode etwa alle 2 Jahre vor der Lithium-Prophylaxe auf 1 Krankheitsepisode etwa alle 15 Jahre unter einer Lithium-Prophylaxe.

Die Wirksamkeit einer Lithium-Prophylaxe bei affektiven Psychosen ist inzwischen so gut abgesichert, daß sie nicht näher besprochen werden soll (vgl. Literatur in Goodwin u. Jamison 1990; Müller-Oerlinghausen u. Greil 1986; Schou 1987). Nachdem die Gruppe um Angst, vermutlich als erste, die Wirkung von Lithium bei schizoaffektiven Psychosen zeigen konnte (Angst 1981; Angst et al. 1970) häufen sich die Studien, die die prophylaktische Wirkung von Lithium bei schizoaffektiven Psychosen belegen (vgl. Brockington et al. 1980; Kemali u. Maj 1985; Kemali et al. 1985; Lenz 1987; Lenz et al. 1989; Müller-Oerlinghausen 1989, 1990; Müller-Oerlinghausen u. Greil 1986; Shopsin 1979; Tress u. Haag 1979). Die prophylaktische Wirkung von Lithium auf schizoaffektive Psychosen ist sicherlich einer der großen praxisbezogenen Gewinne, die die Erforschung der schizoaffektiven Psychosen gebracht hat. Die Befunde in der Literatur weisen jedoch darauf hin, daß eine sogenannte „affektdominante" schizoaffektive Psychose viel deutlicher positiv auf Lithium reagiert als die sogenannten „schizodominanten" Formen (Küfferle u. Lenz 1983; Lenz 1987; Shopsin 1979).

Shopsin (1979) kam bei einer Würdigung der diesbezüglichen Literatur zu dem Ergebnis, daß Studien, die keine gute therapeutische und prophylaktische Wirksamkeit von Lithium bei schizoaffektiven Psychosen gefunden hatten, wahrscheinlich in ihren untersuchten Populationen viele Schizophrenien hatten. Studien, die über eine Wirksamkeit von Lithium auch bei schizophrenen Psychosen berichten, finden sich vereinzelt, wie etwa die Studie von Delva u. Letemendia (1982). Diese Autoren vertreten die Auffassung, daß sowohl schizoaffektive als auch schizophrene Patienten von Lithium profitieren können. Es kontrastieren damit Befunde, daß Lithium bei Schizophrenie nicht erfolgreich ist. Aber auch sie vertreten die Auffassung, daß die Resonanz von schizoaffektiven Patienten auf Lithium viel größer ist als die der rein schizophrenen Patienten.

Spannend wird in den kommenden Jahren sicher auch die Suche nach Alternativen zur Lithium-Prophylaxe bei schizoaffektiven und affektiven Psychosen werden, wie etwa die prophylaktische Gabe von Carbamazepin oder Valproat (Emrich 1989, 1990; Schmidt u. Greil 1987). In dem untersuchten Kollektiv nahm bei Abschluß der Untersuchungen keiner der Patienten Carbamazepin oder Valproat, was am ehesten mit der späteren Einführung dieser Therapiemethode zu tun hat.

6 Faktoren, die den Zustand am Ende der Beobachtungszeit beeinflussen: Einflußfaktoren auf den „Ausgang"

6.1 Methodische und definitorische Vorbemerkungen

In Kapitel 3 wurde der Zustand der nachuntersuchten Patienten am Ende der Beobachtungszeit (also das, was üblicherweise als „Ausgang" bezeichnet wird) beschrieben. Es wurde dabei gezeigt, daß sich der Zustand am Ende der Beobachtungszeit sowohl bezüglich des Auftretens und Persistierens von Alterationen als auch bezüglich deren Art, Kombination und Intensität zwischen den drei untersuchten Diagnose-Gruppen teilweise gravierend unterscheidet. Die gleiche Feststellung konnte auch für das Auftreten negativer sozialer Konsequenzen getroffen werden. Die *Art der Erkrankung*, also ob eine schizophrene, schizoaffektive oder affektive Erkrankung vorliegt, stellt danach – gruppenstatistisch gesehen – den wesentlichsten beeinflussenden Faktor für den unterschiedlichen Ausgang dar. Es zeigte sich aber auch, daß es innerhalb der untersuchten Diagnose-Gruppen *große interindividuelle Unterschiede* gibt. Das Spektrum innerhalb einer Diagnose-Gruppe reichte von Patienten mit einer vollständigen Remission, die also keine psychopathologischen Symptome und keinerlei Einschränkungen im täglichen Leben aufwiesen, bis zu Patienten, die dauerhospitalisiert wurden.

Ziel der Darstellung in diesem Kapitel ist es, die Faktoren zu identifizieren, die für die Variationen des Ausgangs innerhalb einer Diagnose-Gruppe verantwortlich gemacht werden können. Es wurden statistische Analysen für *zwei verschiedene Fragestellungen* durchgeführt:

- Welche Faktoren beeinflussen das soziale Funktionsniveau am Ende der Beobachtungszeit, bestimmt über den GAS-Score.
- Welche Faktoren beeinflussen die sozialen Konsequenzen der Erkrankung (negative berufliche und soziale Mobilität, Frühberentung, Nicht-Verwirklichung der erwarteten sozialen Entwicklung und Beeinträchtigung der Autarkie).

Die bisherige Erforschung des Verlaufes schizophrener Psychosen erbrachte einige Faktoren, die in mehr oder weniger überzeugender Weise mit der Entstehung von „Residuen" und von sozialer Behinderung korrelieren sollen. Aber auch die Verlaufsforschung, die sich mit affektiven und schizoaffektiven Psychosen befaßt hat, versuchte Faktoren mit einer Chronifizierung der Erkrankung, mit Behinderung und sozialer Beeinträchtigung in Zusammenhang zu bringen (Angst 1988c, 1991; Laux 1986a,b; Marneros u. Deister 1990a; Marneros u. Tsuang 1986a, 1990a). Es gibt jedoch praktisch kaum einen Faktor, der in seiner Bedeutung als Prädiktor für den Ausgang unumstritten wäre. Zum einen hängt dies wohl auch von den unterschiedlichen Definitionen der einzelnen Diagnosen ab. Ein weiterer Grund für unterschiedliche Ergebnisse, ja teilweise für sich widersprechende Befunde liegt sicher in den jeweils verschiedenen angewendeten statistischen Überprüfungsverfahren. So kann es durchaus einen Unterschied machen, ob jeder potentiell beeinflussende Faktor *isoliert* bezüglich seiner prädiktiven Bedeutung untersucht wird, ob einzelnen Faktoren ein besonderes Gewicht beigemessen wird oder ob auch *Wechselbeziehungen* der Faktoren untereinander mit in die Analyse einbezogen werden. So sinnvoll solche unterschiedlichen Ansätze in statistischer Hinsicht auch sein können, bezüglich Validität, Repräsentativität und Reproduzierbarkeit entstehen dadurch kaum zu bewältigende Probleme.

In der vorliegenden Studie wurde der Zusammenhang zwischen den auf der Ebene der soziodemographischen, prämorbiden und Verlaufsparameter erhobenen Daten und dem jeweiligen Zielkriterium (GAS-Score bzw. soziale Konsequenzen der Erkrankung) auf zwei unterschiedlichen methodischen Ebenen durchgeführt, nämlich auf einer *univariaten* und einer *multivariaten* Ebene. Die beiden Ebenen haben jeweils einen unterschiedlichen Schwerpunkt, ergänzen sich aber in ihrer Aussage gegenseitig. Die Berechnungen wurden getrennt für jede der drei diagnostischen Gruppen vorgenommen.

In einem *ersten methodischen Schritt* wurden die möglichen beeinflussenden Faktoren im Sinne eines eindimensionalen Ansatzes mit Hilfe univariater statistischer Methoden untersucht. Je nach Skalenniveau kam dabei der Chi^2-Test, der t-Test (sowohl für logarithmierte als auch für nichtlogarithmierte Werte) sowie der Mann-Whitney-U-Test zum Einsatz. Für die univariaten Analysen wurden Faktoren herangezogen, die entweder in der Literatur als Einflußfaktoren angegeben wurden, Faktoren, die im Rahmen der vorliegenden Studie heuristisch als wahrscheinliche Einflußfaktoren in Erscheinung getreten waren, oder Faktoren, deren Einfluß theoretisch-inhaltlich zu vermuten war. Es handelte sich dabei sowohl um soziodemographische und andere prämorbide Parameter als auch um symptomatologische und Verlaufsvariablen. Nicht in die Analyse aufgenommen wurden solche Faktoren, für die nicht mit genügender Sicherheit zu entscheiden war, ob Erkrankungsverlauf bzw. -ausgang durch diese Faktoren beeinflußt wurden oder ob diese Faktoren nicht selbst bereits durch die Erkrankung und deren Verlauf beeinflußt waren. So ist u. a. in die Berechnungen der Vergleich von Therapie- bzw. Prophylaxe-Parametern nicht eingegangen. Die Analyse dieser Daten hat gezeigt, daß es sich – betrachtete man jeweils eine Diagnose-Gruppe als Ganzes – nicht sicher entscheiden ließ, inwieweit die gefundenen Unterschiede im Ausgang eine Folge unterschiedlicher Therapie bzw. Prophylaxe waren, oder ob unterschiedliche Therapiestrategien nicht viel mehr Ausdruck der persistierenden Alterationen – also des Ausganges – waren (vgl. Abschn. 5.9).

Im *zweiten methodischen Schritt* sollte geklärt werden, wie stark die jeweiligen Variablen zur Trennung der jeweils untersuchten Ausgangsparameter beitrugen. Zu diesem Zweck wurde die schrittweise multiple Diskriminanzanalyse eingesetzt. Ziel dieser Analyse war es, anhand der Beobachtungsergebnisse festzustellen, wieviel die einzelnen Variablen zur Diskriminierung der gebildeten Untergruppen hinsichtlich des „Ausgangs" beitrugen. Bei der stufenweisen Methode der Diskriminanzanalyse wurde Schritt für Schritt jeweils diejenige Variable in die Diskriminanzfunktion aufgenommen, die ein bestimmtes Gütekriterium optimierte. Aus der Rangfolge der Variablen gemäß ihrer Aufnahme in die Diskriminanzfunktion ließ sich deren Gewichtung bezüglich der diskriminatorischen Potenz erkennen. In die schrittweise multiple Diskriminanzanalyse wurden als unabhängige Größen diejenigen Variablen eingeführt, die auf der Ebene der univariaten Analyse einen signifikanten Unterschied in den Ausprägungen der Zielgröße gezeigt hatten. Als Zielgröße der Diskriminanzanalysen wurde in gleicher Weise wie für die univariaten Analysen der dichotomisierte GAS-Score gewählt bzw. die dichotome Variable „Verwirklichung bzw. Nicht-Verwirklichung der erwarteten sozialen Entwicklung". Die letztgenannte Variable bot sich als repräsentativ für die Variablen zu den negativen sozialen Konsequenzen an, da damit Veränderungen am subtilsten erfaßt werden konnten und diese Variable auch auf sämtliche Patienten der untersuchten Kollektive anzuwenden war.

Ein *dritter methodischer Schritt* könnte dieses hier beschriebene Vorgehen noch erweitern. Ein solcher methodischer Schritt bestünde in der Analyse der *Interaktion der einzelnen Variablen* untereinander. Aus statistischer Sicht kommen zu diesem Zwecke komplexe kausalanalytische Techniken in Frage, so z. B. die LISREL-Analyse (Analysis of Linear Structural Relationships) oder die Pfadanalyse. Bei der *Pfadanalyse* handelt es sich um ein regressionsanalytisches Verfahren zur Aufschlüsselung von Bedingungsketten, also um die Analyse desjenigen Varianzanteils der „beeinflußten" Variablen, der durch die jeweils „beeinflussende" Variable erklärt wird. Die *LISREL-Analyse* umfaßt ein mathematisches Modell, in dem kausale Zusammenhänge zwischen sogenannten latenten Konstrukten berechnet werden. Dabei handelt es sich um Variablen, die nicht direkt beobachtet (und damit gemessen) werden können, sondern von denen angenommen wird, daß sie den direkt beobachtbaren Meßgrößen zugrundeliegen. Ein Maß für die Güte des errechneten Modells ist bei beiden Verfahren, mit welcher Genauigkeit das Modell die Ausgangskorrelationen zwischen den beteiligten Variablen reproduziert. In diesem Sinne handelt es sich bei beiden Analysetechniken um Verfahren zur Überprüfung von apriori entworfenen theoriegeleiteten Modellen. Sie setzen ein hohes Maß an theoretisch gut fundierten Hypothesen voraus, um eine entsprechend gute Anpassungsgüte des Modells zu erreichen.

In einem früheren Stadium der Köln-Studie wurden sowohl für die schizophrenen als auch für die schizoaffektiven Psychosen LISREL-Analysen durchgeführt, allerdings an kleineren Kollektiven als sie der vorliegenden Darstellung zugrundeliegen (Marneros et al. 1991d; Steinmeyer et al. 1989a,b). Für die affektiven Psychosen wurde aufgrund einer anderen Datenstruktur ein pfadanalytisches Modell gerechnet (Marneros et al. 1991d). Gerade bezüglich des Vergleiches der drei Diagnosen untereinander konnten die aus diesen Berechnungen gewonnenen Aussagen Ergebnisse der Ebene der univariaten Analysen bestätigen und vervollständigen. So konnte deutlich gezeigt werden, daß das Muster der beeinflussenden Faktoren sich zwischen schizophrenen und schizoaffektiven Psychosen ganz gravierend unterscheidet. Eine Schlüsselstellung kam dabei insbesondere der affektiven Symptomatik zu. Die in Form einer kriteriologisch faßbaren melancholischen Krankheitsepisode auftretende affektive Komponente nahm bei den schizoaffektiven Psychosen eine zentrale Stellung ein in bezug auf die Prädiktion eines guten „Ausganges" (bezüglich sämtlicher untersuchter Ausgangs-Aspekte), während die lediglich in Form einer „einfachen depressiven Symptomatik" (vgl. Kap. 9) zu beobachtende affektive Komponente bei schizophrenen Symptomkonstellationen weder einen direkten noch einen indirekten Bezug zum Ausgang aufwies (Marneros et al. 1990g; Steinmeyer et al. 1989a,b). Es zeigte sich außerdem, daß der „Ausgang" schizoaffektiver Psychosen nur von Verlaufsparametern, der „Ausgang" schizophrener Psychosen aber vorwiegend von prämorbiden und soziodemographischen Faktoren beeinflußt wurde. Bei affektiven Psychosen zeigte sich die besondere Bedeutung der Zahl der Krankheitsepisoden im Verlauf bezüglich des globalen „Funktionsniveaus" am Ende der Beobachtungszeit (Marneros et al. 1991d).

Trotz dieser früheren Befunde haben wir uns entschieden, diese mathematischen Berechnungen für das jetzt dargestellte ergänzte Kollektiv nicht erneut durchzuführen. Grundlage dieser Entscheidung waren einige mit diesen Verfahren verbundene methodische Einschränkungen: Die den kausalanalytischen Berechnungen zugrundeliegenden inhaltlichen Hypothesen können zur Zeit sicher noch nicht als vollständig ausgereift und reproduzierbar gelten. In Verbindung mit der komplexen mathematischen Struktur bringt dies mit sich, daß durch relativ geringfügige Modifikationen der Datenstruktur gravierende Veränderungen der Beziehungsmuster entstehen können. Diese Differenzen sollten dann jedoch nicht dazu führen, inhaltlich gut begründbare und auf anderen methodischen Ebenen statistisch überprüfte Hypothesen aufzugeben. In der folgenden Darstellung soll deshalb das Schwergewicht auf den zur Zeit noch besser bekannten statistischen Überprüfungsmethoden liegen; die früheren Ergebnisse aus den komplexen mathematischen Verfahren sollen allenfalls zur Verdeutlichung und Ergänzung herangezogen werden.

6.2 Faktoren, die das allgemeine Funktionsniveau (GAS) am Ende der Beobachtungszeit beeinflussen

6.2.1 Allgemeines

Für die univariaten statistischen Analysen wurde bei schizoaffektiven und affektiven Psychosen der GAS-Score am Ende der Beobachtungszeit in die folgenden zwei Kategorien unterteilt:

- Patienten ohne persistierende Alterationen
  (GAS-Score 91–100).
- Patienten mit persistierenden Alterationen
  (GAS-Score 1–90).

Für die schizophrenen Patienten mußte eine davon abweichende Kategorisierung des GAS-Scores vorgenommen werden. Dies war notwendig, da Patienten ohne persistierende Alterationen bei schizophrenen Psychosen selten waren (n=10, 6.8%) und somit ein Vergleich mit der Gruppe mit persistierenden Alterationen

Tabelle 6.1. Das allgemeine Funktionsniveau (GAS–Score) beeinflussende Faktoren: Übersicht (Univariate Analyse)

	Schizophrene Psychosen (a)	Schizoaffektive Psychosen (b)	Affektive Psychosen (b)
Soziodemographische Daten und prämorbide Merkmale			
Geschlecht	**	–	– (1)
Alter bei Erstmanifestation	–	–	– (2)
Schulbildung	*	–	– (1)
Stabile Dauerbindung vor der Erstmanifestation	–	–	– (1)
Familienstand bei der Erstmanifestation	–	–	– (1)
Prämorbide Persönlichkeit	**	–	* (1)
Prämorbide soziale Interaktionen	**	–	– (1)
Psychische Erkrankung in der Familie	–	–	– (1)
Broken Home	–	–	– (1)
Herkunftsschicht	**	–	– (1)
Verlaufsmerkmale			
Life Events (vor der ersten Episode)	–	**	– (1)
Langandauernde präepisodische Alterationen	–	–	– (1)
Polarität	()	–	– (1)
Zahl der Episoden	()	**	** (3)
Jährliche Episodenfrequenz	()	**	– (3)
Zahl der Zyklen	()	–	* (3)
Jährliche Zyklusfrequenz	()	–	– (3)
Durchschnittliche Episodenlänge	()	–	– (3)
Durchschnittliche Intervall-Länge	()	–	– (3)
Durchschnittliche Zykluslänge	()	–	– (3)
Art der initialen Episode	–	–	– (1)
Episodenart im Verlauf	–	(*)	– (1)
Symptomatologie (im Verlauf)			
Produktive Symptomatik	–	–	() (1)
Paranoide Symptomatik	–	–	() (1)
Halluzinatorische Symptomatik	**	–	() (1)
Ich-Erlebnis-Störungen	–	*	() (1)
Symptome ersten Ranges (gesamt)	–	*	() (1)
Zerfahrenheit	–	–	() (1)

* p<0.05; ** p<0.01; – nicht signifikant;
(*) signifikante Unterschiede nur zwischen einzelnen Typen.
() Berechnung inhaltlich nicht sinnvoll (s. Text).
(a) GAS–Score 51–100 vs. 1–50 (s. Tabelle 6.2.).
(b) GAS–Score 91–100 vs. 1–90 (s. Tabellen 6.3. und 6.4.).
(1) X^2-Test; (2) t-Test; (3) t-Test (log. Werte).

(n=138, 93.2%) wegen der unterschiedlichen Populationsgröße nicht aussagekräftig gewesen wäre. Die Gruppe der schizophrenen Patienten wurde folgendermaßen unterteilt:

- Patienten mit fehlenden bis mäßigen Einschränkungen des Funktionsniveaus (GAS-Score 51–100).
- Patienten mit starken Einschränkungen des Funktionsniveaus (GAS-Score 1–50).

Die Faktoren, die bezüglich ihrer prädiktiven Bedeutung untersucht wurden, sind in der Übersicht in Tabelle 6.1 aufgeführt.

6.2.2 Schizophrene Psychosen

6.2.2.1 Univariate Analysen

Männliche schizophrene Patienten überwogen signifikant in der Gruppe mit schweren Einschränkungen des Funktionsniveaus (65.0%, Tabelle 6.2), wogegen bei Patienten mit fehlenden oder mäßigen Einschränkungen des Funktionsniveaus die weiblichen Patienten überwogen (57.8%). Patienten mit fehlenden oder nur mäßigen Einschränkungen des Funktionsniveaus hatten gegenüber Patienten mit schweren Einschränkungen häufiger eine Schulausbildung auf höheren Niveau (Abitur bzw. Hochschulstudium), wogegen Patienten mit einem sehr niedrigen Schulbildungsniveau (Sonderschule oder nicht abgeschlossene Hauptschule) unter den Patienten mit schweren Einschränkungen am Ende der Beobachtungszeit überrepräsentiert waren (Tabelle 6.2). Schizophrene Patienten mit fehlenden oder nur mäßigen Einschränkungen des Funktionsniveaus hatten in 26.7% der Fälle prämorbid eine sthenisch-selbstsichere Persönlichkeitsstruktur, ein einziger schizophrener Patient wies die Züge des Typus melancholicus auf. In der Gruppe der Patienten mit schweren Einbußen am Ende der Beobachtungszeit waren Patienten mit asthenisch-selbstunsicherer Primärpersönlichkeit am häufigsten zu finden (52.4%, Tabelle 6.2). Bei der Interpretation dieser Ergebnisse muß wiederum berücksichtigt werden, daß ein wesentlicher Anteil der Patienten bezüglich der prämorbiden Persönlichkeit nicht einzuschätzen war, was insbesondere für die Gruppe der Patienten mit schweren persistierenden Einbußen des Funktionsniveaus galt (43.7%). Etwa drei Viertel der Patienten mit schweren Einbußen des Funktionsniveaus (73.1%) wiesen bereits prämorbid eine Tendenz zur Zurückgezogenheit auf, während dies nur bei 44.4% der Patienten mit fehlenden oder nur mäßigen Einschränkungen der Fall war. Auch bezüglich der Herkunftsschicht unterschieden sich die beiden verglichenen Gruppen schizophrener Patienten: Patienten mit starken Einbußen des Funktionsniveaus stammten häufiger aus unteren sozialen Schichten. Sämtliche anderen untersuchten soziodemographischen und prämorbiden Variablen unterschieden sich in den beiden bezüglich des Ausgangs unterschiedlichen Gruppen nicht signifikant voneinander (Tabelle 6.2). Das gleiche galt auch für die untersuchten Variablen des Verlaufes (langandauernde präepisodische Alterationen, Art der initialen Krankheitsepisode, Episodenart im

Tabelle 6.2. Schizophrene Psychosen: Das allgemeine Funktionsniveau beeinflussende Faktoren (univariate Analyse)

	GAS 51–100 (n=45)	GAS 1–50 (n=103)	p
Geschlecht			0.010**
weiblich	26 (57.8%)	36 (35.0%)	
männlich	19 (42.2%)	67 (65.0%)	
Schulbildung			0.012*
sehr niedriges Niveau	3 (6.7%)	23 (22.3%)	
niedriges Niveau	25 (55.6%)	47 (45.6%)	
mittleres Niveau	4 (8.9%)	19 (18.4%)	
höheres Niveau	13 (28.9%)	14 (13.6%)	
Prämorbide Persönlichkeit			0.000**
Typus melancholicus	1 (2.2%)	–	
Sthenisch-selbstsicher	12 (26.7%)	4 (3.9%)	
Asthenisch–selbstunsicher	21 (46.7%)	54 (52.4%)	
Nicht bestimmbar	11 (24.4%)	45 (43.7%)	
Prämorbide soziale Kontakte	(n= 45)	(n= 93)	0.001**
Tendenz zur Zurückgezogenheit	20 (44.4%)	68 (73.1%)	
Ausreichende soziale Kontakte	25 (55.6%)	25 (26.9%)	
Herkunftsschicht	(n=44)	(n=100)	0.002**
Obere Schichten	3 (6.8%)	6 (6.0%)	
Mittlere Mittelschicht	9 (20.5%)	11 (11.0%)	
Untere Mittelschicht	16 (36.4%)	13 (13.0%)	
Obere Unterschicht	10 (22.7%)	35 (35.0%)	
Untere Unterschicht	6 (13.6%)	35 (35.0%)	
Symptomatik im Verlauf			0.005**
Halluzinatorische Symptomatik	18 (40.0%)	67 (65.0%)	

Signifikanzen (X^2-Test): * $p<0.01$. ** $p<0.01$. – nicht signifikant.

Verlauf). Bezüglich der Bedeutung langandauernder präepisodischer Alterationen ist jedoch zu berücksichtigen, daß alle 10 schizophrenen Patienten, die keinerlei Einbußen des Funktionsniveaus aufwiesen (GAS-Score 91–100), auch keine langandauernden präepisodischen Alterationen hatten.

Bezüglich der Symptomatologie im Verlauf gab es nur einen Faktor, der sich zwischen den beiden untersuchten Gruppen schizophrener Psychosen unterschied: Bei Patienten mit schweren Einbußen des Funktionsniveaus waren signifikant häufiger, nämlich in 65.0%, mindestens einmal im Verlauf halluzinatorische Symptome (insbesondere akustische Halluzinationen) aufgetreten, während dies bei Patienten mit fehlenden bis mäßigen Einbußen nur in 40.0% der Fall war. Sämtliche anderen erfaßten Symptome unterschieden sich zwischen schizophrenen Patienten mit schweren und fehlenden bzw. mäßigen Einbußen nicht (Tabelle 6.2).

6.2.2.2 Diskriminanzanalyse

Als Zielgröße der Diskriminanzanalyse wurde ebenfalls ein zweifach kategorisierter GAS-Score angewendet (GAS-Score 51–100 = 1, GAS-Score 1–50 = 2). In die Diskriminanzanalyse gingen als unabhängige Größen die Parameter ein, die sich in der univariaten Analyse signifikant zwischen den beiden verglichenen Gruppen unterschieden. Zusätzlich wurde wegen der oben erwähnten Bedeutung für Patienten mit einer Vollremission der Faktor „Langandauernde präepisodische Alterationen" mit aufgenommen (Tabelle 6.3).

Insgesamt fünf Variablen hatten in diesem Verfahren eine signifikant diskriminierende Bedeutung (Tabelle 6.3). Der aufgeführte Wert „Wilks-Lambda" stellt ein Maß für die Trennkraft der Diskriminanzfunktion dar. Die Größe des (standardisierten) Diskriminanzkoeffizienten ist ein Maß für die Gewichtung der jeweiligen Variable.

Für die Gruppe der schizophrenen Psychosen kam dem Auftreten von halluzinatorischen Erlebnissen im Verlauf (insbesondere akustischen Halluzinationen) die größte diskriminatorische Bedeutung zu, und zwar in dem Sinne, daß das Vorkommen von halluzinatorischen Erlebnissen in Zusammenhang mit einem stark gestörten globalen Funktionsniveau nach GAS am Ende der Beobachtungszeit stand. Ebenfalls in Zusammenhang mit einem niedrigen GAS-Score stand (mit abnehmender diskriminatorischer Bedeutung) eine niedrigere Herkunftsschicht, das Bestehen langandauernder präepisodischer Alterationen (also einer „prodro-

Tabelle 6.3. Schizophrene Psychosen: Faktoren, die das allgemeine Funktionsniveau (GAS-Score) negativ beeinflußten (stufenweise multiple Diskriminanzanalyse)

Zielgröße der Diskriminanzanalyse: GAS-Score am Ende der Beobachtungszeit
(51–100=1, 1–50=2).

In die Diskriminanzanalyse eingeführte unabhängige Parameter: Geschlecht, Schulbildung, prämorbide Persönlichkeit, prämorbide soziale Interaktionen, Herkunftsschicht, langes Prodrom, halluzinatorische Symptomatik im Verlauf.

Schritt	Variable	Wilks-Lambda	Diskriminanz-koeffizient
1	Halluzinationen im Verlauf	.86186	.52864
2	Niedrige Herkunftsschicht	.93644	.46060
3	Langandauernde präepisodische Alterationen	.82533	.44435
4	Männliches Geschlecht	.89732	.43087
5	Prämorbid sozial zurückgezogen	.81231	.29635

Zahl der aufgrund der errechneten Diskriminanzfunktion richtig zugeordneten Patienten:
Insgesamt: 70.3%.
GAS 51–100 65.9%.
GAS 1–50 72.0%.

malen" Symptomatik mit einer Dauer von mindestens 6 Monaten vor Erstmanifestation), männliches Geschlecht und eine „prämorbide" Tendenz zur sozialen Zurückgezogenheit. Dem Niveau der Schulbildung kam keine relevante diskriminatorische Bedeutung zu. Mit Hilfe der erstellten Diskriminanzfunktion konnten 65.9% der schizophrenen Patienten der Gruppe mit einem GAS-Score zwischen 51–100 und 72.0% der Patienten mit einem GAS-Score zwischen 1–50 richtig zugeordnet bzw. vorhergesagt werden.

6.2.3 Schizoaffektive Psychosen

6.2.3.1 Univariate Analysen

Schizoaffektive Patienten mit und ohne persistierende Alterationen zeigten keinerlei Unterschiede bezüglich soziodemographischer und prämorbider Parameter (Tabellen 6.1 und 6.4). In bezug auf intrasymptomatologische Faktoren bestanden jedoch in der univariaten Analyse einige relevante Unterschiede (Tabellen 6.1 und 6.4). Schizoaffektive Patienten mit schizophrenen *Symptomen ersten Ranges* insgesamt, die irgendwann im Verlauf auftraten (besonders Ich-Erlebnis-Störungen), entwickelten signifikant häufiger persistierende Alterationen als diejenigen Patienten, bei denen solche Symptome nicht aufgetreten waren. Diese Unterschiede drückten sich auch in dem Einfluß aus, den das Auftreten bestimmter Episodentypen im Verlauf auf den Ausgang hatte: Das Auftreten mindestens einer *melancholischen Krankheitsepisode* irgendwann einmal im Verlauf stellte bezüglich der Vollremission einen günstigen Faktor dar, während das Auftreten einer *schizomanisch-depressiv gemischten Krankheitsepisode* zu einer deutlich höheren Quote persistierender Alterationen führte. Life Events im Vorfeld der ersten Krankheitsepisode waren bei Patienten ohne persistierende Alterationen sehr viel häufiger als bei Patienten mit später auftretenden persistierenden Alterationen. Schizoaffektive Patienten mit persistierenden Alterationen hatten signifikant mehr Krankheitsepisoden (arithmetisches Mittel 5.8, Median 6.0) als Patienten, die am Ende der Beobachtungszeit keine persistierenden Alterationen hatten (3.7 bzw. 3.0 Episoden). Dieser Unterschied drückte sich auch in der jährlichen Episodenfrequenz aus (Tabelle 6.4).

6.2.3.2 Diskriminanzanalyse

In die schrittweise multiple Diskriminanzanalyse gingen die in Tabelle 6.5 aufgeführten sieben Variablen ein. Es zeigte sich, daß vier dieser Variablen einen signifikanten diskriminierenden Einfluß bezüglich der Trennung der schizoaffektiven Patienten ohne persistierende Alterationen (GAS-Score 91–100) von den Patienten mit persistierenden Alterationen (GAS-Score 1–90) darstellten. Das größte Gewicht kam dabei der melancholischen Krankheitsepisode im Verlauf in dem Sinne zu, daß das Fehlen einer solchen Episode mit einem ungünstigen „Ausgang", deren Auftreten dagegen mit einer Vollremission in Beziehung stand.

Tabelle 6.4. Schizoaffektive Psychosen: Das allgemeine Funktionsniveau (GAS-Score) beeinflussende Faktoren (univariate Analysen)

	Ohne persistierende Alterationen (GAS 91–100) (n=51)	Mit persistierenden Alterationen (GAS 1–90) (n=50)	p	
Life Events im Vorfeld der 1. Episode			0.004**	(1)
vorhanden	33 (64.7%)	18 (36.0%)		
nicht vorhanden	18 (35.3%)	32 (64.0%)		
Zahl der Episoden im Verlauf	(n= 51)	(n= 48)		
geometrisches Mittel	3.7	5.8	0.003**	(2)
Median	3.0	6.0	0.006**	(3)
Jährliche Episodenfrequenz	(n= 51)	(n= 48)		
geometrisches Mittel	0.15	0.26	0.002**	(2)
Median	0.13	0.28	0.002**	(3)
Art der Episode im Verlauf				
Schizophren	15 (29.4%)	20 (40.0%)	0.264	(1)
Schizodepressiv	33 (64.7%)	33 (66.0%)	0.891	(1)
Schizomanisch	17 (33.3%)	20 (40.0%)	0.487	(1)
Schizomanisch-depressiv gemischt	6 (11.8%)	14 (28.0%)	0.041*	(1)
Melancholisch	20 (39.2%)	10 (20.0%)	0.035*	(1)
Manisch	11 (21.6%)	12 (24.0%)	0.771	(1)
Manisch-depressiv gemischt	4 (7.8%)	9 (18.0%)	0.128	(1)
Symptomatik im Verlauf				
Ich-Erlebnisstörungen	7 (13.7%)	16 (32.0%)	0.029*	(1)
Symptome ersten Ranges (insgesamt)	12 (23.5%)	24 (48.0%)	0.010*	(1)

(1) X^2-Test; (2) t–Test (log. Werte); (3) Mann–Whitney U-Test.
** $p<0.01$; * $p<0.05$.

Ebenfalls einen ungünstigen Zusammenhang mit dem globalen Funktionsniveau am Ende der Beobachtungszeit wiesen (mit abnehmender Gewichtung) folgende Variablen auf: Fehlen von Life Events vor Beginn der Erkrankung, höhere Episodenzahl im Verlauf und das Vorkommen von Symptomen ersten Ranges im Verlauf. Durch die so errechnete Diskriminanzfunktion ließen sich 66.7% der Patienten ohne persistierende Alterationen in die richtige Kategorie vorhersagen, hinsichtlich des Ausgangs mit persistierenden Alterationen betrug die Vorhersagegenauigkeit in der gleichen Patientengruppe 66.0%.

Tabelle 6.5. Schizoaffektive Psychosen: Faktoren, die das allgemeine Funktionsniveau (GAS-Score) negativ beeinflußten (univariate Analysen)

Zielgröße der Diskriminanzanalyse: GAS-Score am Ende der Beobachtungszeit
(91–100=1, 1–90=2).

In die Diskriminanzanalyse eingeführte unabhängige Parameter: Life Event vor der ersten Episode, Zahl der Episoden, jährliche Episodenfrequenz, schizomanisch-depressiv gemischte Episode im Verlauf, melancholische Episode im Verlauf, Ich-Erlebnis-Störungen im Verlauf, Symptome ersten Ranges im Verlauf (insgesamt).

Schritt	Variable	Wilks-Lambda	Diskriminanz-koeffizient
1	Keine melancholische Episode im Verlauf	.85337	.60471
2	Kein Life Event im Vorfeld der 1. Episode	.91428	.56011
3	höhere Episodenzahl im Verlauf	.80422	.48302
4	Symptome ersten Ranges (insgesamt)	.78048	.37073

Zahl der aufgrund der errechneten Diskriminanzfunktion richtig zugeordneten Patienten:

Insgesamt:	66.3%.
GAS 91–100	66.7%.
GAS 1–90	66.0%.

Tabelle 6.6. Affektive Psychosen: Das allgemeine Funktionsniveau (GAS-Score) beeinflussende Faktoren (univariate Analysen)

	Ohne persistierende Alterationen (GAS 91–100) (n=68)	Mit persistierenden Alterationen (GAS 1–90) (n=38)	p	
Prämorbide Persönlichkeit	(n=68)	(n=37)	0.019 *	(1)
Typus melancholicus	35 (51.5%)	12 (32.4%)		
Sthenisch/Selbstsicher	22 (32.4%)	10 (27.0%)		
Asthenisch/selbstunsicher	11 (16.2%)	15 (40.5%)		
Zahl der Episoden	(n=68)	(n=37)		
geometrisches Mittel	3.3	4.8	0.004**	(2)
Median	3.0	6.0	0.003**	(3)
Zahl der Zyklen	(n=61)	(n=36)		
geometrisches Mittel	2.6	3.9	0.011 *	(2)
Median	2.0	5.0	0.008**	(3)

(1) X^2-Test; (2) t-Test (log. Werte); (3) Mann–Whitney U-Test.
* p <0.05. ** p<0.01.

279

6.2.4 Affektive Psychosen

6.2.4.1 Univariate Analysen

Bei den Patienten mit affektiven Psychosen hatten die 38 Patienten, die persistierende Alterationen zeigten, prämorbid signifikant häufiger Züge der asthenisch-selbstunsicheren Persönlichkeit (Tabellen 6.1 und 6.6). Hierbei muß jedoch erneut auf die Möglichkeit eines Artefaktes durch die Kontamination „prämorbider" und „postmorbider" Faktoren hingewiesen werden. Patienten mit persistierenden Alterationen wiesen im Mittel mehr Krankheitsepisoden bzw. Zyklen auf als Patienten ohne solche Alterationen (Tabelle 6.6). Die Art der Krankheitsepisoden hatte jedoch überhaupt keinen statistisch signifikanten Einfluß auf das Auftreten persistierender Alterationen. Auch die anderen untersuchten Parameter unterschieden sich nicht signifikant zwischen den beiden untersuchten Gruppen (Übersicht in Tabelle 6.1).

6.2.4.2 Diskriminanzanalyse

In die schrittweise multiple Diskriminanzanalyse gingen drei Parameter ein, die sich in der univariaten Analyse signifikant zwischen beiden untersuchten Gruppen (affektive Psychosen mit und ohne Einschränkung des Funktionsniveaus) unterschieden hatten (Tabelle 6.7). Zwei dieser Parameter hatten eine relevante diskriminierende Bedeutung, wobei dem Bestehen einer auffälligen Primär-Persönlichkeit (im Sinne einer asthenisch-selbstunsicheren Persönlichkeitsstruktur) die größere Bedeutung vor der Zahl der Episoden zukam. Anhand dieser errechneten Diskri-

Tabelle 6.7. Affektive Psychosen: Faktoren, die das allgemeine Funktionsniveau (GAS-Score) negativ beeinflußten (stufenweise multiple Diskriminanzanalyse)

Zielgröße der Diskriminanzanalyse: GAS-Score am Ende der Beobachtungszeit (91–100=1, 1–90=2).
In die Diskriminanzanalyse eingeführte unabhängige Parameter: Prämorbid asthenisch-selbstunsicher, Zahl der Episoden, Zahl der Zyklen.

Schritt	Variable	Wilks-Lambda	Diskriminanz-koeffizient
1	Prämorbid asthenisch–selbstunsicher	.91942	.85043
2	Höhere Zykluszahlen	.88561	.56758

Zahl der aufgrund der errechneten Diskriminanzfunktion richtig zugeordneten Patienten:
Insgesamt: 64.2%.
GAS 91–100   66.2%.
GAS   1–90   60.5%.

minanzfunktion konnten innerhalb der affektiven Patientengruppe 66.2% der Patienten ohne persistierende Alterationen und 60.5% der Patienten mit persistierenden Alterationen richtig zugeordnet werden.

6.3 Faktoren, die das Auftreten sozialer Konsequenzen beeinflussen

6.3.1 Allgemeines

Die sozialen Konsequenzen der Erkrankung drücken sich in unterschiedlichen Parametern aus (s. 3.4.1):

- Berufliche Mobilität
- Soziale Mobilität
- Vorzeitige Berentung
- Verwirklichung bzw. Nicht-Verwirklichung der zu erwartenden sozialen Entwicklung
- Autarkie-Status (Beeinträchtigung der Autarkie).

Die sozialen Konsequenzen einer Erkrankung können sicher nicht als monokausal verursacht angesehen werden. In der Regel handelt es sich um ein Geschehen, das von vielen unterschiedlichen Faktoren abhängt (vgl. 3.4.1). Bei der Analyse der Parameter, die die soziale Entwicklung eines Patienten beeinflussen und die dann im Langzeitverlauf negative soziale Konsequenzen bedingen, muß ganz besonders die unterschiedliche Ausgangsposition in den verschiedenen Krankheitsgruppen berücksichtigt werden. Es konnte durch die vorliegende Untersuchung gezeigt werden, daß sich einige soziodemographische und prämorbide Parameter gravierend zwischen den drei untersuchten Diagnose-Gruppen unterscheiden. Dies gilt insbesondere für die Geschlechtsverteilung, das Alter bei Erstmanifestation und die Berufstätigkeit zu diesem Zeitpunkt. Wie in Abschn. 3.4.1 detailliert dargestellt, wurde durch eine differenziertere Betrachtungsweise der prämorbiden Parameter versucht, diese Unterschiede zwischen den Diagnose-Gruppen wieder auszugleichen.

Zur Analyse der Faktoren, die das Auftreten negativer sozialer Konsequenzen beeinflussen, wurde das gleiche methodische Vorgehen gewählt, wie für die Analyse des globalen Funktionsniveaus nach GAS (vgl. Abschn. 6.1). Es wurden in einem ersten Schritt univariate Analysen durchgeführt, und im zweiten Schritt kam die Diskriminanzanalyse zum Einsatz. Die methodischen Einschränkungen, die ein solches Vorgehen mit sich bringen kann, wurden weiter oben (vgl. Abschn. 6.1) diskutiert.

Die univariaten Analysen wurden für sämtliche obengenannten sozialen Konsequenzen durchgeführt. In der Diskriminanzanalyse wurde aus Gründen der Übersichtlichkeit lediglich eine Zielgröße berücksichtigt, nämlich die „Verwirklichung" bzw. „Nicht-Verwirklichung der erwarteten sozialen Entwicklung". Mit dieser Variable wurde vom Untersucher beurteilt, ob die aufgrund der individuellen

Tabelle 6.8. Soziale Konsequenzen schizophrener Psychosen: Beeinflussende Faktoren (Übersicht über p-Werte der univariaten Analysen)

	Negative berufl. Mobilit.	Negative soziale Mobilit.	Frühbe- rentung	Nicht- Verwirk- lichung	Autarkie- Beein- trächtigung	
Soziodemographische Daten und prämorbide Merkmale						
Geschlecht	**	()	**	**	**	(1)
Alter bei Erstmanifestation	–	–	–	–	–	(2)
Schulbildung	–	–	–	–	*	(1)
Abbruch der Schulbildung	–	–	–	–	–	(1)
Heterosexuelle Dauerbindung vor derErstmanifestation	–	–	–	*	–	(1)
Familienstand bei Erstmanifestation	–	–	–	–	–	(1)
Prämorbide Persönlichkeit	–	–	–	–	*	(1)
Prämorbide soziale Interaktionen	–	–	**	**	**	(1)
Broken Home	–	–	–	–	–	(1)
Herkunftsschicht	–	()	–	**	**	(1)
Langes Prodrom	–	–	–	*	–	(1)
Typ der initialen Episode	–	–	–	**	*	(1)

* p<0.05; * p<0.01; – nicht signifikant; () Berechnung inhaltlich nicht sinnvoll.
(1) X^2-Test; (2) t-Test.

Fähigkeiten, der Herkunftsschicht des Patienten, seiner schulischen und beruflichen Ausbildung, seines sozialen Umfeldes, der familiären Interaktionen etc. zu erwartende soziale Entwicklung verwirklicht werden konnte oder nicht (s. 3.4.5). Diese Variable stellt einerseits den globalsten Parameter der genannten sozialen Konsequenzen dar, andererseits hat er sich im Laufe der vorliegenden Untersuchung als äußert sensibel für die Beurteilung der sozialen Entwicklung erwiesen und ist weitgehend von prämorbiden und soziodemographischen Unterschieden unbeeinflußt (Marneros et al. 1989b). Diese Variable konnte für sämtliche untersuchten Patienten bestimmt werden.

In die Berechnungen gingen im wesentlichen die gleichen möglichen Einflußfaktoren ein, die auch bei der Analyse des globalen Funktionsniveaus am Ende der Beobachtungszeit gewählt wurden (Tabelle 6.8). Zusätzlich wurden das Niveau der Schulbildung und der Abschluß bzw. Abbruch der Schulbildung wegen ihrer diesbezüglichen Bedeutung als mögliche Einflußfaktoren mitberücksichtigt.

6.3.2 Schizophrene Psychosen

6.3.2.1 Univariate Analysen

Bei schizophrenen Psychosen beeinflußte nur ein Faktor das Auftreten sämtlicher untersuchter negativer sozialer Konsequenzen, nämlich das Geschlecht (Tabelle 6.8). Die Zugehörigkeit zum männlichen Geschlecht stand in einem signifikanten statistischen Zusammenhang mit dem Auftreten einer negativen beruflichen Mobilität, einer Frühberentung aufgrund der psychischen Erkrankung, dem Verlust der Autarkie und der „Nicht-Verwirklichung der erwarteten sozialen Entwicklung". Alter und Familiensituation bei Erstmanifestation, Abbruch der Schulbildung und das Bestehen einer Broken-home-Situation hatten keinen signifikanten Zusammenhang mit einer der untersuchten sozialen Konsequenzen.

Die „Verwirklichung der erwarteten sozialen Entwicklung" wurde bei schizophrenen Patienten außerdem noch negativ beeinflußt von prämorbider Tendenz zur Zurückgezogenheit, niedriger Herkunftsschicht, Vorhandensein langandauernder präepisodischer Alterationen, Fehlen einer stabilen heterosexuellen Dauerbindung vor der ersten Manifestation der Erkrankung und initialer Krankheitsepisode mit negativer Symptomatik (Tabellen 6.8 und 6.9).

Tabelle 6.9. Schizophrene Psychosen: Faktoren, die das Auftreten negativer sozialer Konsequenzen erhöhten (univariate Analysen)

Negative berufliche Mobilität
  Männliches Geschlecht

Negative soziale Mobilität
  (keine sicher beeinflussenden Faktoren)

Frühberentung aufgrund der psychischen Erkrankung
  Männliches Geschlecht
  Prämorbid wenige soziale Kontakte (Tendenz zur Zurückgezogenheit)

Nicht-Verwirklichung der erwarteten sozialen Entwicklung
  Prämorbid wenige soziale Kontakte (Tendenz zur Zurückgezogenheit)
  Männliches Geschlecht
  Niedrige Herkunftsschicht
  Langandauernde präepisodische Alterationen
  Keine heterosexuelle Dauerbindung vor der Erstmanifestation
    (für Patienten, die bei der Erstmanifestation älter als 25 Jahre waren)
  Beginn mit einer negativen Symptomatik

Beeinträchtigung der Autarkie
  Prämorbid wenige soziale Kontakte (Tendenz zur Zurückgezogenheit)
  Niedrige Herkunftsschicht
  Männliches Geschlecht
  Niedriges Niveau der Schulausbildung
  Primärpersönlichkeit mit vorwiegend asthenisch–selbstunsicheren Zügen
  Beginn mit einer negativen Symptomatik

Tabelle 6.10. Schizophrene Psychosen: Faktoren, die mit der „Nicht-Verwirklichung der erwarteten sozialen Entwicklung" im Zusammenhang standen (schrittweise multiple Diskriminanzanalyse)

Zielgröße der Diskriminanzanalyse:
Nicht-Verwirklichung der erwarteten sozialen Entwicklung.
In die Diskriminanzanalyse eingeführte unabhängige Parameter: Geschlecht, heterosexuelle Dauerbindung vor der Erstmanifestation, prämorbide soziale Interaktionen, Herkunftsschicht, langes Prodrom, initial negative Episode.

Schritt	Variable	Wilks-Lambda	Diskriminanz-koeffizient
1	Sozial zurückgezogen	.87677	.62280
2	Männliches Geschlecht	.79409	.61684
3	Initial negative Episode	.74630	.37326
4	Langandauernde präepisodische Alterationen	.76660	.36533
5	Niedrige Herkunftsschicht	.73402	.25491

Zahl der aufgrund der errechneten Diskriminanzfunktion richtig zugeordneten Patienten:
Insgesamt: 72.9%.
Verwirklichung der erwarteten sozialen Entwicklung: 72.1%.
Nicht-Verwirklichung der erwarteten sozialen Entwicklung: 73.3%.

6.3.2.2 Diskriminanzanalyse

Mit Hilfe der stufenweisen multiplen Diskriminanzanalyse wurde der Einfluß auf die „Verwirklichung der erwarteten sozialen Entwicklung" bei den schizophrenen Patienten untersucht. Insgesamt 5 Faktoren kam dabei ein Einfluß zu (Tabelle 6.10): Den am meisten diskriminierenden Einfluß besaß die prämorbide Tendenz zur Zurückgezogenheit, gefolgt von männlichem Geschlecht, Beginn der Erkrankung mit negativer Symptomatik, Vorhandensein langandauernder präepisodischer Alterationen und niedriger Herkunftsschicht. Durch die hieraus errechnete Diskriminanzfunktion ließen sich 72.1% bzw. 73.3% der Patienten richtig vorhersagen (Tabelle 6.10).

6.3.3 Schizoaffektive Psychosen

6.3.3.1 Univariate Anaylsen

Bei schizoaffektiven Psychosen fanden sich nur ganz vereinzelt Faktoren, die isoliert betrachtet einen signifikanten Einfluß auf die Entwicklung negativer sozialer Konsequenzen zeigten. Dies galt insbesondere für die Bedeutung prämorbider und soziodemographischer Faktoren (Tabelle 6.11).

Tabelle 6.11. Soziale Konsequenzen schizoaffektiver Psychosen: Beeinflussende Faktoren (Übersicht über p-Werte der univariaten Analysen)

	Negative berufl. Mobilit.	Negative soziale Mobilit.	Frühbe-rentung	Nicht-Verwirk-lichung	Autarkie-Beein-trächtigung	
Soziodemographische Daten und prämorbide Merkmale						
Geschlecht	–	()	–	–	–	(1)
Alter bei Erstmanifestation	–	–	–	–	–	(2)
Schulausbildung	–	–	–	–	–	(1)
Abbruch der Schulbildung	–	–	–	–	–	(1)
Heterosexuelle Dauerbindung vor derErstmanifestation	*	–	–	–	–	(1)
Familienstand bei der Erstmanifestation	–	–	–	–	–	(1)
Prämorbide Persönlichkeit	–	–	–	–	*	(1)
Prämorbide soziale Interaktionen	–	–	–	–	–	(1)
Broken-Home-Situation	–	–	–	–	–	(1)
Life Events (vor der ersten Episode)	–	–	*	*	–	(1)
Herkunftsschicht	–	()	–	–	–	(1)
Verlaufsmerkmale						
Langandauernde präepisodische Alterationen	–	–	–	–	–	(1)
Polarität	*	–	–	–	–	(1)
Zahl der Episoden	*	–	*	*	*	(3)
Jährliche Episodenfrequenz	–	–	–	**	*	(3)
Durchschnittliche Zykluslänge	–	–	–	–	–	(3)
Schizophrene Episode im Verlauf	–	–	–	–	–	(1)
Melancholische Episode im Verlauf	*	–	–	–	–	(1)
Manische Episode im Verlauf	–	–	–	–	–	(1)

** $p < 0.01$; * $p < 0.05$; – nicht signifikant; () Berechnung inhaltlich nicht sinnvoll.
(1) X^2-Test; (2) t-Test; (3) t-Test (log. Werte).

Negative berufliche Mobilität stand in Zusammenhang mit fehlender stabiler heterosexueller Dauerbindung vor der Erstmanifestation, bipolarem Krankheitsverlauf, höherer Episodenzahl und Fehlen einer melancholischen Krankheitsepisode im Verlauf (Tabelle 6.12). Für die negative soziale Mobilität im Verlauf der Erkrankung fanden sich keinerlei relevante beeinflussende Faktoren. Eine Frühberentung aufgrund der psychischen Erkrankung erwies sich als wahrscheinlicher bei Patienten mit einer höheren Episodenzahl sowie bei Patienten ohne Life Events vor Beginn der Krankheitsepisode. Eine höhere jährliche Episodenfrequenz, höhere Episodenzahl und das Fehlen von Life Events im Vorfeld der ersten Episode fanden sich häufiger bei Patienten, die die erwartete soziale Entwicklung nicht verwirk-

Tabelle 6.12. Schizoaffektive Psychosen: Faktoren, die das Risiko für das Auftreten negativer sozialer Konsequenzen erhöhten (univariate Analysen)

Negative berufliche Mobilität
   Keine heterosexuelle Dauerbindung vor der Erstmanifestation
   Bipolarer Verlauf
   Höhere Episodenzahl
   Keine melancholische Episode im Verlauf

Negative soziale Mobilität
   (keine sicher beeinflussenden Faktoren)

Frühberentung aufgrund der psychischen Erkrankung
   Keine Life Events im Vorfeld der ersten Episode
   Höhere Episodenzahl

Nicht-Verwirklichung der erwarteten sozialen Entwicklung
   Höhere jährliche Episodenfrequenz
   Höhere Episodenzahl
   Keine Life Events im Vorfeld der ersten Episode

Beeinträchtigung der Autarkie
   Primärpersönlichkeit mit vorwiegend asthenisch–selbstunsicheren Zügen
   Höhere Episodenzahl
   Häufigere Episoden

---

lichen konnten. Eine auffällige Primärpersönlichkeit mit vorwiegend asthenisch-selbstunsicheren Zügen stand häufig in einem Zusammenhang mit einer Beeinträchtigung der Autarkie, ebenso wie mehr und häufigere Episoden. Während bei den schizophrenen Patienten das Geschlecht für alle untersuchten negativen sozialen Konsequenzen eine fördernde Rolle spielte, kam ihm bei den schizoaffektiven Psychosen keinerlei beeinflussende Bedeutung zu (Tabelle 6.12).

6.3.3.2 Diskriminanzanalyse

Drei Faktoren gingen in die multiple schrittweise Diskriminanzanalyse ein (Tabelle 6.13). Davon wurden zwei Faktoren in der Diskriminanzanalyse für die „Verwirklichung" bzw. „Nicht-Verwirklichung der erwarteten sozialen Entwicklung" als bedeutsam erkannt. Die größte Bedeutung kam dabei dem Vorhandensein von Life Events im Vorfeld der ersten Krankheitsepisode zu: Fehlten solche Ereignisse, so war eine „Nicht-Verwirklichung der erwarteten sozialen Entwicklung" als wahrscheinlicher anzusehen. Die „Nicht-Verwirklichung" war weiterhin häufiger zu finden bei einer höheren Episodenzahl. Die „Verwirklichung der erwarteten sozialen Entwicklung" ließ sich in der gleichen Patientengruppe mit einer Wahrscheinlichkeit von 66.7% vorhersagen, die „Nicht-Verwirklichung" mit einer Wahrscheinlichkeit von 65.5%.

Tabelle 6.13. Schizoaffektive Psychosen: Faktoren, die mit der „Nicht-Verwirklichung der erwarteten sozialen Entwicklung" im Zusammenhang standen (schrittweise multiple Diskriminanzanalyse)

Zielgröße der Diskriminanzanalyse:
„Nicht-Verwirklichung der erwarteten sozialen Entwicklung".
In die Diskriminanzanalyse eingeführte unabhängige Parameter: Life Event vor Beginn, Zahl der Episoden, jährliche Episodenfrequenz

Schritt	Variable	Wilks-Lambda	Diskriminanz-koeffizient
1	Kein Life Event vor Beginn	.92410	.70728
2	Höhere Episodenzahl	.88696	.60390

Zahl der aufgrund der errechneten Diskriminanzfunktion richtig zugeordneten Patienten:
Insgesamt: 66.3%.
Verwirklichung der erwarteten sozialen Entwicklung: 66.7%.
Nicht-Verwirklichung der erwarteten sozialen Entwicklung: 65.5%.

6.3.4 Affektive Psychosen

6.3.4.1 Univariate Analysen

Bei Patienten mit affektiven Psychosen fanden sich kaum einmal Faktoren, die – als isolierte Faktoren untersucht – einen Einfluß auf die untersuchten negativen sozialen Konsequenzen ausübten (Tabellen 6.14 und 6.15). Bezüglich der „Nicht-Verwirklichung der erwarteten sozialen Entwicklung" handelte es sich hierbei nur um das männliche Geschlecht. Männliches Geschlecht wirkte sich außerdem auch ungünstig auf die berufliche Mobilität aus (negative berufliche Mobilität und Frühberentung). Verlaufsmerkmale hatten – isoliert betrachtet – keinerlei signifikanten Einfluß auf die soziale Entwicklung, das gilt auch für die Polarität des Verlaufes. Aus methodischen Gründen konnten die Einflußfaktoren auf den Autarkie-Status am Ende der Beobachtungszeit nicht untersucht werden, da hier die Zahl der affektiven Patienten mit einem Autarkie-Verlust sehr gering war (s. 3.5.2).

6.3.4.2 Diskriminanzanalyse

Zusätzlich zu dem Faktor „männliches Geschlecht", der auf der Ebene der univariaten Analyse einen signifikanten Einfluß aufwies, wurde noch die Episodenzahl mit in die Diskriminanzanalyse aufgenommen, da diese bezüglich des allgemeinen Funktionsniveaus affektiver Patienten eine besondere diskriminierende Bedeutung hatte. Dem männlichen Geschlecht kam bezüglich der diskriminie-

Tabelle 6.14. Soziale Konsequenzen affektiver Psychosen: Beeinflussende Faktoren (Übersicht über die p-Werte der univariaten Analysen)

	Negative berufl. Mobilit.	Negative soziale Mobilit.	Frühberentung	Nicht-Verwirklichung	
Soziodemographische Daten und prämorbide Merkmale					
Geschlecht	*	()	*	**	(1)
Alter bei Erstmanifestation	–	–	–	–	(2)
Schulbildung bzw. Abbruch der Schulausbildung	–	–	–	–	(1)
Heterosexuelle Dauerbindung vor der Erstmanifestation	–	–	–	–	(1)
Prämorbide Persönlichkeit	–	–	–	–	(1)
Prämorbide soziale Interaktionen	–	–	–	–	(1)
Broken Home	–	–	–	–	(1)
Life Event (vor der ersten Episode)	–	–	–	–	(1)
Herkunftsschicht	–	()	–	–	(1)
Verlaufsmerkmale					
Langandauernde präepisodische Alterationen	–	–	–	–	(1)
Polarität	–	–	–	–	(1)
Zahl der Episoden	–	–	–	–	(3)
Jährliche Episodenfrequenz	–	–	–	–	(3)
Durchschnittliche Zykluslänge	–	–	–	–	(3)

* $p < 0.05$; ** $p < 0.01$; – nicht signifikant; () Berechnung inhaltlich nicht sinnvoll.
(1) X^2-Test; (2) t-Test; (3) t-Test (log. Werte).

Tabelle 6.15. Affektive Psychosen: Faktoren, die das Risiko für das Auftreten sozialer negativer sozialer Konsequenzen erhöhten (univariate Analysen)

Negative berufliche Mobilität
  Männliches Geschlecht

Negative soziale Mobilität
  (keine sicher beeinflussenden Faktoren)

Frühberentung aufgrund der psychischen Erkrankung
  Männliches Geschlecht

„Nicht-Verwirklichung der erwarteten sozialen Entwicklung"
  Männliches Geschlecht

Tabelle 6.16. Affektive Psychosen: Faktoren, die mit der „Nicht-Verwirklichung der erwarteten sozialen Entwicklung" im Zusammenhang standen (schrittweise multiple Diskriminanzanalyse)

Zielgröße der Diskriminanzanalyse:
„Nicht-Verwirklichung der erwarteten sozialen Entwicklung"
In die Diskriminanzanalyse eingeführte unabhängige Parameter: Geschlecht, Zahl der Episoden

Schritt	Variable	Wilks-Lambda	Diskriminanz-koeffizient
1	Männliches Geschlecht	.88506	.80154
2	Höhere Episodenzahl	.78379	.67397

Zahl der richtig aufgrund der errechneten Diskriminanzfunktion richtig zugeordneten Patienten:

Insgesamt:	79.1%.
Verwirklichung der erwarteten sozialen Entwicklung:	78.2%.
Nicht-Verwirklichung der erwarteten sozialen Entwicklung:	83.3%.

renden Bedeutung das größere Gewicht zu als der höheren Episodenzahl. Aufgrund der so erstellten Diskriminanzfunktion konnte ein größerer Prozentsatz von Patienten als in den übrigen Analysen korrekt vorhergesagt werden, nämlich 78.2% der affektiven Patienten mit und 83.3% der affektiven Patienten ohne „Verwirklichung der erwarteten sozialen Entwicklung" (Tabelle 6.16). Einschränkend muß allerdings erwähnt werden, daß lediglich 19 affektive Patienten eine Nicht-Verwirklichung der erwarteten sozialen Entwicklung aufwiesen, so daß dieser Befund entsprechend vorsichtig interpretiert werden muß.

6.4 Zusammenfassung und Vergleich der Diagnose-Gruppen

Wie gezeigt werden konnte, stellt die Diagnose selbst, also die Art der Erkrankung, den wesentlichsten Faktor bezüglich der Beeinflussung des Ausganges dar. Dies gilt gruppenstatistisch gesehen; eine Regel für den einzelnen Patienten ergibt sich daraus jedoch nicht zwingend. Interindividuell fand sich innerhalb der einzelnen Diagnose-Gruppen eine große Varianzbreite. Es ließen sich aber auch für die einzelnen Diagnose-Gruppen verschiedene Faktoren isolieren, die ebenfalls hinsichtlich der verschiedenen Aspekte des Ausganges ganz unterschiedlich ausgeprägt sind. Diese Faktoren unterscheiden sich zwischen den drei untersuchten Diagnose-Gruppen in relevanter Weise. Die Unterschiede werden auf beiden methodischen Ebenen deutlich, auf denen die Analyse der beeinflussenden Faktoren aufbaute. Eine Übersicht über die klinisch relevanten Einflußfaktoren auf die verschiedenen Aspekte des „Ausgangs" findet sich in Tabelle 6.17.

Tabelle **6.17.** Übersicht über Einflußfaktoren auf „Ausgangsaspekte" bei schizophrenen, schizoaffektiven und affektiven Psychosen

Aspekt des „Ausgangs"	Schizophrene Psychosen	Schizoaffektive Psychosen	Affektive Psychosen
Persistierende psychopathologische und psychologische Alterationen	Männliches Geschlecht Niedrige Herkunftsschicht Niedriges Schulbildungs-Niveau Prämorbid asthenisch-selbstunsichere Persönlichkeit Prämorbid sozial zurückgezogen Langandauernde präepisodische Alterationen (länger als 6 Mo.) Halluzinationen (vorw. akustisch)	Keine auslösenden Faktoren im Vorfeld der Erkrankung Höhere Episodenzahl Höhere Episodenfrequenz Fehlende melancholische Episode im Verlauf Schizomanisch-depressiv gemischte Episode im Verlauf Schizophrene Symptome ersten Ranges	Prämorbid asthenisch-selbstunsichere Persönlichkeit Höhere Episoden bzw. Zykluszahl
Negative berufliche Mobilität	Männliches Geschlecht	Keine heterosexuelle Dauerbindung vor Beginn Bipolarer Verlauf Höhere Episodenzahl	Männliches Geschlecht
Frühberentung aufgrund der psychischen Erkrankung	Männliches Geschlecht Prämorbid sozial zurückgezogen	Keine auslösenden Faktoren im Vorfeld der ersten Episode Höhere Episodenzahl	Männliches Geschlecht
Nicht-Verwirklichung der erwarteten sozialen Entwicklung	Männliches Geschlecht Prämorbid sozial zurückgezogen Niedrige Herkunftsschicht Langes Prodrom Keine heterosexuelle Dauerbindung vor Beginn Beginn mit negativer Symptomatik	Höhere Episodenfrequenz Höhere Episodenzahl Keine auslösenden Faktoren im Vorfeld der ersten Episode	Männliches Geschlecht
Beeinträchtigung der Autarkie	Männliches Geschlecht Prämorbid sozial zurückgezogen Niedrige Herkunftsschicht Niedriges Schulbildungs-Niveau Prämorbid asthenisch-selbstunsicher Beginn mit negativer Symptomatik	Prämorbid asthenisch-selbstunsicher Höhere Episodenzahl Höhere Episodenfrequenz	

Zusammenfassend läßt sich folgendes feststellen:

1. Das globale „Funktionsniveau" von Patienten mit *schizophrenen Psychosen* am Ende der Beobachtungszeit wurde hauptsächlich von prämorbiden und soziodemographischen Faktoren beeinflußt. Unter den Verlaufsparametern kam lediglich dem Vorhandensein von langandauernden präepisodischen Alterationen und unter den symptomatologischen Parametern dem Auftreten halluzinatorischer Symptomatik im Verlauf (insbesondere akustische Halluzinationen) eine besondere Bedeutung zu. Die Faktoren, die in der univariaten Analyse einen signifikanten Häufigkeitsunterschied in den beiden verglichenen Gruppen zeigten, trugen mit einer unterschiedlichen Gewichtung zur Trennung der beiden Gruppen bei (GAS-Scores über oder unter 50). Dem Auftreten von halluzinatorischen Symptomen im Verlauf (insbesondere akustischen Halluzinationen) kam die wichtigste diskriminatorische Bedeutung zu, gefolgt von niedriger Herkunftsschicht, langandauernden präepisodischen Alterationen, männlichem Geschlecht und prämorbider Tendenz zur sozialen Zurückgezogenheit. Bei den schizophrenen Patienten fanden sich bezüglich des Auftretens negativer sozialer Konsequenzen ähnliche Einflußfaktoren wie bezüglich des allgemeinen Funktionsniveaus nach GAS. Insbesondere folgende Parameter erhöhten das Risiko für das Auftreten negativer sozialer Konsequenzen: männliches Geschlecht, prämorbide soziale Zurückgezogenheit, niedrige Herkunftsschicht, langandauernde präepisodische Alterationen, fehlende heterosexuelle Dauerbindung vor dem Beginn der Erkrankung und Erkrankungsbeginn mit einer negativen Symptomatik (Tabelle 6.17).

2. Bei den *schizoaffektiven Patienten* zeigte sich ein völlig anderes Bild als bei den schizophrenen Psychosen: Ein Zusammenhang von soziodemographischen bzw. prämorbiden Parametern mit dem durch den GAS-Score repräsentierten „Ausgang" fand sich auf den beiden methodischen Ebenen kaum. Verlaufsparameter erlangten demgegenüber eine wesentlich größere Bedeutung. Das Auftreten von melancholischen Krankheitsepisoden irgendwann einmal im Verlauf wurde zu einem der bedeutungsvollsten Faktoren in dieser Analyse. So waren bei den Patienten mit persistierenden Alterationen melancholische Krankheitsepisoden im Verlauf viel seltener zu finden als dies bei den Patienten ohne persistierende Alteration im Verlauf der Fall war. Dies wurde auch in der Diskriminanzanalyse deutlich, in der diesem Faktor das größte diskriminatorische Gewicht zukam. Weiterhin hatten folgende Faktoren eine relevante diskriminatorische Bedeutung: Fehlen von Life Events im Vorfeld der ersten Krankheitsepisode, höhere Episodenzahl im Verlauf und Auftreten von Symptomen ersten Ranges (Tabelle 6.17).

Das Auftreten negativer sozialer Konsequenzen wurde bei den schizoaffektiven Psychosen lediglich von zwei Faktoren beeinflußt, nämlich höherer Episodenzahl bzw. Episodenfrequenz und Fehlen von Life Events im Vorfeld der Erkrankung.

3. Bei den *affektiven Psychosen* kam nur zwei Faktoren eine relevante Bedeutung für das Auftreten persistierender Alterationen zu, nämlich dem Vorliegen einer primär auffälligen Persönlichkeitsstruktur (asthenisch-selbstunsichere Persönlichkeitszüge) und der Zahl der Krankheitsepisoden im Verlauf. Ein bipolarer Verlauf hatte – wenn er als isolierter Faktor betrachtet wurde – keinen relevanten Einfluß. Es zeigte sich jedoch ein indirekter Einfluß des bipolaren Verlaufes, da eine solche Verlaufsform häufig mit einer höheren Episodenzahl in Zusammenhang stand.

Zwei Faktoren spielten bezüglich des Auftretens negativer sozialer Konsequenzen bei affektiven Psychosen eine Rolle, nämlich männliches Geschlecht und höhere Episodenzahl (Tabelle 6.17).

4. Mit Hilfe der für die jeweiligen Diagnosen erstellten Diskriminanzfunktionen ließen sich (am gleichen Kollektiv) bei den affektiven Psychosen 64%, bei den schizoaffektiven 66% und bei den schizophrenen Psychosen 70% der Patienten der beiden verglichenen GAS-Kategorien richtig zuordnen. Dabei ließ sich bei den schizophrenen Patienten mit den ermittelten Faktoren ein „schlechter Ausgang" mit einer etwas höheren Genauigkeit vorhersagen als ein eher „guter Ausgang", bei den affektiven Psychosen war es umgekehrt. Bezüglich der Vorhersage negativer sozialer Konsequenzen lag die Vorhersagewahrscheinlichkeit durch die jeweils berechneten Diskriminanzfunktionen zwischen 66% (bei schizoaffektiven Psychosen) und 79% (bei affektiven Psychosen). Bei den schizophrenen Patienten ließen sich in 73% die negativen sozialen Konsequenzen richtig vorhersagen. Die beschriebenen Ergebnisse stehen in guter Übereinstimmung mit den von uns auf der Grundlage eines kleineren Kollektivs der Köln-Studie publizierten Befunde, die teilweise mit Einsatz kausal-analytischer Verfahren erhoben wurden (Steinmeyer et al. 1989a,b).

6.5 Zum Problem der sogenannten Prädiktoren in der Literatur

6.5.1 Zu „Prädiktoren" des Ausgangs schizophrener Psychosen

„More research is needed in the field of prediction, but the chief issue is not the search for exotic predictors". Dieser Auffassung von Angst (1988b) ist voll zuzustimmen. Viele der Faktoren, die in dieser Studie mit univariaten und multivariaten Methoden bezüglich ihres Zusammenhanges mit Parametern des Ausgangs untersucht wurden, sind unter der anspruchsvollen Bezeichnung „Prädiktoren" im Rahmen der Schizophrenieforschung ausführlich untersucht worden. Es ist sicherlich Bland (1982) prinzipiell zuzustimmen, wenn er betont, daß trotz der intensiven Forschung in bezug auf die Prädiktion des Ausgangs der Schizophrenie nur ca. 8–40% der Ausgangsvarianz vorausgesagt werden können. Bland führte diese Beschränkung der Prädiktion des Ausgangs schizophrener Psychosen u. a. auf folgende Faktoren zurück:

1. Der Ausgang sei nicht „gut" oder „schlecht", sondern bestehe in einem Kontinuum.
2. Der Ausgang sei multidimensional, d. h. er habe symptomatische, soziale, berufliche und Hospitalisationsaspekte.
3. Obwohl die verschiedenen Dimensionen des Ausgangs der Psychosen miteinander in Beziehung stünden, bewahrten sie doch eine gewisse Unabhängigkeit voneinander.
4. Prädiktoren, die eine Dimension des Ausgangs vorhersagen, könnten dies nicht unbedingt auch für eine andere Dimension.

5. Eine Prädiktion, die sich nur auf diagnostische Systeme oder Syndrome beziehe, könne nur eine begrenzte Ausgangsvarianz erklären.
6. Die prämorbide Anpassung müsse berücksichtigt und mit dem Ausgang verglichen werden.
7. Auch modifizierende Faktoren während des Verlaufes der Erkrankung, wie etwa die familiären Beziehungen, spielten eine große Rolle.
8. Die modifizierende Rolle der Langzeitbehandlung auf den Ausgang von Psychosen sei bis heute nur unzureichend untersucht worden.
9. Die kulturellen Einwirkungen auf den Ausgang von Psychosen seien bis jetzt kaum systematisch analysiert, obwohl sie bedeutungsvoll zu sein scheinen.

Bei schizophrenen Psychosen wurden insbesondere einzelne Symptome oder Symptomkonstellationen auf ihre prognostische Bedeutung hin untersucht (vgl. Literaturübersichten bei Hubschmid u. Ciompi 1990; McGlashan 1988; Möller u. von Zerssen 1986; Westermeyer u. Harrow 1988). Im Rahmen der vorliegenden Studie interessierten insbesondere die Einflußfaktoren auf den *Langzeit-Ausgang* schizophrener Psychosen. Wie jedoch schon wiederholt betont wurde, berücksichtigen einige andere Langzeit-Studien Kollektive, die nach heutigem Maßstab nicht mehr als rein schizophren bezeichnet werden können. Dadurch verlieren auch einige symptomatologische Prädiktoren, wie etwa die depressive Symptomatik oder die maniforme Symptomatik, an Bedeutung. Melancholische und manische Konstellationen werden heute als diskriminierende Faktoren für die Diagnose einer schizoaffektiven Psychose angesehen. Unter diesem Gesichtspunkt müssen auch die Untersuchungen von Achté (1967), Bleuler (1972), Ciompi u. Müller (1976), Hinterhuber (1973), Huber et al. (1979), Stephens u. Astrup (1965), Stephens et al. (1966), Tsuang u. Winokur (1974) betrachtet werden. Aber nicht nur die Involvierung von schizoaffektiven und teilweise auch von affektiven Psychosen in die Gruppe der Schizophrenien stellt ein Hindernis in der Erfassung von Langzeitprädiktoren dar. Auch die Evaluationsglobalität und die Pauschalisierung des Ausgangsbegriffes sowie die Vernachlässigung der Multidimensionalität des Ausgangs u. ä. (Angst 1991; Hubschmid u. Ciompi 1990; Marneros et al. 1990a; McGlashan 1988; Westermeyer u. Harrow 1988) erschweren diese Untersuchungen. Ein weiterer wichtiger Aspekt besteht in der Berücksichtigung der sehr unterschiedlichen Beobachtungsdauer in den verschiedenen Studien. Prädiktoren, die für den Kurzzeitausgang von schizophrenen Psychosen von Relevanz sein können, scheinen ihre Bedeutung bei mittleren und langen Verläufen zu verlieren, wie die Untersuchung von McGlashan (1986a,b) zeigten.

Unter den *symptomatologischen Parametern* kam in der vorliegenden Studie alleine dem Auftreten halluzinatorischer Erlebnisse im Verlauf – vorwiegend in Form akustischer Halluzinationen – eine Bedeutung im Sinne eines Zusammenhangs mit einem eher ungünstigen Ausgang zu. Dieses Ergebnis steht in Übereinstimmung mit dem Befund der Bonn-Studie von Huber et al. (1979), daß akustische Halluzinationen im Verlauf einen prognostisch ungünstigen Faktor darstellen. Olfaktorische Halluzinationen, Gedankenabbrechen, Depersonalisations-Erlebnisse, wahnhafte Personenverkennung, katatone Hypersymptome und anderes wurde in der Bonn-Studie mit einer prognostisch günstigen Bedeutung belegt. Mit den Resultaten der Köln-Studie konnte dies nicht bestätigt werden; die genannten Symptome traten in der vorliegenden Untersuchung nicht in ausreichender Häufigkeit auf, um darauf eine prognostische Aussage gründen zu können.

Insgesamt muß die prognostische Aussagekraft von Halluzinationen als offen bezeichnet werden, da diesbezüglich Ergebnisse vieler Studien widersprüchlich sind (Hubschmid u. Ciompi 1990). Eine prädiktive Bedeutung schizophrener Symptome ersten Ranges ließ sich in mehreren Schizophrenie-Studien – wie auch in der vorliegenden für die Gruppe der Schizophrenien – nicht bestätigen (Bland u. Orn 1979; 1980, Hawk et al. 1975). Die endogen-depressive Verstimmung, der in der Bonn-Studie ebenfalls ein prognostisch günstiger Effekt zugeschrieben wurde, gilt in der vorliegenden Studie als eine Konstellation, die mit der Diagnose „Schizophrenie" unvereinbar ist und zur Diagnose der schizoaffektiven Psychose führt. Nach Möller u. von Zerssen (1986) lassen Merkmale des psychopathologischen Bereiches Voraussagen im wesentlichen nur über den psychopathologischen Ausgangsaspekt zu. Bei einer differenzierten Aufschlüsselung psychopathologischer Befunde in Aufnahme-, Entlassungs-und Katamnesenbefunde erwiesen sich vor allem die psychopathologischen Dimensionen des Entlassungsbefunds als prognostisch relevant, und zwar im Sinne eines syndromspezifischen Zusammenhangs mit den entsprechenden psychopathologischen Dimensionen bei der Katamnese (Möller u. von Zerssen 1986).

Eine umfangreiche und kontroverse Diskussion knüpft sich an die Bedeutung einer „negativen" Symptomatik für den Ausgang schizophrener Psychosen (vgl. Andreasen 1985; Harvey u. Walker 1987; Marneros und Andreasen 1991). Bereits Langfeldt (1937) fand eine prognostisch ungünstige Konstellation beim Vorliegen einer Affektverarmung in der Krankheitsepisode. Für einen kurzfristigen „Ausgang" (6 Monate) wurden von Andreasen u. Grove (1986) unter anderem negative Denkstörungen verantwortlich gemacht (vgl. auch Andreasen 1985; Astrup u. Noreik 1966, Carpenter et al. 1978, Crow 1989, Kendler et al. 1984, Stephens 1970 u. a.). Andere Autoren wiederum konnten solche Befunde nicht bestätigen oder fanden gar einen besseren Ausgang bei Patienten mit negativer Symptomatik (Bland et al. 1978, Lindenmayer u. Kay 1989; Singh u. Kay 1987). In der vorliegenden Studie kam einem Beginn mit einer negativen Symptomatik nur für einige Aspekte des Ausgangs eine prognostische Bedeutung für einen ungünstigen Ausgang zu. Die Befunde der vorliegenden Untersuchung bestätigen die Auffassung anderer Autoren, daß *soziodemographische und andere prämorbide Parameter* eine bedeutsamere Rolle für den Langzeitausgang der Schizophrenie haben als dies für psychopathologische Parameter gilt (vgl. Literaturübersichten bei Hubschmid u. Ciompi 1990; McGlashan 1988; Möller u. von Zerssen 1986).

Von Huber et al. (1979) wurden ungünstige nicht-symptomatologische Einflußfaktoren gefunden, so etwa Volksschulversagen, abnorme Persönlichkeit, echoenzephalographisch nachweisbare Ventrikelveränderungen, keine Therapie während der Erstmanifestation und Broken-home-Situationen bei Frauen. Soweit die Vergleichbarkeit mit der vorliegenden Studie gegeben ist, konnten diese Befunde mit Ausnahme der Bedeutung der Broken-home-Situation bestätigt werden. Eine familiäre Mehrfachbelastung mit Schizophrenien, psychisch reaktive Auslösung von Remanifestationen, Mehrfachauslösung von Manifestationen, weibliches Geschlecht, weiterführende Schulbildung, Erstmanifestation nach dem 40. Lebensjahr, isolierte Vorpostensymptome, psychisch reaktive Auslösung der Erstmanifestation und Auslösung durch Generationsvorgänge waren in der Bonn-Studie Faktoren, die für schizophrene Psychosen einen günstigen prognostischen Einfluß hatten (Huber et al. 1979).

Teilweise andere extrasymptomatologische Einflußfaktoren führten Ciompi u. Müller (1976) an. Geschlecht, Konstitution, hereditäre Belastung, Kindheitsverhältnisse, Intelligenz und Schulbildung hatten in ihrer Studie überhaupt keinen Einfluß auf den Ausgang der schizophrenen Psychosen. Dagegen fanden sie, daß prämorbide sozio-familiäre und prämorbide berufliche Anpassung sowie prämorbide Persönlichkeit, Zivilstand, berufliche Ausbildung und Beruf eine signifikante Beziehung zur Entwicklung der Erkrankung hatten. Die Autoren zogen das Fazit, „daß die globale Entwicklung der Schizophrenie und die erreichten 'Endzustände' in erster Linie mit der prämorbiden Persönlichkeit (...) und in zweiter Linie mit der seinerzeitigen sozio-familiären und beruflichen Anpassung in enger und signifikanter Beziehung steht. Die gleichen Faktoren spielen in umgekehrter Reihenfolge eine bedeutsame Rolle in der sozialen Anpassung und dem globalen psychischen Gesundheitszustand im Alter. Die übrigen Variablen, d. h. der Zivilstand und der Beruf, sind nur noch locker, aber immerhin für die soziale Anpassung und den globalen psychischen Gesundheitszustand in noch signifikanter Weise mit der Langzeitentwicklung verbunden, während bezeichnenderweise für das wesensverschiedene psychoorganische Syndrom überhaupt keine Beziehungen zu anamnestischen Faktoren nachweisbar sind" (S. 170). Unter Berücksichtigung der methodischen und definitorischen Differenzen ist diese Grundtendenz der Lausanner Studie auch durch die Ergebnisse der vorliegenden Studie zu bestätigen.

Als ungünstige Faktoren erschienen bei den von Hinterhuber (1973) untersuchten schizophrenen Patienten eine hereditäre Belastung und interessanterweise ein späterer Beginn der Erkrankung sowie das Vorhandensein von Broken-home-Situationen und anderen „Psychotraumata".

Als wichtigste Prädiktoren für einen global als ungünstig beurteilten Zustand bei Katamnese schizophrener Patienten betrachteten Möller u. von Zerssen (1986) folgendes: längere Dauer der beruflichen Desintegration im 5-Jahres-Zeitraum vor Indexaufnahme, Beeinträchtigung beruflicher Leistungsfähigkeit im Jahr vor Indexaufnahme, Persönlichkeitsänderung im Sinne von Minussymptomatik, unzureichende Besserung bei Entlassung, Ausmaß selbstbeurteilter paranoider Tendenzen bei Entlassung. Daneben ließen sich einige andere, größtenteils aus der Literatur bekannte prognostisch bedeutsame Faktoren bestätigen, z. B. soziale Schicht der Herkunftsfamilie, Alter bei Erkrankung, Art der Auslösung der Erkrankung, feste Partnerschaft bei Indexaufnahme, prämorbide Leistungsstörungen, Dauer der stationären psychiatrischen Behandlung im 5-Jahres-Zeitraum vor Indexaufnahme, apathische Symptomatik bei Entlassung. Interessanterweise fanden Möller u. von Zerssen, daß weder Lebensereignisse im Sinne des Life-event-Forschungsansatzes noch langandauernde Behandlung mit Neuroleptika sich unter Bedingungen eines naturalistischen Verlaufes als Modifikatoren des langfristigen Ausgangs der Erkrankung nachweisen ließen. Beide Merkmale schienen eher als Indikator für den Krankheitsverlauf interpretierbar.

In diesem Sinne wurde auch in der vorliegenden Studie die Pharmakotherapie aus den Berechnungen der möglichen prognostisch bedeutsamen Faktoren herausgenommen. Es war im allgemeinen schwierig zu beurteilen, ob die Erkrankung die Einnahme und Dosierung der Medikamente beeinflußt hatte oder die Einnahme und die Dosis der Medikamente die Erkrankung.

Die Mannheimer Gruppe (Schubart et al. 1986a) konnte feststellen, daß das Ausmaß von Behinderung bei schizophrenen Patienten zum Zeitpunkt der Nachuntersuchung in einer Relation zum *Ausbildungsniveau* stand: Je niedriger die Schulbildung eines Patienten war, desto schlechter war seine soziale Anpassung. Auch Gaebel et al. (1981) berichteten, daß sich für den Bereich der beruflichen Integration nach einem mittellangen Verlauf eine günstige prämorbide soziale und psychosexuelle Anpassung sowie die Arbeitsfähigkeit bei der Indexaufnahme erwiesen. Ähnliche Befunde wurden auch von Gittelman-Klein u. Klein (1969), Jonsson u. Nyman (1984) sowie Longabaugh u. Eldred (1973) erhoben.

Das *Geschlecht* als Prädiktor des Ausgangs wurde von Loyd et al. (1985) kritisiert. Sie wiesen auf methodische Schwächen früherer Untersuchungen hin, die immer wieder einen besseren Ausgang für das weibliche Geschlecht fanden. Bei einer Untersuchung von 186 schizophrenen, 212 depressiven, 86 manischen und 145 chirurgischen Patienten fanden sie, daß das Geschlecht nicht viel zur Erklärung des unterschiedlichen Ausganges zwischen den Diagnosen, aber auch innerhalb einer Diagnose-Gruppe beitrug. Die Autoren wiesen darauf hin, daß die Befunde bezüglich des Geschlechtes vorsichtig interpretiert werden sollten, da sie u. a. von verschiedenen anderen Faktoren, wie etwa von familiären, sozialen, ökonomischen und auch Behandlungsfaktoren beeinflußt seien. Zur Rolle des Geschlechts in bezug auf den Ausgang berichtete Salakongas (1983), daß soziale Anpassung, psychosexuelle Situation und berufliche Anpassung bei Männern nach einem längeren Verlauf der Erkrankung schlechter als bei Frauen seien. Gleichzeitig zeigte es sich jedoch, daß die Männer in dem untersuchten Kollektiv schon vor Beginn der Erkrankung eine schlechtere psychosoziale Entwicklung genommen hatten. Andere Autoren jedoch bejahen uneingeschränkt einen geschlechtsspezifischen „Ausgang" (vgl. Angermeyer et al. 1989). Die Ergebnisse der vorliegenden Studie weisen darauf hin, daß männliche schizophrene Patienten häufiger sowohl negative soziale Konsequenzen als auch persistierende Alterationen hatten als Frauen.

Das *Alter bei Erstmanifestation* wird von vielen Autoren als ein prognostischer Faktor in dem Sinne betrachtet, daß ein höheres Alter bei Erstmanifestation eine bessere Prognose voraussagen kann (Rosen et al. 1971; Westermeyer u. Harrow 1986; Zigler u. Levine 1981). Das Alter bei Erstmanifestation war bei den schizophrenen Patienten der vorliegenden Studie nur für den Faktor „Dauerhospitalisierung" von Bedeutung: Dauerhospitalisierte Patienten waren durchschnittlich jünger erkrankt als autarke oder nicht-autarke, aber extramural lebende Patienten (vgl. Kap. 8).

Im großen und ganzen ist Ciompi u. Müller (1976) sowie Huber et al. (1979) zuzustimmen, die in ihren Studien keinen Zusammenhang zwischen dem Erstmanifestationsalter und ungünstigen Verläufen fanden. In der vorliegenden Studie korrelierte jüngeres Alter bei Erstmanifestation nur mit der Dauerhospitalisierung im späteren Verlauf, die aber als ein Teilaspekt des „Ausgangs" gelten kann.

Angesichts der Komplexität der Zusammenhänge, die geklärt werden müssen, will man auch nur einigermaßen zuverlässige prognostische Aussagen machen, wurde der Einsatz sehr komplexer multivariater statistischer Analysemethoden untersucht. In zwei Untersuchungen aus der Züricher Klinik (Schmid et al. 1991; Stassen et al. 1991) wurde gezeigt, daß der Einsatz solcher Verfahren durchaus sinnvoll sein kann, daß aber auch damit das Problem der Vorhersagbarkeit des wahrscheinlichen Endzustandes von Schizophrenien nicht zufriedenstellend gelöst worden ist. Einigermaßen gesicherte Aussagen seien nur für „extreme" Ausgänge und damit nur für eine Minderheit schizophrener Patienten möglich. Je differenzierter das Phänomen „Endzustand" bzw. „Ausgang" beurteilt werde, desto schlechter seien Zwischenstufen reproduzierbar und desto unsicherer seien Zuordnungen mittels multivariater Methoden.

Übereinstimmend mit einem großen Teil der Autoren, die Verlaufsforschung bei schizophrenen Patienten betreiben, bleibt festzuhalten, daß sich durch einzelne Prädiktoren meist nur ein geringer Teil der Ausgangsvarianz klären läßt. Zu berücksichtigen bleibt die große Individualität der Verläufe (vgl. auch Janzarik 1968). Überzeugend bleibt damit auch die wiederholt vorgebrachte Meinung von Angst gültig, daß der wichtigste Prädiktor für den individuellen Verlauf der jeweilige individuelle Verlauf selbst ist (Angst 1988c, 1990a, 1991).

6.5.2 Zu „Prädiktoren" des Ausgangs affektiver Psychosen

Die Bestimmung von Einflußfaktoren auf den „Ausgang" stößt bei affektiven Psychosen auf ähnliche Schwierigkeiten wie bei den schizophrenen Psychosen. Vor allem die definitorischen und methodischen Schwierigkeiten, die bereits wiederholt dargestellt wurden, kommen bei der Suche nach prädiktiv bedeutsamen Faktoren affektiver Psychosen zum Tragen. Die Ergebnisse in der Literatur sind dadurch fast zwangsläufig widersprüchlich.

Stellt man die Aussagen in der Literatur bezüglich prädisponierender Faktoren einander gegenüber, dann ist festzustellen, daß praktisch jedem Faktor von einigen Autoren ein Einfluß zugeschrieben wird. Die Bedeutung dieses Faktors wird dann aber regelmäßig von anderen Autoren wieder bestritten. Einige Beispiele anhand einer Literaturauswahl zeigt Tabelle 6.18.

Versucht man eine Katharsis durch die gesamte Literatur, so findet man vier Faktoren, denen besonders häufig eine prognostische Bedeutung für affektive Psychosen zugesprochen wurde:

- Prämorbide Persönlichkeit
- Zahl der Krankheitsepisoden
- Polarität der Erkrankung
- Alter bei Erstmanifestation der Erkrankung.

Der *prämorbiden Persönlichkeit* wird für den Ausgang affektiver Psychosen in der Literatur zwar weitgehend eine prognostische Bedeutung zugesprochen (Angst 1991; Kay et al. 1969; Kulenkampff 1969; Laux 1986a; Nuller et al. 1972; Paykel et al. 1974; Weisman et al. 1978), es muß aber betont werden, daß diese Angaben nur

Tabelle 6.18. Angaben zu negativen Einflüssen auf den „Ausgang" affektiver Psychosen (ausgewählte Literatur)

	Einfluß vorhanden	Einfluß nicht vorhanden
Polarität	Lauter (1969) Scott (1988)	Garvey et al. (1986) Angst (1987)
Geschlecht	Astrup et al. (1959) Bratfos u. Hugh (1968) Guensberger u. Fleischer (1972) Kerr et al. (1972)	Laux (1986a)
Alter bei Erstmanifestation	Lundquist (1945b) Kerr et al. (1972) Angst u. Frey (1977) Laux (1986a)	Glatzel (1967) Winokur (1974)
Familiäre Belastung	Akiskal (1982) Scott (1988)	Winokur (1974) Garvey et al. (1986)
Life Event	Akiskal (1982)	Hirschfeld et al. (1986b)
Broken Home	Laux (1986a)	Akiskal (1982) Hirschfeld et al. (1986b)
Ausmaß der depressiven Symptomatik	Scott (1988)	Akiskal (1982) Hirschfeld et al. (1986b)
Zahl der Episoden	Zis et al. (1980) Laux (1986a)	Garvey et al. (1986)
Phasendauer	Scott (1988)	Glatzel (1967)
Prämorbide Persönlichkeit	Kulenkampf (1969) Kay et al. (1969) Nuller et al. (1972) Paykel et al. (1974) Weisman et al. (1978) Laux (1986a) Angst (1991)	

eingeschränkt interpretierbar sind, da es sich hierbei in der Regel entweder um retrospektive Konstruktionen oder um globale Schätzungen der Persönlichkeitsstruktur handelt (Marneros u. Deister 1990a). Auch in der vorliegenden Studie bestand ein statistischer Zusammenhang mit einer global als auffällig eingeschätzten Primärpersönlichkeit (meist im Sinne der asthenisch-selbstunsicheren Persönlichkeit) mit dem Auftreten persistierender Alterationen.

In der vorliegenden Untersuchung zeigte sich, daß affektive Patienten mit persistierenden Alterationen deutlich mehr Krankheitsepisoden im Verlauf aufwiesen, als dies bei Patienten ohne Symptompersistenz der Fall war. Die *Zahl der Episoden* im Verlauf ist bezüglich der prognostischen Bedeutung noch relativ wenig untersucht, die Angaben in der Literatur dazu sind unterschiedlich (Tabelle 6.18). Die Bedeutung der Episodenzahl wird jedoch deutlich, wenn die Frage nach einer Abhängigkeit des Ausgangs von der *Polarität* gestellt wird. Untersuchungen, die eine lange Beobachtungszeit berücksichtigten (über 20 Jahre), konnten nicht bestätigen, daß bipolare Erkrankungen einen ungünstigeren Ausgang haben als unipolare Erkrankungen (Angst 1985, 1987, 1988; Garvey et al. 1986). Auch in der vorliegenden Köln-Studie konnte ein solcher Unterschied nicht gefunden werden. Die Tatsache, daß in einigen Arbeiten über eine schlechtere „Prognose" bipolarer Erkrankungen berichtet wurde, ist wohl vorwiegend auf eine Egalisierung der Begriffe „Verlauf" und „Ausgang" im dem Begriff der „Prognose" zurückzuführen. Es wird so unter einer „guten Prognose" auf der einen Seite das Auftreten weniger oder seltener Rezidive verstanden, auf der anderen Seite das Fehlen von Behinderung und Residuum nach einem kurzen oder langen Verlauf der Erkrankung. Wie auch in der vorliegenden Studie gezeigt werden konnte, haben bipolare affektive Psychosen eine schlechtere Prognose, wenn darunter die Häufigkeit von Rezidiven verstanden wird. Sie haben jedoch per se keine schlechtere Prognose als unipolar affektive Psychosen, wenn man das Auftreten persistierender Alterationen damit meint.

Wie oben gezeigt werden konnte, hatten Patienten mit einer bipolaren affektiven Psychose deutlich mehr Krankheitsepisoden im Verlauf als die Patienten mit einer unipolaren affektiven Psychose. Da eine höhere Episodenzahl mit einem ungünstigeren Ausgang in einer Beziehung steht, kann eine prognostische Bedeutung des (isolierten) Faktors „Manische Krankheitsepisode" vorgetäuscht werden. Diese

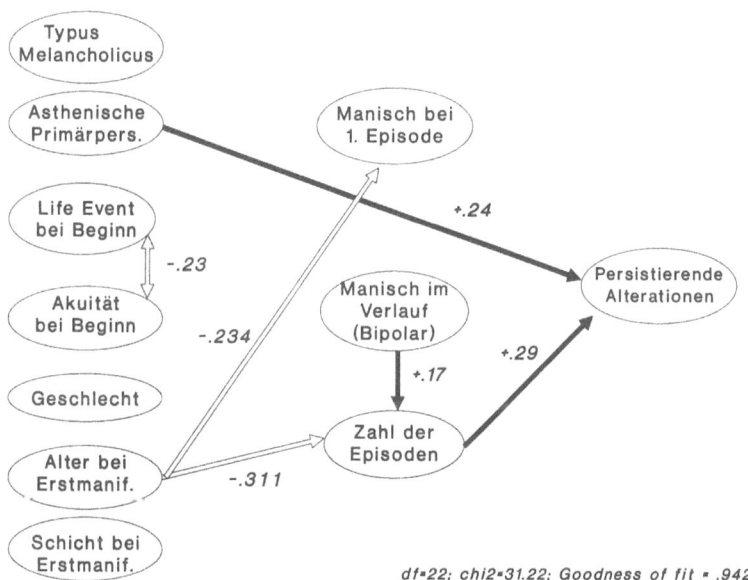

Abb. 6.1. Affektive Psychosen: Faktoren, die das Auftreten persistierender Alterationen beeinflussen (pfadanalytisches Modell)

Wechselwirkungen und der indirekte Effekt der manischen Symptomatik konnte auch mit einer Pfadanalyse belegt werden (Marneros et al. 1991d; Abb. 6.1). Diese zeigt ganz deutlich den direkten Einfluß der Episodenzahl auf das allgemeine Funktionsniveau am Ende der Beobachtungszeit, wogegen die manische Krankheitsepisode nur einen indirekten Einfluß über die Episodenzahl auf das allgemeine Funktionsniveau ausübte.

Ein weiterer Faktor, der häufig mit dem Auftreten von Symptompersistenz affektiver Psychosen in Verbindung gebracht wurde, ist das *Alter bei der Erstmanifestation*. Mehrere Untersuchungen zeigten, daß mit einem höheren Alter bei der Erstmanifestation das Risiko einer Symptompersistenz steigt (Bratfos u. Haug 1968, Laux 1986a; Lundquist 1945). Angst u. Frey (1977) stellten zwar ebenfalls fest, die Chronifizierungstendenz sei im Alter größer, wiesen aber gleichzeitig auf eine starke Anhäufung psychoorganischer Syndrome im höheren Lebensalter und deren Interferieren mit der chronifizierten depressiven Symptomatik hin (vgl. Akiskal 1982; Angst 1987, 1988; Roth u. Kay 1956). Auch die mit dem Alter unterschiedliche Zyklusfrequenz und die damit verbundene unterschiedliche Episodenzahl müssen in die Überlegungen mit einbezogen werden.

Wird versucht – wie in der vorliegenden Studie geschehen – auch die zeitliche Entwicklung der Symptomatik mit einzubeziehen und persistierende Alterationen im Rahmen der affektiven Symptomatik möglichst zuverlässig von einer psychoorganischen Symptomatik zu trennen, so zeigt das Ersterkrankungsalter keine signifikante Beziehung zur Häufigkeit persistierender Alterationen.

6.5.3 Zu „Prädiktoren" des Ausganges schizoaffektiver Psychosen

Die systematische Erforschung der Einflußfaktoren auf den Ausgang schizoaffektiver Psychosen ist noch sehr mangelhaft. Bis auf wenige Ausnahmen gibt es kaum systematische Untersuchungen (Marneros et al. 1989a,b, 1991d; McGlashan u. Williams 1990; Steinmeyer et al. 1989a). Die Prädiktorfoschung bei den schizoaffektiven Psychosen hat mit viel mehr Schwierigkeiten zu kämpfen als die Forschung über Prädiktoren bei schizophrenen und affektiven Psychosen. Dazu trugen vor allem die uneinheitlichen Definitionen schizoaffektiver Psychosen, die kaum vorhandenen Langzeitstudien und der meist noch nicht berücksichtigte longitudinale Aspekt für die Definition schizoaffektiver Psychosen bei. Die Würdigung der in der Literatur zu findenden Informationen zeigt eindeutig, daß *symptomatologische Faktoren* als Prädiktoren des Ausgangs bei den schizoaffektiven Psychosen eine wahrscheinlich viel wichtigere Rolle spielen als dies bei affektiven, aber auch bei schizophrenen Psychosen der Fall ist. Vor allem die Dominanz von schizophrenen Symptomen wird in der Literatur fast einheitlich als ein Prädiktor für einen schlechten Ausgang angesehen. McGlashan u. Williams (1990) kamen zu der Schlußfolgerung, daß „je schizophrener" die Phänomenologie der schizoaffektiven Psychosen ist, desto größer ist die Wahrscheinlichkeit, daß sich Verlauf und Ausgang von schizoaffektiven Psychosen wie bei den Schizophrenien entwickeln. Es muß jedoch kritisch angemerkt werden, daß die von uns häufig bemängelte Pauschalisierung des Begriffes „Ausgang" und die Egalisierung von „Verlauf" und

„Ausgang" in dem Begriff „Prognose" auch die Ergebnisse der Prädiktorfoschung bei schizoaffektiven Psychosen uneinheitlich und schwer vergleichbar macht (Marneros et al. 1991d).

In einem kritischen Review der Literatur zum Ausgang der schizoaffektiven Psychosen kamen Harrow u. Grossman (1984) zu dem Ergebnis, daß stimmungs-inkongruente psychotische Symptome entweder den Ausgang eigendynamisch negativ beeinflußten oder daß sie mit anderen Merkmalen assoziiert waren, die ebenfalls den Ausgang schizoaffektiver Psychosen negativ beeinflußten. Der Befund von Brockington et al. (1980a,b), daß der wichtigste Prädiktor des Ausganges schizoaffektiver Psychosen (speziell schizomanischer Formen) das Vorhandensein oder Fehlen von Symptomen vor der Indexaufnahme sei, relativiert sich sehr stark, wenn man Gesamtverläufe von der Erstmanifestation bis zu einer Nachuntersuchung, die Jahrzehnte später stattgefunden hat, beurteilen will. Im übrigen scheint die einfache Dichotomisierung schizoaffektiver Psychosen, wie sie Brockington et al. (1980a,b) nur aufgrund von Indexaufnahmen unternommen haben, keinesfalls zulässig. Die Unterscheidung in „schizomanische" bzw. „schizo-depressive" Formen kann nur eine einzelne Episode charakterisieren, aber nicht die gesamte schizoaffektive Erkrankung. Longitudinale Bezeichnungen sollten „bipo-lar" oder „unipolar" lauten.

Die Bedeutung der Dominanz schizophrener über affektive Symptome als ein negativer Einflußfaktor wurde auch in den Züricher Studien hervorgehoben (Angst 1986a; Angst u. Scharfetter 1988). Die Untersuchungen von Berg et al. (1983) kamen zu dem Ergebnis, daß extrasymptomatologische Faktoren wie etwa akute Erstmanifestation, Life Events, gute prämorbide soziale Anpassung u. ä. keinen Einfluß auf den Ausgang schizoaffektiver Psychosen hatten. Einen negati-ven Einfluß dominierender schizophrener Symptomatik fanden auch sie. Der Polarität der Erkrankung als Einflußfaktor eines guten oder schlechteren Aus-ganges sprachen Grossman et al. (1984) jede Bedeutung ab. Eine „psychogene Provokation" (also das Vorhandensein von Life Events) war nach Meinung von Van Praag u. Nijo (1984) ohne prognostische Validität. Die Gruppen mit und ohne Provokation, die sie untersucht haben, differierten nicht voneinander in bezug auf Kurzzeit-Therapieresponse und in bezug auf Langzeit-Ausgang. Dage-gen fanden sie, daß schizoaffektive Psychosen mit stimmungskongruenten Wahn-phänomenen und Halluzinatonen einen signifikant günstigeren Verlauf hatten als die Subgruppe mit prädominanten stimmungs-inkongruenten Wahnphänomenen und Halluzinationen. Dies galt sowohl für die Entwicklung einer psychopatholo-gischen Residualsymptomatik als auch bezüglich des beruflichen Status. Man kann also sagen, daß auch in dieser untersuchten Population schizodominante Symptome zu einem schlechteren Ausgang prädestinierten. Die Untersuchungen von Maj et al. (1987) – leider mit einer relativ kleinen Patientenzahl (36 Patienten) und über eine kurze Zeit (2 Jahre) – zeigten eine positive Korrelation zwischen schlechtem Ausgang und folgenden Faktoren: familiäre Belastung mit chroni-scher Schizophrenie, Vorkommen von schizophrenen Symptomen in irgendeinem Stadium der Erkrankung ohne Vorhandensein von depressiver Symptomatik und Ausbruch der Indexepisode als Exazerbation einer schon vorhandenen Sympto-matik.

Das Vorhandenein schizophrener Symptome ersten Ranges wurde von Koehler (1983) als Prädiktor eines schlechteren Ausganges angeführt. Die Bedeutung des sogenannten „schizophrenen Achsensyndroms" (vorwiegend in Form von Denkstörungen) wurde in den Arbeiten von Küfferle u. Lenz (1983) sowie Lenz (1987) hervorgehoben. Nur 14% der schizoaffektiven Patienten ohne ein schizophrenes Achsensyndrom entwickelten Residualzustände, aber 89% der Patienten mit einer solchen Symptomatik. In der schon zitierten Arbeit von McGlashan u. Williams (1990) wurde außer der Bedeutung der Schizodominanz eine gute prämorbide Adaptation als Prädiktor eines guten „Ausganges" hervorgehoben.

Es scheint also einheitlich so zu sein, daß die Schizodominanz zu einem eher schlechten, die Affektdominanz zu einem eher guten Ausgang prädestiniert. Auf die Schwierigkeit der Bestimmung, ob Schizodominanz oder Affektdominanz vorliegt, wurde bereits wiederholt hingewiesen (vgl. auch Kap. 9).

Alle diese Befunde sind durch eine Globalität gekennzeichnet. Sie sind allgemein und zielen nicht auf die partiellen Aspekte des Ausganges. In der vorliegenden Untersuchung fand sich das Vorhandensein melancholischer Episoden im Verlauf als hervorstechender Faktor, der mit einem günstigen Ausgang schizoaffektiver Psychosen in Beziehung stand (im Sinne des Nicht-Vorhandenseins von persistierenden Alterationen). Das Auftreten von schizophrenie-typischen Symptomen (wie etwa Symptome ersten Ranges), eine höhere Episodenanzahl, das Auftreten von schizomanisch-depressiv gemischten Krankheitsepisoden sowie das Fehlen von belangvollen Life Events vor Beginn der Erkrankung waren nach den Ergebnissen der vorliegenden Studie Faktoren, die mit der Entwicklung persistierender Alterationen bei schizoaffektiven Psychosen korrelierten. Die verschiedenen Aspekte der sozialen Konsequenzen der Erkrankung (also des sozialen Ausgangs) korrelierten mit verschiedenen Faktoren: Eine asthenisch-selbstunsichere prämorbide Persönlichkeitsstruktur, fehlende heterosexuelle Dauerbindung vor Erstmanifestation, höhere Episodenzahl und die damit im Zusammenhang stehende Bipolarität der Erkrankung sowie das Fehlen auslösender Faktoren kamen dabei zum Tragen.

Die Befunde der vorliegenden Köln-Studie sollen einen Anstoß geben zu einer gezielten Prädiktorforschung bei den schizoaffektiven Psychosen, vor allem nachdem die Bedeutung des longitudinalen Aspektes in dieser Studie so deutlich gezeigt werden konnte.

7 Die dauerhospitalisierten Patienten

7.1 Methodische und definitorische Vorbemerkungen

Als Dauerhospitalisierung wurde die Unterbringung eines Patienten in einer psychiatrischen Behandlungseinrichtung mit einer kontinuierlichen Dauer von mindestens 3 Jahren definiert. Unter diese Definition fielen nicht diejenigen Patienten, die sich allein aufgrund ihres Alters oder anderer, nicht-psychiatrischer Erkrankungen über einen solchen Zeitraum in einer Behandlungseinrichtung oder in einem Pflegeheim befanden.

In einem ersten Schritt wurden die kollektiven Merkmale der Gruppe der dauerhospitalisierten Patienten untersucht. In einem zweiten Schritt wurde dann eine Fallanalyse für jeden dauerhospitalisierten Patienten durchgeführt. Dabei wurde der gesamte soziale und psychopathologische Verlauf vom Beginn der Erkrankung bis zum Ende der Beobachtungszeit erfaßt, dokumentiert und graphisch dargestellt.

Eine Dauerhospitalisierung als extremste Form des ungünstigen „Ausgangs" wurde in der vorliegenden Studie praktisch nur bei schizophrenen Patienten gefunden. Bei 35 (23.6%) der 148 untersuchten schizophrenen Patienten kam es im Verlauf der Erkrankung zu einer Dauerhospitalisierung, bei den schizoaffektiven Psychosen war dies lediglich bei 2 Patienten (2.0%) und nur bei einem einzigen affektiven Patienten (0.9%) der Fall (Tabelle 3.16). (Zum Vergleich zwischen den Patienten, die ihre Autarkie voll erhalten konnten, denen die nicht mehr autark waren, aber extramural leben konnten, und dauerhospitalisierten Patienten vgl. 3.4.7 und Abschn. 6.3).

7.2 Beginn und Länge der Dauerhospitalisierung bei schizophrenen Patienten

Von den 35 dauerhospitalisierten Patienten mit einer schizophrenen Psychose waren 26 (74.3%) männlich und nur 9 Patienten (25.7%) weiblich (Tabelle 7.1). Im Durchschnitt waren die dauerhospitalisierten Patienten bei der Erstmanifestation 24.4 Jahre alt (arithmetisches Mittel, Median 22.0 Jahre). Interessanterweise mußte keiner der schizophrenen Patienten, bei denen die Erkrankung nach dem 46. Lebensjahr begann, später dauerhospitalisiert werden, jedoch 25.7% der früher Erkrankten (Tab.7.1).

Tabelle 7.1. Dauerhospitalisierung bei schizophrenen Patienten

Zahl der dauerhospitalisierten schizophrenen Patienten		35
Geschlecht	männlich	26 (74.3%)
	weiblich	9 (25.7%)
Alter bei Erstmanifestation der Erkrankung		
	arithmetisches Mittel	24.4
	Median	22.0
	Standardabweichung	8.1
	Minimum	14
	Maximum	46
Beginn der Dauerhospitalisierung (Jahre nach Erkrankungsbeginn)		
	arithmetisches Mittel	9.1
	Median	7.0
	Standardabweichung	8.5
	Minimum	0[1]
	Maximum	31
Hospitalisierungen vor Beginn der Dauerhospitalisierung		
	arithmetisches Mittel	3.7
	Median	2.0
	Standardabweichung	3.8
	Minimum	0[1]
	Maximum	14
Alter bei Beginn der Dauerhospitalisierung		
	arithmetisches Mittel	33.6
	Median	34.0
	Standardabweichung	9.9
	Minimum	15
	Maximum	54
Dauer der Hospitalisierung (Jahre)		
	arithmetisches Mittel	19.3
	Median	20.0
	Standardabweichung	9.1
	Minimum	3
	Maximum	36

[1] = im Jahr der Erstmanifestation.

Praktisch zu jedem Zeitpunkt nach Erkrankungsbeginn konnte es zur Dauerhospitalisierung kommen (Abb. 7.1). So fanden sich Patienten, die bereits ab dem Jahr der Erstmanifestation der Erkrankung in einer psychiatrischen Behandlungseinrichtung dauerhaft untergebracht wurden; bei anderen schizophrenen Patienten war dies jedoch erst nach einem langjährigen, manchmal sogar jahrzehntelangen Krankheitsverlauf der Fall. In den ersten Jahren nach Erkrankungsbeginn zeigte sich dabei eine deutliche Häufung: Innerhalb der ersten 4 Jahre nach Erstmanifestation begann für 15 Patienten (42.9% der Dauerhospitalisierten) die langfristige

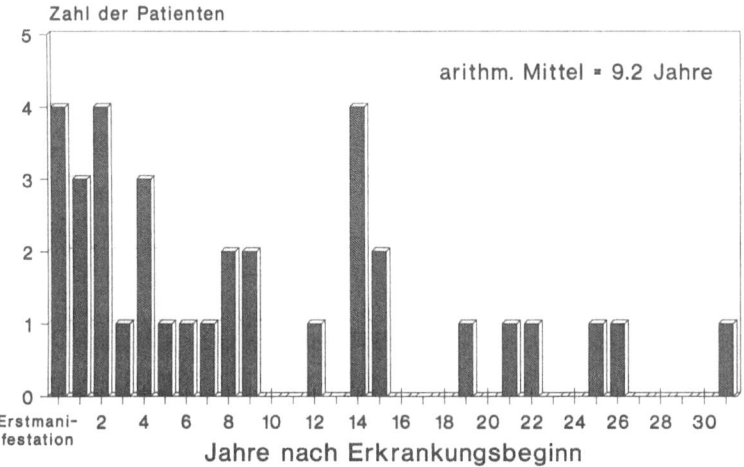

Abb. 7.1. Beginn der Dauerhospitalisierung in Abhängigkeit von der Erkrankungsdauer

Unterbringung. Im Durchschnitt kam es nach 9.1 Jahren (Median 7.0 Jahren, Tabelle 7.1) zur Dauerhospitalisierung. Auch die Zahl der Krankheitsepisoden, die einer dauernden Hospitalisierung vorausgingen, streute in einem weiten Bereich (Minimum bei der 1. Episode, Maximum bei der 14. Episode, Tabelle 7.1). Durchschnittlich traten vor Beginn der Dauerhospitalisierung 3.7 Episoden auf (arithmetisches Mittel, Median 2.0)). Zum Zeitpunkt des Beginns der Dauerhospitalisierung waren die Patienten im Mittel 33.6 Jahre alt (Minimum 15 Jahre, Maximum 54 Jahre). Fast alle dauerhospitalisierten Patienten (94%) waren wesentlich länger als die 3 Jahre untergebracht, die als Minimum in der Definition der „Dauerhospitalisierung" gefordert werden, nämlich im Mittel 19.3 Jahre, in einem Fall sogar 36 Jahre (Tabelle 7.1).

7.3 Der Weg zur Dauerhospitalisierung

7.3.1 Soziale Entwicklung zur Dauerhospitalisierung

In einer Fallanalyse wurde für jeden Patienten die gesamte soziale Entwicklung vom Beginn der Erkrankung bis zum Ende der Beobachtungszeit erfaßt, wobei insbesondere der psychopathologische und der soziale Zustand zum Zeitpunkt des Beginns der Dauerhospitalisierung von Interesse waren. Die 35 dauerhospitalisierten schizophrenen Patienten ließen sich nach ihrer sozialen Entwicklung bis zur Dauerhospitalisierung in drei Gruppen zusammenfassen:

1. Patienten, die zum Zeitpunkt des Krankheitsbeginns autark waren und dies auch bis zum Beginn der Dauerhospitalisierung blieben (Abb. 7.2).
2. Patienten, die zum Zeitpunkt des Krankheitsbeginns autark waren, im weiteren Verlauf der Erkrankung dann zunächst eine Veränderung zum Status des „nicht-

305

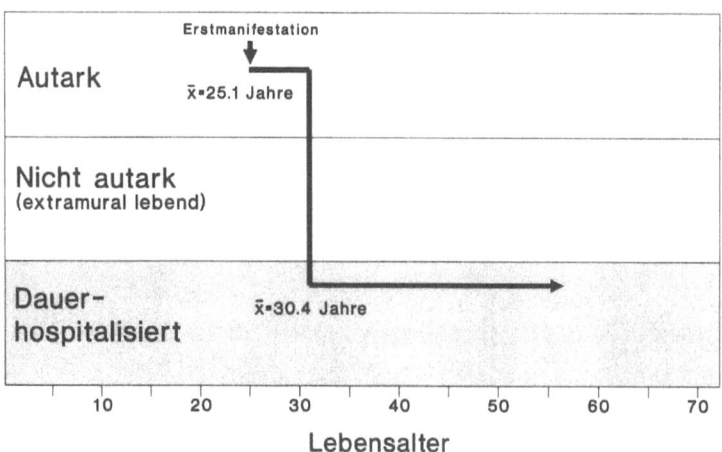

Abb. 7.2. Weg zur Dauerhospitalisierung: Patienten mit direktem Übergang von Autarkie in Dauerhospitalisierung

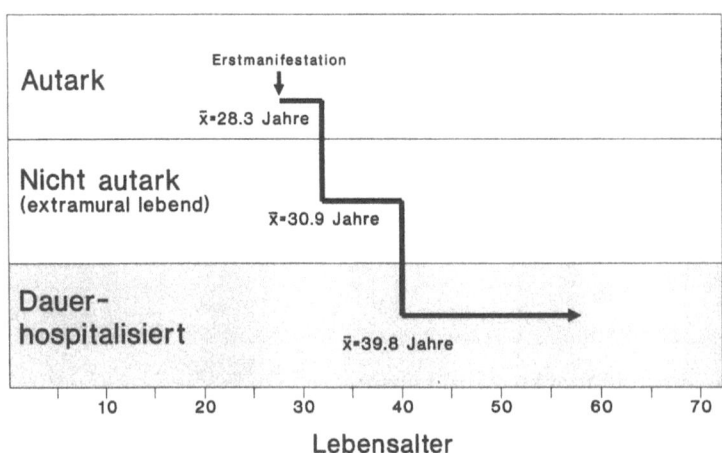

Abb. 7.3. Weg zur Dauerhospitalisierung: Bei Erstmanifestation autarke Patienten, die vor der Dauerhospitalisierung zunächst nicht autark, aber extramural lebten

autarken aber extramural lebenden" Patienten erfuhren, bevor sie dann schließlich dauerhospitalisiert wurden (Abb. 7.3).

3. Patienten, die bei Krankheitsbeginn nicht autark waren und dann später dauerhospitalisiert wurden, ohne den Status der „Autarkie" jemals zu erreichen (Abb. 7.4).

Fast die Hälfte der später dauerhospitalisierten Patienten (17 Patienten, 48.6% der dauerhospitalisierten Schizophrenen) zählte zu denjenigen Patienten, die bei Beginn der Erkrankung nicht autark waren. Die übrigen Patienten verteilten sich gleich-

306

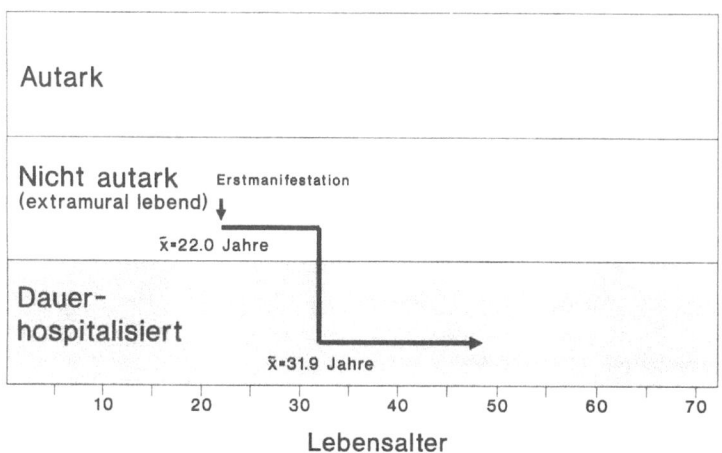

Abb. 7.4. Weg zur Dauerhospitalisierung: Patienten, die bei Erkrankungsbeginn nicht autark waren, die im weiteren Krankheitsverlauf dauerhospitalisiert wurden

Tabelle 7.2. Weg zur Dauerhospitalisierung

		Gruppe 1	Gruppe 2	Gruppe 3
Zahl der Patienten		9	9	17
		(25.7%)	(25.7%)	(48.6%)
Geschlecht	männlich	6	5	15
	weiblich	3	4	2
Alter bei Erstmanifestation der Erkrankung				
	arithmetisches Mittel	25.1	28.3	22.0
	Median	22.0	25.0	21.0
Beginn der Dauerhospitalisierung (Jahre nach Erkrankungsbeginn)				
	arithmetisches Mittel	5.3	11.4	9.9
	Median	3	8	12
Alter bei Beginn der Dauerhospitalisierung				
	arithmetisches Mittel	30.4	39.8	31.9
	Median	29	38	33

Gruppe 1: Autark bei Erstmanifestation, direkter Übergang in Dauerhospitalisierung.
Gruppe 2: Autark bei Krankheitsbeginn, im weiteren Verlauf zunächst nicht-autark, aber extramural lebend, erst dann Dauerhospitalisierung.
Gruppe 3: Bei Erstmanifestation bereits nicht–autark (extramural lebend), direkter Übergang in Dauerhospitalisierung.

mäßig auf die anderen beiden Gruppen (jeweils 25.7%). Tabelle 7.2 beschreibt einige wesentliche Parameter dieser drei Gruppen. Auf eine statistische Überprüfung der Unterschiede wurde aufgrund der relativ kleinen Fallzahlen in den einzelnen Gruppen verzichtet. In der Gruppe 3 (Patienten, die zum Zeitpunkt des Krankheitsbeginns nicht autark waren und die dann später dauerhospitalisiert wurden) fanden sich fast nur männliche Patienten (15 von 17 Patienten). Patienten dieser Gruppe erkrankten im Vergleich zu den anderen beiden Gruppen am frühesten. Die längste „Latenzzeit" vom Erkrankungsbeginn zur Dauerhospitalisierung hatten die Patienten der Gruppe 2 (durchschnittlich 11.4 Jahre, Tabelle 7.2). Diese Patienten verloren zwar bereits relativ früh ihre Autarkie, konnten jedoch noch einige Zeit (durchschnittlich 8.3 Jahre) extramural behandelt werden, bevor es auch in diesen Fällen zur dauerhaften Unterbringung kam (vgl. auch 3.4.7).

7.3.2 Besonderheiten der verschiedenen Verläufe

7.3.2.1 Patienten mit direktem Übergang von Autarkie in Dauerhospitalisierung

In diese Gruppe fielen 9 Patienten (25.7% der dauerhospitalisierten Patienten), die Dauerhospitalisierung begann durchschnittlich 5.3 Jahre nach Erkrankungsbeginn (Tabelle 7.2). Vier dieser Patienten hatten zum Zeitpunkt der Erstmanifestation eine feste partnerschaftliche Bindung, 5 der 9 Patienten lebten bei den Eltern (alleine oder mit Geschwistern), waren in ihrer Versorgung aber autark. Die Fallanalyse ergab, daß bei 5 Patienten der wesentliche Grund für die Dauerhospitalisierung in massiven psychopathologischen Auffälligkeiten bestand. Es fand sich etwa ein so stark desorganisiertes oder aggressives Verhalten (ein Patient bedrohte z. B. seine Mutter mit einer Axt), daß ein Verbleiben bzw. eine Rückkehr in das bisherige soziale Umfeld nicht möglich war. Ein wesentliches Merkmal der Patienten, die aus überwiegend psychopathologischen Gründen direkt in die Dauerhospitalisierung „abgestürzt" waren, war die *frühe* Dauerhospitalisierung, d. h. sie wurden innerhalb der ersten 5 Jahre nach Krankheitsbeginn dauernd hospitalisiert, 2 Patienten bereits anläßlich der ersten Krankheitsepisode. Bei den übrigen 4 Patienten, die direkt aus einem Status mit voller Autarkie anläßlich einer Krankheitsepisode in einer psychiatrischen Behandlungseinrichtung untergebracht wurden, stand eher der Verlust sozialer Haltestrukturen im Vordergrund (Trennung vom Partner, Scheidung). Bei diesen Patienten kam es deutlich später zur Dauerhospitalisierung.

7.3.2.2 Bei Erstmanifestation autarke Patienten, die vor der Dauerhospitalisierung zunächst nicht-autark, aber extramural lebten

In diese Gruppe gehören ebenfalls 9 Patienten (25.7% aller dauerhospitalisierten Patienten, Tabelle 7.2). Zum Zeitpunkt der Erstmanifestation hatten nur 2 dieser 9 Patienten einen Lebenspartner, die übrigen 7 Patienten lebten bei den Eltern, alleine oder mit Geschwistern, waren aber bezüglich ihrer Versorgung autark. Bereits durchschnittlich 2.6 Jahre nach der klinischen Krankheitsmanifestation kam es bei diesen Patienten zu einer Beeinträchtigung der Autarkie, was aber erst später (durchschnittlich 8.0 Jahre nach Beginn der Erkrankung) zur Dauerhospitalisierung führte. Diese Patienten verloren nach Erkrankungsbeginn zwar ihre Autarkie,

durch eigene Anstrengungen der Patienten und Unterstützung durch Familienmitglieder oder sonstige Bezugspersonen im sozialen Umfeld konnten sie jedoch
zunächst das extramurale Leben weiterführen und damit die Dauerhospitalisierung
vermeiden. Im Verlauf der Erkrankung kam es dann zu weiteren negativen
Entwicklungen, entweder bezüglich der Psychopathologie oder der sozialen Haltestrukturen, die zu einer Dauerhospitalisierung führten (8–10 Jahre nach Verlust der
vollen Autarkie). Bei 4 der 9 Patienten standen psychopathologische Gründe für die
Dauerhospitalisierung im Vordergrund: Diese Patienten konnten das soziale
Umfeld wegen zunehmender Unruhe, Unstetigkeit, Aggressivität, Ängstlichkeit
oder psychotisch bedingtem starken Mißtrauen trotz wiederholter Eingliederungs-
versuche auf Dauer nicht halten. Bei den anderen 5 Patienten stand der Verlust
sozialer Haltestrukturen im Vordergrund, so insbesondere höheres Alter der Eltern
oder deren Tod.

Um die Frage zu beantworten, warum die in diesen Fällen eingesetzten
therapeutischen Maßnahmen eine dauernde Hospitalisierung nicht mehr vermeiden
konnten, wurden diese Patienten mit denjenigen verglichen (n=14), die im Verlauf
der Erkrankung ihre Autarkie verloren, ohne jedoch später dauerhospitalisiert zu
werden. Auch hier wurde wegen der niedrigen Zahlen auf den Vergleich mit Hilfe
statistischer Verfahren verzichtet. Die Patienten, die trotz Verlust ihrer Autarkie im
gesamten Verlauf der Erkrankung weiter extramural leben konnten, lebten bei
Krankheitsbeginn sehr viel häufiger in einer Partnerschaft (9 von 14 Patienten),
meist auch mit der Versorgung von Kindern verbunden, als dies bei später
dauerhospitalisierten Patienten der Fall war (2 von 9 Patienten). In der Gruppe der
schizophrenen Patienten, die auch im gesamten Verlauf extramural leben konnten,
dauerte es im Durchschnitt 15.4 Jahre, bis der Status der vollen Autarkie
krankheitsbedingt verlorenging, während dies in der Gruppe der später dauerhospitalisierten Patienten bereits 2.6 Jahre nach Erstmanifestation der Erkrankung
(arithmetisches Mittel) der Fall war.

7.3.2.3 Patienten, die bei Erkrankungsbeginn nicht autark waren
und die im weiteren Krankheitsverlauf dauerhospitalisiert wurden

Diese Gruppe umfaßte mit 17 Patienten fast die Hälfte (48.6%) der untersuchten
dauerhospitalisierten Schizophrenen. Diese Patienten erkrankten im statistischen
Mittel aller drei Gruppen am frühesten (22 Jahre, Tabelle 7.2). Sechs dieser
Patienten waren bei Krankheitsbeginn nicht älter als 19 Jahre, keiner der Patienten
hatte zum Zeitpunkt der ersten Krankheitsepisode eine partnerschaftliche Bindung,
fast alle Patienten (82%) lebten noch bei den Eltern und wurden von diesen voll oder
überwiegend versorgt. Unter diesen Umgebungsbedingungen dauerte es nach
Erkrankungsbeginn noch 9.9 Jahre im Mittel, ehe es in einem durchschnittlichen
Alter von 31.9 Jahren zur Dauerhospitalisierung kam. Die dauerhafte Unterbringung erfolgte dann aus ganz ähnlichen Gründen wie bei den beiden anderen
beschriebenen Gruppen: Die Fallanalyse ergab bezüglich der Gründe, die zur
Dauerhospitalisierung führten, daß bei 10 von 17 Patienten massive psychopathologische Auffälligkeiten im Vordergrund standen. Sieben dieser 10 Patienten wurden

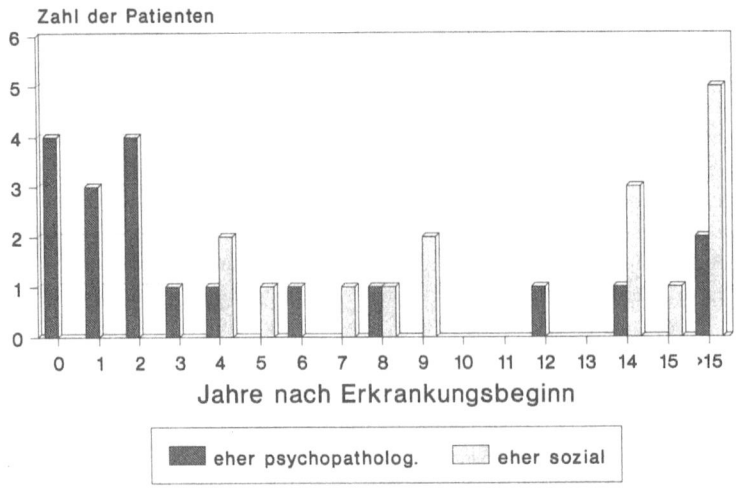

Abb. 7.5. Beginn der Dauerhospitalisierung in Abhängigkeit von den Gründen und der Erkrankungsdauer

innerhalb der ersten 2 Jahren nach Erstmanifestation dauerhospitalisiert. Bei den übrigen 7 Patienten standen bei der Dauerunterbringung soziale Gründe im Vordergrund, vorwiegend der Tod bzw. der altersbedingte Ausfall der bis dahin versorgenden Eltern oder der Verlust anderer familiärer Haltestrukturen.

7.4 Dauer der Erkrankung und Gründe für die Dauerhospitalisierung

Von den 35 dauerhospitalisierten schizophrenen Patienten wurden 19 Patienten vorwiegend wegen schwerer psychopathologischer Auffälligkeiten und 16 vorwiegend aufgrund sozialer Gründe dauerhospitalisiert. Patienten mit eher psychopathologischen Gründen für die Dauerhospitalisierung wurden häufig bereits innerhalb der ersten zwei Jahre hospitalisiert (12 von 19 Patienten, arithmetisches Mittel 4.9, Median 2 Jahre, Minimum im Jahr der Erstmanifestation, Maximum 20 Jahre nach Beginn der Erkrankung; Abb. 7.5). Dies war jedoch bei keinem der Patienten mit sozialen Gründen für die Dauerhospitalisierung der Fall, die Hälfte dieser Patienten wurde nach 14 Jahren oder später dauernd hospitalisiert (arithmetisches Mittel 13.2 Jahre, Median 11.5 Jahre, Minimum 4 Jahre, Maximum 31 Jahre).

7.5 Die dauerhospitalisierten schizoaffektiven und affektiven Psychosen

Von den 101 schizoaffektiven Patienten wurden lediglich 2 Patienten dauerhospitalisiert, bei den 106 Patienten mit affektiven Psychosen geschah dies nur in einem

Fall. Der eine (männliche) Patient mit einer schizoaffektiven Psychose lebte am Ende der Beobachtungszeit im Alter von 76 Jahren (Erkrankungsdauer 35 Jahre) seit 8 Jahren in einem psychiatrischen Krankenhaus, da die Ehefrau des chronisch paranoiden Patienten aufgrund ihres eigenen höheren Alters mit der Betreuung des Patienten überfordert gewesen war. Im Vordergrund des psychopathologischen Beschwerdebildes standen eine persistierende produktiv-psychotische Symptomatik und ausgeprägte negative Symptome. Die zweite (weibliche) Patientin mit einer schizoaffektiven Psychose war am Ende der Beobachtungszeit 65 Jahre alt (Erkrankungsdauer 26 Jahre) und war seit 21 Jahren auf einer Station für chronisch Kranke eines Landeskrankenhauses untergebracht. Zur Dauerhospitalisierung kam es vorwiegend durch soziale Gründe, am Ende der Beobachtungszeit imponierten im psychopathologischen Bereich insbesondere ausgeprägte kognitive Störungen und Antriebsstörungen, intermittierend kam es außerdem immer wieder zum Auftreten von Verfolgungswahn und zerfahrenem Gedankengang. Der (männliche) Patient mit der Längsschnittdiagnose einer affektiven Psychose bot die ersten manischen Symptome bereits mit 15 Jahren. Am Ende der Nachuntersuchung lebte er mit 58 Jahren seit 4 Jahren in psychiatrischen Behandlungseinrichtungen, nachdem seine Mutter, die ihn bis dahin versorgte hatte, ernsthaft erkrankt war. Es bestand eine chronische subdepressive Verstimmung.

7.6 Zusammenfassung und Diskussion der Befunde zur Dauerhospitalisierung

1. Eine Dauerhospitalisierung betraf fast auschließlich schizophrene Patienten. Nur 2% der schizoaffektiven und ein einziger affektiver Patient, aber 23.6% der schizophrenen Patienten wurden dauerhospitalisiert.

2. Die dauerhospitalisierten schizophrenen Patienten waren vorwiegend männlich und zum Zeitpunkt der Erstmanifestation der Erkrankung relativ jung (im Durchschnitt 24.4 Jahre).

3. Zu einer Dauerhospitalisierung konnte es zu jedem Zeitpunkt im Verlauf kommen, bei einer beträchtlichen Zahl von Patienten (42.9%) erfolgte sie jedoch bereits innerhalb der ersten 4 Jahre nach Erstmanifestation der Erkrankung. Im Durchschnitt begann die Dauerhospitalisierung nach etwa 9 Jahren.

4. Die Zahl der Krankheitsepisoden, die einer Dauerhospitalisierung vorausgingen, streute in einem weiten Bereich zwischen der ersten Krankheitsepisode bis zu 14 Episoden. Im Durchschnitt waren der Dauerhospitalisierung 3.7 Krankheitsepisoden vorausgegangen. Zum Zeitpunkt der dauerhaften Unterbringung waren die Patienten im Mittel 33.6 Jahre alt mit einem Spektrum zwischen 15 und 54 Jahren.

5. Jeder Fall führte auf einem individuellen Weg in die Dauerhospitalisierung, jeder Patient hatte sein persönliches Schicksal mit ganz unterschiedlichen und persönlichen Prägungen. Trotzdem konnten einige charakteristische Merkmale gefunden werden:
- Bei Patienten, die direkt vom Status der vollen Autarkie dauerhospitalisiert wurden (25.7% der dauerhospitalisierten Patienten), geschah dieses in der Regel

relativ früh nach Ausbruch der Erkrankung. Dabei waren sowohl psychopathologische Auffälligkeiten als auch der Verlust von sozialen Haltestrukturen Gründe für die Dauerhospitalisierung.

– Ebenfalls 25.7% der später dauerhospitalisierten Patienten konnten auch nach Erkrankungsbeginn zunächst extramural leben, obwohl sie ihre volle Autarkie nicht bewahren konnten. Die Patienten und ihre soziale Umgebung unternahmen für eine längere Zeit alle Anstrengungen, um das extramurale Leben zu ermöglichen. Im weiteren Verlauf kam es dann aber doch, meist durch den Verlust von sozialen Haltestrukturen (vorwiegend durch den Tod von Bezugspersonen) oder durch massive Zunahme der psychopathologischen Auffälligkeiten zu einer Situation, in der die extramurale Betreuung nicht mehr möglich war bzw. nicht mehr gewährleistet werden konnte.

– Patienten, die bei Erkrankungsbeginn nicht voll autark waren (z. B. noch von den Eltern versorgt wurden) und die im weiteren Krankheitsverlauf dauerhaft untergebracht wurden, machten fast die Hälfte der dauerhospitalisierten schizophrenen Patienten aus. Sie erkrankten in relativ jungem Alter (im Durchschnitt 22 Jahre), 6 dieser 17 Patienten waren bei Erkrankungsbeginn nicht älter als 19 Jahre. Keiner der Patienten dieser Gruppe hatte zum Zeitpunkt der Erstmanifestation eine feste partnerschaftliche Bindung. Bei mehr als der Hälfte standen massive psychopathologische Auffälligkeiten als Anlaß für die Dauerhospitalisierung im Vordergrund, bei den anderen Patienten eher der Verlust von sozialen Haltestrukturen.

Die Befunde der vorliegenden Studie zeigen, daß männliche schizophrene Patienten mit der Frühmanifestation einer Erkrankung, die mit schweren psychopathologischen Erscheinungen und „antisozialen" Verhaltensmustern (vor allem in Form von Aggressivität), einhergeht, bei Lockerung oder Verlust der sozialen Haltestrukturen (vor allem Tod der Eltern), besonders gefährdet sind, dauerhospitalisiert zu werden. Auch Ciompi u. Müller (1976) zeigten, daß gravierende Unterschiede zwischen den Geschlechtern bestehen, und zwar in dem Sinne, daß bei Frauen kurze Hospitalisationen überwogen und es bei Männern häufiger zu einer Dauerhospitalisierung kam. Ein anderer Befund von Ciompi u. Müller (1976), daß nämlich die hauptsächlichen Hospitalisationsperioden der schizophrenen Patienten offenbar im höheren Lebensalter liegen, wurde nur teilweise durch die Ergebnisse der vorliegenden Studie bestätigt. Die Befunde beider Studien stimmen aber insofern überein, als bei vielen später dauerhospitalisierten schizophrenen Patienten trotz einer Beeinträchtigung der Autarkie eine lange Periode extramuralen Lebens der Dauerhospitalisierung vorangegangen war. Ein Vergleich der Zahlen zwischen den beiden Studien wäre jedoch nicht sinnvoll, da die Lausanner Studie ein altersmäßig völlig anderes Kollektiv untersuchte (durchschnittliches Alter bei Nachuntersuchung 75 Jahre, dabei lag der Anteil dauerhospitalisierter Patienten deutlich höher als in der vorliegenden Studie).

Im Vergleich mit der Bonn-Studie von Huber et al. (1979) fand sich in der vorliegenden Studie ein höherer Anteil dauerhospitalisierter schizophrener Patienten (23.6%) als es dort der Fall war (13.3%). Dies ist unseres Erachtens auf die breite Definition der Schizophrenie in der Bonn-Studie und die Involvierung der schizoaffektiven Psychosen zurückzuführen. Die Anwendung der gleichen Kriterien in beiden Studien (also Zusammenfassung der schizophrenen und schizoaffektiven Patienten der Köln-Studie zur „Schizophrenie im weiteren Sinne", vgl. 3.2.6.2) führt nämlich zu sehr ähnlichen Befunden in beiden Studien (dann 14.8% Dauerhospitalisierte in der Köln-Studie gegenüber 13.3% in der Bonn-Studie). Auch in der Bonn-Studie war der Anteil der dauerhospitalisierten Patienten bzw. der Anteil der Patienten, die irgendwann einmal im Verlauf länger als zwei Jahre in einer Klinik waren, bei männlichen Patienten höher als bei Frauen. Der Unterschied erreichte jedoch keine statistische Signifikanz. Die Ähnlichkeiten zwischen der Bonner und der Kölner Studie sind insofern besonders interessant, als die Patienten in jeweils ähnlich strukturierten Kliniken behandelt wurden, aus einer ähnlichen Zeitperiode stammen und die große Mehrzahl in psychiatrischen Behandlungseinrichtungen in Nordrhein-Westfalen dauerhospitalisiert wurde (zu weiteren Befunde vgl. 3.4.7).

8 Die Bedeutung der Qualität der Affektivität für die Trennung der schizoaffektiven von den schizophrenen Psychosen und ihre den Ausgang modifizierende Bedeutung

8.1 Allgemeines

Die Beobachtung, daß bei schizophrenen Psychosen das Auftreten einer affektiven Symptomatik, insbesondere einer depressiven Symptomatik, eine vollständige Remission bzw. eine vollständige Heilung begünstigt, hat zu Überlegungen geführt, die Psychosen, die durch eine Mischung schizophrener und affektiver Symptomatik gekennzeichnet sind, von einer „Kernschizophrenie", einer „poor prognosis schizophrenia", von einer „systematischen Schizophrenie" oder auch von einer „reinen Schizophrenie" abzutrennen. Im Rahmen dieser Entwicklung kam es auch zur Definition schizoaffektiver Psychosen, wobei in den früheren Definitionsversuchen, wie etwa in demjenigen von Kasanin (1933), außer der Symptomatologie auch andere, nicht-symptomatologische Faktoren eine Rolle als definitorisches Kriterium spielten. Diese Klassifikationsversuche ohne exakte symptomatologische Definition führten zu einer wenig differenzierten Diagnostik der schizoaffektiven Psychosen. Insbesondere bezüglich der affektiven Symptomatik gab es in der Vergangenheit keine einheitliche Festlegung.

Wenn im folgenden von „Affektivität" gesprochen wird, so werden lediglich zwei klar abgrenzbare psychopathologische Konstellationen darunter verstanden:

- die depressive Stimmungslage und
- die maniforme bzw. euphorische Stimmungslage.

Unter der Bezeichnung „Affektivität" wird also hier keine andere Störung der Affektivität, wie etwa Affektverarmung, Affektverflachung, Affektlabilität, Affektinkontinenz o.ä. verstanden. Richtiger wäre vielleicht, die hier gemeinten affektiven Störungen, also Depressivität und maniforme Phänomene, als „Stimmungsstörungen" zu bezeichnen, so wie man etwa im DSM-III-R von „mood disorders" spricht. Die Übernahme dieses Begriffes und die entsprechende deutsche Übersetzung stößt jedoch bei uns auf die gleiche Skepsis, wie sie auch bei der Übersetzung des DSM-III-R in die deutsche Sprache geäußert wurde (Wittchen et al. 1989). In der vorliegenden Studie wird deshalb sowohl aus inhaltlichen Gründen, als auch aus Gründen der Verständigung und der Vergleichbarkeit mit anderen Untersuchungen, zwischen *affektiven Störungen* (Depressivität und maniforme Phänomene) und *Affektstörungen* (Affektverarmung, Affektverflachung, Affektinkontinenz etc.) unterschieden. Wir sprechen ja auch von schizoaffektiven und affektiven Psychosen – und genau das ist gemeint: nämlich Depression, Manie oder eine Mischung dieser beiden Symptomkonstellationen *mit* schizophrener Symptomatik.

Wie schon erwähnt, ist die Definition der schizoaffektiven Psychosen vorwiegend aufgrund der verschiedenartigen Abgrenzung der affektiven Symptomatik nicht in allen diagnostischen Systemen gleichartig (Angst 1986a; Berner u. Lenz 1986; Brockington u. Leff 1979; Maj 1984; Marneros et al. 1989g; Tsuang u. Marneros 1986; Zaudig u. Vogel 1983; s. Beiträge in Marneros 1989a sowie in Marneros u. Tsuang 1986a, 1990). In einigen definitorischen Systemen wurde eine enge Definition der affektiven Symptomatik angewendet, vorwiegend in der klassischen Form der Symptomkonstellation einer „endogenen Depression" oder „Zyklothymie" oder „Melancholie" (Berner u. Lenz 1986; Berner u. Simhandl 1983; Gabriel 1985; Kendell 1986; Lenz 1987; Marneros et al. 1986a, 1988a, 1989g). Bei anderen Autoren wurde jedoch eine sehr viel breitere Definition der Affektivität benutzt, wie etwa nach den weiten Kriterien der „Major Depression", oder es wurde einfach eine „depressive Symptomatik" als ausreichend für die Definition der schizoaffektiven Psychosen angenommen (ICD-9, Degkwitz 1980; Feighner et al. 1972; RDC, Spitzer et al. 1978; DSM-III-R, American Psychiatric Association 1987). Entsprechendes gilt auch für die Definition der manischen Symptomatik, wobei einige Autoren eine eng definierte manische Symptomkonstellation – unter der Bezeichnung „endogene Manie" oder „manische Episode" – berücksichtigen, so wie sie etwa im DSM-III definiert worden ist (Berner u. Lenz 1986; Gabriel 1985; Lenz 1987; Marneros et al. 1986a, 1988a, 1989g).

Bereits im Vorfeld der vorliegenden Untersuchung und auf der Suche nach einer geeigneten Definition der schizoaffektiven Psychosen war festzustellen, daß es ganz gravierende Differenzen gab zwischen Patienten mit schizophrener Symptomatik, die gleichzeitig von einer melancholischen und/oder einer manischen Symptomkonstellation begleitet war, und Patienten, bei denen die schizophrene Symptomatik von einer anderen Form der depressiven oder der maniformen Stimmungsstörung begleitet wurde (Marneros et al. 1986c, 1989g). Im folgenden soll die Frage beantwortet werden, welche Form der affektiven Symptomatik eine schizophrene Symptomatik dazu qualifizieren kann, „schizoaffektiv" zu sein.

8.2 Methodische und definitorische Vorbemerkungen

Um diese Frage zu beantworten, wurden alle Patienten berücksichtigt, die in mindestens einer Krankheitsepisode während des gesamten Verlaufes eine schizophrene Symptomatik aufwiesen, was bei 249 der 355 longitudinal untersuchten Patienten der Fall war. Diese 249 Patienten wurden nach dem Auftreten bzw. der Art der affektiven Symptomatik in drei Gruppen eingeteilt:

1. Patienten, die mindestens einmal im Verlauf (zusätzlich zur schizophrenen Symptomatik) eine *melancholische und/oder manische Symptomatik* aufgewiesen hatten (vgl. Kriterien in Abschn. 2.3.3).
2. Patienten, die nur reine schizophrene Krankheitsepisoden aufwiesen, bei denen es im Verlauf jedoch mindestens einmal zum Auftreten depressiver oder maniformer Symptome gekommen war, ohne daß diese die Kriterien der

316

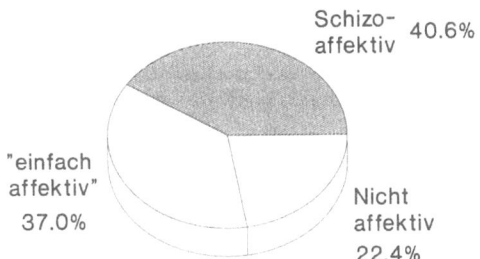

Schizo-affektiv 40.6%

"einfach affektiv" 37.0%

Nicht affektiv 22.4%

Abb. 8.1. Patienten mit schizophrener Symptomatik (n=249)

melancholischen bzw. manischen Episode erfüllten. Diese Patienten wurden als Patienten mit *„einfacher affektiver Symptomatik"* bezeichnet.

3. Patienten, die im Verlauf lediglich reine schizophrene Krankheitsepisoden boten und bei denen weder eine melancholische oder manische, aber auch keine „einfache" affektive Symptomatik zu eruieren war.

Diese drei Gruppen von Patienten wurden auf drei verschiedenen Ebenen verglichen: a) soziodemographische und andere prämorbide Merkmale, b) Merkmale des Verlaufs, c) Aspekte des „Ausgangs".

101 der 249 Patienten (40.6%) erfüllten die Kriterien einer schizoaffektiven Psychose, hatten also neben der schizophrenen Symptomatik mindestens einmal im Verlauf eine melancholische bzw. manische Symptomatik. Bei 92 Patienten (37.0%) fand sich neben der schizophrenen Symptomatik eine „einfache" affektive Symptomatik, und 56 Patienten (22.4%) boten im gesamten Verlauf keinerlei affektive Störungen im oben beschriebenen Sinn (Abb. 8.1).

8.3 Vergleich der soziodemographischen und prämorbiden Parameter bei Patienten „ohne affektive Symptomatik", mit „einfacher affektiver Symptomatik" und schizoaffektiven Patienten

Der Vergleich der Patienten mit einer *„einfachen" affektiven* Symptomatik mit denen *ohne affektive* Symptomatik *zeigte bei keinem einzigen der untersuchten Merkmale einen signifikanten Unterschied* (Tabelle 8.1). Ganz anders verhielt es sich jedoch mit dem Vergleich zwischen schizoaffektiven Patienten und Patienten mit „einfacher" affektiver Symptomatik bzw. dem Vergleich schizoaffektiver Patienten und Patienten ohne affektive Symptomatik. Diese Vergleiche zeigten bei der Mehrzahl der untersuchten Parameter signifikante, meist hochsignifikante Unterschiede. Unterschiede zwischen schizoaffektiven Psychosen und jeder der beiden anderen Gruppen (Psychosen mit „einfacher" affektiver Symptomatik und Psychosen ohne affektive Symptomatik) fanden sich bezüglich des Geschlechts, des beruflichen Status bei Erstmanifestation, prämorbider Persönlichkeitszüge und sozialer Interaktionen, Auftreten von Life Events vor der ersten Krankheitsepisode, heterosexueller Dauerbindung vor Erstmanifestation, Familienstand bei Erkran-

Tabelle 8.1. Soziodemographische und prämorbide Parameter bei Patienten mit „einfacher" affektiver Symptomatik, ohne affektive Symptomatik und schizoaffektiven Patienten

	Schizo-affektiv (n=101)	p1	„Einfach" affektiv (n=92)	p2	Keine affektive Symptomatik (n=56)	p3
Geschlecht		*		–		**(1)
männlich	37 (36.6%)		49 (53.3%)		37 (66.1%)	
weiblich	64 (63.4%)		43 (46.7%)		19 (33.9%)	
Alter bei Erstmanifestation						
arithmetisches Mittel	30.4	–	28.4	–	26.6	* (2)
Median	29.0	–	24.0	–	24.0	* (3)
Standardabweichung	10.4		11.5		9.1	
Minimum	15.0		14.0		14.0	
Maximum	58.0		64.0		51.0	
Schulbildung		–		–		– (1)
sehr niedriges Niveau	7 (6.9%)		17 (18.5%)		9 (16.1%)	
niedriges Niveau	50 (49.5%)		44 (47.8%)		28 (50.0%)	
mittleres Niveau	17 (16.8%)		14 (15.2%)		9 (16.1%)	
höheres Niveau	27 (26.7%)		17 (18.5%)		10 (17.9%)	
Beruf bei Erstmanifestation	(n=69)	**	(n=75)	–	(n=51)	**(1)
aktuell ohne bezahlte Berufstätigkeit	14 (20.3%)		25 (33.3%)		18 (35.3%)	
Arbeiter	10 (14.5%)		25 (33.3%)		19 (37.3%)	
Facharbeiter	12 (17.4%)		11 (14.7%)		7 (13.7%)	
Angestellter/Beamter	24 (34.8%)		11 (14.7%)		6 (11.8%)	
Leitender Angestellter/Beamter	9 (13.0%)		1 (1.3%)		1 (2.0%)	
Selbständig	–		2 (2.7%)		–	
Prämorbide Persönlichkeit	(n=96)	**	(n=59)	–	(n=33)	**(1)
Typus melancholicus	23 (24.0%)		1 (1.7%)		–	
Sthenisch/selbstsicher	29 (30.0%)		7 (11.9%)		9 (27.3%)	
Asthenisch/Selbstunsicher	44 (46.0%)		51 (86.4%)		24 (72.7%)	
Prämorbide soziale Interaktionen	(n=100)	**	(n=87)	–	(n=51)	**(1)
Tendenz zur Zurückgezogenheit	26 (26.0%)		59 (67.8%)		29 (56.9%)	
Gute bis umfassende Kontakte	74 (74.0%)		28 (32.2%)		22 (43.1%)	
Broken Home	37 (36.6%)	–	25 (27.2%)	–	16 (28.6%)	– (1)
Life Events						
Patienten mit Life Events im Vorfeld der 1.Episode	51 (50.5%)	**	26 (28.3%)	–	9 (16.1%)	**(1)
Heterosexuelle Dauerbindung vor der Erstmanifestation						
Alle Patienten	69 (68.3%)	**,	34 (37.0%)	–	17 (30.4%)	**(1)
Nur Patienten älter als 25 Jahre	(n=63)		(n=38)		(n=25)	
– davon mit Dauerbindung	58 (92.1%)	**	27 (71.1%)	–	13 (52.0%)	**(1)
Nur weibliche Patienten älter als 25 Jahre	(n=41)		(n=23)		(n=7)	
– davon mit Dauerbindung	38 (92.7%)	–	18 (78.3%)	–	6 (85.7%)	– (1)
Nur männliche Patienten älter als 25 Jahre	(n=22)		(n=15)		(n=18)	
– davon mit Dauerbindung	20 (90.9%)	*	9 (60.0%)	–	7 (38.9%)	**(1)

Tabelle 8.1 (Fortsetzung)

	Schizo-affektiv (n=101)	p1	„Einfach" affektiv (n=92)	p2	Keine affektive Symptomatik (n=56)	p3
Verheiratet bei der Erstmanifestation						
Alle Patienten	57 (56.4%)	**	24 (26.1%)	–	16 (28.6%)	**(1)
Nur Patienten älter als 25 Jahre	(n=63)		(n=38)		(n=25)	
– davon verheiratet	50 (79.4%)	**	20 (52.6%)	–	13 (52.0%)	* (1)
Nur weibliche Patienten						
älter als 25 Jahre	(n=41)		(n=23)		(n=7)	
– davon verheiratet	32 (78.0%)	–	13 (56.5%)	–	6 (85.7%)	– (1)
Nur männliche Patienten						
älter als 25 Jahre	(n=22)		(n=15)		(n=18)	
– davon verheiratet	18 (81.8%)	–	7 (46.7%)	–	7 (38.9%)	**(1)
Psychische Erkrankungen in der Familie						
total	65 (64.4%)	*	44 (47.8%)	–	24 (42.9%)	**(1)
Familiäre Belastung mit						
Schizophrenie	13 (12.9%)	–	17 (18.5%)	–	8 (14.3%)	– (1)
Schizoaff. Psychosen	6 (5.9%)	–	2 (2.2%)	–	–	– (1)
Affektive Psychosen	28 (27.7%)	**	–		1 (1.8%)	**(1)
Herkunftsschicht		**		–		**(1)
Obere Schichten	6 (5.9%)		5 (5.5%)		4 (7.5%)	
Mittlere Mittelschicht	22 (21.8%)		13 (14.3%)		7 (13.2%)	
Untere Mittelschicht	31 (30.7%)		20 (22.0%)		9 (17.0%)	
Obere Unterschicht	35 (34.7%)		27 (29.7%)		18 (34.0%)	
Untere Unterschicht	7 (6.9%)		26 (28.6%)		15 (28.3%)	
Schicht bei der Erstmanifestation		**		–		**(1)
Obere Schichten	6 (5.9%)		4 (4.3%)		–	
Mittlere Mittelschicht	23 (22.8%)		14 (15.2%)		7 (12.5%)	
Untere Mittelschicht	29 (28.7%)		17 (18.5%)		5 (8.9%)	
Obere Unterschicht	37 (36.6%)		19 (20.7%)		16 (28.6%)	
Untere Unterschicht	6 (5.9%)		38 (41.3%)		28 (50.0%)	

Signifikanzen: p1 Schizoaffektiv vs. einfach affektiv; p2 einfach affektiv vs. nicht affektiv; p3 nicht affektiv vs. schizoaffektiv.
* p 0.05; ** p < 0.01; – nicht signifikant.
(1) X^2-Test. (2) t-Test. (3) Mann-Whitney U-Test.

kungsbeginn, Häufigkeit von psychischen Erkrankungen in der Familie insgesamt, sowie von affektiven Psychosen bei Familienangehörigen, Herkunftsschicht und sozialer Schicht bei Erstmanifestation (Tabelle 8.1). Das Alter bei Erkrankungsbeginn unterschied sich lediglich zwischen schizoaffektiven Patienten und Patienten ohne affektive Symptomatik signifikant, es lag bei den schizoaffektiven Patienten jedoch auch höher als in der Gruppe der Patienten mit „einfacher" affektiver Symptomatik.

8.4 Vergleich der Verlaufsmerkmale bei Patienten „ohne affektive Symptomatik", mit „einfacher affektiver Symptomatik" und schizoaffektiven Patienten

Patienten mit „einfacher" affektiver Symptomatik hatten gegenüber Patienten ohne affektive Symptomatik bezüglich der untersuchten Verlaufsparameter nur eine höhere Episodenzahl, bei den übrigen Parametern bestand kein Unterschied (Tabelle 8.2). Schizoaffektive Patienten unterschieden sich dagegen von den beiden anderen Gruppen gravierend. Sie boten signifikant seltener langandauernde prä-episodische Alterationen (also „prodromale" Symptomatik über mehr als 6 Mo-

Tabelle 8.2. Verlaufsmerkmale bei Patienten mit „einfacher" affektiver Symptomatik, ohne affektive Symptomatik und schizoaffektiven Patienten

	Schizo-affektiv (n=101)	p1	„Einfach" affektiv (n=92)	p2	Keine affektive Symptomatik (n=56)	p3
Langdauernde präepisodische Alterationen		*		–		* (1)
vorhanden	21 (20.8%)		32 (34.8%)		22 (39.3%)	
nicht vorhanden	80 (79.2%)		60 (65.2%)		34 (60.7%)	
Zahl der Episoden (bzw. Hospitalisierungen, ohne dauerhospitalisierte Pat.)	(n=99)		(n=69)		(n=44)	
geometrisches Mittel	4.6	–	4.0	*	2.9	**(4)
Median	5.0	–	4.0	–	3.0	**(3)
Beginn der persistierenden Alterationen (Jahre nach der Erstmanifestation)	(n=50)		(n=82)		(n=53)	
arithmetisches Mittel	6.7	**	1.6	–	1.7	**(2)
Median	4.5	**	0	–	0	**(3)
Alter bei Beginn der persistierenden Alterationen	(n=50)		(n=82)		(n=53)	
arithmetisches Mittel	36.9	**	28.9	–	28.2	**(2)
Median	34.0	**	25.0	–	25.0	**(3)
Suizidale Symptomatik						
Suizidalität gesamt	66 (65.3%)	–	57 (62.0%)	*	23 (41.1%)	**(1)
Suizidhandlung	37 (36.6%)	–	34 (37.0%)	–	16 (28.6%)	– (1)

Signifikanzen: p1 Schizoaffektiv vs. einfach affektiv; p2 einfach affektiv vs. nicht affektiv; p3 nicht affektiv vs. schizoaffektiv.
* $p < 0.05$; ** $p < 0.01$; – nicht signifikant.
(1) X^2-Test. (2) t-Test. (3) Mann-Whitney U-Test (4). t-Test (log. Werte).

nate), hatten signifikant später nach Erkrankungsbeginn persistierende Alterationen und waren bei deren Beginn signifikant älter als die Patienten der beiden anderen Gruppen (Tabelle 8.2). Im Vergleich mit den Patienten ohne affektive Symptomatik boten schizoaffektive Psychosen signifikant mehr Episoden. Hinsichtlich der suizidalen Symptomatik fanden sich bei Patienten mit „einfacher" affektiver Symptomatik ebenso wie bei schizoaffektiven Patienten im Vergleich mit der Gruppe „ohne affektive Symptomatik" signifikant höhere Werte (Tabelle 8.2).

8.5 Vergleich der Ausgangsaspekte bei Patienten „ohne affektive Symptomatik", mit „einfacher affektiver Symptomatik" und schizoaffektiven Patienten

Bezüglich des „Ausgangs" ergab sich ein ganz eindeutiges Bild: Schizoaffektive Patienten unterschieden sich von jeder der beiden anderen Gruppen hochsignifikant bezüglich sämtlicher Ausgangsaspekte, also bezüglich des psychopathologischen Ausgangs, des globalen Funktionsniveaus (GAS), der sozialen Anpassung (WHO/DAS), der sozialen Konsequenzen und der Lebens- und Wohnsituation (bzw. dem Autarkie-Status) am Ende der Beobachtungszeit (Tabellen 8.3 und 8.4) In sämtlichen untersuchten und verglichenen „Ausgangs"-Aspekten zeigten die schizoaffektiven Patienten ein signifikant günstigeres Bild, als dies bei den beiden anderen Gruppen der Fall war. Im eindrucksvollen Gegensatz dazu fanden sich bei sämtlichen dieser Merkmale keine signifikanten Unterschiede zwischen der Gruppe der Patienten mit „einfacher" affektiver Symptomatik und der Gruppe der Patienten ohne jede affektive Symptomatik (Tabellen 8.3 und 8.4).

8.6 Schlußfolgerungen

Die in diesem Kapitel dargestellten Befunde unterstützen in ihrer Eindeutigkeit die Annahme, daß *nicht jede depressive bzw. jede maniforme Symptomatik* eine Gruppe von Psychosen mit schizophrener Symptomatik als schizoaffektiv qualifizieren kann. *Diese Befunde sprechen eindeutig dafür, daß die schizoaffektiven Psychosen eng definiert werden müssen.* Nicht jede depressive oder maniforme Symptomatik darf deshalb zur Definition der schizoaffektiven Psychosen herangezogen werden. In diesem Sinne erfassen die diagnostischen Systeme, die enge Kriterien für den affektiven Anteil von schizoaffektiven Psychosen zugrundelegen – wie etwa die von Berner u. Kendell (Berner u. Lenz 1986; Berner u. Simhandl 1983; Gabriel 1985; Kendell 1986; Lenz 1987) die schizoaffektiven Psychosen etwas genauer. Diagnostische Systeme dagegen, die breitere Kriterien für den affektiven Anteil der schizoaffektiven Psychosen anwenden – wie etwa ICD-9, ICD-10, RDC, DSM-III und DSM-III-R bzw. auch die Feighner-Kriterien –, erfassen irrtümlich auch schizophrene Patienten als schizoaffektiv. Es ist dann anzunehmen, daß vor allem

Tabelle 8.3. „Ausgang" bei Patienten mit „einfacher" affektiver Symptomatik, ohne affektive Symptomatik und schizoaffektiven Patienten

	Schizo-affektiv (n=101)	p1	„Einfach" affektiv (n=92)	p2	Keine affektive Symptomatik (n=56)	p3
Psychopathologischer „Ausgang" (nach den Kriterien von Huber et al.)		**		–		**(1)
Vollremission	51 (50.5%)		7 (7.6%)		3 (5.4%)	
Uncharakteristisches Residuum	45 (44.6%)		43 (46.7%)		33 (58.9%)	
Charakteristisches Residuum	5 (5.0%)		42 (45.7%)		20 (35.7%)	
Phänomenologische Konstellation		**		–		**(1)
Entleerungssyndrom	–		17 (18.5%)		14 (25.0%)	
Apathisch-paranoides Syndrom (bzw. apathisch-halluzinatorisches Syndrom)	5 (5.0%)		32 (34.8%)		19 (33.9%)	
Chronifizierte Psychose	–		9 (9.8%)		1 (1.8%)	
Strukturverformung	2 (2.0%)		4 (4.3%)		1 (1.8%)	
Adynam-defizitäres Syndrom	16 (15.8%)		18 (19.6%)		12 (21.4%)	
Leichtes asthenisches Insuffizienz-Syndrom	19 (18.8%)		5 (5.4%)		6 (10.7%)	
Chronifiziertes subdepressives Syndrom	4 (4.0%)		–		–	
Chronifiziertes hyperthymes Syndrom	4 (4.0%)		–		–	
Symptomfrei	51 (50.5%)		7 (7.6%)		3 (5.4%)	
Global Assessment Scale (GAS)		**		–		**(1)
Keine Beeinträchtigung (Score 91–100)	51 (50.5%)		7 (7.6%)		3 (5.4%)	
Leichte Beeinträchtigung (Score 71–90)	14 (13.9%)		12 (13.0%)		6 (10.7%)	
Mittelschwere Beeinträchtigung (Score 51–70)	15 (14.9%)		7 (7.6%)		10 (17.9%)	
Schwere Beeinträchtigung (Score 31–50)	15 (14.9%)		19 (20.7%)		9 (16.1%)	
Schwerste Beeinträchtigung (Score 1–30)	6 (5.9%)		47 (51.1%)		28 (50.0%)	
Arithmetisches Mittel	76.2	**	42.0	–	42.2	**(2)
Median	91	**	30	–	35	**(3)
Standardabweichung	26.3		27.2		24.5	
Minimum	10		10		5	
Maximum	100		100		100	
Disability Assessment Schedule (WHO/DAS)		**		–		**(1)
Gute soziale Anpassung	55 (54.5%)		8 (8.7%)		3 (5.4%)	
Befriedigende soz. Anpassung	16 (15.8%)		9 (9.8%)		4 (7.1%)	
Mäßige soziale Anpassung	20 (19.8%)		15 (16.3%)		14 (25.0%)	
Geringe soz. Anpassung	1 (1.0%)		17 (18.5%)		13 (23.2%)	
Schlechte Anpassung	9 (8.9%)		28 (30.4%)		12 (21.4%)	
Fehlende Anpassung	–		15 (16.3%)		10 (17.9%)	

Signifikanzen: p1 Schizoaffektiv vs. einfach affektiv; p2 einfach affektiv vs. nicht affektiv; p3 nicht affektiv vs. schizoaffektiv.
** $p < 0.01$; – nicht signifikant.   (1) X^2-Test. (2) t-Test- (3) Mann-Whitney U-Test.

Tabelle 8.4. Soziale Konsequenzen bei Patienten mit „einfacher" affektiver Symptomatik, ohne affektive Symptomatik und schizoaffektiven Patienten

	Schizo-affektiv (n=101)	p1	„Einfach affektiv" (n=92)	p2	Keine affektive Symptomatik (n=56)	p3
Negative berufliche Mobilität	(n=69) 29 (42.0%)	**	(n=75) 50 (66.7%)	–	(n=51) 40 (78.4%)	**(1)
Negative soziale Mobilität	(n=65) 15 (23.1%)	**	(n=56) 38 (67.9%)	–	(n=34) 25 (73.5%)	**(1)
Frühberentung wegen psychischer Erkrankung	(n=69) 18 (26.1%)	**	(n=74) 38 (51.4%)	–	(n=51) 25 (49.0%)	**(1)
Nicht-Verwirklichung der erwarteten sozialen Entwicklung	(n=101) 29 (28.7%)	**	(n=92) 63 (68.5%)	–	(n=56) 40 (71.4%)	**(1)
Lebens-/Wohnsituation am Ende der Beobachtungszeit (Autarkie-Status)	(n=101)	**	(n=92)	–	(n56)	**(1)
autark	71 (70.3%)		36 (39.1%)		23 (41.1%)	
nicht autark	28 (27.7%)		33 (35.9%)		21 (37.5%)	
dauerhospitalisiert	2 (2.0%)		23 (25.0%)		12 (21.4%)	

Signifikanzen: p1 Schizoaffektiv vs. einfach affektiv; p2 einfach affektiv vs. nicht affektiv; p3 nicht affektiv vs. schizoaffektiv.
** p < 0.01; – nicht signifikant.
(1) X^2-Test.

„Ausgangs"-Parameter eine Verschiebung zu ungünstigeren Befunden hin erfahren.

Auf der anderen Seite belegen die hier dargestellten Befunde ebenso eindeutig, daß sich zwischen schizophrenen Patienten, die im Verlauf eine „einfache" affektive Symptomatik geboten haben, und den schizophrenen Patienten „ohne affektive Symptomatik" auf keiner der untersuchten Ebenen ein wesentlicher Unterschied fand. Das Vorkommen bzw. das Fehlen einer solchen „einfachen" affektiven Symptomatik kann deshalb weder als ein diagnostisches noch als ein prognostisches Kriterium herangezogen werden. Nicht jede depressive Verstimmung beeinflußt also den „Ausgang" schizophrener Psychosen günstig.

Sehr in Einklang mit den Beobachtungen der vorliegenden Untersuchung sind die Ergebnisse der Untersuchung von Croughan et al. (1974). Sie haben 266 Patienten der Washington University in St. Louis nach dem Kriterium der Affektivität in zwei Gruppen unterteilt. Die Gruppe „A" (n=149) hatte zusätzlich zu Denk- oder Verhaltensstörungen auch genügend affektive Symptome, die die Diagnose Depression oder Manie rechtfertigen konnten. Die Gruppe „B" (n=117) hatte zusätzlich zu Denk- oder Verhaltensstörungen affektive Symptome, aber nicht genug, um die Kriterien der Depression oder der Manie nach den Feighner-Kriterien zu erfüllen. Die Ergebnisse zeigten, daß die zweite Gruppe, also nach den

Kriterien der vorliegenden Studie mit einer „einfachen" affektiven Symptomatik, als schizophren diagnostiziert werden mußte, während die erste Gruppe mit eindeutiger Konstellation von affektiven Symptomen einer Depression oder Manie nur schwerlich als schizophren bezeichnet werden konnte. Beide Gruppen unterschieden sich auch in Verlauf und Ausgang. Wenn es bei der Gruppe mit affektiver Symptomatik (Gruppe „A") zu Chronifizierungen kam, dann durch eine Chronifizierung der affektiven Symptomatik und nicht durch ein schizophrenes Defizienzsyndrom.

Die oben dargestellten Ergebnisse befinden sich in Übereinstimmung mit den an einem kleineren Kollektiv schizophrener und schizoaffektiver Patienten erhobenen Befunden (n=169; Marneros et al. 1989g).

9 Zur Frage konkurrenter und sequentieller Symptomatik bei schizoaffektiven Psychosen: Monomorphe und polymorphe schizoaffektive Psychosen

9.1 Einleitung

Eine der wichtigsten Fragen, die Generationen von Psychiatern beschäftigt hat, war – pointiert formuliert – die Frage: Zu welcher Kategorie gehören die Psychosen, die z. B. heute schizophren sind, morgen melancholisch und später schizodepressiv? Schon in den Anfängen der wissenschaftlichen Psychiatrie integrierte Kahlbaum diese polymorphen Psychose-Verläufe in sein Konzept der „Vesania typica circularis", das er im Jahre 1863 in seinem Buch „Die Gruppierungen der psychischen Krankheiten und die Eintheilung der Seelenstörungen. Entwurf einer historisch-kritischen Darstellung der bisherigen Eintheilungen und Versuch zur Anbahnung einer empirisch-wissenschaftlichen Grundlage der Psychiatrie als klinische Disciplin" und dann 1884 in seiner Arbeit „Über cyclisches Irresein" darstellte. Nach diesem Konzept wurde auch der longitudinale Aspekt für die Diagnose berücksichtigt. Auch K. Schneider berücksichtigte bei der Beschreibung der „Zwischen-Fälle" den Wechsel von schizophrenen und affektiven Episoden (Schneider 1980; Marneros 1983, 1989b; Marneros et al. 1986a). Viele Autoren der neueren Zeit jedoch sprachen dann von einer „falschen Diagnose", wenn ein affektiver Patient bei späteren Manifestationen reine schizophrene Symptome bot (Horgan 1981; Mukherjee et al. 1983). Ausgehend von den Arbeiten von Angst (1980a,c), der auch die Existenz sequentieller Formen schizoaffektiver Psychosen annahm, und auf dem Boden der klinischen Erfahrung haben wir die Frage empirisch überprüft, ob tatsächlich das Abwechseln von schizophrenen mit rein affektiven oder schizoaffektiven Episoden und umgekehrt eine longitudinale Diagnose „schizoaffektive Psychose" erlaubt. Dies wurde bereits bei den für die vorliegende Untersuchung angewendeten Kriterien einer schizoaffektiven Psychose vorausgesetzt (2.3.4.3). Das Vorgehen und die empirischen Ergebnisse, die dieser Definition zugrundeliegen, sollen im folgenden dargestellt werden.

9.2 Definitorische Vorbemerkungen

Aus der Definition schizoaffektiver Psychosen, die für die vorliegende Untersuchung angewandt wurde (s. 2.3.5.1), ergibt sich die Möglichkeit, daß im Verlauf schizoaffektiver Psychosen nur schizoaffektive Episoden auftreten. Sie läßt aber auch die Möglichkeit zu, daß schizophrene, schizoaffektive und affektive Episoden sich abwechseln. Der Verlauf der schizoaffektiven Psychosen kann demnach *monomorph* oder *polymorph* sein.

Als *monomorphe Verläufe* werden solche Verläufe schizoaffektiver Psychosen bezeichnet, die während des gesamten Krankheitsverlaufes lediglich einen einzigen Episodentyp aufweisen. Per definitionem muß es sich dabei um einen schizoaffektiven Episodentyp handeln, d. h. um Verläufe, bei denen nur schizodepressive, nur schizomanische oder nur schizomanisch-depressiv gemischte Krankheitsepisoden vorkommen. Das Auftreten von uncharakteristischen Krankheitsepisoden als einzige zusätzliche Episodenart erlaubt trotzdem die Zuordnung zur monomorphen Verlaufsform. Als *polymorphe Verläufe* werden entsprechend diejenigen Verläufe schizoaffektiver Psychosen bezeichnet, bei denen es im Krankheitsverlauf zu mehr als einem Episodentyp kommt (wobei das Auftreten von uncharakteristischen Episoden ebenfalls nicht mitberücksichtigt wird). *In diesem Sinne lassen sich monomorphe Verläufe als Verläufe ohne Syndromwechsel, polymorphe Verläufe als Verläufe mit mindestens einem Syndromwechsel beschreiben.* Im folgenden Abschnitt sollen Häufigkeit, Richtung und Zeitpunkt des Syndromwechsels bei den untersuchten schizoaffektiven Psychosen beschrieben werden. Außerdem sollen monomorphe und polymorphe Verläufe bezüglich verschiedener Merkmale miteinander verglichen werden.

9.3 Syndromwechsel bei schizoaffektiven Psychosen

9.3.1 Häufigkeit des Syndromwechsels bei schizoaffektiven Psychosen

Von den untersuchten 101 schizoaffektiven Psychosen wiesen 71 (70.3%) einen polymorphen Verlauf auf, 30 (29.7%) einen monomorphen Verlauf (Abb. 9.1). Bei der Mehrzahl der Patienten trat also mindestens einmal im Verlauf ein Syndromwechsel auf. Für die 101 schizoaffektiven Psychosen wurden 590 einzelne Krankheitsepisoden nach der oben dargestellten Definition erfaßt (101 initiale Episoden, 489 Episoden traten später im Verlauf auf, Tabelle 9.1).

Am häufigsten bestand bei den schizoaffektiven Psychosen *initial eine schizodepressive Krankheitsepisode* (bei 43 Patienten). Von den 183 Episoden, die bei den Psychosen mit einem schizodepressiven Beginn im weiteren Verlauf auftraten, waren 100 (55.6%) ebenfalls schizodepressive Krankheitsepisoden. 19.1% der Krankheitsepisoden im weiteren Verlauf erfüllten die Kriterien einer melancholischen, 10.4% die einer schizophrenen Episode. Sämtliche anderen Episodentypen traten ebenfalls auf, wenn auch nur vereinzelt (Tabelle 9.1). Bei den Psychosen, die *mit einer schizomanischen Krankheitsepisode* begannen, gehörten 57.1% der im weiteren Verlauf aufgetretenen Episoden zum gleichen Episodentyp, an zweiter Stelle standen die manischen Krankheitsepisoden (17.9%). Auch hier waren im weiteren Verlauf sämtliche anderen Episodentypen ebenfalls zu finden (Tabelle 9.1). Ein *Beginn mit einer schizomanisch-depressiv gemischten Krankheitsepisode* fand sich nur bei 4 Patienten. Drei Viertel der bei diesen Patienten im weiteren Verlauf aufgetretenen Krankheitsepisoden waren ebenfalls schizomanisch-depressiv ge-

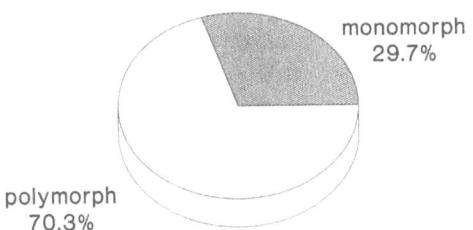

monomorph
29.7%

polymorph
70.3%

Abb. 9.1. Monomorphe und polymorphe Verläufe schizoaffektiver
Psychosen (n=101)

Tabelle 9.1. Art der Episoden im Verlauf der schizoaffektiven Psychosen in Abhängigkeit von der ersten Episode

Art der ersten Episode	Art der Episoden im Verlauf (ohne erste Episode)							
	SCH	SDE	SMA	MAN	MEL	MDE	SMD	UNC
SDE (n=43)	10.4%	*55.6%*	6.0%	3.8%	19.1%	1.6%	3.3%	1.1%
SMA (n=13)	7.1%	5.4%	*57.1%*	17.9%	7.1%	3.6%	1.8%	
SMD (n=4)	5.9%	5.9%	5.9%	5.9%	76.5%			
SCH (n=15)	*28.6%*	13.0%	16.9%	7.8%	19.5%	2.6%	6.5%	5.2%
MEL (n=6)	9.3%	27.9%	7.0%	14.0%	*23.3%*	2.3%	9.3%	7.0%
MAN (n=8)	22.9%	2.9%	42.9%	*20.0%*	2.9%	2.9%	2.9%	2.9%
MDE (n=5)	3.0%	30.3%	*6.1%*	6.1%	54.5%			
UNC (n=7)	8.9%	55.6%	6.7%	11.1%	8.9%	6.7%	*2.2%*	

Art der Episoden:
SCH schizophren; SDE schizodepressiv; SMA schizomanisch; MAN manisch; MEL melancholisch; MDE manisch-depressiv; SMD schizomanisch-depressiv; UNC uncharakteristisch.

mischt, die anderen Episodentypen traten jeweils nur einmal bzw. überhaupt nicht auf.

15 der im Längsschnitt als schizoaffektiv diagnostizierten Patienten boten *initial eine schizophrene Krankheitsepisode.* Bei diesen Patienten erfüllten nur 28.6% der weiteren Krankheitsepisoden die Kriterien einer schizophrenen Episode. 19.5% der weiteren Episoden waren dagegen melancholische Krankheitsepisoden, 16.9% schizomanische und 13% schizodepressive Krankheitsepisoden. Bei den 6 schizoaffektiven Pychosen mit einer *melancholischen Initialepisode* waren im weiteren Verlauf melancholische Krankheitsepisoden vergleichsweise selten (23.3%), am häufigsten traten später schizodepressive Krankheitsepisoden auf (27.9%). 14% der im Verlauf dieser Psychosen aufgetretenen Episoden waren manisch, die übrigen Episodentypen traten eher selten auf. Acht Psychosen begannen mit einer *manischen Krankheitsepisode.* Nur jede fünfte der im weiteren Verlauf aufgetretenen Krankheitsepisoden war ebenfalls manisch. Häufiger kam es zu schizomanischen (42.9%)

327

und schizophrenen Krankheitsepisoden (22.9%). Bei den schizoaffektiven Patienten, deren Erkrankung mit einer *manisch-depressiv gemischten Krankheitsepisode* begann (n=5) waren gleichgeartete Episoden im weiteren Verlauf sehr selten (6.1%). Am häufigsten fanden sich hierbei schizomanisch-depressiv gemischte Krankheitsepisoden (54.5% der im weiteren Verlauf aufgetretenen Episoden, Tabelle 9.1).

Die Verteilung der verschiedenen Episodentypen zeigt, daß unabhängig von der Art der initialen Krankheitsepisode im weiteren Verlauf schizoaffektiver Psychosen praktisch alle anderen Episodenarten auftreten können, ohne daß dabei eine durchgehende Bevorzugung bestimmter Episodentypen festzustellen wäre (Tabelle 9.1).

9.3.2 Zeitpunkt des ersten Syndromwechsels

Bei der Mehrzahl der 71 polymorphen Verläufe trat der erste Syndromwechsel bereits mit der zweiten Krankheitsepisode auf (63.4%, Abb. 9.2). Bei diesen 45 Patienten gehört also bereits die zweite Krankheitsepisode einem anderen Episodentyp an als die erste. Bei 19.7% der polymorphen Verläufe trat der erste Syndromwechsel anläßlich der dritten Krankheitsepisode auf, bei 8.5% anläßlich der vierten Episode. Bei den restlichen 7 Patienten begann der Syndromwechsel später (fünfte Episode 2 Patienten, 2.8%; sechste Episode 1 Patient, 1.4%; siebte Episode 2 Patienten, 2.8%; neunte Episode 1 Patient, 1.4%). Bei keinem einzigen schizoaffektiven Patienten kam es also später als bei der 9. Krankheitsepisode zum ersten Syndromwechsel. Aber bereits nach der 4. Krankheitsepisode war die Wahrscheinlichkeit eines Syndromwechsels sehr gering, wenn der Verlauf bis dahin monomorph gewesen war. Gruppenstatistisch gesehen trat der Syndromwechsel bei den schizoaffektiven Patienten mit polymorphem Verlauf nach durchschnittlich 2.7 Krankheitsepisoden auf (Median 2. Episode).

Bezogen auf den Zeitpunkt trat der erste Syndromwechsel durchschnittlich 7.5 Jahre nach Krankheitsbeginn auf. Es fanden sich aber auch Extremfälle wie z. B. ein Patient mit einem Syndromwechsel bereits im Jahr der Erstmanifestation, bei einem anderen Patienten trat der Syndromwechsel erst nach 35 Jahren auf. Bei 62% der schizoaffektien Patienten kam es innerhalb der ersten 5 Jahre nach Erkrankungsbeginn zu dem ersten Syndromwechsel, d. h. zur Charakterisierung des Verlaufes als polymorph (Abb. 9.3).

9.3.3 Richtung des ersten Syndromwechsels bei polymorphen schizoaffektiven Psychosen

Für die *Richtung* des ersten Syndromwechsels, d. h. also von welchem Episodentyp zu welchem anderen Episodentyp der erste Wechsel stattfand, ließen sich anhand der untersuchten schizoaffektiven Psychosen keine festen Regeln aufstellen (Tabelle 9.2). Am häufigsten bestand der erste Syndromwechsel in einem Wechsel von einer

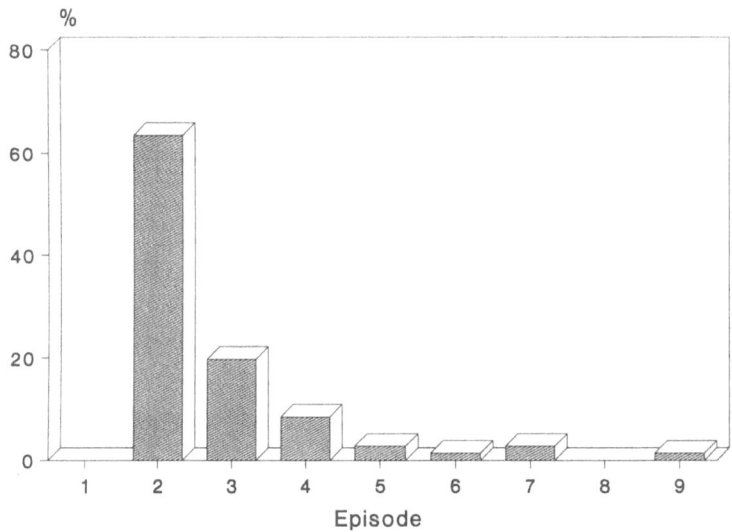

Abb. 9.2. Erster Syndromwechsel in Abhängigkeit von der Stellung der Episode im Verlauf bei schizoaffektiven Psychosen

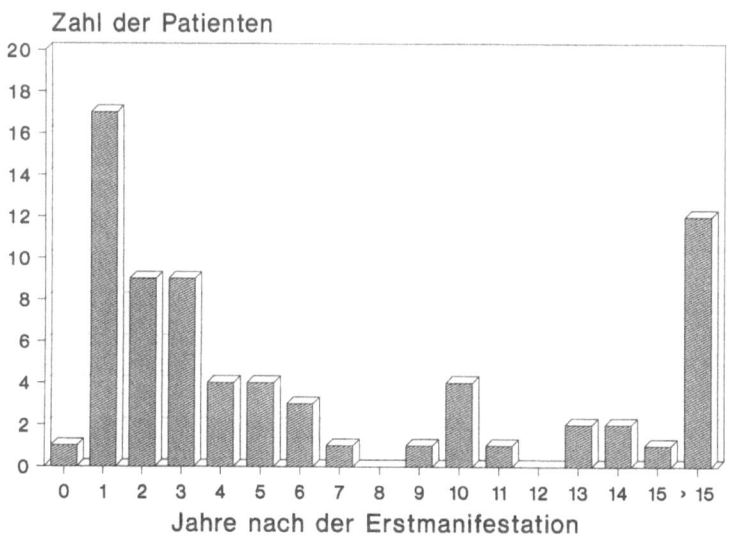

Abb. 9.3. Erster Syndromwechsel in Abhängigkeit von der Erkrankungsdauer bei schizoaffektiven Psychosen

schizodepressiven zu einer melancholischen Krankheitsepisode (9.9% aller Patienten mit polymorphen Verläufen). In jeweils 6 Fällen (8.5%) kam es zunächst zu einem Wechsel von einer schizophrenen zu einer schizodepressiven Krankheitsepisode respektive von einer manischen zu einer schizomanischen Episode. Alle

Tabelle 9.2. Häufigste Richtung des ersten Syndromwechsels (n=71)

Erster Syndromshift im Verlauf		
Von	Zu	
Schizodepressiv	Melancholisch	7 (9.9%)
Schizophren	Schizodepressiv	6 (8.5%)
Manisch	Schizomanisch	6 (8.5%)
Melancholisch	Schizodepressiv	4 (5.6%)
Schizodepressiv	Schizomanisch	4 (5.6%)
Schizophren	Manisch	3 (4.2%)
Schizophren	Melancholisch	3 (4.2%)
Schizomanisch	Schizophren	3 (4.2%)
Schizomanisch	Schizodepressiv	3 (4.2%)
Schizomanisch	Manisch	3 (4.2%)
Manisch-depressiv gemischt	Schizomanisch-depressiv gemischt	3 (4.2%)

anderen „Richtungen" des ersten Syndromwechsels bei polymorphen schizoaffektiven Psychosen waren noch seltener und traten in maximal 5.6% der Fälle auf.

Bei der weiteren Analyse des ersten Syndromwechsels fiel auf, daß in der Mehrzahl der Fälle zunächst ein Wechsel zu einem Episodentyp erfolgte, der zumindest eine Symptomkonstellation der vorhergehenden Krankheitsepisode noch beinhaltete (z. B. Wechsel von schizophrener zu schizodepressiver Episode, Wechsel von schizodepressiver zu melancholischer Episode etc.).

9.3.4 Wann konnte die Diagnose einer schizoaffektiven Psychose endgültig gestellt werden?

Unter Berücksichtigung des Langzeitverlaufes kann die Diagnose einer schizoaffektiven Psychose nach den Kriterien der vorliegenden Studie dann endgültig gestellt werden, wenn entweder eine Krankheitsepisode mit einer schizoaffektiven Symptomatik aufgetreten ist (schizodepressiv, schizomanisch oder schizomanisch-depressiv gemischt) oder wenn sowohl eine rein schizophrene als auch eine rein affektive Krankheitsepisode (melancholisch, manisch oder manisch-depressiv gemischt) aufgetreten ist. Es stellt sich die Frage mit großer praktischer Relevanz, wann nämlich dieser Zeitpunkt erreicht ist. Die Befunde der vorliegenden Untersuchung zeigen, daß dies bereits sehr früh der Fall sein kann. Bei 60 Patienten (59.4% aller schizoaffektiven Psychosen) konnte die endgültige Diagnose bereits bei der ersten Krankheitsepisode gestellt werden, bei weiteren 23 Patienten anläßlich der zweiten Episode, bei 9 Patienten anläßlich der dritten Episode (Tabelle 9.3). Dies bedeutet, daß lediglich bei einzelnen Patienten (9 Patienten, 8.9% aller schizoaffektiven Psychosen) die Diagnose „Schizoaffektive Psychose" erst nach der dritten Krankheitsepisode gestellt werden konnte. Bezogen auf die Zahl der Krankheitsepisoden war die Diagnose „Schizoaffektive Psychose" im Durchschnitt nach 1.8 Krankheits-

Tabelle 9.3. Zeitpunkt, zu dem die endgültige Diagnose „schizoaffektive Psychose" erstmals gestellt werden konnte (n=101)

Nr. der Episode		Jahr nach der Erstmani- festation	
1	60 (59.4%)	0	61 (60.4%)
2	23 (22.8%)	1	8 (7.9%)
3	9 (8.9%)	2	5 (5.0%)
4	6 (5.9%)	3	3 (3.0%)
5	–	4	3 (3.0%)
6	1 (1.0%)	5	4 (4.0%)
7	1 (1.0%)	6	3 (3.0%)
8	–	7	1 (1.0%)
9	1 (1.0%)	8	–
		9	1 (1.0%)
		10	4 (4.0%)
		11	1 (1.0%)
		12	–
		13	1 (1.0%)
		14	–
		15	1 (1.0%)
		>15	5 (5.0%)

arithm. Mittel:	1.8	arithm. Mittel:	2.8
Median:	1	Median:	Jahr der Erstmanifestation
Maximum:	9 Episoden	Maximum:	28 Jahre

episoden definitiv möglich (Median: 1. Episode), bezogen auf die Jahre nach Krankheitsbeginn nach durchschnittlich 2.8 Jahren (Median: im Jahr der Erstmanifestation). Bei 61 Patienten (60.4%) war die Zuordnung zur endgültigen Diagnose „Schizoaffektive Psychose" bereits im Jahr der Erstmanifestation möglich, innerhalb der ersten fünf Jahre für insgesamt 83.2% der Patienten (Tabelle 9.3).

9.4 „Schizodominanz" und „Affektdominanz"

9.4.1 Methodische und definitorische Vorbemerkungen

Eine der wichtigsten Fragen, die mit der Erforschung der schizoaffektiven Psychosen verbunden ist, ist das Problem der „Affektdominanz" bzw. der „Schizodominanz". Unter „Affektdominanz" wird dabei ein Überwiegen des affektiven Anteils der Symptomatik gegenüber dem schizophrenen gemeint, entweder in Form eines gehäuften Auftretens, einer größeren Intensität oder auch einer Persistenz der affektiven Symptomatik. Das gleiche gilt umgekehrt für die „Schizodominanz". Beide Begriffe werden in der Literatur in Beziehung zu bedeutungsvollen Unterschieden gebracht: So wird etwa eine Beziehung zwischen einem guten „Ausgang" und einer affektdominanten Form postuliert, eine Beziehung zwischen einem schlechten „Ausgang" und einer schizodominanten Form, die Wirksamkeit einer Lithium-Prophylaxe wird damit in Zusammenhang gebracht und so fort. Es muß jedoch zunächst die Frage geklärt werden, wie Affekt- bzw. Schizodominanz bestimmt werden sollen. Dieses Problem ist bis jetzt nicht eindeutig gelöst.

Prinzipiell bestehen folgende Möglichkeiten, den Begriff der *Schizodominanz* zu definieren und zu verwenden:

- Schizophrene Symptome sind während einer Krankheitsepisode in der Überzahl.
- Schizophrene Symptome stehen während einer Krankheitsepisode im Vordergrund.
- Schizophrene Symptome halten innerhalb einer Krankheitsepisode länger an oder sind beständiger als affektive.
- Schizophrene Symptome ersten Ranges treten auf.
- Die Erkrankung beginnt mit einer rein schizophrenen Krankheitsepisode.
- Die Erkrankung beginnt mit einer schizodominanten Krankheitsepisode.
- Schizophrene Krankheitsepisoden sind bezogen auf den Gesamtverlauf in der Überzahl.
- Schizodominante Krankheitsepisoden sind bezogen auf den Gesamtverlauf in der Überzahl.
- Der Anteil schizophrener Krankheitsepisoden am Gesamtverlauf ist größer als der der affektiven Episoden.
- Der Anteil schizodominanter Krankheitsepisoden ist größer als der der affektiven bzw. affektdominanten Episoden.

Das gleiche gilt sinngemäß auch für den Begriff „Affektdominanz".

Zur Beschreibung der phänomenologischen Prägung polymorpher Verläufe von schizoaffektiven Psychosen – im Sinne von Schizodominanz und Affektdominanz – wurden in der vorliegenden Studie zwei Parameter entwickelt, die diese Prägung mit schizophrener, schizoaffektiver bzw. affektiver Symptomatik verdeutlichen. Es handelt sich dabei zum einen um den „Syndrom-Proportions-Index" (SPI) und zum anderen um den Schizo-Affektivitäts-Score (SAS).

Der *Syndrom-Proportions-Index (SPI)* (zuerst von uns in der englischen Version als „Syndrome-Presence-Index" eingeführt, Marneros et al. 1988c) beschreibt die anteilmäßige Häufigkeit einer Gruppe verschiedener Episodentypen (schizophrene Episoden, affektive Episoden, schizoaffektive Episoden) an einem Verlauf schizoaffektiver Psychosen. Dabei wurden melancholische, manische und manisch-depressiv gemischte Krankheitsepisoden als affektive Episoden zusammengefaßt, schizodepressive, schizomanische und schizomanisch-depressiv gemischte Episoden als schizoaffektive Krankheitsepisoden. Der SPI wurde individuell für jeden Patienten berechnet. Es wurden jeweils drei verschiedene Syndrom-Proportions-Indices berechnet:

- SPI für schizophrene Episoden (SPI-schizophren).
- SPI für affektive Episoden (SPI-affektiv).
- SPI für schizoaffektive Episoden (SPI-schizoaffektiv).

Der Syndrom-Proportions-Index berechnete sich nach folgender Formel:

$$\text{Syndrom-Proportions-Index (SPI) (S)} = \frac{E\,(S)}{E\,(\text{total})}$$

Dabei ist (S) das entsprechende Syndrom, E (S) die Zahl der Krankheitsepisoden, die dem entsprechenden Syndrom angehören, und E (total) die Gesamtzahl der Krankheitsepisoden (einschließlich uncharakteristischer Episoden). Der höchstmögliche Wert des jeweiligen SPI beträgt 1, der niedrigste Wert 0.

Die Berechnung des SPI soll an folgendem Beispiel verdeutlicht werden: Ein Patient mit insgesamt 7 Krankheitsepisoden (1 melancholische , 2 schizodepressive, 2 schizomanische, 1 schizophrene und 1 uncharakteristische Episode) hat folgende Syndrom-Proportions-Indices:

$$\text{SPI-schizophren:} \quad \frac{1 \text{ schizophrene Episode}}{7 \text{ Episoden gesamt}} = \frac{1}{7} = 0.14$$

$$\text{SPI-affektiv:} \quad \frac{1 \text{ affektive Episode}}{7 \text{ Episoden gesamt}} = \frac{1}{7} = 0.14$$

$$\text{SPI-schizoaffektiv:} \quad \frac{4 \text{ schizoaffektive Episoden}}{7 \text{ Episoden gesamt}} = \frac{4}{7} = 0.57$$

Eine Gruppe von Episoden wurde dann als dominant für den Gesamtverlauf bezeichnet, wenn der entsprechende SPI einen Wert von $>= 0.5$ aufwies. Im vorliegenden Beispiel handelt es sich somit um einen schizoaffektiv-dominanten Verlauf.

Der *Schizo-Affektivitäts-Score (SAS)* drückt die Stellung eines Verlaufes schizoaffektiver Psychosen innerhalb eines hypothetischen Kontinuums zwischen rein schizophrenen und rein affektiven Psychosen aus (englische Version „Schizo-Affectivity-Score"; Marneros et al. 1988c). Zur Berechnung des SAS erhalten sämtliche schizophrenen Krankheitsepisoden den Wert 0 zugeordnet, sämtliche schizoaffektiven Krankheitsepisoden (schizodepressiv, schizomanisch, schizomanisch-depressiv gemischt) den Wert 1 und sämtliche rein affektiven Krankheitsepisoden (melancholisch, manisch, manisch-depressiv gemischt) den Wert 2. Der Schizo-Affektivitäts-Score errechnet sich als Summe der jeweiligen Werte für die einzelnen Krankheitsepisoden, dividiert durch die Zahl aller Episoden. Der rein schizophrene Pol erhält dabei Wert 0, der rein affektive Pol den Wert 2. Beide Pole können per definitionem von schizoaffektiven Verläufen nicht erreicht werden.

Die Berechnung des SAS soll ebenfalls an einem Beispiel demonstriert werden: Ein Patient mit einer melancholischen, einer schizodepressiven, einer schizomanischen und einer schizomanisch-depressiv gemischten Krankheitsepisode erhält einen SAS von 1.25. Dieser Wert errechnet sich folgendermaßen: Summe aus dem Wert für eine melancholische Episode (=2), eine schizodepressive Episode (=1), eine schizomanische Episode (−1) sowie eine schizomanisch-depressive Episode (=1). Es errechnet sich somit eine Summe von 5, dividiert durch die Zahl der Krankheitsepisoden (=4), was einen SAS von 1.25 ergibt.

Je näher der SAS dem Wert 1 kommt, desto stärker ist der Verlauf *schizoaffektiv geprägt*, je näher er sich dem Wert 0 nähert, desto mehr ist der Verlauf *schizophren*

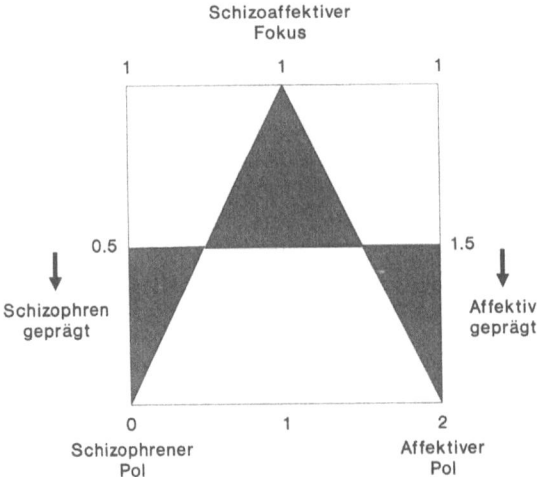

Abb. 9.4. Schizo-Affektivitäts-Score (SAS): Schematische Darstellung

geprägt, und je näher er dem Wert 2 kommt, desto mehr ist der Verlauf *affektiv geprägt* (Abb. 9.4). Der „ideale" schizoaffektive Verlauf erhält somit einen SAS von „1". Verläufe, die einen SAS < 0.5 aufweisen, werden in der vorliegenden Untersuchung als „schizophren geprägt" bezeichnet, Verläufe, die einen Wert > 1.5 aufweisen, als „affektiv geprägt".

9.4.2 Syndrom-Proportions-Index (SPI)
bei den untersuchten schizoaffektiven Psychosen

64.4% der untersuchten Patienten mit schizoaffektiven Psychosen wiesen im Sinne des SPI einen Verlauf mit einer Dominanz der schizoaffektiven Krankheitsepisoden auf (SPI-schizoaffektiv >= 0.5), 24.8% einen Verlauf mit Dominanz affektiver Episoden (SPI-schizoaffektiv >= 0.5) und nur 9.9% einen Verlauf mit einer Dominanz schizophrener Krankheitsepisoden (SPI-schizophren >=0.5; Abb. 9.5). Der „SPI-schizoaffektiv" betrug im Mittel 0.63, der „SPI-affektiv" 0.22, der „SPI-schizophren" lag durchschnittlich bei 0.12 (Tabelle 9.4). Dies bedeutet also, daß die untersuchten schizoaffektiven Verläufe im Durchschnitt sehr stark schizoaffektiv geprägt waren und eine Affekt- bzw. Schizodominanz in dem von uns definierten Sinne eher selten war. Damit konnten die in einem früheren Stadium der Köln-Studie publizierten Ergebnisse über 72 schizoaffektive Psychosen bestätigt werden (Marneros et al. 1988c).

9.4.3 Schizo-Affektivitäts-Score (SAS)
bei den untersuchten schizoaffektiven Psychosen

Die große Mehrzahl der Verläufe (82.2%; Abb. 9.6) war schizoaffektiv geprägt, d. h. für die jeweiligen Patienten wurde ein SAS zwischen 0.5 und 1.5 errechnet.

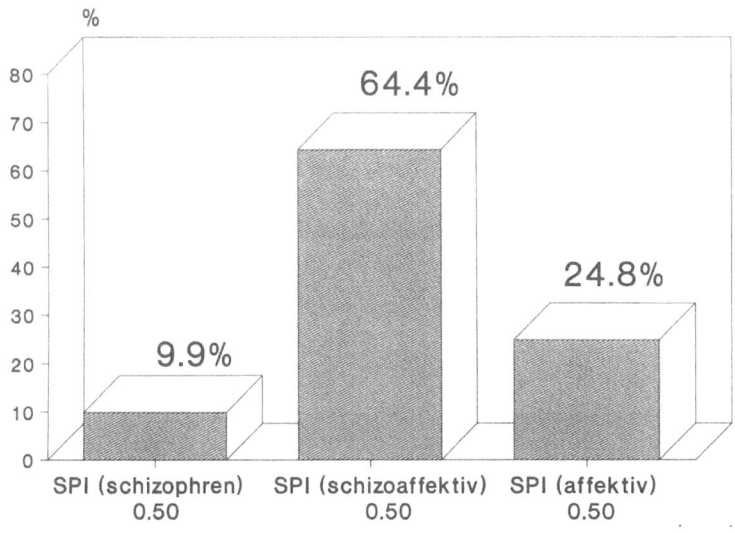

Abb. 9.5. Syndrom-Proportions-Index (SPI) für schizophrene, schizoaffektive und affektive Psychosen

Tabelle 9.4. Syndrom-Proportions-Index (SPI) bei schizoaffektiven Psychosen (n=101)

SPI-„Schizophren"	
Arithmetisches Mittel	0.12
Median	0
Standardabweichung	0.20
Minimum	0
Maximum	0.79
SPI-„Schizoaffektiv"	
Arithmetisches Mittel	0.63
Median	0.6
Standardabweichung	0.35
Minimum	0
Maximum	1.00
SPI-„Affektiv"	
Arithmetisches Mittel	0.22
Median	0
Standardabweichung	0.28
Minimum	0
Maximum	0.95

Wiederum der größte Teil dieser Patienten (61.4% der schizoaffektiv geprägten Patienten, 50.5% aller Patienten) wies einen SAS von 1.0 auf. In dieser Zahl sind sowohl Patienten mit einem monomorphen Verlauf (nur ein Episodentyp im Verlauf, n=30) repräsentiert als auch Patienten, die im gesamten Verlauf – zusätzlich zu schizoaffektiven Krankheitsepisoden – die gleiche Anzahl von rein

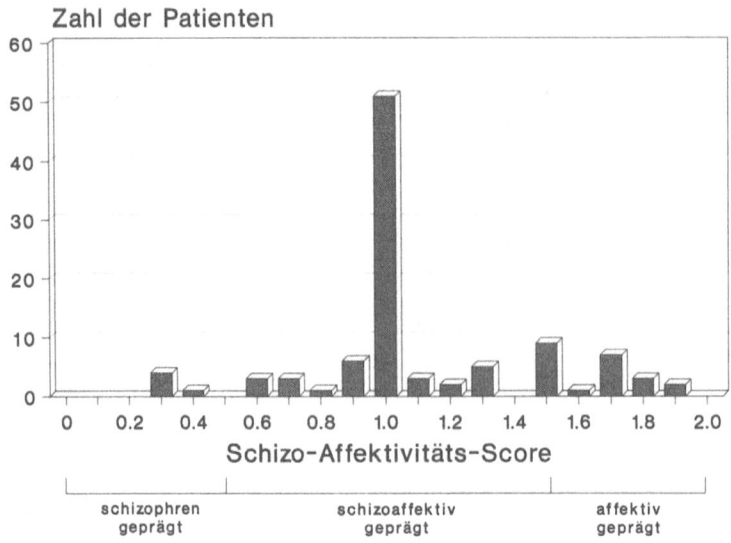

Abb. 9.6. Schizo-Affektivitäts-Score (SAS): Häufigkeitsverteilung bei schizoaffektiven Psychosen

Tabelle 9.5. Schizo-Affektivitäts-Score (SAS)

Arithmetisches Mittel	1.10
Median	1
Standardabweichung	0.35
Minimum	0.29
Maximum	1.95

schizophrenen und rein affektiven Krankheitsepisoden aufwiesen (n=21). In 12.9% der Fälle war der Verlauf affektiv geprägt (SAS > 1.5), in nur 5.0% war der Verlauf schizophren geprägt (SAS < 0.5; Abb. 9.6).

Der durchschnittliche Wert für den SAS betrug für die Gesamtgruppe der 101 schizoaffektiven Psychosen 1.1 (Median 1.0). Der niedrigste Wert, also der Wert, der dem schizophrenen Pol am nächsten kam, betrug 0.29, der höchste Wert 1.9, also der Wert, der dem affektiven Pol am nächsten kam (Tabelle 9.5).

9.5 Vergleich monomorpher und polymorpher Verläufe schizoaffektiver Psychosen bezüglich soziodemographischer Daten, Verlaufsmerkmalen und Aspekten des „Ausgangs"

Es stellte sich die Frage, ob sich polymorphe und monomorphe Verläufe schizoaffektiver Psychosen in bezug auf relevante soziodemographische und prämorbide Daten oder bei Verlaufs- und Ausgangsmerkmalen signifikant voneinander unter-

336

Tabelle 9.6. Soziodemographische und prämorbide Parameter monomorpher und polymorpher schizoaffektiver Psychosen

	Monomorph (n=30)	Polymorph (n=71)	Signif.
Geschlecht			0.177 (1)
männlich	8 (26.7%)	29 (40.8%)	
weiblich	22 (73.3%)	42 (59.2%)	
Alter bei Erstmanifestation			
Arithmetisches Mittel	33.6	29.0	0.042*(2)
Median	30.5	27.0	0.046*(3)
Standardabweichung	11.0	9.9	
Minimum	18.0	15.0	
Maximum	58.0	50.0	
Schulbildung			0.072 (1)
sehr niedriges Niveau	2 (6.7%)	5 (7.0%)	
niedriges Niveau	20 (66.7%)	30 (42.3%)	
mittleres Niveau	5 (16.7%)	12 (16.9%)	
höheres Niveau	3 (10.0%)	24 (33.8%)	
Beruf bei Erstmanifestation	(n=20)	(n=49)	0.105 (1)
aktuell ohne bezahlte berufliche Tätigkeit	2 (10.0%)	12 (24.5%)	
Arbeiter	4 (20.0%)	6 (12.2%)	
Facharbeiter	2 (10.0%)	10 (20.4%)	
Angestellter/Beamter	11 (55.0%)	13 (26.5%)	
Leitender Angestellter/Beamter	1 (5.0%)	8 (16.3%)	
Selbständig	–	–	
Prämorbide Persönlichkeit	(n=29)	(n=67)	0.051 (1)
Typus melancholicus	10 (34.5%)	13 (19.4%)	
Sthenisch/selbstsicher	4 (13.8%)	25 (37.3%)	
Asthenisch/Selbstunsicher	15 (51.7%)	29 (43.3%)	
Prämorbide soziale Interaktionen	(n=30)	(n=70)	0.690 (1)
Tendenz zur Zurückgezogenheit	7 (23.3%)	19 (27.1%)	
Gute bis umfassende Kontakte	23 (76.7%)	51 (72.9%)	
Broken Home	13 (43.3%)	24 (33.8%)	0.364 (1)
Life Events im Vorfeld der 1.Episode	17 (56.7%)	34 (47.9%)	0.420 (1)
Stabile Dauerbindung vor der Erstmanifestation			
Alle Patienten	23 (76.7%)	46 (64.8%)	0.241 (1)
Nur Patienten älter als 25 Jahre	(n=23)	(n=40)	
– davon mit Dauerbindung	20 (87.0%)	38 (95.0%)	0.256 (1)
Verheiratet bei der Erstmanifestation			
Alle Patienten	19 (63.3%)	38 (53.5%)	0.364 (1)
Nur Patienten älter als 25 Jahre	(n=23)	(n=40)	0.417 (1)
– davon verheiratet	17 (73.9%)	33 (82.5%)	

Tabelle 9.6 (Fortsetzung)

	Monomorph (n=30)	Polymorph (n=71)	Signif.
Psychische Erkrankungen in der Familie			
total	20 (66.7%)	45 (63.4%)	0.753 (1)
Familiäre Belastung mit			
Schizophrenie	3 (10.0%)	10 (14.1%)	0.575 (1)
Schizoaff. Psychosen	2 (6.7%)	4 (5.6%)	0.841 (1)
Affektive Psychosen	7 (23.3%)	21 (29.6%)	0.522 (1)
Herkunftsschicht			0.602 (1)
Obere Schichten	1 (3.3%)	5 (7.0%)	
Mittlere Mittelschicht	4 (13.3%)	18 (25.4%)	
Untere Mittelschicht	11 (36.7%)	20 (28.2%)	
Obere Unterschicht	12 (40.0%)	23 (32.4%)	
Untere Unterschicht	2 (6.7%)	5 (7.0%)	
Schicht bei der Erstmanifestation			0.157 (1)
Obere Schichten	1 (3.3%)	5 (7.0%)	
Mittlere Mittelschicht	3 (10.0%)	20 (28.2%)	
Untere Mittelschicht	12 (40.0%)	17 (23.9%)	
Obere Unterschicht	11 (36.7%)	26 (36.6%)	
Untere Unterschicht	3 (10.0%)	3 (4.2%)	

* $p < 0.05$; – nicht signifikant.
(1) X^2-Test. (2) t-Test. (3) Mann-Whitney U-Test.

scheiden. Bezüglich der untersuchten soziodemographischen und prämorbiden Daten unterscheiden sich monomorphe von polymorphen Verläufen praktisch nicht (Tabelle 9.6). Es zeigte sich lediglich, daß schizoaffektive Patienten mit einem polymorphen Verlauf früher erkrankt waren (arithmetisches Mittel 29.0 Jahre) als Patienten mit einem monomorphen Verlauf (33.6 Jahre). Bei sämtlichen anderen untersuchten Merkmalen fanden sich keine signifikanten Unterschiede, also weder bezüglich des Geschlechtes, der Schulbildung, prämorbider Persönlichkeit und sozialer Interaktionen, Fähigkeit zu stabiler heterosexueller Dauerbindung, Familienstand bei Erstmanifestation, noch hinsichtlich sozialer Schichtzugehörigkeit oder hereditärer Belastung.

Bei den untersuchten Verlaufsparametern zeigte sich, daß Patienten mit einem polymorphen Verlauf im Mittel eine signifikant höhere Zahl von Krankheitsepisoden insgesamt und auch eine höhere jährliche Episodenfrequenz aufweisen, als Patienten mit einem monomorphen Verlauf (Tabelle 9.7). Auch die „Aktivitätsdauer" der Erkrankung war bei Patienten mit einem polymorphen Krankheitsverlauf signifikant länger als bei denen mit monomorphem Verlauf. Diese beiden Befunde bedürfen jedoch der vorsichtigen Interpretation. Vor allem muß die Überlappung der Merkmale „Polymorphismus" und „Bipolarität" berücksichtigt werden, da ein bipolarer Verlauf mit einer höheren Episodenzahl korreliert (s. Kap. 11).

Tabelle 9.7. Verlaufsmerkmale bei monomorphen und polymorphen schizoaffektiven Psychosen

	Monomorph (n=30)	Polymorph (n=71)	Signif.	
Langandauernde Präepisodische Alterationen			0.344	(1)
vorhanden	8 (26.7%)	13 (18.3%)		
nicht vorhanden	22 (73.3%)	58 (81.7%)		
Polarität			0.000	(1)
unipolar	24 (80.0%)	21 (29.6%)		
bipolar	6 (20.0%)	50 (70.4%)		
Zahl der Episoden				
geometrisches Mittel	2.7	5.7	0.000**	(4)
Median	3.0	6.0	0.000**	(3)
Jährliche Episodenfrequenz				
geometrisches Mittel	0.1	0.3	0.000**	(4)
Median	0.1	0.3	0.000**	(3)
Zahl der Zyklen				
geometrisches Mittel	3.4	4.5	0.161	(4)
Median	3.0	5.0	0.147	(3)
Jährliche Zyklusfrequenz				
geometrisches Mittel	0.3	0.4	0.090	(4)
Median	0.3	0.4	0.090	(3)
Mittlere Zykluslänge				
geometrisches Mittel	33.1	23.7	0.117	(4)
Median	43.0	29.1	0.123	(3)
Aktivitätsdauer				
arithmetisches Mittel	11.1	16.1	0.040*	(2)
Median	7.0	15.5	0.011*	(3)
Suizidale Symptomatik				
Suizidalität gesamt	22 (73.3%)	44 (62.0%)	0.273	(1)
Suizidhandlung	14 (46.7%)	23 (32.4%)	0.174	(1)

* $p < 0.05$; ** $p < 0.01$; – nicht signifikant.
(1) X^2-Test. (2) t-Test. (3) Mann-Whitney U-Test.
(4) t-Test (logarith. Werte).

Monomorphe und polymorphe schizoaffektive Psychosen unterschieden sich nicht bezüglich der Häufigkeit persistierender Alterationen. Dies galt auch für die anderen Aspekte des „Ausgangs", einschließlich der negativen sozialen Konsequenzen, die in Tabelle 9.8 im einzelnen dargestellt sind.

Tabelle 9.8. „Ausgang" bei monomorphen und polymorphen schizoaffektiven Psychosen

	Monomorph (n=30)	Polymorph (n=71)	Signif.
Psychopathologischer „Ausgang"			0.329 (1)
Vollremission	18 (60.0%)	33 (46.5%)	
Uncharakteristisches Residuum	10 (33.3%)	35 (49.3%)	
Charakteristisches Residuum	2 (6.7%)	3 (4.2%)	
Phänomenologische Konstellation			0.326 (1)
Apathisch-paranoides Syndrom (bzw. apathisch-halluzinatorisches Syndrom)	2 (6.7%)	3 (4.2%)	
Strukturverformung	–	2 (2.8%)	
Adynam-defizitäres Syndrom	1 (3.3%)	15 (21.1%)	
Leichtes asthenisches Insuffizienz-Syndrom	6 (20.0%)	13 (18.3%)	
Chronifiziertes subdepressives Syndrom	2 (6.7%)	2 (2.8%)	
Chronifiziertes hyperthymes Syndrom	1 (3.3%)	3 (4.2%)	
Symptomfrei	18 (60.0%)	33 (46.5%)	
Global Assessment Scale (GAS)			0.706 (1)
Keine Beeinträchtigung (91–100)	18 (60.0%)	33 (46.5%)	
Leichte Beeinträchtigung (71–90)	4 (13.3%)	10 (14.1%)	
Mittelschwere Beeintr. (51–70)	3 (10.0%)	12 (16.9%)	
Schwere Beeinträchtigung (31–50)	3 (10.0%)	12 (16.9%)	
Schwerste Beeinträchtigg. (1–30)	2 (6.7%)	4 (5.6%)	
Arithmetisches Mittel	81.2	74.1	0.227 (2)
Median	100.0	80.0	0.099 (3)
Disability Assessment Schedule (WHO/DAS)			0.250 (1)
Gute soziale Anpassung (Score 0)	20 (66.7%)	35 (49.3%)	
Befriedigende soz. Anp. (Score 1)	5 (16.7%)	11 (15.5%)	
Mäßige soziale Anpassg. (Score 2)	2 (6.7%)	18 (25.4%)	
Geringe soz. Anpassung (Score 3)	–	1 (1.4%)	
Schlechte Anpassung (Score 4)	3 (10.0%)	6 (8.5%)	
Fehlende Anpassung (Score 5)	–	–	
Negative berufliche Mobilität	(n=20)	(n=49)	
	6 (30.0%)	23 (46.9%)	0.196 (1)
Negative soziale Mobilität	(n=18)	(n=47)	
	4 (22.2%)	11 (23.4%)	0.919 (1)
Frühberentung wegen psychischer Erkrankung	(n=20) 4 (20.0%)	(n=49) 14 (28.6%)	0.462 (1)
Nicht-Verwirklichung der erwarteten sozialen Entwicklung	5 (16.7%)	24 (33.8%)	0.082 (1)
Autarkie-Status			0.267 (1)
autark	24 (80.0%)	47 (66.2%)	
nicht autark	5 (16.7%)	23 (32.4%)	
dauerhospitalisiert	1 (3.3%)	1 (1.4%)	

(1) X^2-Test. (2) t-Test. (3) Mann-Whitney U-Test.

9.6 Zusammenfassung und Schlußfolgerungen zu monomorphen und polymorphen Verläufen schizoaffektiver Psychosen

1. Die Mehrzahl der untersuchten schizoaffektiven Psychosen (70.3%) war polymorph, d. h. im Verlauf trat mehr als ein Episodentyp auf. Weniger als ein Drittel (29.7%) der schizoaffektiven Psychosen verlief monomorph, d. h. während des gesamten Verlaufes trat lediglich ein einziger Episodentyp auf.
2. Unabhängig von der Art der initialen Krankheitsepisode traten im Verlauf der schizoaffektiven Psychosen praktisch alle anderen beschriebenen Episodentypen auf, ohne daß dabei eine Bevorzugung bestimmter Typen oder eine typische Richtung eines Syndromwechsels festzustellen war.
3. Bei der Mehrzahl der polymorphen schizoaffektiven Psychosen fand der erste Syndromwechsel bereits bei der zweiten Krankheitsepisode statt (63.4%).
4. Bei den Patienten mit polymorphen Verläufen trat der erste Syndromwechsel nach durchschnittlich 7.5 Jahren auf, bei 72% der Verläufe kam es innerhalb der ersten 5 Jahre nach Erkrankungsbeginn zum ersten Syndromwechsel.
5. Die Ergebnisse der vorliegenden Studie zeigen, daß auch unter Berücksichtigung des longitudinalen Aspektes bei 59% der Patienten die Diagnose einer schizoaffektiven Psychose bereits bei der ersten Krankheitsepisode endgültig gestellt werden konnte (mit Auftreten einer schizoaffektiven Initial-Episode), bei 82% spätestens bis zur zweiten Episode, und bei 91% der schizoaffektiven Patienten spätestens mit der dritten Krankheitsepisode.
6. Die monomorphen und polymorphen schizoaffektiven Psychosen unterschieden sich nicht in relevanten soziodemographischen und prämorbiden Merkmalen, Verlaufsparametern und Aspekten des „Ausgangs".

Der Befund, daß schizoaffektive Psychosen polymorph oder monomorph verlaufen können, befindet sich in Übereinstimmung mit den Ergebnissen anderer Studien (Angst 1980c, 1986a; Angst et al. 1978, 1979a; Berg et al. 1983; Brockington et al. 1980a,b; Kendell 1986; Maj 1985; Rzewuska u. Angst 1982a,b; Winokur et al. 1985a). Aus der vorliegenden Studie ergab sich auch gleichzeitig eine Bestätigung der Ansicht, daß psychotische Verläufe mit einem Wechsel schizophrener, affektiver oder auch schizoaffektiver Krankheitsepisoden der Gruppe der schizoaffektiven Psychosen zugeordnet werden dürfen. Damit wird nicht nur die alte Ansicht Kahlbaums (1863, 1884) bestätigt, sondern auch die Auffassung von Kurt Schneider, daß zu den „Zwischen-Fällen" auch eine sequentielle Form gehört (Schneider 1980; Marneros 1989c), auch eine Ansicht von Angst (1980b, 1986a). Die praktische Frage, die mit einer longitudinalen End-Diagnose verbunden ist, nämlich wie lange man warten soll, um die endgültige Diagnose zu stellen, erwies sich insofern als eher unbedeutend, als bei 82% der Patienten die End-Diagnose „schizoaffektive Psychose" bereits bei der zweiten Krankheitsepisode gesichert war und bei 91% mit der dritten Episode. Nur bei 9% aller Patienten kam es auch noch nach der dritten Episode zum Wechsel der Diagnose. Bezüglich des Zeitpunktes, zu dem die definitive Diagnose „schizoaffektive Psychose" gestellt werden konnte, ist zu bemerken, daß der Stellung der Krankheitsepisode im Verlauf (also bei der wievielten Episode die Diagnose gestellt werden konnte) und nicht der zeitlichen Dimension (also der Zeitraum seit der Erstmanifestation der Erkrankung) die größte Bedeutung zukommt: Berücksichtigt man die bezüglich der Zykluslängen und der Intervall-Längen erhobenen Befunde (s. Abschn. 5.3) sowie die entsprechenden Befunde von anderen Untersuchungen (wie etwa von Angst 1980c, 1986a), so erkennt man, daß der Zeitpunkt der Remanifestation, und infolgedessen auch der Zeitpunkt des Syndromwechsels, von ganz unterschiedlichen Faktoren abhängig ist, so etwa von Polarität des Verlaufes, Alter bei Erstmanifestation, Auftreten von Life Events usw.

Interessant ist die Frage der Bedeutung der reinen sequentiellen Symptomatologie. Obwohl 35.6% der untersuchten schizoaffektiven Psychosen einen nicht-schizoaffektiven Beginn hatten, verblieben am Ende der Beobachtungszeit nur 5 Patienten, die bis dahin nur eine sequentielle schizoaffektive Symptomatologie gehabt hatten, also abwechselnd reine schizophrene und reine affektive Krankheitsepisoden. Das bedeutet, daß bei der großen Mehrzahl der schizoaffektiven Patienten (95%) irgendwann im Verlauf auch Episoden mit einer gemischten schizophrenen und affektiven Symptomatik aufgetreten waren, also schizoaffektive Krankheitsepisoden. Diese Befunde unterstützen in gewissem Maße die Validität von Definitionen der schizoaffektiven Psychosen, die auch die sequentielle Symptomatologie berücksichtigen (Angst 1980a, 1986a; Maj u. Perris 1990b; Marneros 1989c; Marneros et al. 1986a). Polymorphismus bedeutet nicht grundsätzlich phänomenologische Instabilität. Faßt man die verschiedenen phänomenologisch definierten Episodentypen in drei Gruppen zusammen, nämlich schizoaffektive, affektive und schizophrene Episodentypen, findet man, daß die Majorität der nachfolgenden Episoden auch schizoaffektiv bleibt. Ein interessanter Befund phänomenologischer Stabilität zeigte sich bei schizoaffektiven Verläufen, die mit einer rein affektiven Episode begannen: In Übereinstimmung mit den Befunden anderer Autoren, wie etwa Coryell u. Winokur (1980) und Winokur (1974), fanden wir, daß bei diesen Verläufen am ehesten ein Syndromwechsel von affektiven zu schizoaffektiven Krankheitsepisoden und umgekehrt stattfand, aber selten zu rein schizophrenen Episoden (13 von insgesamt 111 nachfolgenden Episoden bei schizoaffektiven Psychosen, die eine rein affektive Initial-Episode hatten).

Drei weitere Aspekte sind aufgrund der Befunde der vorliegenden Studie noch hervorzuheben:

Es zeigte sich erstens, daß die Diagnose von psychotischen Formen nur aufgrund von Index-Episoden nicht zulässig ist. Der longitudinale Syndromwechsel ist zu berücksichtigen. Der zweite Punkt ist, daß die Unterteilung der schizoaffektiven Psychosen in schizodepressive und schizomanische Formen inkomplett ist. Sie berücksichtigt nicht den Polymorphismus und auch nicht die Bipolarität der Erkrankung. Viel zuverlässiger scheint die Aufteilung in bipolare und unipolare Formen schizoaffektiver Psychosen aufgrund der longitudinalen Symptomatik zu sein (s. Kap. 11). Von theoretischer Bedeutung – und das sollte den Anstoß zu weiterer Forschung geben – ist der Wechsel der verschiedenen Episodenformen im Verlauf. Dieser Befund kann als weitere Unterstützung eines Kontinuitätsmodelles der Psychosen aufgefaßt werden (Angst 1986a; Crow 1986, 1991; Häfner 1990; Kendell 1986).

Auffallend ähnlich ist die Verteilung der verschiedenen Krankheitsepisoden in den beiden Gruppen der schizoaffektiven Psychosen zwischen der vorliegenden Studie und der Züricher Studie: Bei der Köln-Studie fand sich, daß 13.1% aller Episoden im Verlauf schizoaffektiver Psychosen rein schizophren waren, bei der Züricher Studie 11%. In der Züricher Studie waren 51% der Episoden schizoaffektiv, in der Kölner Studie waren es 59.5%. In der vorliegenden Studie waren 24.4% der Krankheitsepisoden schizoaffektiver Psychosen affektive Episoden, aber etwas mehr, nämlich 38%, in der Züricher Studie (Angst 1980c).

10 Stabilität der Initial-Diagnose im Langzeitverlauf

10.1 Einleitung

Eng mit der Frage des Polymorphismus bei schizoaffektiven Psychosen ist die Frage der Stabilität der Initial-Diagnose verbunden, nicht nur für schizoaffektive Psychosen, sondern auch für schizophrene und affektive Psychosen. Daß sich bereits die historische bzw. klassische psychiatrische Forschung mit dem Syndromwechsel beschäftigt hat, wurde mehrfach dargestellt (vgl. Kap. 9; E. Bleuler 1911; Ciompi u. Müller 1976; Huber et al. 1979; Janzarik 1968; Kahlbaum 1863, 1884; Kraepelin 1909, 1920; Schneider 1980). Der Syndromwechsel beschäftigt aber die moderne operationale Forschung nicht weniger (Angst 1986a). Wie häufig ein Syndromwechsel im Verlauf endogener Psychosen auftritt, wird in der neueren Literatur sehr unterschiedlich beziffert. Einige Autoren stellten einen Syndromwechsel bei mehr als 50% der Verläufe fest (Cutting et al. 1978; Horgan 1981; Lewis u. Pietrowski 1954), andere fanden nur 10% oder weniger (Angst et al. 1978; Clark u. Mallett 1963; Coryell u. Winokur 1980; Lee u. Murray 1988; Winokur 1974). Diese Angaben müssen jedoch unter dem Aspekt der Erkrankungsdauer und der definitorischen Kriterien (Angst 1986a; Marneros et al. 1988d; Winokur et al. 1985) kritisch betrachtet werden.

10.2 Art der initialen Krankheitsepisode

Bei den 355 für die vorliegende Studie untersuchten Patienten, bei denen unter Berücksichtigung des longitudinalen Aspektes die End-Diagnose einer schizophrenen, schizoaffektiven oder affektiven Psychose gestellt wurde, waren schizophrene Krankheitsepisoden zu Beginn der Erkrankung am häufigsten (165 Patienten, 46.5%; Tabelle 10.1). Der Häufigkeit nach an zweiter Stelle standen melancholische Krankheitsepisoden bei insgesamt 96 Patienten (27.0% aller untersuchten Patienten). Eine schizodepressive Initial-Episode fand sich bei 48 Patienten (13.5%), die übrigen Episodentypen traten selten als initiale Krankheitsepisoden auf: manische Episoden in 5.9%, schizomanische Episoden in 3.7%, manisch-depressiv gemischte Episoden in 2.3% und schizomanisch-depressiv gemischte Episoden in 1.1% der Fälle (Tabelle 10.1).

Tabelle 10.1. Art der initialen Episode in allen 3 Diagnosen-Grupen (n=355)

Schizophren (SCH)	165 (46.5%)
Melancholisch (MEL)	96 (27.0%)
Manisch (MAN)	21 (5.9%)
Manisch-depressiv gemischt (MDE)	8 (2.3%)
Schizodepressiv (SDE)	48 (13.5%)
Schizomanisch (SMA)	13 (3.7%)
Schizomanisch-depressiv gemischt (SMD)	4 (1.1%)

10.3 Syndromstabilität im Langzeitverlauf von Psychosen

Als „Syndromstabilität" wird das Vorkommen lediglich eines Episodentyps im gesamten Verlauf definiert. Dies bedeutet also, daß bei „stabilen" Krankheitsverläufen sämtliche Krankheitsepisoden im Verlauf den gleichen Episodentyp aufweisen müssen wie die initiale Episode (uncharakteristische Episoden werden dabei nicht mitberücksichtigt). Als „Syndromwechsel" wird der Wechsel zu mindestens einem anderen Episodentyp während des Verlaufes definiert (vgl. Abschn. 9.2).

Eine sehr hohe Syndromstabilität fand sich bei den Psychosen, die mit einer schizophrenen Krankheitsepisode begannen (Tabelle 10.2, Abb. 10.1): Bei 89.7% dieser Patienten trat auch im gesamten weiteren Verlauf kein anderer Episodentyp auf. Eine ebenfalls relativ hohe Stabilität fand sich bei den Patienten, deren Erkrankung mit einer melancholischen Krankheitsepisode begonnen hatte: 79.2% dieser Patienten hatten nur melancholische Episoden während des gesamten beobachteten Verlaufes. Von den Patienten mit einer initial schizodepressiven Krankheitsepisode wiesen 58.3% einen stabilen Verlauf auf (nur schizodepressive Episoden im weiteren Verlauf). In den Fällen, in denen die initiale Krankheitsepisode mit einer manischen Symptomatik einherging, also in Form einer manischen, schizomanischen, manisch-depressiv gemischten oder schizomanisch-depressiv gemischten Episode, fand sich überwiegend ein polymorpher Verlauf, d.h. im Verlauf der Erkrankung fand ein Syndromwechsel zu mindestens einem anderen Episodentyp statt (alle Fälle mit manisch-depressiv gemischter Initial-Episode, 85.7% mit initialer manischer Episode und 76.9% mit initialer schizomanischer Episode). Außerdem kam es bei 2 der 4 Patienten mit einem schizomanisch-depressiv gemischten Beginn im Verlauf zu einem Syndromwechsel (Tabelle 10.2, Abb. 10.1)

10.4 Stabilität der Diagnose im Langzeitverlauf

Bei der überwiegenden Zahl der Patienten (89.7%; Tabelle 10.3), die initial eine schizophrene Krankheitsepisode durchgemacht hatten, wurde auch unter Berücksichtigung des Langzeitverlaufes eine „schizophrene Psychose" diagnostiziert.

346

Tabelle 10.2. Stabilität der Syndrome in Abhängigkeit von der Art der initialen Episode (n=355)

Art der initialen Episode	Stabil im Verlauf	Syndromwechsel während des Verlaufes		
		nur affektive Episoden	nur schizo-affektive	schizophrene, schizoaffektive und affektive Episoden
Schizophren (n=165)	148 (89.7%)	–	–	17 (10.3%)
Melancholisch (n=96)	76 (79.2%)	14 (14.6%)	–	6 (6.3%)
Manisch (n=21)	3 (14.3%)	10 (47.6%)	–	8 (38.1%)
Manisch-depressiv gemischt (n=8)	–	3 (37.5%)	–	5 (62.5%)
Schizo-depressiv (n=48)	28 (58.3%)	–	5 (10.5%)	15 (31.3%)
Schizomanisch (n=13)	3 (23.1%)	–	2 (15.4%)	8 (61.5%)
Schizomanisch-depressiv gemischt (n=4)	2	–	1	1

Lediglich 10.3% erhielten die End-Diagnose „Schizoaffektive Psychose", da es bei diesen Patienten im weiteren Verlauf zusätzlich mindestens zu einer affektiven Symptomkonstellation (in Form einer affektiven oder schizoaffektiven Episode) gekommen war. Von den Patienten mit melancholischer Initial-Episode wurden 79.2% am Ende der Beobachtungszeit als „Unipolare affektive Psychose" klassifiziert. Bei weiteren 14.6% der Patienten mit einer initialen melancholischen Krankheitsepisode trat zwar im weiteren Verlauf ein Syndromwechsel auf, jedoch nur in die bipolare Richtung zu anderen affektiven Krankheitsepisoden (manische oder manisch-depressiv gemischte Episoden). Die End-Diagnose lautete in diesen Fällen dann „Bipolare affektive Psychose". Nur bei 6.3% der initial melancholischen Patienten wurden am Ende der Beobachtungszeit die Diagnose „Schizoaffektive Psychose" gestellt (Tabelle 10.3).

Trat initial eine manische Krankheitsepisode auf, so kam es im weiteren Verlauf bei 38.1% der Fälle zusätzlich zu einer schizophrenen Symptomatik und damit im Längsschnitt zur Diagnose einer schizoaffektiven Psychose (Tabelle 10.3). Bei 10 der 13 Patienten mit manischer Initial-Episode, die auch unter Berücksichtigung des

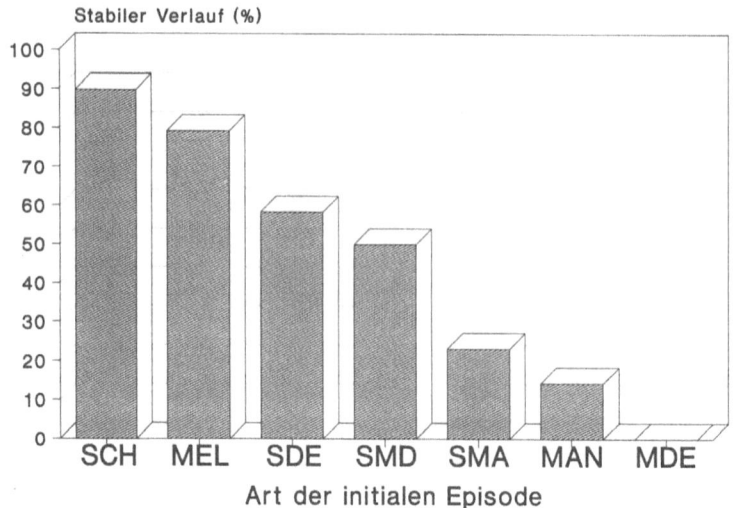

Abb. 10.1. Stabile Verläufe in Abhängigkeit vom Typ der initialen Episode
SCH Schizophrene Episode; MEL Melancholische Episode; SDE Schizodepressive Episode;
SMD Schizomanisch-depressiv gemischte Episode; MAN Manische Episode; MDE Manisch-
depressiv gemischte Episode

Tabelle 10.3. Episodentyp (Querschnittsdiagnose) und End-Diagnose (Längsschnittdiagnose)

Art der ersten Episode	Diagnose unter Berücksichtigung des Längsschnittes		
	Schizophren	Schizoaffektiv	Affektiv
Schizophren (n=165)	148 (89.7%)	17 (10.3%)	–
Melancholisch (n=96)	–	6 (6.2%)	90 (93.8%)
Manisch (n=21)	–	8 (38.1%)	13 (61.9%)
Manisch-depressiv gemischt (n=8)	–	5 (62.5%)	3 (37.5%)
Schizodepressiv (n=48)	–	48 (100%)	–
Schizomanisch (n=13)	–	13 (100%)	–
Schizomanisch-depressiv gemischt (n=4)	–	4 (100%)	–
Total	148	101	106

Längsschnittes als affektive Psychosen diagnostiziert wurden, traten im weiteren
Verlauf zusätzlich melancholische bzw. manisch-depressiv gemischte Episoden auf.
Eine manisch-depressiv gemischte Initial-Episode führte bei 62.5% der Patienten im
Längsschnitt zur Diagnose einer schizoaffektiven Psychose.

Bei den Patienten, die bereits initial eine schizoaffektive Krankheitsepisode (schizodepressiv, schizomanisch, schizomanisch-depressiv gemischt) aufgewiesen hatten, konnte zwar ein Syndromwechsel auftreten, bezüglich der Diagnose „Schizoaffektive Psychose" änderte sich jedoch per definitionem nichts (Tabelle 10.3).

10.5 Syndromstabilität in Abhängigkeit von der Erkrankungsdauer

Um die Syndromstabilität in Abhängigkeit von der Erkrankungsdauer untersuchen zu können, wurde eine sogenannte „Epochenanalyse" durchgeführt. Dazu wurden jeweils Abschnitte von 5 Jahren nach Beginn der Erkrankung getrennt untersucht. Im folgenden soll die Stabilität der Diagnose nach 5 Jahren, nach 10 Jahren bzw. am Ende der Beobachtungszeit verglichen werden. Für die Zeitpunkte 5 und 10 Jahre nach Erstmanifestation konnten jeweils alle Patienten berücksichtigt werden, da die kürzeste Beobachtungsdauer für alle Patienten mindestens 10 Jahre betrug. Die Veränderung der Zahl der stabilen Verläufe in den drei genannten Zeiträumen ist in Abb. 10.2 dargestellt.

Es zeigte sich, daß 5 Jahre nach Krankheitsbeginn noch bei mehr als 95% der Patienten mit einer schizophrenen Initial-Episode die Diagnose „Schizophrene Psychose" lautete, nach 10 Jahren betrug dieser Anteil noch 92%. Zum Ende der

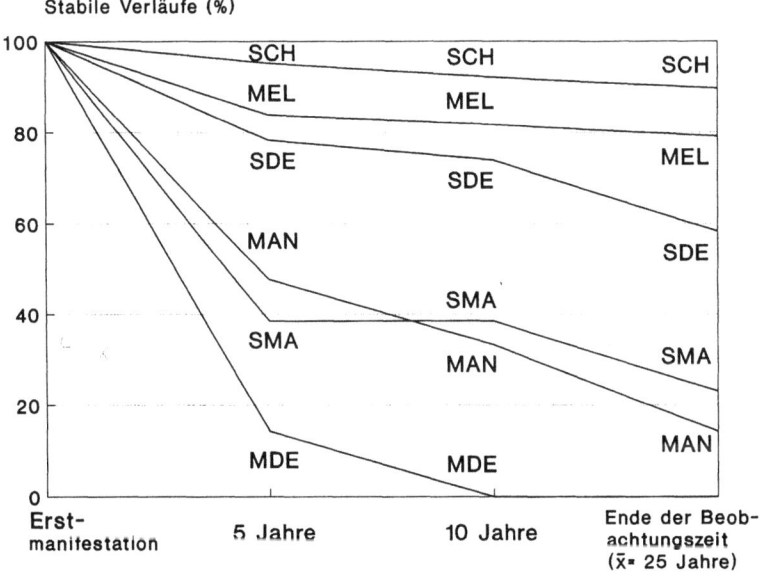

Abb. 10.2. Stabile Verläufe in Abhängigkeit von der Erkrankungsdauer. SCH Schizophrene Episode; MEL Melancholische Episode; SDE Schizodepressive Episode; SMD Schizomanisch-depressiv gemischte Episode; MAN Manische Episode; MDE Manisch-depressiv gemischte Episode

349

Beobachtungszeit gehörten noch – wie oben schon erwähnt – 89.7% der Patienten in diese Diagnose-Gruppe. Obwohl die Stabilität des Verlaufs bei Pychosen mit einem melancholischen oder schizodepressiven Beginn nicht so hoch war wie die Stabilität der Fälle mit schizophrener Initial-Episode, blieb sie jedoch insgesamt gesehen hoch: 5 Jahre nach Erstmanifestation hatten 84% der Patienten mit einem melancholischen Beginn und 78% der Patienten mit einem schizodepressiven Beginn noch keinen Syndromwechsel durchgemacht. Nach 10 Jahren lagen diese Zahlen immer noch bei 82% für Patienten mit einem melancholischen und bei 74% für Patienten mit einem schizodepressiven Beginn. Nach einem Verlauf von mehr als 25 Jahren im Durchschnitt (zum Ende der Beobachtungszeit) waren bei 79.2% der Patienten nur melancholische Krankheitsepisoden und bei 58.3% nur schizodepressive Krankheitsepisoden aufgetreten.

Im Gegensatz dazu erwies sich besonders in Abhängigkeit von der Zeit der Verlauf der Psychosen mit manischer Initial-Symptomatik als wesentlich instabiler: 52% der Patienten mit einem manischen, 61.5% der Patienten mit einem schizomanischen und 86% der Patienten mit einem manisch-depressiv gemischten Beginn hatten bereits innerhalb der ersten 5 Jahre einen Syndromwechsel durchgemacht. 10 Jahre nach der Erstmanifestation war es bei allen Patienten mit einer manisch-depressiv gemischten Initial-Episode, bei 67% der Patienten mit einem manischen und bei 61.5% der Patienten mit einem schizomanischen Beginn zu mindestens einem Syndromwechsel gekommen.

10.6 Diskussion der Befunde zur Stabilität der Diagnose

Die Stabilität von Diagnosen über viele Jahre und Jahrzehnte hinweg stellt einen wichtigen Faktor bei der Definition homogener diagnostischer Gruppen dar. Eine valide und reliable Definition einer diagnostischen Gruppe stellt wiederum eine conditio sine qua non für die Erforschung biologischer, genetischer, prognostischer und therapeutischer Aspekte psychischer Erkrankungen dar. Es stellt sich die Frage, wie stabil und wie homogen Gruppen von Psychosen sind, die aufgrund der Initial-Episode einer diagnostischen Kategorie zugeordnet werden? Diese Frage kann anhand der Ergebnisse der vorliegenden Studie folgendermaßen beantwortet werden:

1. Bei den Patienten, die aufgrund der ersten Episode als „Schizophrenie" diagnostiziert werden, ist die Wahrscheinlichkeit sehr hoch, daß sich diese Diagnose nicht mehr ändert. 90% der Patienten behielten die initial gestellte Diagnose „Schizophrenie" auch während eines Langzeitverlaufes, auch die End-Diagnose lautete „schizophrene Psychose". Kam es in seltenen Fällen im Verlauf zu einem Syndromwechsel – und damit zur End-Diagnose „schizoaffektive Psychose" –, so fand dieser Wechsel zu einem anderen Episodentyp schon relativ früh im Verlauf statt, nämlich meist innerhalb der ersten 10 Jahre.

2. Die Mehrzahl der Patienten mit einem melancholischen Beginn blieb unipolar-affektiv (79%). Ein Syndromwechsel und die damit verbundene Änderung der Diagnose zur bipolaren affektiven Psychose oder zur schizoaffektiven Psychose

fand in den meisten Fällen innerhalb der ersten 5 Jahre nach Krankheitsbeginn statt. Nach diesem Zeitpunkt war ein Syndromwechsel sehr selten. In den Fällen, in denen nach einem melancholischen Beginn später ein anderer Episodentyp auftrat, geschah dies meist zu einer manischen bzw. manisch-depressiv gemischten Krankheitsepisode (dabei blieb es also bei der Diagnose einer affektiven Psychose) und selten zu einer schizoaffektiven oder schizophrenen Krankheitsepisode und damit zur End-Diagnose „Schizoaffektive Psychose".

3. Psychosen mit einer initial manischen Symptomatik (in Form einer manischen, manisch-depressiv gemischten, schizomanischen oder schizomanisch-depressiv gemischten Krankheitsepisode) hatten insgesamt einen sehr instabilen Verlauf. Sehr selten blieb es im Verlauf bei dem initialen Episodentyp. Dabei erwies sich der Verlauf der Psychosen mit einem manisch-depressiv gemischten Beginn als besonders instabil. Sehr bald nach der Erstmanifestation kam es zu einem Syndromwechsel, so daß 10 Jahre nach Krankheitsbeginn keiner dieser Patienten mehr in der ursprünglichen Kategorie verblieben war.

4. Der Verlauf der Psychosen mit einer initial schizodepressiven Krankheitsepisode war stabiler als der Verlauf der Psychosen mit einer initial manischen und weniger stabil als ein solcher mit einer initial melancholischen Krankheitsepisode. Etwa die Hälfte der Patienten mit einem schizodepressiven Beginn blieben bei diesem Episodentyp, die andere Hälfte wechselte zu anderen schizoaffektiven oder affektiven und schizophrenen Krankheitsepisoden.

Obwohl der Syndromwechsel schon seit den Anfängen der wissenschaftlichen Psychiatrie bekannt war (E. Bleuler 1911; Kahlbaum 1863; Kraepelin 1896, 1920), kann seine systematische Untersuchung noch längst nicht als abgeschlossen betrachtet werden. Die schon in der Einleitung dieses Kapitels zitierte Literatur, die eine große Breite der Häufigkeit des Syndromwechsels zwischen weniger als 10% und mehr als 50% angibt, ist häufig nur eingeschränkt vergleichbar, entweder wegen kurzer Beobachtungsdauer (bzw. inhomogener Erkrankungsdauer der untersuchten Gruppen) als auch wegen den angewendeten Definitionskriterien. Eine andere Schwierigkeit besteht darin, daß unter Syndromwechsel häufig der Wechsel von einer ganz bestimmten Episodenart zu einer ganz bestimmten anderen Episodenart verstanden wird, so etwa von Manie zu Schizophrenie, von Schizophrenie zu Manie usw. So wird in der Literatur berichtet, daß manische Syndrome extrem selten zu Schizophrenien wechselten. Lundquist (1945a,b) fand, daß von 103 manischen Patienten nach einem durchschnittlichen Verlauf von 10–30 Jahren nur 9% zur Schizophrenie wechselten. Winokur (1974) berichtet, daß von 66 manischen Patienten nach einem durchschnittlichen Verlauf von 21 Jahren ebenfalls 9% zur Schizophrenie wechselten. Sehr ähnliche prozentuale Angaben (8%) fanden auch Coryell u. Winokur (1980).

Die vorliegende Studie ergab ebenfalls, daß bei Patienten mit manischem Beginn nur ein kleiner Teil der auftretenden Episoden schizophrene Episoden waren, ein größerer Anteil jedoch schizomanische Episoden. Sehr hoch scheint uns die Angabe von Lewis u. Pietrowski (1954), daß von initial als manisch-depressiv diagnostizierten Patienten nach einem 3- bis 20jährigen Verlauf 54% zu einem schizophrenen Syndrom wechselten. Auch unter Berücksichtigung der verschiedenen definitorischen Kriterien ergaben sich Ähnlichkeiten mit der Angabe von Clark u. Mallett (1963), die einen Wechsel von einer depressiven Initial-Episode zur Schizophrenie bei 6% der Patienten fanden; in der vorliegenden Studie war ein solcher Verlauf ebenfalls bei 6% der Patienten zu finden, hier allerdings unter der Bezeichnung „schizoaffektive Psychose". Sehr ähnlich sind die Befunde der vorliegenden Studie den Ergebnissen von Angst et al. (1978), die ebenfalls einen Wechsel von Depression zu schizoaffektiver Psychose in 6% der Fälle fanden und ca. in 7.5% von bipolar zu schizoaffektiv. Sehr abweichend von den Befunden der vorliegenden Studie sind die Befunde von Cutting et al. (1978), die bei Berücksichtigung eines 10jährigen Verlaufes fanden, daß nur 22% der schizoaffektiven Patienten über die ganze Zeit schizoaffektiv blieben, während die meisten Patienten eine schizophrene Episode entwickelten. Sehr hoch erscheint uns auch die Angabe von Horgan (1981), daß die Hälfte von 100 manischen Patienten früher die Diagnose „Schizophrenie" hatte.

Die relativ hohe Stabilität von schizodepressiven Episoden, die sich in der vorliegenden Studie zeigte, befindet sich in direkter oder indirekter Übereinstimmung mit Ergebnissen anderer Studien, wenn dort auch eine andere Nomenklatur benutzt wird, wie etwa „psychotische Depression". So berichteten Charney u. Nelson (1981), daß 95% der Patienten mit einer psychotischen Depression in früheren Episoden ebenfalls eine psychotische Depression hatten. In diesem Sinne ist auch die Untersuchung von Harms u. Smith (1983) zu sehen: Sie fanden in einer Gruppe psychotisch-depressiver Patienten, daß 78% der Patienten auch in anderen Episoden als der Index-Episode psychotisch-depressiv waren; dieses Ergebnis ist fast identisch mit der Stabilität der schizodepressiven Episoden in der vorliegenden Studie. Winokur et al. (1985a,b) fanden bei einem Vergleich von 140 schizophrenen, 40 schizoaffektiven, 59 unipolaren und 30 bipolaren affektiven Patienten, daß die schizoaffektiven am häufigsten „multiple" Episoden hatten. Bei allen Gruppen war eine Reduzierung der Symptomatik über die Zeit zu beobachten, vor allem aber bei den schizoaffektiven sowie den unipolaren und bipolaren affektiven Patienten; hier reduzierte sich die produktive psychotische Symptomatik mit zunehmender Verlaufsdauer.

Die dargestellten Befunde zur Stabilität der Initial-Diagnose demonstrieren die Bedeutung des longitudinalen Aspektes für die Diagnostik. Es erscheint dringend notwendig, den longitudinalen Aspekt in diagnostische Systeme miteinzubeziehen (vgl. Kap. 9).

Der Syndromwechsel zwischen schizophrenen, affektiven und schizoaffektiven Psychosen kann über die definitorische Bedeutung hinaus Anstöße zu theoretischen Überlegungen bezüglich der Kontinuitätstheorie (Angst 1986a; Crow 1983, 1991; Häfner 1990; Kendell 1986) geben.

11 Unipolare und bipolare Formen
affektiver und schizoaffektiver Psychosen

11.1 Einleitung

Kraepelins Zusammenführung von Depression und Manie (1889) unter der Bezeichnung „manisch-depressives Irresein" erwies sich als Rückschritt. Rückschritt in dem Sinne, daß die Dichotomie zwischen unipolaren Depressionen und bipolaren Störungen, die auf die Arbeit von Falret (1851) zurückgeht, damit eliminiert wurde. Erst Jahrzehnte später führten Kleist (1953) und seine Schüler Leonhard (1957) und Neele (1949) die Monopolar-unipolar-Dichotomie wieder ein. Nach den Arbeiten von Angst (1966), Perris (1966), Winokur u. Clayton (1967) hat sich die Unterscheidung zwischen unipolaren Depressionen und bipolaren Erkrankungen verbreitet und etabliert. Im Gegensatz zu der Kleist-Leonhard-Klassifikation wird nach den Arbeiten der genannten Autoren die Manie den bipolaren Formen zugeteilt. Die unipolare Manie wird dabei als Artefakt des Verlaufs bipolarer Erkrankungen betrachtet (Angst 1978, 1980a,b, 1987a; Dunner 1980; Gershon et al. 1976; Goodwin u. Jamison 1990; Perris 1969, 1982; Pfohl et al. 1982). Es gibt heute bezogen auf affektive Psychosen eine weitgehende Übereinstimmung darüber, daß zwischen unipolaren und bipolaren Formen der Erkrankung relevante Unterschiede bestehen. Arbeiten aus den letzten Jahren haben zeigen können, daß eine solche Unterteilung in unipolare und bipolare Formen auch für die schizoaffektiven Psychosen sinnvoll ist (Angst 1989; Angst u. Scharfetter 1988, 1990; Clayton 1982; Coryell 1988; Marneros et al. 1989d–f; Rohde et al. 1990). Der Vergleich unipolarer und bipolarer Verlaufsformen war bezogen auf einzelne Aspekte wiederholt Bestandteil der früheren Kapitel dieser Darstellung. In diesem Kapitel sollen unipolare und bipolare Verlaufsformen affektiver und schizoaffektiver Psychosen, bezogen auf alle untersuchten Parameter einander gegenübergestellt werden. Außerdem sollen Hinweise auf ein umfassenderes Konzept unipolarer und bipolarer Erkrankungen diskutiert werden. Aber es wird dabei aus populationsbedingten Gründen keine weitere Differenzierung in Bipolar I, II, III (s. Goodwin u. Jamison 1990) oder MD, Dm und Md nach Angst (1978) vorgenommen.

11.2 Methodische und definitorische Vorbemerkungen

Der Definition der Begriffe „unipolar" und „bipolar" liegen die diagnostischen Kriterien für die einzelnen Episodentypen zugrunde, wie sie in Abschn. 2.3.3

detailliert aufgeführt sind. Als *unipolare affektive Psychosen* wurden die affektiven Psychosen bezeichnet, die nie eine manische Symptomatik aufwiesen, sondern lediglich melancholische Krankheitepisoden. Den *bipolaren affektiven Psychosen* wurden die affektiven Psychosen zugeordnet, die mindestens einmal während ihres Verlaufes eine manische Symptomkonstellation aufwiesen (in Form einer manischen oder manisch-depressiv gemischten Krankheitsepisode), unabhängig davon, ob im Verlauf melancholische Krankheitsepisoden auftraten oder nicht. Die Zuordnung erfolgt in Anlehnung an DSM-III.

Die entsprechenden Kriterien wurden auch bei der Aufteilung der schizoaffektiven Psychosen in uni- und bipolare Verlaufsformen angewendet. Eine *unipolare schizoaffektive Psychose* wurde also dann diagnostiziert, wenn im gesamten Verlauf nur schizodepressive und/oder melancholische und/oder schizophrene Krankheitepisoden aufgetreten waren, dagegen Episoden mit manischer Symptomkonstellation (in Form manischer, schizomanischer, manisch-depressiv gemischter oder schizomanisch-depressiv gemischter Krankheitsepisode) fehlten. Bei *bipolaren schizoaffektiven Psychosen* gab es dagegen mindestens einmal im Verlauf eine manische Symptomkonstellation (also manische, schizomanische, manisch-depressiv gemischte oder schizomanisch-depressiv gemischte Krankheitsepisode), in beliebiger Kombination mit den übrigen möglichen Episodentypen.

11.3 Unipolare und bipolare affektive Psychosen

11.3.1 Soziodemographische und prämorbide Parameter bei unipolaren und bipolaren affektiven Psychosen

Von den 106 affektiven Psychosen zeigten 76 eine unipolare und 30 eine bipolare Verlaufsform. Der Vergleich der beiden Gruppen zeigte auf der Ebene der soziodemographischen und prämorbiden Parameter einige wesentliche Unterschiede. Patienten mit einer bipolaren affektiven Psychose wiesen gegenüber den Patienten mit einer unipolaren affektiven Psychose ein signifikant niedrigeres Erstmanifestationsalter auf (Tabelle 11.1). Bipolare affektive Patienten erkrankten durchschnittlich mit 31.1 Jahren, unipolare Patienten dagegen im Durchschnitt 7 Jahre später (arithmetisches Mittel 38.1 Jahre). Patienten mit der unipolaren Verlaufsform einer affektiven Psychose wiesen in etwas mehr als der Hälfte der Fälle prämorbid die Züge des Typus melancholicus auf (51.3%), im Unterschied dazu war dies nur bei etwa jedem vierten Patienten mit einer bipolaren Verlaufsform der Fall (26.7%, Tabelle 11.1). Bei den bipolaren affektiven Patienten fanden sich prämorbid am häufigsten die Züge einer sthenisch-selbstsicheren Persönlichkeitsstruktur. Der Vergleich der beiden Gruppen zeigte außerdem, daß Patienten mit einer bipolaren affektiven Psychose prämorbid seltener eine stabile partnerschaftliche Beziehung hatten als unipolar affektive Patienten. Dieser Unterschied bestätigte sich auch, wenn lediglich die Patienten berücksichtigt wurden, die bei der Erstmanifestation der Erkrankung mindestens 25 Jahre alt waren. Zwischen unipolaren und bipolaren affektiven Patienten zeigte sich auch ein Unterschied

Tabelle 11.1. Unipolare und bipolare affektive Psychosen: prämorbide und soziodemographische Parameter

	Affektive Psychosen		
	unipolar (n=76)	bipolar (n=30)	Signif.
Geschlecht			0.186 (1)
männlich	16 (21.1%)	10 (33.3%)	
weiblich	60 (78.9%)	20 (66.7%)	
Alter bei Erstmanifestation			
Arithmetisches Mittel	38.1	31.1	0.003** (2)
Median	38.0	28.5	0.003** (3)
Schulbildung			0.470 (1)
sehr niedriges Niveau	3 (3.9%)	–	
niedriges Niveau	42 (55.3%)	15 (50.0%)	
mittleres Niveau	10 (13.2%)	3 (10.0%)	
höheres Niveau	21 (27.6%)	12 (40.0%)	
Beruf bei Erstmanifestation	(n=31)	(n=24)	0.041* (1)
Aktuell ohne bezahlte berufliche Tätigkeit	2 (6.5%)	7 (29.2%)	
Arbeiter	6 (19.4%)	3 (12.5%)	
Facharbeiter	5 (16.1%)	1 (4.2%)	
Angestellter/Beamter	9 (29.0%)	11 (45.8%)	
leitender Angestellter/Beamter	4 (12.9%)	2 (8.3%)	
Selbständig	5 (16.1%)	–	
Prämorbide Persönlichkeit	(n=75)	(n=30)	0.015* (1)
Typus melancholicus	39 (52.0%)	8 (26.7%)	
Sthenisch/selbstsicher	17 (22.7%)	15 (50.0%)	
Asthenisch/selbstunsicher	19 (25.3%)	7 (23.3%)	
Prämorbide soziale Interaktionen	(n=76)	(n=29)	0.314 (1)
Tendenz zur Zurückgezogenheit	26 (34.2%)	13 (44.8%)	
Gute bis umfassende soziale Kontakte	50 (65.8%)	16 (55.2%)	
Life Events vor Beginn	40 (52.6%)	14 (46.7%)	0.580 (1)
Broken Home	19 (25.0)	8 (26.7%)	0.859 (1)
Stabile Dauerbindung vor Erstmanifestation			
Alle Patienten	69 (90.8%)	20 (66.7%)	0.002** (1)
Patienten älter als 25 Jahre	(n=68)	(n=21)	
– davon mit Dauerbindung	63 (92.6%)	16 (76.2%)	0.037* (1)
Psychische Erkrankungen in der Familie			
Total	45 (59.2%)	19 (63.3%)	0.696 (1)
Familiäre Belastung mit			
Schizophrenie	2 (2.6%)	6 (20.0%)	0.008** (1)
Schizoaffektiven Psychosen	2 (2.6%)	1 (3.3%)	0.844 (1)
Affektiven Psychosen	32 (42.1%)	12 (40.0%)	0.843 (1)

Tabelle 11.1 (Fortsetzung)

	Affektive Psychosen		
	unipolar (n=76)	bipolar (n=30)	Signif.
Herkunftsschicht			0.596 (1)
Obere Schichten	5 (6.6%)	3 (10.0%)	
Mittlere Mittelschicht	10 (13.2%)	5 (16.7%)	
Untere Mittelschicht	22 (28.9%)	6 (20.0%)	
Obere Unterschicht	25 (32.9%)	13 (43.3%)	
Untere Unterschicht	14 (18.4%)	3 (10.0%)	
Schicht bei Erstmanifestation			0.920 (1)
Obere Schichten	5 (6.6%)	2 (6.7%)	
Mittlere Mittelschicht	16 (21.1%)	8 (26.7%)	
Untere Mittelschicht	24 (31.6%)	7 (23.3%)	
Obere Unterschicht	25 (32.9%)	11 (36.7%)	
Untere Unterschicht	6 (7.9%)	2 (6.7%)	

* p<0.05. ** p<0.01. (1) X^2-Test. (2) t-Test. (3) Mann-Whitney U-Test.

bezüglich der beruflichen Situation bei der Erstmanifestation. Bipolare Patienten waren einerseits häufiger als Angestellte oder Beamte tätig, andererseits aber auch häufiger ohne bezahlte Berufstätigkeit (z. B. in Ausbildung, Hausfrauen). Ein weiterer wichtiger Unterschied zeigte sich bei der familiären Belastung mit psychischen Erkrankungen: Patienten mit einer bipolaren affektiven Psychose hatten signifikant häufiger Angehörige mit einer schizophrenen Psychose (20.0%) als unipolare affektive Patienten (2.6%, Tabelle 11.1).

11.3.2 Verlaufsmerkmale unipolarer und bipolarer affektiver Psychosen

Bei bipolaren affektiven Psychosen fanden sich im statistischen Mittel deutlich mehr und häufigere Krankheitsepisoden als bei einer unipolaren affektiven Psychose (Tabelle 11.2). Bipolare Patienten erkrankten im Durchschnitt alle 4.3 Jahre einmal (jährliche Episodenfrequenz 0.23), unipolare affektive Patienten dagegen nur alle 8.3 Jahre durchschnittlich (jährliche Episodenfrequenz 0.12). Bipolare Patienten wiesen dementsprechend auch eine kürzere mittlere Zykluslänge sowie eine kürzere mittlere Intervall-Länge auf. Bezüglich der mittleren Episodenlänge, der Aktivitäts- und Inaktivitätsdauer unterschieden sich beide Formen nicht signifikant voneinander. Bei Patienten mit einer unipolaren Form fanden sich langandauernde präepisodische Alterationen (prodromale Symptomatik länger als 6 Monate) bei mehr als einem Drittel der Patienten, dagegen nur in 13.3% der bipolaren Patienten (Tabelle 11.2).

Tabelle 11.2. Unipolare und bipolare affektive Psychosen: Verlaufsmerkmale

	Affektive Psychosen		
	unipolar (n=76)	bipolar (n=30)	Signif.
Langandauernde präepisodische Alterationen			0.032* (1)
vorhanden	26 (34.2%)	4 (13.3%)	
nicht vorhanden	50 (65.8%)	26 (86.7%)	
Zahl der Episoden			
geometr. Mittel	3.4	5.0	0.007** (4)
Median	3.0	5.0	0.011* (3)
Jährliche Episodenfrequenz			
geometr. Mittel	0.12	0.23	0.000** (4)
Median	0.12	0.21	0.000** (3)
Zahl der Zyklen			
geometr. Mittel	2.7	3.8	0.052 (4)
Median	3.0	4.0	0.061 (3)
Jährliche Zyklusfrequenz			
geometr. Mittel	0.22	0.41	0.002** (4)
Median	0.20	0.38	0.002** (3)
Mittlere Episodenlänge (Monate)			
geometr. Mittel	1.8	1.9	0.854 (4)
Median	2.3	2.1	0.758 (3)
Mittlere Zykluslänge (Monate)			
geometr. Mittel	40.2	19.3	0.000** (4)
Median	61.6	31.8	0.002** (3)
Mittlere Intervall-Länge (Monate)			
geometr. Mittel	32.9	13.4	0.000** (4)
Median	57.2	29.2	0.002** (3)
Aktivitätsdauer (Jahre)			
arithm. Mittel	15.9	15.3	0.841 (2)
Median	14.5	14.0	0.991 (3)
Inaktivitätsdauer (Jahre)			
arithm. Mittel	15.6	12.3	0.066 (2)
Median	19.0	10.0	0.091 (3)
Suizidale Symptomatik			
Suizidalität gesamt	43 (56.6%)	17 (56.7%)	0.993 (1)
Suizidhandlung	18 (23.7%)	5 (16.7%)	0.430 (1)

* p<0.05. ** p<0.01.
(1) X²-Test. (2) t-Test. (3) Mann-Whitney U-Test. (4) t-Test (log.Werte).

Tabelle 11.3. Unipolare und bipolare affektive Psychosen: Aspekte des „Ausgangs"

	Affektive Psychosen		
	unipolar (n=76)	bipolar (n=30)	Signif.
Psychopathologischer „Ausgang"			0.734 (1)
Vollremission	48 (63.2%)	20 (66.7%)	
Uncharakteristisches Residuum	28 (36.8%)	10 (33.3%)	
Phänomenologische Konstellation			0.091 (1)
Leichtes asthenisches Insuffizienz-Syndrom	16 (21.1%)	6 (20.0%)	
Chronifiziertes subdepressives Syndrom	12 (15.8%)	2 (6.7%)	
Chronifiziertes hyperthymes Syndrom	–	2 (6.7%)	
Symptomfrei	48 (63.2%)	20 (66.7%)	
Global Assessment Scale (GAS)			0.120 (1)
Keine Beeinträchtigung (91–100)	48 (63.2%)	20 (66.7%)	
Leichte Beeinträchtigung (71–90)	16 (21.1%)	3 (10.0%)	
Mittelschwere Beeintr.(51–70)	11 (14.5%)	4 (13.3%)	
Schwere Beeinträchtigung (31–50)	1 (1.3%)	3 (10.0%)	
Arithmetisches Mittel	88.3	85.1	0.346 (2)
Median	93.0	95.0	0.875 (3)
Disability Assessment Schedule (WHO/DAS)			0.103 (1)
Gute soziale Anpassung (Score 0)	48 (63.2%)	20 (66.7%)	
Befriedigende soziale Anpassung (Score 1)	17 (22.4%)	4 (13.3%)	
Mäßige soziale Anpassung (Score 2)	7 (9.2%)	1 (3.3%)	
Geringe soziale Anpassung (Score 3)	4 (5.3%)	3 (10.0%)	
Schlechte soziale Anpassung (Score 4)	–	2 (6.7%)	
Negative berufliche Mobilität	(n=31)	(n=24)	
	9 (29.0%)	7 (29,2%)	0.991 (1)
Negative soziale Mobilität	(n=24)	(n=21)	
	5 (20.8%)	6 (28.6%)	0.547 (1)
Frühberentung wegen	(n=31)	(n=24)	
psychischer Erkrankung	8 (25.8%)	6 (25.0%)	0.946 (1)
Nicht-Verwirklichung der erwarteten			
sozialen Entwicklung	12 (15.8%)	7 (23.3%)	0.362 (1)
Autarkie	(n=57)	(n=26)	0.306 (1)
autark	54 (94.7%)	23 (88.5%)	
nicht autark/dauerhospitalisiert	3 (5.3%)	3 (11.5%)	

** p<0.01. * p<0.05.
(1) X²-Test. (2) t-Test. (3) Mann-Whitney U-Test.

11.3.3 Aspekte des Ausgangs bei unipolaren und bipolaren affektiven Psychosen

Unipolare und bipolare affektive Psychosen unterschieden sich bezüglich des Zustandes am Ende der Beobachtungszeit nicht signifikant voneinander. Dies gilt für alle Aspekte des Ausgangs, also bezüglich persistierender Alterationen, für die soziale Anpassung, für psychologische Defizite und für das Auftreten negativer sozialer Konsequenzen (Tabelle 11.3).

11.4 Unipolare und bipolare schizoaffektive Psychosen

11.4.1 Prämorbide und soziodemographische Parameter bei unipolaren und bipolaren schizoaffektiven Psychosen

Von den 101 schizoaffektiven Patienten wiesen 45 Patienten einen unipolaren und 56 Patienten einen bipolaren Verlauf der Erkrankung auf. Auf der Ebene soziodemographischer und anderer prämorbider Daten gab es Unterschiede bezüglich der Geschlechtsverteilung, des Berufes bei Erstmanifestation, der prämorbiden Persönlichkeit und der sozialen Schicht bei Erstmanifestation. Bei sämtlichen anderen untersuchten Variablen fanden sich keine Unterschiede (Tabelle 11.4).

Bei Männern traten bipolare Verlaufsformen schizoaffektiver Psychosen signifikant häufiger auf als unipolare Verlaufsformen, während es bei den weiblichen Patienten umgekehrt war. Patienten mit einer bipolaren schizoaffektiven Psychose wiesen insgesamt gesehen einen höheren beruflichen Status bei der Erstmanifestation auf, ebenso gehörten sie bei Beginn der Erkrankung – gruppenstatistisch gesehen – eher den oberen und mittleren sozialen Schichten an als unipolar schizoaffektive Patienten (Tabelle 11.4). Die Persönlichkeitszüge des Typus melancholicus fanden sich häufiger bei unipolaren schizoaffektiven Patienten, eine sthenisch-selbstsichere Persönlichkeit dagegen häufiger bei den bipolaren schizoaffektiven Psychosen. Das Alter bei Erstmanifestation war im Durchschnitt bei den bipolaren Formen etwas niedriger (arithmetisches Mittel 29.0 Jahre) als bei den unipolaren Formen (arithmetisches Mittel 32.2 Jahre). Dieser Unterschied erreichte allerdings kein statistisch signifikantes Niveau.

11.4.2 Verlaufsmerkmale unipolarer und bipolarer schizoaffektiver Psychosen

Die gravierendsten Unterschiede zwischen uni- und bipolaren Formen schizoaffektiver Psychosen fanden sich auf der Ebene der Verlaufsmerkmale, so wie es auch bei den affektiven Psychosen der Fall war. Patienten mit einer bipolaren schizoaffektiven Psychose hatten signifikant mehr und häufiger Krankheitsepisoden als Patienten mit einer unipolaren Form (Tabelle 11.5): Bei bipolaren schizoaffektiven Psychosen fand sich im statistischen Mittel alle 3.8 Jahre eine Remanifestation einer Krankheitsepisode (jährliche Episodenfrequenz = 0.26), während Patienten mit

Tabelle 11.4. Unipolare und bipolare schizoaffektive Psychosen: prämorbide und soziodemographische Parameter

	Schizoaffektive Psychosen		
	unipolar (n=45)	bipolar (n=56)	Signif.
Geschlecht			0.023* (1)
männlich	11 (24.4%)	26 (46.4%)	
weiblich	34 (75.6%)	30 (53.6%)	
Alter bei Erstmanifestation			
Arithmetisches Mittel	32.2	29.0	0.130 (2)
Median	30.0	26.5	0.096 (3)
Schulbildung			0.103 (1)
sehr niedriges Niveau	5 (11.1%)	2 (3.6%)	
niedriges Niveau	26 (57.8%)	24 (42.9%)	
mittleres Niveau	6 (13.3%)	11 (19.6%)	
höheres Niveau	8 (17.8%)	19 (33.9%)	
Beruf bei Erstmanifestation	(n=31)	(n=38)	0.040* (1)
Aktuell ohne bezahlte berufliche Tätigkeit	6 (19.4%)	8 (21.1%)	
Arbeiter	6 (19.4%)	4 (10.5%)	
Facharbeiter	3 (9.7%)	9 (23.7%)	
Angestellter/Beamter	15 (48.4%)	9 (23.7%)	
leitender Angestellter/Beamter	1 (3.2%)	8 (21.1%)	
Selbständig	–	–	
Prämorbide Persönlichkeit	(n= 43)	(n= 56)	0.046* (1)
Typus melancholicus	15 (34.9%)	8 (14.3%)	
Sthenisch/selbstsicher	9 (20.9%)	20 (35.7%)	
Asthenisch/selbstunsicher	19 (44.2%)	25 (44.6%)	
Prämorbide soziale Interaktionen	(n=44)	(n=56)	0.840 (1)
Tendenz zur Zurückgezogenheit	11 (25.0%)	15 (26.8%)	
Gute bis umfassende soziale Kontakte	33 (75.0%)	41 (73.2%)	
Life Events vor Beginn	23 (51.1%)	28 (50.0%)	0.912 (1)
Broken Home	15 (33.3%)	22 (39.3%)	0.537 (1)
Heterosexuelle Dauerbindung vor der Erstmanifestation			
Alle Patienten	33 (73.3%)	36 (64.3%)	0.331 (1)
Patienten älter als 25 Jahre	(n=31)	(n=32)	
– davon mit Dauerbindung	28 (90.3%)	30 (93.8%)	0.615 (1)
Psychische Erkrankungen in der Familie			
Total	28 (62.2%)	37 (66.1%)	0.688 (1)
Familiäre Belastung mit Schizophrenie	4 (8.9%)	9 (16.1%)	0.284 (1)
Schizoaffektiven Psychosen	2 (4.4%)	4 (7.1%)	0.569 (1)
Affektiven Psychosen	12 (26.7%)	16 (28.6%)	0.832 (1)

Tabelle 11.4 (Fortsetzung)

| | Schizoaffektive Psychosen | | |
	unipolar (n=45)	bipolar (n=56)	Signif.
Herkunftsschicht			0.274 (1)
Obere Schichten	1 (2.2%)	5 (8.9%)	
Mittlere Mittelschicht	7 (15.6%)	15 (26.8%)	
Untere Mittelschicht	14 (31.1%)	17 (30.4%)	
Obere Unterschicht	19 (42.2%)	16 (28.6%)	
Untere Unterschicht	4 (8.9%)	3 (5.4%)	
Schicht bei Erstmanifestation			0.030* (1)
Obere Schichten	–	6 (10.7%)	
Mittlere Mittelschicht	6 (13.3%)	17 (30.4%)	
Untere Mittelschicht	16 (35.6%)	13 (23.2%)	
Obere Unterschicht	20 (44.4%)	17 (30.4%)	
Untere Unterschicht	3 (6.7%)	3 (5.4%)	

* $p<0.05$. (1) X^2-Test. (2) t-Test. (3) Mann-Whitney U-Test.

einer unipolaren Form nur durchschnittlich alle 7.1 Jahre (jährliche Episodenfrequenz $= 0.14$) erneut erkrankten. Bipolare Patienten hatten ebenfalls mehr und häufigere Zyklen als unipolar schizoaffektive Patienten. Es ergab sich daraus, daß bei bipolaren Patienten die mittlere Zykluslänge sowie die mittlere Intervall-Länge signifikant kürzer war als bei unipolaren schizoaffektiven Patienten. Die mittlere Episodenlänge unterschied sich bei beiden Typen nicht. Bei bipolaren Verlaufsformen schizoaffektiver Psychosen war auch die Inaktivitätsdauer kürzer als bei den unipolar schizoaffektiven Patienten. Bei unipolaren schizoaffektiven Patienten fand sich in größerer Häufigkeit eine suizidale Symptomatik insgesamt, bezüglich der Häufigkeit von Suizidhandlungen gab es jedoch zwischen beiden untersuchten Gruppen keinen Unterschied. Langandauernde präepisodische Alterationen waren bei unipolaren schizoaffektiven Patienten häufiger zu finden als bei bipolaren Patienten, die Signifikanz konnte allerdings nur einen statistischen Trend bestätigen.

11.4.3 Aspekte des „Ausgangs" bei unipolaren und bipolaren schizoaffektiven Psychosen

Bezüglich der untersuchten Aspekte des „Ausgangs" fand sich im Vergleich unipolarer und bipolarer schizoaffektiver Psychosen lediglich ein einziger Unterschied, der ganz knapp eine statistische Signifikanz erreichte, nämlich bei der negativen beruflichen Mobilität ($p=0.048$, Tabelle 11.6). Alle anderen Ausgangsaspekte unterschieden sich nicht signifikant.

Tabelle 11.5. Unipolare und bipolare schizoaffektive Psychosen: Verlaufsmerkmale

	Schizoaffektive Psychosen		
	unipolar (n=45)	bipolar (n=56)	Signif.
Langandauernde präepisodische Alterationen			0.072(*) (1)
vorhanden	13 (28.9%)	8 (14.3%)	
nicht vorhanden	32 (71.1%)	48 (85.7%)	
Zahl der Episoden			
geometr. Mittel	3.5	5.7	0.002** (4)
Median	3.0	6.0	0.002** (3)
Jährliche Episodenfrequenz			
geometr. Mittel	0.14	0.26	0.000** (4)
Median	0.13	0.30	0.000** (3)
Zahl der Zyklen			
geometr. Mittel	3.1	5.2	0.001** (4)
Median	3.0	6.0	0.002** (3)
Jährliche Zyklusfrequenz			
geomet. Mittel	0.27	0.40	0.028* (4)
Median	0.28	0.47	0.033* (3)
Mittlere Episodenlänge (Monate)			
geomet. Mittel	1.9	1.6	0.067 (4)
Median	2.4	2.0	0.117 (3)
Mittlere Zykluslänge (Monate)			
geometr. Mittel	32.7	21.3	0.015* (4)
Median	41.9	26.6	0.011* (3)
Mittlere Intervall-Länge (Monate)			
geometr. Mittel	26.4	17.1	0.029* (4)
Median	39.5	23.7	0.015* (3)
Aktivitätsdauer (Jahre)			
arithm. Mittel	13.3	15.7	0.299 (2)
Median	11.0	14.5	0.269 (3)
Inaktivitätsdauer (Jahre)			
arithm. Mittel	16.6	11.7	0.016* (2)
Median	17.5	10.0	0.029* (3)
Suizidale Symptomatik			
Suizidalität gesamt	35 (77.8%)	31 (55.4%)	0.019* (1)
Suizidhandlung	21 (46.7%)	16 (28.6%)	0.061 (1)

* p<0.05. ** p<0.01. (*) p<0.10.
(1) X^2-Test. (2) t-Test. (3) Mann-Whitney U-Test. (4) t-Test (log. Werte).

Tabelle 11.6. Unipolare und bipolare schizoaffektive Psychosen: Aspekte des „Ausgangs"

	Schizoaffektive Psychosen		
	unipolar (n=45)	bipolar (N=56)	Signif.
Psychopathologischer „Ausgang"			0.109 (1)
Vollremission	25 (55.6%)	26 (46.4%)	
Uncharakteristisches Residuum	16 (35.6%)	29 (51.8%)	
Charakteristisches Residuum	4 (8.9%)	1 (1.8%)	
Phänomenologische Konstellation			0.149 (1)
Apathisch-paranoides Syndrom (bzw. apathisch-halluzinatorisches Syndron)	4 (8.9%)	1 (1.8%)	
Strukturverformung	1 (2.2%)	1 (1.8%)	
Adynam-defizitäres Syndrom	3 (6.7%)	13 (23.2%)	
Leichtes asthenisches Insuffizienz-Syndrom	8 (17.8%)	11 (19.6%)	
Chronifiziertes subdepressives Syndrom	3 (6.7%)	1 (1.8%)	
Chronifiziertes hyperthymes Syndrom	1 (2.2%)	3 (5.4%)	
Symptomfrei	25 (55.6%)	26 (46.4%)	
Global Assessment Scale			0.650 (1)
Keine Beeinträchtigung (91–100)	25 (55.6%)	26 (46.4%)	
Leichte Beeinträchtigung (71–90)	6 (13.3%)	8 (14.3%)	
Mittelschwere Beeinträchtigung (51–70)	4 (8.9%)	11 (19.6%)	
Schwere Beeinträchtigung (31–50)	7 (15.6%)	8 (14.3%)	
Schwerste Beeinträchtigung(1–30)	3 (6.7%)	3 (5.4%)	
Arithmetisches Mittel	77.4	75.2	0.683 (2)
Median	91.0	82.5	0.449 (3)
Disability Assessment Schedule (WHO/DAS)			0.263 (1)
Gute soziale Anpassung (Score 0)	28 (62.2%)	27 (48.2%)	
Befriedigende soziale Anpassung (Score 1)	7 (15.6%)	9 (16.1%)	
Mäßige soziale Anpassung (Score 2)	5 (11.1%)	15 (26.8%)	
Geringe soziale Anpassung (Score 3)	–	1 (1.8%)	
Schlechte soziale Anpassung (Score 4)	5 (11.1%)	4 (7.1%)	
Negative berufliche Mobilität	(n=31)	(n=38)	
	9 (29.0%)	20 (52.6%)	0.048* (1)
Negative soziale Mobilität	(n=27)	(n=38)	
	5 (18.5%)	10 (26.3%)	0.462 (1)
Frühberentung wegen psychischer Erkrankung	(n=31) 6 (19.4%)	(n=38) 12 (31.6%)	0.250 (1)
Nicht-Verwirklichung der erwarteten sozialen Entwicklung	9 (20.0%)	20 (35.7%)	0.083 (1)
Autarkie	(n=41)	(n=50)	0.126 (1)
autark	35 (85.4%)	36 (72.0%)	
nicht autark/dauerhospitalisiert	6 (14.6%)	14 (28.0%)	

* $p < 0.05$.   (1) X^2-Test. (2) t-Test (3). Mann-Whitney U-Test.

In der vorliegenden Studie unterschieden sich also Patienten mit unipolarer und bipolarer Verlaufsform einer schizoaffektiven Psychose am Ende der Beobachtungszeit nicht signifikant bezüglich des Auftretens persistierender Alterationen, der sozialen Anpassung, des Auftretens psychologischer Defizite und bezüglich der meisten negativen sozialen Konsequenzen.

11.5 Zum Konzept einer Trennung unipolarer und bipolarer Erkrankungen

11.5.1 Methodische und definitorische Vorbemerkungen

Im folgenden sollen nachstehende Fragestellungen untersucht werden:

1. Wie bedeutsam sind die Ähnlichkeiten zwischen den jeweiligen unipolaren Verlaufsformen, d. h. also zwischen den unipolar affektiven und den unipolar schizoaffektiven Psychosen?
2. Wie relevant sind die Ähnlichkeiten zwischen den beiden bipolaren Verlaufsformen, d. h. zwischen bipolaren affektiven und bipolaren schizoaffektiven Psychosen?
3. Wie relevant sind die Unterschiede zwischen einer umfassenden Gruppe von unipolaren Erkrankungen auf der einen Seite und einer umfassenden Gruppe von bipolaren Erkrankungen auf der anderen Seite?

Es soll also die Frage beantwortet werden, *ob die Ähnlichkeiten zwischen unipolaren affektiven und unipolaren schizoaffektiven Psychosen sowie die Ähnlichkeiten zwischen bipolaren affektiven und bipolaren schizoaffektiven Psychosen auf der einen Seite und die Unterschiede zwischen einer umfassenden unipolaren und einer umfassenden bipolaren Gruppe auf der anderen Seite so gravierend sind, daß sie die Annahme zweier distinkter Erkrankungen stützen könnten, also die Annahme einer Gruppe von unipolaren Erkrankungen und einer Gruppe von bipolaren Erkrankungen.*

In den Vergleich ging die Gesamtzahl der in der vorliegenden Studie untersuchten schizoaffektiven und affektiven Psychosen ein, also insgesamt 207 Patienten. 76 Patienten erfüllten die Kriterien einer unipolaren affektiven und 30 Patienten die einer bipolaren affektiven Psychose, 45 Patienten wurden als unipolar schizoaffektiv und 56 Patienten als bipolar schizoaffektiv diagnostiziert.

Entsprechend den o.g. Fragestellungen wurden folgende Vergleiche vorgenommen:

1. Unipolare affektive vs. unipolare schizoaffektive Psychosen
2. Bipolare affektive vs. bipolare schizoaffektive Psychosen
3. Unipolare Verlaufsformen (affektiv plus schizoaffektiv) vs. bipolare Verlaufsformen (affektiv plus schizoaffektiv).

Sämtliche Vergleiche wurden auf den drei unterschiedlichen Ebenen (soziodemographische und andere prämorbide Daten, Verlaufsmerkmale, Aspekte des Ausgangs) vorgenommen.

Tabelle 11.7. Soziodemographische und prämorbide Parameter (Übersicht über die p-Werte)

	Schizoaffektiv unipolar vs. affektiv unipolar	Schizoaffektiv bipolar vs. affektiv bipolar	Gesamtgruppe unipolar vs. Gesamtgruppe bipolar
Geschlecht	–	–	0.003
Alter bei Erstmanifestation			
Arithmetisches Mittel	0.003	–	0.000
Median	0.005	–	0.000
Schulbildung	–	–	–
Beruf bei Erstmanifestation	–	–	–
Prämorbide Persönlichkeit	–	–	–
Prämorbide soziale Interaktionen	–	–	–
Broken Home	–	–	–
Life Events vor Beginn	–	–	–
Stabile heterosexuelle Dauerbindung vor Erstmanifestation			
Alle Patienten	0.011	–	0.001
Nur Patienten älter als 25 Jahre	–	–	–
Nur weibliche Patienten älter als 25 Jahre	–	–	–
Nur männliche Patienten älter als 25 Jahre	–	–	–
Verheiratet bei der Erstmanifestation			
Alle Patienten	0.002	–	0.001
Nur Patienten älter als 25 Jahre	–	–	–
Nur weibliche Patienten älter als 25 Jahre	–	–	0.050
Nur männliche Patienten älter als 25 Jahre	–	–	–
Psychische Erkrankungen in der Familie			
Total	–	–	–
Familiäre Belastung mit Schizophrenie	–	–	0.003
Schizoaffektiven Psychosen	–	–	–
Affektiven Psychosen	–	–	–
Herkunftsschicht	–	–	–
Schicht bei der Erstmanifestation	–	–	–

11.5.2 Unipolare Verlaufsformen: Affektiv versus schizoaffektiv

Der Vergleich zwischen den 76 Patienten mit einer unipolaren affektiven Psychose und den 45 Patienten mit einer unipolaren schizoaffektiven Psychose ergab auf der Ebene der soziodemographischen und prämorbiden Parameter lediglich einen relevanten Unterschied: Patienten mit einer unipolaren schizoaffektiven Psychose erkrankten signifikant früher, nämlich in einem durchschnittlichen Alter von 32.2 Jahren, als Patienten mit einer unipolaren affektiven Psychose (38.1 Jahre; Tabelle 11.7). Die Unterschiede in der Häufigkeit einer stabilen heterosexuellen Dauerbindung vor Erstmanifestation sowie die Differenzen im Familienstand waren auf diese

Tabelle 11.8. Verlaufsmerkmale (Übersicht über die p-Werte)

	Schizoaffektiv unipolar vs. affektiv unipolar	Schizoaffektiv bipolar vs. affektiv bipolar	Gesamtgruppe unipolar vs. Gesamtgruppe bipolar
Langdauernde präepisodische Alterationen	–	–	0.003
Zahl der Episoden			
geometrisches Mittel	–	–	0.000
Median	–	–	0.000
Jährliche Episodenfrequenz			
geometrisches Mittel	–	–	0.000
Median	–	–	0.000
Zahl der Zyklen			
geometrisches Mittel	–	–	0.000
Median	–	–	0.000
Jährliche Zyklusfrequenz			
geometrisches Mittel	–	–	0.000
Median	–	–	0.000
Mittlere Episodenlänge (Monate)			
geometrisches Mittel	–	–	–
Median	–	–	–
Mittlere Zykluslänge (Monate)			
geometrisches Mittel	–	–	0.000
Median	–	–	0.000
Mittlere Intervall-Länge (Monate)			
geometrisches Mittel	–	–	0.000
Median	–	–	0.000
Aktivitätsdauer (Jahre)			
arithmetisches Mittel	–	–	–
Median	–	–	–
Inaktivitätsdauer (Jahre)			
arithmetisches Mittel	–	–	0.002
Median	–	–	0.003
Suizidale Symptomatik			
Suizidalität gesamt	0.019	–	–
Suizidhandlung	0.009	–	–

Unterschiede im Erstmanifestationsalter zurückzuführen. Beide Unterschiede verschwanden, wenn lediglich die Patienten berücksichtigt wurden, die bei Erstmanifestation älter als 25 Jahre waren.

Unipolare schizoaffektive und unipolare affektive Psychosen verliefen nach gleichem Muster: Sämtliche untersuchten Verlaufsparameter zeigten keinerlei signifikante Unterschiede (Tabelle 11.8). Schizoaffektive Patienten mit einer unipolaren Verlaufsform waren jedoch signifikant häufiger suizidal und unternahmen häufiger einen Suizidversuch, als dies bei affektiven Patienten mit einer unipolaren Verlaufsform der Fall war.

Beide Gruppen unterschieden sich zwar deutlich in den verschiedenen Aspekten des „Ausgangs", jedoch nicht bezüglich der Häufigkeit von negativen sozialen Konsequenzen (Tabelle 11.9). Unipolare affektive Patienten zeigten am Ende der Beobachtungszeit lediglich 2 der in der vorliegenden Studie beschriebenen 8 phänomenologischen Typen, nämlich das „leichte asthenische Insuffizienzsyndrom" und das „chronifizierte subdepressive Syndrom" (s. Abschn. 3.3). Bei den schizoaffektiven Psychosen mit einer unipolaren Verlaufsform fanden sich dagegen 6 der beschriebenen 8 Typen, einschließlich des „apathisch-paranoiden Syndroms", der „Strukturverformung" und des „adynam-defizitären" Syndroms (Tabelle 11.9).

Unipolare schizoaffektive Patienten hatten im Mittel am Ende der Beobachtungszeit ein niedriges globales Funktionsniveau (nach GAS) und eine schlechtere

Tabelle 11.9. Aspekte des „Ausgangs" (Übersicht über die p-Werte)

	Schizoaffektiv unipolar vs. affektiv unipolar	Schizoaffektiv bipolar vs. affektiv bipolar	Gesamtgruppe unipolar vs. Gesamtgruppe bipolar
Psychopathologischer „Ausgang"	0.030	–	–
Phänomenologische Konstellation	0.008	–	0.002
Global Assessment Scale (GAS)			
Globale Beurteilung	0.004	–	–
Arithmetisches Mittel	0.005	–	–
Median	–	–	–
Disability Assessment Schedule (WHO/DAS)	0.021	0.042	–
Negative berufliche Mobilität	–	–	–
Negative soziale Mobilität	–	–	–
Frühberentung wegen psychischer Erkrankung	–	–	–
Nicht-Verwirklichung der erwarteten sozialen Entwicklung	–	–	0.018
Lebens-/Wohnsituation am Ende der Beobachtungszeit	–	–	0.026

Tabelle 11.10. Unipolare Formen schizoaffektiver und affektiver Psychosen: Signifikante Unterschiede

	Schizo-affektiv unipolar (n=45)	Affektiv unipolar (n=76)	Signif.	
Alter bei Erstmanifestation				
Arithmetisches Mittel	32.2	38.1	0.003**	(2)
Median	30.0	38.0	0.005**	(3)
Stabile Dauerbindung vor Erstmanifestation				
Alle Patienten	33 (73.3%)	69 (90.8%)	0.011*	(1)
Verheiratet bei Erstmanifestation				
Alle Patienten	27 (60.0%)	65 (85.5%)	0.002**	(1)
Suizidalität				
gesamt	35 (77.8%)	43 (56.6%)	0.019*	(1)
Suizidhandlung	21 (46.7%)	18 (23.7%)	0.009**	(1)
Psychopathologischer „Ausgang"			0.030*	(1)
Vollremission	25 (55.6%)	48 (63.2%)		
Uncharakteristisches Residuum	16 (35.6%)	28 (36.8%)		
Charakteristisches Residuum	4 (8.9%)	–		
Phänomenologische Konstellation			0.008**	(1)
Apathisch-paranoides Syndrom	4 (8.9%)	–		
Adynam-defizitäres Syndrom	3 (6.7%)	–		
Strukturverformung	1 (2.2%)	–		
Leichtes asthenisches Insuffizienz-Syndrom	8 (17.8%)	16 (21.1%)		
chronifiziertes subdepressives Syndrom	3 (6.7%)	12 (15.8%)		
chronifiziertes hyperthymes Syndrom	1 (2.2%)	–		
Symptomfreiheit	25 (55.6%)	48 (63.2%)		
Global Assessment Scale (GAS)			0.004**	(1)
Keine Beeinträchtigung (91–100)	25 (55.6%)	48 (63.2%)		
Leichte Beeinträchtigung (71–90)	6 (13.3%)	16 (21.1%)		
Mittelschwere Beeinträchtigung (51–70)	4 (8.9%)	11 (14.5%)		
Schwere Beeinträchtigung (31–50)	7 (15.6%)	1 (1.3%)		
Schwerste Beeinträchtigung (1–30)	3 (6.7%)	–		
Arithmetisches Mittel	77.4	88.3	0.005**	(2)
Median	91.0	93.0	0.469	(3)
Disability Assessment Schedule (WHO/DAS)			0.021*	(1)
Gute soziale Anpassung (Score 0)	28 (62.2%)	48 (63.2%)		
Befriedigende soziale Anpassung (Score 1)	7 (15.6%)	17 (22.4%)		
Mäßige soziale Anpassung (Score 2)	5 (11.1%)	7 (9.2%)		
Geringe soziale Anpassung (Score 3)	–	4 (5.3%)		
Schlechte soziale Anpassung (Score 4)	5 (11.1%)	–		
Fehlende soziale Anpassung (Score 5)	–	–		

(1) X^2-Test. (2) t-Test. (3) Mann-Whitney U-Test.
* $p < 0.05$, ** $p < 0.01$.

soziale Anpassung (WHO/DAS), als dies bei den entsprechenden affektiven Patienten der Fall war.

11.5.3 Bipolare Verlaufsformen: Affektiv versus schizoaffektiv

Bipolar verlaufende schizoaffektive Psychosen unterscheiden sich von den bipolaren affektiven Psychosen bei keiner der untersuchten soziodemographischen und prämorbiden Variablen signifikant (Tabelle 11.7) und ebenfalls nicht hinsichtlich der verschiedenen Verlaufsparameter (Tabelle 11.8). Die einzige Differenz bei den verschiedenen Aspekten des „Ausgangs" fand sich bezüglich der sozialen Anpassung (evaluiert mit dem Disability Assessment Schedule WHO/DAS) Eine höhere Zahl von Patienten mit einer bipolaren affektiven Psychose hatte eine gute soziale Anpassung im Vergleich mit den bipolaren schizoaffektiven Psychosen (Tabellen 11.9 und 11.11). In bezug auf alle anderen „Ausgangs„-Parameter unterscheiden sich die beiden bipolaren Formen nicht.

11.5.4 Unipolare versus bipolare Erkrankungen: Die umfassendere Form

Für die folgende Darstellung wurden unipolare mit bipolaren Verlaufsformen verglichen, unabhängig davon, ob sie rein affektiv oder schizoaffektiv waren. Der Gruppe der umfassenderen unipolaren Erkrankungen gehören 121 Patienten an (76 affektive und 45 schizoaffektive). Die Gruppe der 86 bipolaren Erkrankungen besteht aus 30 affektiven und 56 schizoaffektiven Psychosen. Beim Vergleich der beiden umfassenden Gruppen zeigten sich relevante Unterschiede, insbesondere auf der Ebene der soziodemographischen und prämorbiden Merkmale und der Verlaufsmerkmale, einige Unterschiede fanden sich aber auch bezüglich des Ausgangs. Bei Patienten mit einer bipolaren Erkrankung fanden sich im Vergleich zu Patienten mit einer unipolaren Erkrankung (Tabellen 11.7 und 11.12):

- mehr männliche Patienten
- niedrigeres Alter bei Erstmanifestation
- höhere Belastung mit schizophrenen Psychosen in der Familie
- selteneres Auftreten langandauernder präepisodischer Alterationen
- mehr und häufigere Krankheitsepisoden
- mehr und häufigere Zyklen
- kürzere mittlere Zykluslänge
- kürzere mittlere Intervall-Länge
- kürzere Inaktivitätsdauer
- häufigeres Vorkommen eines „adynam-defizitären Syndroms" sowie eines chronifizierten hyperthymen Syndroms und selteneres Vorkommen eines chronifizierten subdepressiven Syndroms
- seltener Verwirklichung der erwarteten sozialen Entwicklung
- häufiger fehlende Autarkie zum Ende des Beobachtungszeitraums.

Tabelle 11.11. Bipolare Formen schizoaffektiver und affektiver Psychosen: Signifikante Unterschiede

	Schizo-affektiv bipolar (n=56)	Affektiv bipolar (n=30)	Signif.
Disability Assessment Schedule (WHO/DAS)			0.042* (1)
Gute soziale Anpassung (Score 0)	27 (48.2%)	20 (66.7%)	
Befriedigende soziale Anpassung (Score 1)	9 (16.1%)	4 (13.3%)	
Mäßige soziale Anpassung (Score 2)	15 (26.8%)	1 (3.3%)	
Geringe soziale Anpassung (Score 3)	1 (1.8%)	3 (10.0%)	
Schlechte soziale Anpassung (Score 4)	4 (7.1%)	2 (6.7%)	
Fehlende soziale Anpassung (Score 5)	–	–	

* p<0.05. (1) X^2-Test.

Bezüglich der übrigen Ausgangsparameter (globales Funktionsniveau, soziale Anpassung) unterschieden sich diese beiden Gruppen nicht voneinander.

11.5.5 Diskussion der Befunde

Die Befunde der vorliegenden Studie bestätigen Ergebnisse anderer Untersuchungen, daß sich nämlich unipolare affektive Psychosen signifikant von bipolaren affektiven Psychosen unterscheiden, insbesondere in bezug auf relevante soziodemographische und prämorbide Merkmale sowie Verlaufsmerkmale (Angst 1966, 1969, 1978, 1980a,c, 1986a,b; Angst u.d Clayton 1986; Angst et al. 1973; Dunner 1980; Perris 1966, 1969, 1982; Rohde et al. 1990; Winokur u. Clayton 1967; eine Übersicht über die Differenzen zwischen uni- und bipolaren affektiven Psychosen geben Goodwin u. Jamison in ihrem höchst informativen Werk von 1990). Ähnliche Unterschiede wie für affektive Psychosen fanden sich auch zwischen bipolaren schizoaffektiven und unipolaren schizoaffektiven Patienten (Angst 1986a,b, 1989; Angst u. Scharfetter 1988, 1989; Marneros et al. 1989a–c; Rohde et al. 1990; Winokur et al. 1986, 1990). In den Tabellen 11.12 und 11.13 sind noch einmal zusammenfassend die in der vorliegenden Untersuchung erhobenen Differenzen zwischen unipolaren und bipolaren Krankheitsbildern dargestellt.

Zwischen bipolaren affektiven und bipolaren schizoaffektiven Psychosen existierten nur ganz geringfügige Unterschiede, insbesondere fanden sich keine Unterschiede bezüglich soziodemographischer und prämorbider Daten oder Verlaufsparameter. Der einzige wichtige Unterschied fand sich erwartungsgemäß im günstigeren „Ausgang" der bipolaren affektiven im Vergleich zu den bipolaren schizoaffektiven Psychosen (soziale Anpassung, WHO/DAS).

In ähnlicher Weise ergab auch der Vergleich zwischen unipolaren affektiven und unipolaren schizoaffektiven Psychosen mehr Ähnlichkeiten als Unterschiede. Der

Tabelle 11.12. Uni- und bipolare Verläufe: Signifikante Unterschiede

	Umfassende Gruppe unipolarer Formen (n=121)	Umfassende Gruppe bipolarer Formen (n=86)	Signif.
Geschlecht			0.003**(1)
männlich	27 (22.3%)	36 (41.9%)	
weiblich	94 (77.7%)	50 (58.1%)	
Alter bei Erstmanifestation			
arithm. Mittel	35.9	29.7	0.000**(2)
Median	36.0	27.5	0.000**(3)
Stabile Dauerbindung vor Erstmanifestation			
Alle Patienten	102 (84.3%)	56 (65.1%)	0.001**(1)
Verheiratet bei der Erstmanifestation			
Alle Patienten	92 (76.0%)	47 (54.7%)	0.001**(1)
Nur weibliche Patienten älter als 25 Jahre	(n=80)	(n=30)	0.050* (1)
– davon verheiratet	67 (83.8%)	20 (66.7%)	
Psychische Erkrankungen in der Familie			
Schizophrenie	6 (5.0%)	15 (17.4%)	0.003**(1)
Langandauernde präepisodische Alterationen	39 (32.2%)	12 (14.0%)	0.003**(1)
Zahl der Episoden			
geometr. Mittel	3.4	5.4	0.000**(4)
Median	3.0	6.0	0.000**(3)
Jährliche Episodenfrequenz			
geometr. Mittel	0.13	0.25	0.000**(4)
Median	0.12	0.28	0.000**(3)
Zahl der Zyklen			
geomet. Mittel	2.8	4.7	0.000**(4)
Median	3.0	5.0	0.000**(3)
Jährliche Zyklusfrequenz			
geometr. Mittel	0.24	0.41	0.000**(4)
Median	0.22	0.43	0.000**(3)
Mittlere Zykluslänge (Monate)			
geometr. Mittel	37.4	20.6	0.000**(4)
Median	54.1	28.1	0.000**(3)
Mittlere Intervall-Länge (Monate)			
geometr. Mittel	30.4	15.7	0.000**(4)
Median	50.8	25.8	0.000**(3)
Inaktivitätsdauer (Jahre)			
arithm. Mittel	16.0	11.9	0.002**(2)
Median	19.0	10.0	0.003**(3)

Tabelle 11.12 (Fortsetzung)

	Umfassende Gruppe unipolarer Formen (n=121)	Umfassende Gruppe bipolarer Formen (n=86)	Signif.
Phänomenologischer Typ			0.002* (1)
Apathisch-paranoides Syndrom (bzw. apathisch-halluzinatorisches Syndrom)	4 (3.3%)	1 (1.2%)	
Adynam-defizitäres Syndrom	3 (2.5%)	13 (15.1%)	
Strukturverformung	1 (0.8%)	1 (1.2%)	
Asthenisches Insuffizienzsyndrom	24 (19.8%)	17 (19.8%)	
Chronifiziertes subdepressives Syndrom	15 (12.4%)	3 (3.5%)	
Chronifiziertes hyperthymes Syndrom	1 (0.8%)	5 (5.8%)	
Symptomfreiheit	73 (60.3%)	46 (53.5%)	
Verwirklichung der erwarteten sozialen Entwicklung	100 (82.6%)	59 (68.6%)	0.018* (1)
Autarkie	(n= 98)	(n= 76)	0.026* (1)
autark/Versorger/allein	89 (90.8%)	59 (77.6%)	
nicht autark	7 (7.1%)	16 (21.1%)	
dauerhospitalisiert	2 (2.0%)	1 (1.3%)	

* p<0.05. ** p<0.01.
(1) X²-Test. (2) t-Test. (3) Mann-Whitney U-Test. (4) t-Test (log.Werte).

wesentliche Unterschied bei soziodemographischen und prämorbiden Parametern bezog sich auf ein unterschiedliches Alter bei Erstmanifestation sowie auf die prämorbide Persönlichkeit. Die Verlaufsmerkmale waren in beiden Gruppen sehr ähnlich und zeigten keine statistischen Unterschiede. Lediglich bei einigen Ausgangsaspekten fand sich – auch hier erwartungsgemäß –, daß unipolare affektive Patienten etwas günstiger anzusiedeln waren.

Die vorliegenden Befunde haben zeigen können, daß auch nach Bildung von zwei umfassenden Gruppen, nämlich von unipolaren Erkrankungen auf der einen und bipolaren Erkrankungen auf der anderen Seite, die wesentlichen Unterschiede und Ähnlichkeiten zwischen unipolaren und bipolaren Krankheitsformen bestehenbleiben. Diese Befunde könnten als Indizien dafür betrachtet werden, daß es zwei distinkte Krankheitseinheiten gibt, nämlich eine unipolare und eine bipolare Erkrankung (mit jeweils einem affektiven und einem schizoaffektiven Subtyp), die allerdings phänomenologisch und prognostisch inhomogen sind. Diese Befunde sollten durch genetische und andere biologische Parameter komplettiert werden. Zukünftige Forschung sollte versuchen, die Gründe für die Inhomogenität der schizoaffektiven Psychose zu klären und ebenfalls zu klären, ob der Anteil schizodominanter Fälle in einer Population verantwortlich gemacht werden kann für die Differenzen, die zwischen unipolaren affektiven und unipolaren schizoaffek-

Tabelle 11.13. Übersicht über die signifikanten Unterschiede zwischen unipolaren und bipolaren Formen

Affektiv unipolar vs. affektiv bipolar	Schizoaffektiv unipolar vs. schizoaffektiv bipolar	Schizoaffektiv unipolar vs. affektiv unipolar	Schizoaffektiv bipolar vs. affektiv bipolar	Umfassende Gruppe unipolar vs. umfassende Gruppe bipolar
Erstmanifestationsalter	Geschlecht	Erstmanifestationsalter		Geschlecht
Beruf bei Erstmanifestation	Beruf bei Erstmanifestation	Stabile Dauerbindung		Erstmanifestationsalter
Prämorbide Persönlichkeit	Prämorbide Persönlichkeit	Verheiratet bei Beginn		Stabile Dauerbindung
Stabile Dauerbindung	Schicht bei Erstmanifestation			Verheiratet bei Beginn
Familiäre Belastung mit Schizophrenie				Familiäre Belastung Schizophrenie
Langdauernde präepisodische Alterationen	Zahl der Episoden	Suizidale Symptomatik		Langdauernde präepisodische Alterationen
Zahl der Episoden	Jährliche Episodenfrequenz			Zahl der Episoden
Jährliche Episodenfrequenz	Zahl der Zyklen			Jährliche Episodenfrequenz
Mittlere Zykluslänge	Jährliche Zyklusfrequenz			Zahl der Zyklen
Mittlere Intervall-Länge	Mittlere Zykluslänge			Jährliche Zyklusfrequenz
	Mittlere Intervall-Länge			Mittlere Zykluslänge
	Inaktivitätsdauer			Mittlere Intervall-Länge
	Suizidale Symptomatik			Inaktivitätsdauer
Negative berufliche Mobilität	Negative berufliche Mobilität	Psychopathologischer Ausgang	Soziale Anpassung	Phänomenologischer Typ am Ende der Beobachtungszeit
		Allgemeines Funktionsniveau		Verwirklichung der erwarteten sozialen Entwicklung
		Soziale Anpassung		Lebens-/Wohnsituation am Ende der Beobachtungszeit

tiven Patienten auf der einen Seite und zwischen bipolaren affektiven und bipolaren schizoaffektiven Patienten auf der anderen Seite gefunden wurden. *Möglicherweise könnten dann affektive und schizoaffektive Psychosen als zwei Subtypen von ursprünglich unipolaren und bipolaren Erkrankungen aufgefaßt werden* (Marneros et al. 1990c–e).

Es sollte untersucht werden, ob der schizodominante Typ einer schizoaffektiven Psychose eine Brücke zwischen Schizophrenie und bipolaren und unipolaren Erkrankungen bildet (Angst 1986c; Coryell 1988; Coryell et al. 1984, 1987; Crow 1991; Häfner 1990; Kendell 1986; Marneros et al. 1988c). Vorerst aber bleibt festzustellen, daß der Begriff „schizodominant" noch nicht präzise definiert werden konnte, dieses Problem bleibt zunächst ungelöst (s. Kap. 10). Solange Inhomogenität existiert und es unklar ist, worauf sie zurückzuführen ist, wird es schwierig bleiben, umfassende diagnostische Kategorien zu definieren. Trotzdem konnten die hier durchgeführten Vergleiche zeigen, daß die Gefahr der Inhomogenität, die sich aus der Bildung zweier umfassender Gruppen, nämlich bipolarer und unipolarer Erkrankungen ergibt, nicht sehr groß ist. Es sollte dabei auch berücksichtigt werden, daß Homogenität bei psychischen Erkrankungen insgesamt nicht die Regel ist. Auch reine unipolare affektive Psychosen können nicht homogen sein (Angst 1987a; Coryell u. Winokur 1984; Winokur 1972, 1985; Winokur u. Clayton 1967), genauso wie es für reine affektive bipolare Erkrankungen gilt (Angst 1978; Coryell et al. 1984; Dunner 1976; Goodwin u. Jamison 1978; Klerman 1981). Durch die Verlagerung der Priorität auf den Aspekt der Polarität der Affektivität gewinnt die Frage der Zuordnung der schizoaffektiven Psychosen eine andere Dimension.

12 Zur Dichotomie schizophrener Psychosen in „positive" und „negative" Formen unter longitudinalen Aspekten

12.1 Methodische und definitorische Vorbemerkungen

In den letzten 10 Jahren wurde die Unterteilung schizophrener Psychosen in „negative" und „positive" Formen vorgeschlagen (Andreasen u. Olsen 1982; Angrist et al. 1980; Crow 1980, 1985 u. a.; vgl. Übersichten in Andreasen et al. 1991; Harrow u. Walker 1987; Marneros et al. 1991a). Es wurde von diesen Autoren postuliert, daß es sich hierbei um zwei verschiedene Formen handelt, die evtl. eine unterschiedliche Ätiopathogenese, unterschiedlichen Verlauf und unterschiedliche Anprechbarkeit auf Therapie aufweisen. Die genannten Studien basieren vorwiegend auf Querschnitts-Diagnosen und berücksichtigten allenfalls einen kurzen Verlauf.

In der vorliegenden Studie stellte sich die Frage, ob eine Dichotomie schizophrener Psychosen in „positive" und „negative" Formen auch unter Berücksichtigung des longitudinalen Anspektes aufrechterhalten werden kann. Voraussetzung einer solchen Dichotomie ist es, daß langjährige Verläufe „stabil" bleiben, d. h. sie fangen positiv an und verlaufen und enden positiv, bzw. sie fangen negativ an und verlaufen und enden negativ. Die Frage der Stabilität „positiver" und „negativer" Verläufe wurde im Rahmen der vorliegenden Studie anhand der 148 schizophrenen Patienten untersucht.

In der vorliegenden Studie wurde die bei jeder Hospitalisierung eines Patienten mit einer schizophrenen Psychose bestehende Symptomatik in eine der drei von Andreasen u. Olsen (1982) definierten Kategorien eingruppiert (Tabelle 12.1). Für die Berechnungen bezüglich der Stabilität der Symptomatik wurden die 35 dauerhospitalisierten schizophrenen Patienten sowie die 13 schizophrenen Patienten, die im gesamten Verlauf lediglich einmal hospitalisiert wurden, aus den Berechnungen ausgenommen, so daß noch 100 schizophrene Patienten berücksichtigt wurden.

12.2 Initialer Episodentyp und Typ späterer Krankheitsepisoden

53.4% der Krankheitsepisoden, die im weiteren Verlauf der Patienten mit einer positiven Initial-Episode auftraten, waren ebenfalls positiv. Die übrigen Episoden wiesen eine Symptomatik auf, die einem anderen Typ als die initiale Symptomatik zuzuordnen war (23.3% negative und 23.3% gemischte Krankheitsepisoden). Bei

Tabelle 12.1. Kriterien „positiver", „negativer" und „gemischter" Schizophrenie nach Andreasen u. Olsen (1982)

Negative Symptome
    Alogie (Sprachverarmung)
    Affektverarmung
    Apathie
    Anhedonie – Asozialität
    Aufmerksamkeitsstörungen
	Negative schizophrene Episode
	1. Zwei der negativen Symptome
	    sind in deutlichem Ausmaß vor-
	    handen.
	2. Keines der positiven Symptome
	    dominiert das klinische Bild

	Gemischte schizophrene Episode Entweder sind weder die Kriterien der positiven oder der negativen Schizophrenie erfüllt oder sowohl die Kriterien der positiven als auch die der negativen Schizophrenie sind erfüllt.

Positive Symptome
    Halluzinationen
    Wahnphänomene
    Positive formale Denkstörungen
    Bizarres oder desorganisiertes
    Verhalten
	Positive schizophrene Episode
	1. Eines der positiven Symptome
	    dominiert das klinische Bild
	2. Keines der negativen Symptome
	    ist in einem deutlichen Ausmaß
	    vorhanden

den schizophrenen Psychosen, die mit einer gemischten Krankheitsepisode begannen, waren 28.6% der folgenden Krankheitsepisoden dem gleichen Typ zuzuordnen, 54.9% waren negativ und 16.5% positiv. Nur 26.9% der Krankheitsepisoden im Verlauf von schizophrenen Psychosen, die mit einer gemischten Symptomatik begonnen hatten, waren ebenfalls gemischt, die größte Zahl der folgenden Krankheitsepisoden war jedoch negativ (46.2%) oder positiv (26.9%).

Tabelle 12.2. Episodentypen im Verlauf schizophrener Psychosen in Abhängigkeit von der initialen Episode (ohne dauerhospitalisierte Patienten und Patienten mit einmaliger Hospitalisierung, n=100)

Art des Beginns	Episodentyp im weiteren Verlauf			
	Positiv	Gemischt	Negativ	Total
Positiv (n=50)	87 (53.4%)	38 (23.3%)	38 (23.3%)	163
Gemischt (n=20)	15 (16.5%)	26 (28.6%)	50 (54.9%)	91
Negativ (n=30)	28 (26.9%)	28 (26.9%)	48 (46.2%)	104

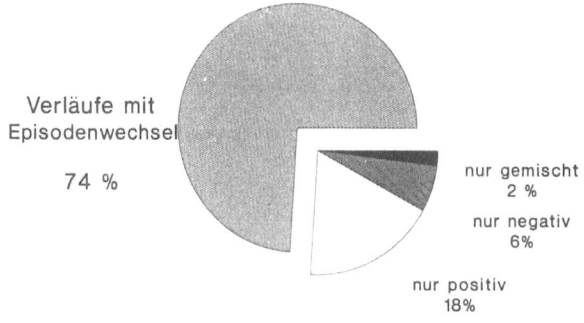

Verläufe mit
Episodenwechsel

74 %

nur gemischt
2 %

nur negativ
6%

nur positiv
18%

Abb. 12.1. Schizophrene
Psychosen: „Stabile" Ver-
läufe und Verläufe mit
Syndromwechsel (n=100)

12.3 „Stabile" Verläufe und Syndromwechsel im Langzeitverlauf schizophrener Psychosen

Bezogen auf die gesamte Beobachtungszeit (arithmetisches Mittel bei schizophrenen Patienten 23.0 Jahre) boten 74% der berücksichtigten 100 schizophrenen
Patienten (nach Ausschluß der dauerhospitalisierten Patienten und Patienten mit
einmaliger Hospitalisierung) einen nicht-stabilen Verlauf. Lediglich 18 Patienten
(18%) zeigten bei jeder Hospitalisierung eine „positive", 6 Patienten (6%) eine
„negative" und 2 Patienten eine „gemischte" Symptomatik (Abb. 12.1).

Die Zahl der „stabilen" Verläufe nahm mit zunehmender Erkrankungsdauer ab.
Dabei bestand eine ausgeprägte Instabilität bereits innerhalb der ersten 10 Jahre
nach Erkrankungsbeginn. In diesem Zeitraum zeigten bereits 77% der mit einer
negativen Symptomatik beginnenden, 50% der mit einer gemischten Symptomatik
beginnenden und 42% der mit einer positiven Symptomatik beginnenden Patienten
einen Syndromwechsel (Abb. 12.2).

Bei den 74 schizophrenen Patienten (74% der berücksichtigten schizophrenen
Verläufe), bei denen es im Verlauf zu einem Syndromwechsel kam, fand der erste
Syndromwechsel durchschnittlich 6.1 Jahre nach der Erstmanifestation der Erkrankung statt. Dem ersten Syndromwechsel vorausgegangen waren durchschnittlich
1.6 Krankheitsepisoden, d. h. der erste Syndromwechsel erfolgte in der Regel bereits
in der zweiten oder dritten Krankheitsepisode. Eine feste Regel über die Richtung
des ersten Syndromwechsels ließ sich nicht aufstellen, er konnte in jede Richtung
erfolgen (Tabelle 12.3). Bei den Patienten mit Syndromwechsel, die mit einer
positiven Krankheitsepisode begonnen hatten, kam es in 58.1% zunächst zu einer
negativen, in 43.7% zu einer gemischten Krankheitsepisode. Bei den Patienten, die
mit einer negativen Krankheitsepisode begonnen hatten, fand der erste Syndromwechsel in 58.3% zu einer positiven und in 41.7% zu einer gemischten Krankheitsepisode statt. Am eindeutigsten war die Richtung des ersten Syndromwechsels bei
den Patienten, die mit einer gemischten Krankheitsepisode begannen. Bei zwei
Dritteln dieser Patienten erfolgte der erste Syndromwechsel zu einer negativen
Krankheitsepisode, nur in einem Drittel zu einer positiven Krankheitsepisode
(Tabelle 12.3).

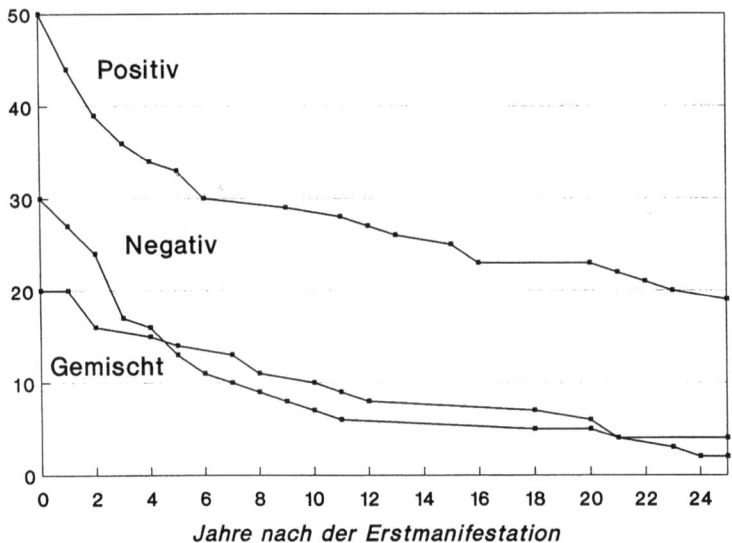

Jahre nach der Erstmanifestation

Abb. 12.2. Schizophrene Psychosen: „Stabile" Verläufe in Abhängigkeit von der Erkrankungsdauer (n=100)

Tabelle 12.3. Richtung des ersten Syndromwechsels im Verlauf schizophrener Psychosen (bei
Patienten mit Syndromwechsel, n=74)

Initiale Episode	Erster Syndromwechsel zu einer		
	positiven Episode	gemischten Episode	negativen Episode
Positiv (n=32)		14 (43.7%)	18 (56.3%)
Gemischt (n=18)	6 (33.3%)		12 (67.7%)
Negativ (n=24)	14 (58.3%)	10 (41.7%)	

12.4 Zusammenfassung und Diskussion der Befunde

1. Positive, negative und gemischte Symptomatik ist im Langzeitverlauf schizophrener Psychosen in der Regel nicht stabil. Nur 26% der Patienten zeigten im
   gesamten Verlauf den gleichen Episodentyp, mehr als zwei Drittel davon hatten
   einen stabilen positiven Verlauf. Schizophrene Verläufe sind in der Regel
   „*bimorph*", d. h., sie haben sowohl positive als auch negative Symptome.
2. Die Zahl stabiler Verläufe ist abhängig von der Erkrankungsdauer.
3. 74% der Verläufe bei schizophrenen Psychosen zeigten im Langzeitverlauf einen
   Syndromwechsel. Der erste Syndromwechsel, der im Durchschnitt 6.1 Jahre

nach Erkrankungsbeginn auftrat, konnte in jede „Richtung" erfolgen. Bei den Patienten, bei denen die Erkrankung mit einer positiven bzw. negativen Symptomatik begonnen hatte, erfolgte der erste Syndromwechsel häufiger zum entgegengesetzten Pol als zu gemischten Krankheitsepisoden. Bei Psychosen mit einem gemischten Beginn erfolgte der erste Wechsel bevorzugt zu negativen Krankheitsepisoden.

Besonders im Verlauf der letzten 10 Jahre hat das Konzept der Trennung einer positiven Schizophrenie von einer negativen Schizophrenie eine kontroverse Diskussion ausgelöst. Eine Vielzahl von ätiologischen, pathogenetischen, therapeutischen und prognostischen Hypothesen bezieht sich auf diese Unterteilung (Deister et al. 1990b; 1991, Marneros u. Andreasen 1991; Marneros u. Deister 1990b; Marneros und Tsuang 1991; Marneros et al. 1991b; s. auch Beiträge in Marneros et al. 1991a). Diese Unterscheidung, die ihre Wurzeln bei Reynolds (1858) und Jackson (1889) hat (Berrios 1985), wurde in der moderne Schizophrenie-Forschung vor allem durch die Arbeiten von Fish (1962), Wing u. Brown (1970a), Strauss et al. (1974) sowie Andreasen (1979) aufgenommen. Als eine der wesentlichsten Fragestellungen bezüglich der Unterscheidung „positiver" von „negativer" Schizophrenie ergibt sich die Frage, ob sich Subgruppen von Patienten unterscheiden lassen, bei denen positive, negative und gemischte Symptomatik sich als so stabil erweisen, daß von distinkten Verläufen ausgegangen werden kann (Andreasen 1990a, Andreasen et al. 1991; Carpenter et al. 1991; Häfner u. Maurer 1991; Marneros u. Andreasen 1991; Marneros et al. 1991b; Maurer u. Häfner 1991). Diese Frage kann aus der bisherigen Literatur nicht mit ausreichender Sicherheit beantwortet werden, da verläßliche und empirisch überprüfbare Angaben zur Stabilität der positiven, negativen und gemischten Symptomatik äußerst rar sind. Angaben, die dazu gemacht wurden, beziehen sich meist auf vergleichsweise kurze Zeiträume, also etwa 2–5 Jahre (Kay u. Singh 1989; Lindenmeyer et al. 1986; Pogue-Geile u. Harrow 1984, 1985). Die klassischen deutschsprachigen Langzeitstudien über Schizophrenie berichteten jedoch von einer solchen Wandelbarkeit der Verläufe, daß stabile „negative" oder „positive" Verläufe unwahrscheinlich erscheinen (Bleuler 1972; Ciompi u. Müller 1976; Huber et al. 1979; Janzarik 1968). Andere Untersuchungen als die vorliegende Studie, die die Stabilität über einen ausreichend langen Zeitraum untersucht haben, existieren zur Zeit nicht. In dieser Hinsicht ist weitere Forschung nötig, um die Befunde der vorliegenden Studie zu überprüfen. Dennoch kann die Erforschung der Entwicklung schizophrener Symptomatik eine Dichotomie in negativ und positiv nicht bestätigen (Gross 1989; Gross u. Huber 1985; Häfner u. Maurer 1991; Huber 1983; Maurer u. Häfner 1991). Die vorliegende Studie kann ebenfalls die Dichotomie der schizophrenen Psychosen in „positive" und „negative" Formen unter longitudinalen Gesichtspunkten nicht unterstützen: Schizophrene Verläufe sind diesbezüglich *„bimorph"*, sie weisen im Verlauf beide Symptomformen auf.

13 Zusammenfassung der Ergebnisse, Schlußfolgerungen und Denkanstöße

13.1 Zusammenfassung

Für die vorliegende Studie wurden 402 Patienten durchschnittlich 25 Jahre nach Erstmanifestation der Erkrankung untersucht.

Longitudinal wurden

- 148 Fälle als schizophrene Psychosen,
- 101 als schizoaffektive Psychosen und
- 106 als affektive Psychosen

diagnostiziert. 47 Patienten erfüllten für keine der drei Diagnose-Gruppen die entsprechenden Kriterien.

Es wurde zwischen „Krankheitsepisoden" (Querschnittsdiagnose) und „Erkrankung" (Längsschnittdiagnose) unterschieden.

Die verschiedenen *„Krankheitsepisoden"* (Querschnittsdiagnose) wurden mittels leicht modifizierter DSM-III-Kriterien definiert, und zwar schizophrene Krankheitsepisoden, affektive Episoden (melancholische, manische, manisch-depressiv gemischte), schizoaffektive Episoden (schizodepressive, schizomanische, schizomanisch-depressiv gemischte) und uncharakteristische Krankheitsepisoden. Die Kriterien für die unterschiedlichen Episoden waren folgende:

- Schizophrene Episode: Kriterien von DSM-III, geringfügig modifiziert.
- Melancholische Episode: entsprechend „Major Depression, Melancholic Type" von DSM-III.
- Manische Episode: entsprechend den Kriterien für manische Symptomatik von DSM-III, geringgradig modifiziert.
- Manisch-depressiv gemischte Episode: Auftreten von manischer und melancholischer Symptomatik innerhalb einer Episode.
- Schizodepressive Episode: Auftreten von schizophrener und melancholischer Symptomatik in einer Episode.
- Schizomanische Episode: Auftreten von schizophrenen und manischen Symptomen innerhalb einer Episode.
- Schizomanisch-depressiv gemischte Episode: Auftreten sowohl von schizophrenen als auch von manischen und melancholischen Symptomen innerhalb einer Episode.

Die Diagnose einer „*Erkrankung*" (Längsschnittdiagnose) erfolgte longitudinal unter Berücksichtigung aller im gesamten Verlauf aufgetretenen Krankheitsepisoden.

Die Längsschnittdiagnosen (End-Diagnosen) wurden folgendermaßen gestellt:

Schizophrene Psychose: nur schizophrene Krankheitsepisoden im Gesamtverlauf

Affektive Psychose: nur affektive Krankheitsepisoden im Gesamtverlauf (melancholische, manische, manisch-depressiv gemischte Episoden)

Schizoaffektive Psychose: mindestens eine schizoaffektive Krankheitsepisode im Verlauf (schizodepressive, schizomanische, schizomanisch-depressiv gemischte Episoden), unabhängig von Typ und Häufigkeit der übrigen Episoden, oder abwechselnd schizophrene und affektive Krankheitsepisoden im Verlauf.

Die wichtigsten eingesetzten *Untersuchungs- und Evaluationsinstrumente* sind:

- Global Assessment Scale (GAS)
- Disability Assessment Schedule (WHO/DAS)
- Psychological Impairments Rating Schedule (WHO/PIRS)
- Present State Examination (PSE)
- Kriterien der sozialen Schichtzugehörigkeit und sozialen Mobilität von Kleining u. Moore (wenn nötig transferiert in die Kriterien von Hollingshead u. Redlich)
- Zusammengefaßte WHO-Instrumente für soziale Parameter sowie
- Evaluationsprotokolle für pharmakologische Therapie und Prophylaxe.

Affektive, schizoaffektive und schizophrene Psychosen wurden longitudinal (im Durchschnitt 25.1 Jahre nach Erstmanifestation) miteinander verglichen. Die wichtigsten Ergebnisse dieses Vergleiches sind folgende:

1. Was den „*Ausgang*" von affektiven, schizoaffektiven und schizophrenen Psychosen betrifft, kann gesagt werden, daß der „Ausgang" der drei Psychoseformen kein monolithisches Geschehen ist, sondern ein Phänomen mit vielen Gesichtern. Viele Aspekte gehören zur Beurteilung des „Ausgangs". Je nach betrachtetem Teilaspekt fand sich eine *günstige Prognose* bei den schizophrenen Psychosen zwischen 7% bis 41% (7% bezüglich verschiedener partieller Aspekte, wie etwa psychologische Defizite, und 41% bezüglich Bewahrung der vollen Autarkie). Die Beurteilung der gleichen Aspekte bei den schizoaffektiven Psychosen ergab einen *günstigen Ausgang* zwischen 50% und 78%, bei den affektiven Psychosen zwischen 64% und 93% (vgl. Abschn. 3.5).

Im einzelnen fanden sich folgende Ergebnisse bezüglich des *Ausgangs affektiver, schizoaffektiver und schizophrener Psychosen*:

2. *Irgendeine Form von persistierenden Alterationen* wurde bei 93% der schizophrenen, bei 50% der schizoaffektiven und bei 36% der affektiven Psychosen eruiert (vgl. 3.2.1).

3. Der *Beginn der persistierenden Alterationen* war im Durchschnitt 1.6 Jahre nach Erstmanifestation der Erkrankung bei schizophrenen, 6.7 Jahre nach Erstmanifestation bei schizoaffektiven und 9.9 Jahre nach Erstmanifestation bei affektiven Psychosen. Persistierende Alterationen konnten zu jedem Zeitpunkt im Verlauf

auftreten. In allen drei Diagnose-Gruppen gab es Patienten, die direkt nach der Erstmanifestation der Erkrankung persistierende Alterationen zeigten, es gab aber auch Patienten, bei denen dies erst mehr als 20 oder 30 Jahre nach Erstmanifestation der Erkrankung der Fall war (vgl. 3.2.2.1).

4. Dem *Beginn persistierender Alterationen* gingen im Durchschnitt 1.4 *Hospitalisierungen* bei den schizophrenen, 2.4 *Krankheitsepisoden* bei den schizoaffektiven und 3.0 *Episoden* bei den affektiven Psychosen voraus. Wiederum fand sich eine große Variationsbreite der Zahl von Krankheitsepisoden, die dem Beginn persistierender Alterationen vorausgingen (zwischen 1-6 bei schizophrenen Psychosen, 1-8 bei schizoaffektiven Psychosen und 1 bis 13 bei den affektiven Psychosen; vgl. 3.2.2.2).

5. Das *durchschnittliche Alter der Patienten bei Beginn der persistierenden Alterationen* war in der Gruppe der Schizophrenen 28.6 Jahre, bei den schizoaffektiven Psychosen 36.9 Jahre und bei den affektiven Psychosen 47.0 Jahre. Auch diesbezüglich gab es eine große Variationsbreite, so daß man praktisch sagen kann, daß persistierende Alterationen in allen drei Psychoseformen in jedem Alter beginnen können (vgl. 3.2.2.3).

6. *Schwere und schwerste Beeinträchtigungen* nach der „Global Assessment Scale" (GAS), d. h. Scores unter 50, fanden sich bei 70% der schizophrenen, bei 21% der schizoaffektiven und nur bei 4% der affektiven Patienten (vgl. 3.2.4).

7. Eine *gute soziale Anpassung* nach dem WHO/DAS zeigten 7% der schizophrenen Patienten, 55% der schizoaffektiven Patienten und 64% der affektiven Patienten. Eine *fehlende Anpassung* wurde bei 17% der schizophrenen Patienten eruiert, aber bei keinem der schizoaffektiven und affektiven Patienten. Eine *schlechte Anpassung* fand sich bei 27% der schizophrenen, bei 9% der schizoaffektiven und bei 2% der affektiven Patienten (vgl. 3.2.5.3).

8. Die *häufigsten psychologischen Defizite*, erfaßt durch die „Psychological Impairments Rating Schedule" (WHO/PIRS), waren bei den schizophrenen Patienten Verlangsamung, Affektverarmung, Verminderung der Intensität und Variationsbreite der Mimik sowie Ablenkbarkeit (zwischen 67% und 55% der Patienten). Bei den schizoaffektiven Psychosen waren die häufigsten Defizite Affektverarmung, Verminderung der Mimik, Verlangsamung und Depressivität (zwischen 20% und 12% der Patienten); bei den affektiven Psychosen Depressivität, Verminderung der Mimik, sparsame Gestik und Verlangsamung (zwischen 14% und 11%; vgl. 3.2.6.1).

9. Nach den *psychopathologischen Kriterien Hubers* hatten 42% der schizophrenen und 5% der schizoaffektiven Patienten charakteristische schizophrene Residuen im weiteren Sinne, aber kein affektiver Patient. Uncharakteristische Residuen im weiteren Sinn hatten 51% der schizophrenen Patienten, 45% der schizoaffektiven Patienten und 36% der affektiven Patienten. Eine psychopathologische Vollremission fand sich bei 7% der schizophrenen, 51% der schizoaffektiven und 64% der affektiven Patienten (vgl. 3.2.7).

10. Die *phänomenologische Konstellation persistierender Alterationen* der drei Erkrankungsgruppen ließen sich in acht Gruppen zusammenfassen: „Entleerungssyndrom", „Apathisch-paranoides Syndrom" (oder apathisch-halluzinatorisches Syndrom), „Adynam-defizitäres Syndrom", „Chronifizierte Psychose", „Struktur-

verformung", „Leichtes asthenisches Insuffizienzsyndrom", „Chronifiziertes subdepressives Syndrom", „Chronifiziertes hyperthymes Syndrom".

Bei den schizophrenen Patienten fanden sich am häufigsten apathisch-paranoide Syndrome, gefolgt von Entleerungssyndromen und adynam-defizitären Syndromen. Chronifizierte subdepressive Syndrome und chronifizierte hyperthyme Syndrome waren bei den schizophrenen Psychosen nicht eruierbar. In der Gruppe der schizoaffektiven Psychosen fand sich am häufigsten das leichte asthenische Insuffizienzsyndrom, gefolgt von dem adynam-defizitären Syndrom. Entleerungssyndrome und chronifizierte Psychosen wurden bei den schizoaffektiven Psychosen nicht gefunden. In der Gruppe der affektiven Psychosen ist es ähnlich wie in der Gruppe der schizoaffektiven Psychosen, dem leichten asthenischen Insuffizienzsyndrom folgte bezüglich der Häufigkeit das chronifizierte subdepressive Syndrom. Entleerungssyndrome, apathisch-paranoide Syndrome, adynam-defizitäre Syndrome, chronifizierte Psychosen und Strukturverformungen traten bei den affektiven Psychosen nicht auf (vgl. Abschn. 3.3).

11. Zum Zeitpunkt der Erstmanifestation der Erkrankung waren in der Gruppe der schizophrenen Patienten 27% *verheiratet*, am Ende der Beobachtungszeit 30%; in der Gruppe der schizoaffektiven Patienten waren zum Zeitpunkt der Erstmanifestation 56%, zum Ende der Beobachtungszeit 57% verheiratet; und in der Gruppe der affektiven Patienten zum Zeitpunkt der Erstmanifestation 77%, am Ende der Beobachtungszeit 58%. Am Ende der Beobachtungszeit lag der Anteil geschiedener Patienten bei 10% der schizophrenen, 13% der schizoaffektiven und 6% der affektiven Patienten (vgl. 3.4.2).

12. Als *höchste erreichte soziale Schicht* wurden die „unteren" sozialen Schichten bei 38% der schizophrenen Psychosen eruiert, aber nur bei 6% der schizoaffektiven und bei 7% der affektiven Patienten. Am Ende der Beobachtungszeit wurden 62% der schizophrenen Patienten den „unteren" sozialen Schichten zugeordnet, aber nur 11% der schizoaffektiven und 8% der affektiven Patienten (vgl. 3.4.3).

13. Eine *positive soziale Mobilität* zeigten 7% der schizophrenen, 22% der schizoaffektiven und 42% der affektiven Patienten (für die eine positive soziale Mobilität möglich war, d. h. Patienten, die nicht bereits aus den obersten sozialen Schichten stammten). Die positive soziale Mobilität war in allen drei Diagnose-Gruppen von dem Geschlecht der Patienten unabhängig (vgl. 3.4.3.5).

14. Eine *negative soziale Mobilität* fand sich bei 70% der schizophrenen Patienten, für die ein sozialer Abstieg möglich war, bei 23% der schizoaffektiven und bei 24% der affektiven Patienten (vgl. 3.4.3.4).

15. Eine *positive berufliche Mobilität* war bei 7% der schizophrenen Patienten, bei 15% der schizoaffektiven und 22% der affektiven Patienten zu finden. Dabei wurden analog zur sozialen Mobilität nur die Patienten berücksichtigt, für die prinzipiell eine berufliche Mobilität möglich war (vgl. 3.4.4.4).

16. Eine *negative berufliche Mobilität* dagegen fand sich bei 71% der schizophrenen Patienten, bei 42% der schizoaffektiven Patienten und 29% der affektiven Patienten (nur Patienten, für die negative berufliche Mobilität möglich war; vgl. 3.4.4.3).

17. Bis zum Ende der Beobachtungszeit konnten 41% der schizophrenen Patienten ihre *Autarkie* voll bewahren, bei den schizoaffektiven Patienten waren es

78% und bei den affektiven Patienten 93%. Weitere 35% der schizophrenen Patienten konnten trotz Beeinträchtigung ihrer Autarkie extramural leben, ebenso wie 20% der schizoaffektiven und 6% der affektiven Patienten. 24% der schizophrenen Patienten wurden dauerhospitalisiert, jedoch nur 2% der schizoaffektiven Patienten und ein affektiver Patient (vgl. 3.4.7.2).

18. Am Ende der Beobachtungszeit war festzustellen, daß nur 30% der schizophrenen Patienten die *erwartete soziale Entwicklung* verwirklicht hatten, jedoch 71% der schizoaffektiven und 80% der affektiven Patienten (vgl. 3.4.6).

Was den *Verlauf* von affektiven, schizoaffektiven und schizophrenen Psychosen betrifft, wurden folgende Befunde erhoben:

19. Die häufigste *Initial-Episode bei schizophrenen Psychosen* war eine „positive" Krankheitsepisode (44%). 32% der schizophrenen Verläufe begannen mit einer „negativen" Krankheitsepisode, 24% mit einer „gemischten" Krankheitsepisode (vgl. 5.5.2).

20. Die häufigste *Initial-Episode bei schizoaffektiven Psychosen* war die schizodepressive Krankheitsepisode (48%). Mit großem Abstand bezüglich der Häufigkeit folgten schizophrene (17%) und schizomanische initiale Krankheitsepisoden (13%). Manische, melancholische, manisch-depressiv gemischte und schizomanisch-depressiv gemischte Krankheitsepisoden waren zu Beginn einer schizoaffektiven Erkrankung selten (zwischen 4% und 8%; vgl. 5.5.3).

21. Die große Mehrzahl der *affektiven Psychosen* begann mit einer melancholischen *Initial-Episode* (85%). Manische Initial-Episoden waren mit 12% relativ selten, fast exotisch war der Beginn einer affektiven Psychose mit einer manischdepressiv gemischten Initial-Episode (3%; vgl. 5.5.4).

22. *Langandauernde präepisodische Alterationen* (länger als 6 Monate vor der ersten Hospitalisierung) boten 37% der *schizophrenen Patienten*. Psychopathologisch standen dabei Verhaltensänderungen, berufliches Versagen, Konzentrationsstörungen und sozialer Rückzug im Vordergrund (vgl. 5.2.2).

23. Bei *schizoaffektiven Psychosen* waren *langandauernde präepisodische Alterationen* in 21% vorhanden gewesen, es dominierten dabei Adynamie, Schmerzzustände, Verhaltensänderungen und Änderungen der Gewohnheiten (vgl. 5.2.3).

24. 28% der Patienten mit *affektiven Psychosen* boten *langandauernde präepisodische Alterationen*. Im Vordergrund des psychopathologischen Bildes standen Schmerzsyndrome sowie eine Adynamie (vgl. 5.2.4).

25. Bei den schizophrenen Psychosen wurden 595 *Hospitalisierungen* im Gesamtverlauf registriert (Hospitalisierungen, denen die Dauerhospitalisierung folgte, ausgeschlossen). Der Anteil von positiven und negativen Krankheitsepisoden war fast gleich hoch (36% bzw. 37%), gemischte Krankheitsepisoden waren ebenfalls nicht selten (27%; vgl. 5.5.5.2).

26. Bei den *schizoaffektiven Psychosen* wurden 590 *Krankheitsepisoden* erfaßt. Ein Drittel der bei den schizoaffektiven Psychosen auftretenden Episoden waren schizodepressive Episoden, mit großem Abstand bezüglich der Häufigkeit folgten schizomanische Krankheitsepisoden (17%). Am seltensten fanden sich im Verlauf schizoaffektiver Psychosen die manisch-depressiv gemischten Krankheitsepisoden mit 3%. Alle anderen Episodentypen (schizophrene, schizomanisch-depressiv

gemischte, melancholische, manische) waren im Verlauf ebenfalls vorhanden, und zwar mit einem Anteil von 3-13% (vgl. 5.5.5.3).

27. Bei 508 *Krankheitsepisoden*, die im Verlauf *affektiver Psychosen* erfaßt wurden, waren die melancholischen Krankheitsepisoden am häufigsten vertreten (75%), mit großem Abstand hinsichtlich der Häufigkeit folgten die manischen Krankheitsepisoden (16%). Manisch-depressiv gemischte Krankheitsepisoden im Verlauf affektiver Erkrankungen blieben mit 7% eine Rarität (vgl. 5.5.5.4).

28. Schizophrene Psychosen hatten im Durchschnitt 3.5 *Hospitalisierungen* im Gesamtverlauf (ohne Berücksichtigung der dauerhospitalisierten Patienten). Das Spektrum reichte dabei von 1 bis zu 20 Hospitalisierungen (vgl. 5.3.2.2).

29. Schizoaffektive Psychosen verliefen in ihrer Mehrzahl *rekurrent*. Verläufe mit nur einer Krankheitsepisode (*monophasische Verläufe*) waren mit 10% selten, 62% der Patienten hatten im Gesamtverlauf vier oder mehr Krankheitsepisoden (*polyphasische Verläufe*). Im statistischen Mittel (geometrisches Mittel) kam es zu 4.6 Krankheitsepisoden im Gesamtverlauf. Bipolarität, niedrigeres Erstmanifestationsalter und das Auftreten produktiv-psychotischer Symptomatik standen in Zusammenhang mit einer höheren Episodenzahl (vgl. 5.3.2.2).

30. Auch die affektiven Psychosen hatten in ihrer Mehrzahl (52%) vier oder mehr Krankheitsepisoden im Gesamtverlauf (*polyphasischer Verlauf*), monophasische Verläufe bildeten mit 8% die große Ausnahme. Mit durchschnittlich 3.8 Krankheitsepisoden im Gesamtverlauf lag die Zahl der Krankheitsepisoden niedriger als bei den schizoaffektiven Psychosen. Faktoren, die mit einer höheren Episodenzahl in Beziehung standen, waren das Auftreten von manisch-depressiv gemischten Krankheitsepisoden, eine längere Beobachtungszeit und Life Events im Verlauf (vgl. 5.3.2.2).

31. Bei schizoaffektiven Patienten kam es im Verlauf zu durchschnittlich 4.2 *Zyklen* (Zeit zwischen dem Beginn einer Krankheitsepisode und dem Beginn der nächsten, ohne Berücksichtigung monophasischer Verläufe). Bipolarität, produktiv-psychotische Symptome im Verlauf und ein niedrigeres Erstmanifestationsalter fanden sich als relevante Faktoren bei Patienten mit einer höheren Zykluszahl (vgl. 5.3.3).

32. Affektive Psychosen wiesen im Durchschnitt 3.0 *Zyklen* auf. Eine längere Beobachtungszeit und das Auftreten manisch-depressiv gemischter Krankheitsepisoden standen dabei mit einer höheren Zykluszahl in einem statistisch bedeutsamen Zusammenhang (vgl. 5.3.3).

33. Bei den untersuchten schizoaffektiven Patienten kam es etwa alle 5 Jahre zu einer Krankheitsepisode (ausgedrückt durch die *mittlere jährliche Episodenfrequenz*, entsprechend 0.20). Insbesondere ein niedrigeres Alter am Ende der Beobachtungszeit, produktiv-psychotische Symptomatik und Bipolarität standen mit einer höheren Episodenfrequenz im Zusammenhang (vgl. 5.3.2.5 und 5.3.2.6).

34. Die *mittlere jährliche Episodenfrequenz* bei affektiven Patienten betrug 0.14 (entsprechend einer Krankheitsepisode etwa alle 7 Jahre). Insbesondere Bipolarität, manisch-depressiv gemischte Krankheitsepisoden und Life Events im Verlauf korrelierten statistisch mit einer höheren jährlichen Episodenfrequenz (vgl. 5.3.2.5 und 5.3.2.7).

35. Bei den schizoaffektiven Psychosen war eine kürzere Beobachtungszeit der relevanteste Faktor, der mit einer höheren *jährlichen Zyklusfrequenz* in Beziehung stand (vgl. 5.3.3.7).

36. Bei affektiven Psychosen standen eine kürzere Beobachtungszeit und Bipolarität in einem statistischen Zusammenhang mit einer höheren *jährlichen Zyklusfrequenz*, also mit häufigeren Zyklen (vgl. 5.3.3.8).

37. Die mittlere *Episodenlänge* pro Patient betrug bei den schizoaffektiven und affektiven Psychosen etwa 2 Monate, mit einer großen Bandbreite (vgl. 5.3.2.8).

38. *Durchschnittlich längere Krankheitsepisoden* fanden sich bei schizoaffektiven Patienten, wenn prämorbid eine asthenisch-selbstunsichere Persönlichkeit bestanden hatte und im Verlauf schizodepressive Krankheitsepisoden auftraten (vgl. 5.3.2.9).

39. Bei affektiven Patienten stand eine *längere mittlere Episodendauer* insbesondere in einem Zusammenhang mit dem Auftreten von Life Events vor der ersten Krankheitsepisode (vgl. 5.3.2.10).

40. Die *mittlere Zykluslänge* bei schizoaffektiven Patienten schwankte in einem sehr weiten Bereich (von 8 Monaten bis etwa 20 Jahren). Die wichtigsten Faktoren, die mit durchschnittlich kürzeren Zyklen korrelierten, waren das Auftreten von Life Events im Verlauf sowie Bipolarität (vgl. 5.3.3.9).

41. Bei den affektiven Patienten variierte die *mittlere Zykluslänge* zwischen 4 Monaten und knapp 30 Jahren. Dabei spielte Bipolarität eine entscheidende Rolle bezüglich einer niedrigeren mittleren Zykluslänge (vgl. 5.3.3.9).

42. Sowohl bei affektiven als auch bei schizoaffektiven Psychosen war der jeweils *erste Zyklus* gruppenstatistisch betrachtet der längste, *die mittlere Zyklusdauer* nahm in den nachfolgenden Zyklen ab. Der erste Zyklus dauerte im statistischen Mittel in beiden Gruppen etwa 3 Jahre. Ungeachtet dieser globalen Regel war bei beiden Diagnose-Gruppen eine große individuelle Variationsbreite von Verläufen zu finden (vgl. 5.3.3.12).

43. Die Abnahme der *Zykluslänge* mit zunehmender Krankheitsdauer basierte hauptsächlich auf einer Abnahme der Intervall-Länge, während die durchschnittliche Episodendauer im wesentlichen zwischen der ersten und der fünften Krankheitsepisode stabil blieb (vgl. 5.3.4).

44. Die *Aktivitätsdauer* der Erkrankung (definiert als der Zeitraum zwischen dem Beginn der ersten und dem Ende der letzten Krankheitsepisode) unterschied sich zwischen affektiven und schizoaffektiven Psychosen nicht signifikant, sie betrug durchschnittlich 15.7 bzw. 14.7 Jahre mit Maximalwerten von 51 bzw. 43 Jahren (vgl. 5.4.2).

45. Niedrigeres Erstmanifestationsalter, das Auftreten schizomanisch-depressiv gemischter Krankheitsepisoden und das Fehlen von Life Events waren die wichtigsten Faktoren, die bei schizoaffektiven Psychosen mit längerer *Aktivitätsdauer* verbunden waren (vgl. 5.4.3).

46. Als *Inaktivitätsdauer* der Erkrankung wurde der Zeitraum zwischen dem Ende der letzten Krankheitsepisode und dem Ende der Beobachtungszeit definiert, wenn er länger als drei Jahre war. 74% der schizoaffektiven Patienten wiesen eine so definierte Inaktivität der Psychose auf. Niedrigeres Alter am Ende der Beobachtungszeit, schizomanische Krankheitsepisoden, produktiv-psychotische Sympto-

matik und bipolarer Verlauf standen mit kürzerer Inaktivitätsdauer in einem statistischen Zusammenhang (vgl. 5.4.5).

47. 78% der affektiven Patienten hatten eine rezidivfreie Zeit von mehr als drei Jahren („*Inaktivitätsdauer*") vor dem Ende der Beobachtungszeit. Es fand sich kein Faktor, der die Länge dieser Inaktivitätsperiode relevant beeinflußte (vgl. 5.4.5).

48. Nur 4 schizophrene Patienten (3% aller schizophrenen Patienten), 9% der schizoaffektiven und 7% der affektiven Patienten hatten am Ende der Beobachtungszeit eine *Vollremission und* im gesamten Verlauf keine episodischen Remanifestationen (vgl. Abschn. 5.6).

49. Patienten *ohne persistierende Alterationen* aus allen drei Diagnose-Gruppen hatten in ihrer Mehrzahl auch *keine episodische Remanifestation* in den letzten 5 Jahren vor Nachuntersuchung (vgl. Abschn. 5.6).

50. Bei der Mehrzahl der schizophrenen Patienten (87%) kam es im Verlauf zusätzlich *zu den persistierenden Alterationen zu episodischen Remanifestationen* bzw. zu Exazerbationen. Bei den schizoaffektiven Psychosen betrug dieser Anteil 49% aller Patienten, bei den affektiven Psychosen 35% (vgl. Abschn. 5.6).

51. Es werden *sechs Verlaufstypen* von schizophrenen, affektiven und schizoaffektiven Psychosen beschrieben, die durch Kombination folgender drei Merkmale gebildet wurden (vgl. 5.9.6):

1. Vorhandensein bzw. Fehlen langandauernder präepisodischer Alterationen (mindestens 6 Monate vor Erstmanifestation).
2. Vorhandensein bzw. Fehlen persistierender Alterationen zum Zeitpunkt der Nachuntersuchung.
3. Zeitpunkt des Beginns persistierender Alterationen (direkt nach der ersten Krankheitsepisode oder später im Verlauf).

Folgende sechs Verlaufstypen ergeben sich aus den möglichen Kombinationen dieser Merkmale:

Typ 1: Keine langandauernde präepisodischen Alterationen, keine persistierenden Alterationen (ca. 7% der schizophrenen, 42% der schizoaffektiven und 45% der affektiven Verläufe)

Typ 2: Langandauernde präepisodische Alterationen, aber keine persistierenden Alterationen (kein schizophrener Patient, 9% der schizoaffektiven und 19% der affektiven Verläufe)

Typ 3: Keine langandauernden präepisodischen Alterationen, aber persistierende Alterationen später im Verlauf (15% der schizophrenen, 28% der schizoaffektiven und 20% der affektiven Verläufe)

Typ 4: Langandauernde präepisodische Alterationen und persistierende Alterationen später im Verlauf (8% der schizophrenen, 6% der schizoaffektiven und 10% der affektiven Verläufe)

Typ 5: Keine langandauernden präepisodischen Alterationen, persistierende Alterationen seit der Erstmanifestation (43% der schizophrenen, 7% der schizoaffektiven und 7% der affektiven Verläufe)

Typ 6: Langandauernde präepisodische Alterationen und persistierende Alterationen seit der Erstmanifestation (28% der schizophrenen, 6% der schizoaffektiven und 3% der affektiven Verläufe).

52. 78% der Patienten mit schizoaffektiven Psychosen und 74% der affektiven Patienten hatten im Vorfeld mindestens einer Krankheitsepisode im Verlauf relevante Lebensereignisse, die als *Life Events* bezeichnet wurden. Es fanden sich dagegen nur bei 38% der schizophrenen Patienten Life Events (vgl. 5.10.2).

53. Betrachtet man die Gesamtzahl der *Krankheitsepisoden*, so zeigt sich, daß 34% der Krankheitsepisoden von Patienten mit affektiven Psychosen, 29% der Episoden von schizoaffektiven Patienten, aber nur 14% der Hospitalisierungen von Patienten mit Schizophrenie im Vorfeld *Life Events* hatten (vgl. 5.10.3).

54. Zwischen der *Häufigkeit von Life Events* und dem *Episodentyp* bestand ein Zusammenhang. Im Vorfeld manisch-depressiv gemischter Krankheitsepisoden gab es am häufigsten Life Events (36%); auch bei schizomanischen, melancholischen, manischen und schizodepressiven Episoden fanden sich in knapp einem Drittel der Fälle Life Events im Vorfeld. Vor schizophrenen Krankheitsepisoden kam es am seltensten (17%) zu Life Events (vgl. 5.10.4).

55. Das Auftreten von *Life Events* korrelierte mit einigen Verlaufsparametern schizoaffektiver Psychosen (höhere jährliche Episodenfrequenz, höhere jährliche Zyklusfrequenz, kürzere Zyklusdauer, längere Aktivitätsdauer) und affektiver Psychosen (höhere Episodenzahl und -frequenz, höhere Zykluszahl, längere Episodendauer, kürzere Aktivitätsdauer; vgl. Abschn. 5.3).

56. Schizoaffektive Patienten boten am häufigsten eine *suizidale Symptomatik* (Suizidversuche und Suizidgedanken insgesamt) mindestens einmal im Verlauf (65%), gefolgt von den affektiven Patienten (57%) und den schizophrenen Patienten (54%). Auch die Zahl der Suizidversuche war bei den schizoaffektiven Patienten am höchsten (37% mindestens einmal im Verlauf, 22% der affektiven und 34% der schizophrenen Patienten; vgl. Abschn. 5.11).

57. 22% der *einzelnen Krankheitsepisoden* von Patienten mit schizoaffektiven und affektiven Pychosen und knapp 18% der Krankheitsepisoden von Patienten mit Schizophrenie waren von einer *suizidalen Symptomatik begleitet* (vgl. 5.11.3).

58. Der *Episodentyp*, bei dem am häufigsten eine *suizidale Symptomatik* auftrat, war der Typ der schizodepressiven Krankheitsepisode (suizidale Symptomatik bei 43% der Episoden). An zweiter Stelle bezüglich der Häufigkeit suizidaler Symptomatik standen die melancholischen Krankheitsepisoden mit 29%. Interessanterweise unterschied sich die Häufigkeit der Suizidalität, die einen bestimmten Episodentyp begleitet, zwischen den drei Diagnose-Gruppen nicht (vgl. 5.11.3).

59. *Hospitalisierungen mit suizidaler Symptomatik* in der Gruppe der *schizophrenen Patienten* unterschieden sich nur bezüglich der Stellung im Gesamtverlauf von Hospitalisierungen ohne suizidale Symptomatik: Bei initialen Hospitalisierungen war signifikant häufiger eine suizidale Symptomatik dokumentiert als bei Hospitalisierungen später im Verlauf (vgl. 5.11.3.2).

In der Gruppe der *schizoaffektiven Patienten* fand sich Suizidalität am häufigsten bei Episoden von weiblichen Patienten, Episoden, zu deren Zeitpunkt der Patient verheiratet und nicht berufstätig war. Die größte Bedeutung hinsichtlich der

Suizidalität kommt jedoch der schizodepressiven Symptomatik zu. Bei den *affektiven Psychosen* fand sich eine suizidale Symptomatik besonders häufig bei melancholischen Episoden sowie Krankheitsepisoden, zu deren Zeitpunkt der Patient verheiratet war und nicht berufstätig.

Die häufigste Art von Suizidversuch war in allen drei Diagnose-Gruppen die Medikamenten-Intoxikation (55% bis 61% der Suizidversuche; vgl. 5.11.3).

60. Bei 28% der schizoaffektiven Psychosen wurde eine *Rezidivprophylaxe* mit *Lithium* durchgeführt. Darunter kam es zu einer Verminderung der Rezidivhäufigkeit von 1 Krankheitsepisode alle 2 Jahre im Zeitraum ohne Prophylaxe zu Rezidiven nur noch etwa alle 8 Jahre (Median) für den Zeitraum mit einer Lithium-Prophylaxe. Es fanden sich jedoch deutliche interindividuelle Variationen (vgl. 5.13.2).

61. 27% der Patienten mit affektiven Psychosen erhielten eine *Rezidivprophylaxe* mit *Lithium*. Unter der Gabe von Lithium kam es bei bipolaren affektiven Patienten zu einer Abnahme der jährlichen Episodenfrequenz von 1 Krankheitsepisode etwa alle 2 Jahre vor der Lithium-Prophylaxe auf 1 Krankheitsepisode etwa alle 15 Jahre unter einer Lithium-Prophylaxe (vgl. 5.13.3).

Bezüglich der *Einflußfaktoren bzw. -prädiktoren auf den Ausgang affektiver, schizoaffektiver und schizophrener Psychosen* wurde folgendes festgestellt:

62. Das *Auftreten von persistierenden Alterationen und ihr Schweregrad* wurde bei Patienten mit *schizophrenen Psychosen* hauptsächlich von prämorbiden und soziodemographischen Faktoren beeinflußt. Unter den Verlaufsparametern kam lediglich dem Auftreten von langandauernden präepisodischen Alterationen eine besondere Bedeutung zu, unter den symptomatologischen Parametern dem Auftreten halluzinatorischer Symptomatik im Verlauf (insbesondere akustische Halluzinationen). Die Faktoren, die in der univariaten Analyse einen signifikanten Häufigkeitsunterschied in den beiden verglichenen Gruppen zeigten, trugen mit einer unterschiedlichen Gewichtung zur Trennung der beiden Gruppen bei (GAS-Scores über oder unter 50). Dem Auftreten von halluzinatorischen Symptomen im Verlauf (insbesondere akustischen Halluzinationen) kam die höchste diskriminatorische Bedeutung zu, gefolgt von niedriger sozialer Herkunftsschicht, langandauernden präepisodischen Alterationen, männlichem Geschlecht und prämorbider Tendenz zur sozialen Zurückgezogenheit. Bei den schizophrenen Patienten fanden sich bezüglich des Auftretens negativer sozialer Konsequenzen ähnliche Einflußfaktoren wie bezüglich des allgemeinen Funktionsniveaus nach GAS. Insbesondere folgende Variablen erhöhten das Risiko für das Auftreten *negativer sozialer Konsequenzen*: männliches Geschlecht, prämorbide soziale Zurückgezogenheit, niedrige soziale Herkunftsschicht, langandauernde präepisodische Alterationen, fehlende heterosexuelle Dauerbindung vor dem Beginn der Erkrankung und Erkrankungsbeginn mit einer negativen schizophrenen Symptomatik (vgl. Abschn 6.2 und 6.3.2).

63. Bei den *schizoaffektiven Psychosen* zeigte sich ein völlig anderes Bild bezüglich der *Einflußfaktoren* auf das *Auftreten persistierender Alterationen* als bei den schizophrenen Psychosen: Ein Zusammenhang von soziodemographischen bzw. prämorbiden Parametern mit dem durch den GAS-Score repräsentierten

„Ausgang" fand sich kaum. Verlaufsparameter erlangten demgegenüber eine wesentlich größere Bedeutung. Das Auftreten von melancholischen Krankheitsepisoden irgendwann einmal im Verlauf erwies sich als einer der bedeutungsvollsten Einflußfaktoren. So waren bei den Patienten mit persistierenden Alterationen melancholische Krankheitsepisoden im Verlauf viel seltener zu finden als bei den Patienten ohne persistierende Alterationen. Dies wurde auch in der Diskriminanzanalyse deutlich, in der diesem Faktor das größte diskriminatorische Gewicht zukam. Weiterhin hatten folgende Faktoren eine relevante diskriminatorische Bedeutung: Fehlen von Life Events im Vorfeld der ersten Krankheitsepisode, höhere Episodenzahl im Verlauf und Auftreten von Symptomen ersten Ranges. Das Auftreten *negativer sozialer Konsequenzen* wurde bei den schizoaffektiven Psychosen lediglich von zwei Faktoren beeinflußt, nämlich höherer Episodenzahl bzw. Episodenfrequenz und vom Fehlen relevanter Lebensereignisse im Vorfeld der Erkrankung (vgl. 6.2.2 und 6.3.3).

64. Bei den *affektiven Psychosen* kam nur zwei Faktoren eine relevante Bedeutung für das *Auftreten persistierender Alterationen* zu, nämlich dem Vorliegen einer primär auffälligen Persönlichkeitsstruktur (asthenisch-selbstunsichere Persönlichkeitszüge) und der Zahl der Krankheitsepisoden im Verlauf. Ein bipolarer Verlauf hatte – wenn er als isolierter Faktor betrachtet wurde – keinen relevanten Einfluß. Es zeigte sich jedoch ein indirekter Einfluß des bipolaren Verlaufes, da eine solche Verlaufsform häufig mit einer höheren Episodenzahl in Zusammenhang stand. Zwei Faktoren spielten bezüglich des Auftretens *negativer sozialer Konsequenzen* bei affektiven Psychosen eine Rolle, nämlich männliches Geschlecht und höhere Episodenzahl (vgl. 6.2.3 und 6.3.4).

65. Mit Hilfe der für die jeweiligen Diagnosen erstellten Diskriminanzfunktionen ließen sich bei den affektiven Psychosen 64%, bei den schizoaffektiven 66% und bei den schizophrenen Psychosen 70% der Patienten der beiden verglichenen *GAS-Kategorien* richtig zuordnen. Dabei ließ sich bei schizophrenen Patienten mit den ermittelten Faktoren ein „schlechter Ausgang" mit einer etwas höheren Genauigkeit vorhersagen als ein eher „guter Ausgang", bei den affektiven Psychosen war es umgekehrt. Bezüglich der Vorhersage *negativer sozialer Konsequenzen* lag die Vorhersagewahrscheinlichkeit durch die jeweils berechneten Diskriminanzfunktionen zwischen 66% (bei schizoaffektiven Psychosen) und 79% (bei affektiven Psychosen). Bei schizophrenen Patienten ließen sich in 73% die negativen sozialen Konsequenzen richtig vorhersagen (vgl. Abschn. 6.2, 6.3, 6.4).

In bezug auf *Dauerhospitalisierung* von Patienten mit schizophrenen, schizoaffektiven und affektiven Psychosen fand sich folgendes:

66. Eine *Dauerhospitalisierung* (> 3 Jahre) fand sich fast ausschließlich bei schizophrenen Patienten. Nur 2% der schizoaffektiven und ein einziger affektiver Patient, aber 24% der schizophrenen Patienten wurden dauerhospitalisiert (vgl. Abschn. 7.1).

67. Die *dauerhospitalisierten schizophrenen Patienten* waren vorwiegend *männlich* und zum Zeitpunkt der Erstmanifestation der Erkrankung *relativ jung* (24,4 Jahre; vgl. Abschn. 7.2).

68. Zu einer *Dauerhospitalisierung* konnte es zu jedem *Zeitpunkt im Verlauf* kommen. Bei einer beträchtlichen Zahl von Patienten (43%) erfolgte sie jedoch bereits innerhalb der ersten 4 Jahre nach Erstmanifestation der Erkrankung. Im Durchschnitt kam es etwa 9 Jahre nach Krankheitsbeginn zur Dauerunterbringung (vgl. Abschn. 7.2).

69. Die *Zahl der Krankheitsepisoden, die einer Dauerhospitalisierung vorausgingen*, streute in einem weiten Bereich zwischen der ersten Krankheitsepisode bis zu 14 Episoden. Im Durchschnitt waren der Dauerhospitalisierung 3.7 Krankheitsepisoden vorausgegangen. Zum Zeitpunkt der Dauerhospitalisierung waren die Patienten im Mittel 33.6 Jahre alt mit einem Spektrum zwischen 15 und 54 Jahren (vgl. Abschn. 7.2).

70. Jeder Fall führte auf einem *individuellen Weg in die Dauerhospitalisierung*, jeder Patient hatte sein persönliches Schicksal mit ganz unterschiedlichen und persönlichen Prägungen. Trotzdem konnten einige charakteristische Merkmale gefunden werden (vgl. Abschn. 7.3):

- Bei Patienten, die *direkt vom Status der vollen Autarkie dauerhospitalisiert* wurden (26% der schizophrenen Patienten) geschah dieses in der Regel relativ früh nach Ausbruch der Erkrankung. Dabei waren sowohl psychopathologische Auffälligkeiten als auch der Verlust von sozialen Haltestrukturen Gründe für die Dauerhospitalisierung.
- Ebenfalls 26% der *später dauerhospitalisierten* schizophrenen Patienten konnten auch *nach Erkrankungsbeginn zunächst extramural* leben, obwohl sie ihre volle Autarkie nicht bewahren konnten. Die Patienten und ihre soziale Umgebung unternahmen für eine längere Zeit alle Anstrengungen, um das extramurale Leben zu ermöglichen. Im weiteren Verlauf kam es dann aber doch, meist durch den Verlust von Haltestrukturen (vorwiegend durch den Tod von Bezugspersonen) oder durch massive Zunahme der psychopathologischen Auffälligkeiten zu einer Situation, in der die extramurale Betreuung nicht mehr möglich war bzw. nicht mehr gewährleistet werden konnte.
- Schizophrene Patienten, die *bei Erkrankungsbeginn nicht voll autark* waren (z. B. noch von den Eltern versorgt wurden) und die *im weiteren Krankheitsverlauf dauerhaft untergebracht* wurden, machten fast die Hälfte der dauerhospitalisierten schizophrenen Patienten aus. Sie erkrankten in relativ jungem Alter (im Durchschnitt 22 Jahre), 6 dieser 17 Patienten waren bei Erkrankungsbeginn nicht älter als 19 Jahre. Keiner der Patienten dieser Gruppe hatte zum Zeitpunkt der Erstmanifestation eine feste partnerschaftliche Bindung. Bei mehr als der Hälfte standen massive psychopathologische Auffälligkeiten als Anlaß für die Dauerhospitalisierung im Vordergrund, bei den anderen Patienten eher der Verlust von Haltestrukturen.

In bezug auf den Status der Patienten vor Beginn ihrer Erkrankung wurden folgende soziodemographischen und prämorbiden Merkmale eruiert:

71. In der affektiven und schizoaffektiven Gruppe fanden sich signifikant häufiger Frauen (76% bzw. 63%) als in der Gruppe der schizophrenen Patienten (42%). Die *Geschlechtsverteilung* (männlich zu weiblich) war 1:0.7 in der der

Gruppe der schizophrenen Patienten, 1:1.7 in der Gruppe der schizoaffektiven Patienten und 1:3.1 bei den affektiven Patienten (vgl. Abschn. 4.2).

72. Das mittlere *Erstmanifestationsalter* war bei den schizophrenen Patienten 27.7 Jahre, bei den schizoaffektiven 30.4 Jahre und bei den affektiven Patienten 36.1 Jahre. Der Unterschied zwischen den drei Gruppen ist signifikant. 57% der schizophrenen Patienten erkrankten vor dem 25. Lebensjahr, aber nur 38% der schizoaffektiven und 16% der affektiven Patienten. Nach dem 35. Lebensjahr erkrankten zum ersten Mal 22% der schizophrenen Patienten, 32% der schizoaffektiven und 49% der affektiven Patienten. Die Verteilung unterscheidet sich zwischen den drei Diagnose-Gruppen signifikant (vgl. Abschn. 4.3).

73. Es fand sich kein signifikanter Unterschied zwischen und in den drei Diagnose-Gruppen bezüglich *Geburtsmonat und Geburtsjahreszeit* (vgl. Abschn. 4.4).

74. Bei der Mehrzahl der Patienten in allen drei Diagnose-Gruppen war keine *Broken-home-Situation* (vor dem Ende des 15. Lebensjahres) eruierbar (nur bei 28% der schizophrenen, bei 37% der schizoaffektiven und bei 26% der affektiven Patienten; vgl. Abschn. 4.5).

75. *Eine familiäre Belastung mit psychischen Erkrankungen* hatten 46% der schizophrenen, 64% der schizoaffektiven und 60% der affektiven Patienten. Am häufigsten wurde eine gesicherte affektive Psychose in der Familie von affektiven und schizoaffektiven Patienten gefunden, während das nur bei einem schizophrenen Patient der Fall war. In der Gruppe der schizophrenen Patienten war die Schizophrenie die häufigste Erkrankung von Angehörigen (vgl. Abschn. 4.6).

76. Die häufigste *Persönlichkeitsstruktur* bei den schizophrenen Patienten insgesamt war der „asthenisch-selbstunsichere" Typ. In der Gruppe der weiblichen schizophrenen Patienten fanden sich mehr prämorbide „sthenisch-selbstsichere" Persönlichkeiten als bei männlichen schizophrenen Patienten. Bei den schizoaffektiven Patienten fanden sich signifikante Unterschiede bezüglich der prämorbiden Persönlichkeit zwischen den Geschlechtern: Bei den weiblichen schizoaffektiven Patienten verteilten sich die drei erfaßten Persönlichkeitstypen (asthenisch-selbstunsicher, sthenisch-selbstsicher, Typus melancholicus) gleichmäßig. Bei den männlichen schizoaffektiven Patienten überwogen die asthenisch-selbstunsicheren Persönlichkeiten. Der Typus melancholicus war bei männlichen schizoaffektiven Patienten selten zu finden. Es fanden sich Differenzen zwischen Patienten mit unipolaren und bipolaren Verlaufsformen. Bei den affektiven Patienten war der Typus melancholicus mit 45% der häufigste Typ prämorbider Persönlichkeit. Bei den affektiven Patienten fand sich kein geschlechtsspezifischer Unterschied (vgl. Abschn. 4.7).

77. Gute soziale Kontakte vor Beginn der Erkrankung (*prämorbide soziale Interaktionen*) waren bei 36% der schizophrenen Patienten, bei 74% der schizoaffektiven und bei 63% der affektiven Patienten zu eruieren. Dabei war der Unterschied zwischen affektiven und schizoaffektiven Patienten nicht signifikant (vgl. Abschn. 4.7).

78. Ein „höheres Niveau" der *Schulbildung* fand sich bei 31% der affektiven, 27% der schizoaffektiven und 18% der schizophrenen Patienten. Ein *Schulabbruch* (unabhängig von der Schulart) fand sich bei 6% der affektiven, 13% der

schizoaffektiven und 29% der schizophrenen Patienten. Signifikante geschlechtsspezifische Unterschiede fanden sich nicht hinsichtlich der Schulbildung (vgl. Abschn. 4.8)

79. Bezüglich des *beruflichen Status* zum Zeitpunkt der Erstmanifestation fanden sich signifikante Unterschiede zwischen der Gruppe der schizophrenen Patienten einerseits und affektiven und schizoaffektiven Patienten andererseits. Bei den schizophrenen Patienten war der Anteil der Arbeiter signifikant höher (35%) als bei schizoaffektiven (15%) und affektiven Patienten (16%). Nur zwei schizophrene Patienten waren zum Zeitpunkt der Erstmanifestation als leitende Angestellte tätig, aber 13% der schizoaffektiven und 11% der affektiven Patienten (vgl. Abschn. 4.9).

80. Signifikant weniger schizophrene Patienten hatten vor Beginn der Erkrankung eine mindestens 6monatige *heterosexuelle Dauerbindung* (35%) im Vergleich mit schizoaffektiven (68%) und affektiven Patienten (84%). Dieser Unterschied erwies sich als altersunabhängig (vgl. Abschn. 4.10).

81. Die *soziale Herkunftsschicht* war bei 29% der schizophrenen Patienten die untere Unterschicht, während dies nur bei 7% der schizoaffektiven und 17% der affektiven Patienten der Fall war (vgl. Abschn. 4.12).

82. Berücksichtigt man die *soziale Schicht bei Erstmanifestation*, so zeigt sich bei einer großen Zahl von schizophrenen Patienten bereits vor der klinischen Erkrankung eine negative soziale Mobilität. Bei Erstmanifestation gehörten 45% der Patienten der Unterschicht an, während bezüglich der Herkunftsschicht nur 29% der Unterschicht zuzuordnen waren. Diese negative soziale Mobilität vor Erstmanifestation zeigte sich bei affektiven und schizoaffektiven Patienten nicht in dem Ausmaß (vgl. Abschn. 4.12).

Die Untersuchung weiterer Aspekte schizophrener, schizoaffektiver und affektiver Psychosen ergab folgendes:

83. Es wurde festgestellt, daß nicht jede *Form der affektiven Störung* eine vorhandene schizophrene Symptomatik als schizoaffektiv qualifiziert, sondern nur die melancholische bzw. endomorph-manische Symptomkonstellation. Es zeigte sich kein relevanter Unterschied zwischen Patienten ohne depressive oder maniforme Symptomatik und schizophrenen Patienten mit „einfacher" depressiver oder euphorischer Symptomatik. Relevante Differenzen fanden sich dagegen zwischen Patienten mit melancholischer oder endomorph-manischer Symptomkonstellation zusätzlich zur schizophrenen Symptomatik einerseits und den beiden anderen Gruppen (schizophrene Patienten ohne bzw. mit „einfacher" affektiver Symptomatik) andererseits (vgl. Kap. 8).

84. Die Mehrzahl der untersuchten schizoaffektiven Psychosen (70%) war *polymorph*, d. h. im Verlauf trat mehr als ein Episodentyp auf. Weniger als ein Drittel (30%) der schizoaffektiven Pychosen verlief *monomorph* (nur ein Episodentyp im Gesamtverlauf; vgl. Kap. 9).

85. Unabhängig von der Art der initialen Krankheitsepisode traten im Verlauf schizoaffektiver Psychosen praktisch alle anderen beschriebenen Episodentypen auf, ohne daß dabei eine Bevorzugung bestimmter Typen oder eine typische Richtung eines *Syndromwechsels* festzustellen war (vgl. Kap. 9.3).

86. Bei der Mehrzahl der polymorphen schizoaffektiven Psychosen fand der *erste Syndromwechsel* bereits mit der zweiten *Krankheitsepisode* statt (63%; vgl. Kap. 9.3).

87. Bei den Patienten mit polymorphen Verläufen trat der erste *Syndromwechsel* nach durchschnittlich 7.5 *Jahren* auf, bei 72% der Verläufe kam es innerhalb der ersten 5 Jahre nach Erkrankungsbeginn zum ersten Syndromwechsel (vgl. 9.3.2).

88. Die Ergebnisse der vorliegenden Studie zeigen, daß auch unter Berücksichtigung des longitudinalen Aspektes bei 59% der Patienten die *Diagnose einer schizoaffektiven Psychose* bereits bei der ersten Episode endgültig gestellt werden konnte (mit Auftreten einer schizoaffektiven Initial-Episode), bei 82% spätestens bis zur zweiten Krankheitsepisode, und bei 91% der schizoaffektiven Patienten spätestens mit der dritten Krankheitsepisode (vgl. 9.3.4).

89. Die *monomorphen* (ohne Syndromwechsel) und *polymorphen* (mit Syndromwechsel) schizoaffektiven Psychosen unterschieden sich nicht in relevanten soziodemographischen und prämorbiden Merkmalen, Verlaufsparametern und Aspekten des „Ausgangs" (vgl. Abschn. 9.5).

Zu Fragen der *Stabilität der Diagnose* fand sich folgendes:

90. Für die Patienten, bei denen aufgrund der ersten Krankheitsepisode eine „Schizophrenie" diagnostiziert wird, ist die Wahrscheinlichkeit sehr hoch, daß sich diese Diagnose nicht mehr ändert. 90% der Patienten behielten die initial gestellte Diagnose „Schizophrenie" auch während eines Langzeitverlaufes, auch die End-Diagnose lautete „schizophrene Psychose". Kam es in seltenen Fällen im Verlauf zu einem Syndromwechsel – und damit zur End-Diagnose „schizoaffektive Psychose" -, so fand dieser Wechsel zu einem anderen Episodentyp schon relativ früh im Verlauf statt, nämlich meist innerhalb der ersten 10 Jahre (vgl. Kap. 10).

91. Die Mehrzahl der Patienten mit einem *melancholischen Krankheitsbeginn* blieb unipolar-affektiv (79%). Ein Syndromwechsel, und die damit verbundene Änderung der Diagnose zur bipolaren affektiven Psychose oder zur schizoaffektiven Psychose, fand in den meisten Fällen innerhalb der ersten 5 Jahre nach Erstmanifestation statt. Nach diesem Zeitpunkt war ein Syndromwechsel nur noch sehr selten. In den Fällen, in denen nach einem melancholischen Beginn später ein Wechsel zu einem anderen Episodentyp auftrat, geschah dies meist zu einer manischen bzw. manisch-depressiv gemischten Krankheitsepisode (dabei blieb es also bei der Diagnose einer affektiven Psychose) und selten zu einer schizoaffektiven oder schizophrenen Krankheitsepisode (und damit zur End-Diagnose „schizoaffektive Psychose"; vgl. Kap. 10).

92. Patienten mit einer *initial manischen Symptomatik* (in Form einer manischen, manisch-depressiv gemischten, schizomanischen oder schizomanisch-depressiv gemischten Krankheitsepisode) hatten insgesamt einen sehr instabilen Verlauf. Sehr selten blieb es im Verlauf bei dem initialen Episodentyp. Dabei erwies sich der Verlauf der Psychosen mit einem manisch-depressiv gemischten Beginn als besonders instabil. Sehr bald nach der Erstmanifestation kam es zu einem Syndromwechsel, so daß 10 Jahre nach Krankheitsbeginn keiner dieser Patienten mehr in der ursprünglichen Kategorie verblieben war (vgl. Kap. 10).

93. Der Verlauf der Psychosen mit einer *initial schizodepressiven Krankheitsepisode* war stabiler als der Verlauf der Patienten mit einer initial manischen und weniger stabil als ein solcher mit einer initial melancholischen Krankheitsepisode. Etwa die Hälfte der Patienten mit einem schizodepressiven Beginn blieben bei diesem Episodentyp, die andere Hälfte wechselte zu anderen schizoaffektiven oder affektiven und schizophrenen Krankheitsepisoden (vgl. Kap. 10).

94. Eine *Dichotomie* der schizoaffektiven Psychose in *unipolare und bipolare schizoaffektive Psychosen* nach dem Muster der Dichotomie unipolarer und bipolarer affektiver Psychosen ist gerechtfertigt: Unipolare und bipolare schizoaffektive Psychosen unterscheiden sich in ähnlicher Weise wie unipolare und bipolare affektive Psychosen voneinander (vgl. Kap. 11).

95. *Unterschiede zwischen unipolaren und bipolaren schizoaffektiven Psychosen*: Die wichtigsten Unterschiede betreffen Geschlechtsverteilung, prämorbide Persönlichkeit, Beruf bei Erstmanifestation, soziale Schicht bei Erstmanifestation, Zahl und Häufigkeit von Episoden und Zyklen, mittlere Zykluslänge, Intervall-Länge und Inaktivitätsdauer (vgl. Abschn. 11.4).

96. *Affektive unipolare Psychosen unterscheiden sich von affektiven bipolaren Psychosen* bei folgenden Parametern: Erstmanifestationsalter, Beruf bei Erstmanifestation, prämorbide Persönlichkeit, heterosexuelle Dauerbindung, familiäre Belastung mit Schizophrenie, Häufigkeit langandauernder präepisodischer Alterationen, Zahl und Häufigkeit der Krankheitsepisoden sowie mittlere Zykluslänge und Intervall-Länge (vgl. Abschn. 11.3).

97. Die wichtigsten *Unterschiede* zwischen den *beiden unipolaren Formen (affektiv und schizoaffektiv)* betreffen das Erstmanifestationsalter (unipolare schizoaffektive Patienten erkranken jünger als unipolare affektive) und den günstigeren Ausgang der unipolaren affektiven im Vergleich zu den unipolaren schizoaffektiven Psychosen (vgl. 11.5.2).

98. Zwischen den *beiden bipolaren Formen (affektiv und schizoaffektiv)* fanden sich kaum *Unterschiede*. Wenn es welche gibt, betreffen sie nur die günstigeren sozialen Aspekte des „Ausgangs" (vgl. 11.5.3).

99. Bei Bildung einer *umfassenden unipolaren Erkrankung* und einer *umfassenden bipolaren Erkrankung* bleiben Gemeinsamkeiten und Unterschiede, die zwischen den jeweiligen unipolaren und bipolaren Formen affektiver und schizoaffektiver Psychosen bestehen, weitgehend konstant (vgl. 11.5.4).

100. *Positive, negative und gemischte Symptomatik* ist im Langzeitverlauf schizophrener Psychosen in der Regel nicht stabil. Nur 26% der Patienten zeigten im gesamten Verlauf den gleichen Episodentyp wie bei Beginn der Erkrankung, mehr als zwei Drittel davon hatten einen stabilen Verlauf nur mit positiven schizophrenen Krankheitsepisoden (vgl. Kap. 12).

101. Der *Anteil stabiler schizophrener Verläufe* ist abhängig von der Erkrankungsdauer (vgl. Kap. 12).

102. 74% der *Verläufe bei schizophrenen Psychosen* zeigten im Langzeitverlauf einen *Wechsel* von positiver zu negativer oder gemischter Form und umgekehrt. Der erste Wechsel, der im Durchschnitt 6.1 Jahre nach Erkrankungsbeginn auftrat, konnte in jede „Richtung" erfolgen. Bei den Patienten mit positivem bzw. negativem Krankheitsbeginn erfolgte der erste Wechsel häufiger zum entgegengesetzten Pol als

zu gemischten Krankheitsepisoden. Bei Patienten mit einem gemischten Beginn erfolgte der erste Wechsel bevorzugt zu negativen schizophrenen Krankheitsepisoden (vgl. Kap. 11).

13.2 Nach-Gedanken

Es gibt viel über die hier untersuchten drei Psychose-Formen nachzudenken. Dies haben wir bei der Diskussion der entsprechenden partiellen Befunde zu tun versucht. Sicherlich gibt es noch unendlich viel hinzuzufügen! Wir möchten aber diese Monographie nur mit einigen Nach-Gedanken zur nosologischen Stellung der schizoaffektiven Psychosen schließen – schizoaffektive Psychosen nicht nur als eine klinische Realität und ein nosologisches Ärgernis, sondern auch als ein faszinierendes Paradigma psychiatrischer Forschung!

Die Ergebnisse der vorliegenden Studie belegen – zusammen mit vielen anderen schon zitierten Studien -, daß die schizoaffektiven Psychosen bezüglich relevanter Verlaufs- und Ausgangsparameter, prognostischer, therapeutischer, soziodemographischer und prämorbider Merkmale eine Mittelposition zwischen den schizophrenen und affektiven Psychosen okkupieren. Die von einigen klassifikatorischen Systemen angenommene globale Zugehörigkeit zu den schizophrenen Psychosen konnte nicht bestätigt werden. Die von Jaspers aufgestellte These, daß schizophrene Symptome affektive Symptome bezüglich ihrer diagnostischen Valenz relativieren, ist weitgehend widerlegt, eher das Gegenteil scheint wahr. Damit kehrt sich das hierarchische Prinzip Jaspers' praktisch um (Berner u. Kieffer 1990; Berner u. Lenz 1986; Marneros 1989b-e; von Zerssen et al. 1990).

Die Bestätigung der Mittelposition schizoaffektiver Psychosen schafft bezüglich einiger Aspekte Klarheit. Diese relative Klarheit ermöglicht die Bildung von einigermaßen homogenen „Über-Gruppen" in allen drei Psychoseformen für theoretische und klinische Forschung; sie löst jedoch weder das Problem des „Wesens" der schizoaffektiven Psychosen, noch die Frage, was ihre „Mittelposition" bedeutet.

Die schizoaffektiven Psychosen bleiben weiter „ein Ärgernis, aber auch eine Realität" wie wir sie einmal bezeichnet haben (Marneros 1989b). Sie sind eine Realität, die jedem Psychiater sehr häufig begegnet, und eine Realität, an der wahrscheinlich Millionen von Menschen in der ganzen Welt leiden. Sie sind aber auch ein Ärgernis – vor allem ein nosologisches Ärgernis -, sie lassen sich nicht so einfach in Schablonen pressen, sie lassen sich nicht nach hierarchischen Prinzipien ordnen, und sie lassen sich nicht „schichtregeln".

Auch wenn ihre globale Position als zwischen den affektiven und schizophrenen Psychosen liegend bestimmt werden konnte, ist noch nicht gesagt, in welcher Beziehung sie zu den anderen beiden Psychoseformen stehen. Es ist damit noch nicht gesagt, ob die schizoaffektiven Psychosen eine selbständige Entität darstellen, ob sie eine Summierung und Sammlung von vielen heterogenen Randformen aus den beiden größeren Psychoseformen sind, oder ob es sich hierbei um eine

Mittelposition auf einem psychotischen Kontinuum handelt (Angst 1986, Häfner 1990; Kendell 1986).

Kendell (1986) nimmt sechs Möglichkeiten an, die die schizoaffektiven Psychosen konzeptualisieren könnten, nämlich schizoaffektive Psychosen

1. als Schizophrenien mit Beimischung von affektiven Symptomen,
2. als affektive Psychosen mit Beimischung von schizophrenen Symptomen,
3. als zufälliges Zusammentreffen beider Erkrankungen, nämlich Schizophrenie und affektive Psychose,
4. als eine dritte selbständige Psychose,
5. als „Interformen", gebildet durch die Kombination von einigen kausalen Faktoren der Schizophrenie und einigen kausalen Faktoren der affektiven Psychosen,
6. als eine Kombination der fünf oben erwähnten Möglichkeiten.

In ähnlicher Weise denkt Häfner (1990b) über fünf Modelle nach, die eventuell diese Mittelposition der schizoaffektiven Psychosen erklären könnten:

1. „Kombinationsmodell"
Schizoaffektive Psychosen sind eine Kombination von zwei vererbten Erkrankungen, nämlich Schizophrenie und bipolarer affektiver Psychose, die zu einem Phänotyp führt, der Elemente aus beiden Erkrankungen zeigt. Ein solches Modell wurde von den genetischen Zwillings- und Familienuntersuchungen nicht widerlegt (Kringlen 1987; Maier et al. 1990; Tsuang 1980). Die Validierung dieses Modells ist aber noch offen.

2. „Kontinuitätsmodell"
Dieses Konzept beinhaltet eine Reaktualisierung früherer Ansichten über die „Einheitspsychose" (s. Janzarik 1959, 1968, 1984, 1988; Rennert 1965; Vliegen 1980), sowie moderne Ansichten, die auf operationaler, genetischer und biologischer Forschung basieren (Angst 1986a; Crow 1985, 1991; Kendell 1986; Meltzer 1986).

Was man jedoch mit Kontinuum meint, ist noch nicht genau definiert. Man darf noch mit Häfner (1990b) fragen: „Kontinuität von was?". Auf jeden Fall bleibt dieses Modell ein interessantes Feld für zukünftige Forschung.

3. „Zwei-Ebenen-Modell"
Nach diesem Modell wird unterschieden zwischen einer genetischen und einer pathogenetischen Ebene, wobei der genetischen Ebene eine kausale Bedeutung beigemessen wird und der pathogenetischen Ebene nur eine Bedeutung für die Manifestationstypologie der Psychose. Dieses Modell basiert auf der bekannten Annahme, daß dem Gehirn nur begrenzte Reaktionsmöglichkeiten auf verschiedene Ursachen zur Verfügung stehen, wie Bonhoeffer (1917) für den „akuten exogenen Reaktionstyp" angenommen hat (Häfner 1987, 1988, 1990; Janzarik 1959, 1988).

4. „Selbständige Entität"
Dieses Modell geht davon aus, daß schizoaffektive Psychosen eine separate, selbständige Einheit sind. Dieses Konzept findet aber nur eine schwache Unterstützung von seiten der genetischen Untersuchungen (Propping 1990) als auch von der Seite der biologischen Forschung (Meltzer 1986).

5. „Modifikations-Modell"

Nach dem „Modifikations-Modell" werden ursprünglich schizophrene Psychosen durch die Beimischung affektiver Psychosen in ihrer Schwere und Wirkung modifiziert. Die Forschungsergebnisse können jedoch dieses nicht favorisieren (Häfner 1990).

Wir meinen, daß eine andere interessante Option die Spaltung sowohl der schizoaffektiven als auch der affektiven Psychosen – nach dem Prinzip der Polarität der Affektivität – und Integrierung in zwei separate Formen wäre, nämlich in eine umfassende „bipolare Erkrankung" und in eine umfassende „unipolare Erkrankung". Gemeinsamkeiten zwischen unipolaren affektiven und unipolaren schizoaffektiven Psychosen sowie zwischen bipolaren affektiven und bipolaren schizoaffektiven Psychosen könnten das möglich machen. Es wäre dann eine „unipolare Erkrankung" mit zwei Subtypen denkbar, nämlich dem affektiven und dem schizoaffektiven Subtyp, sowie eine „bipolare Erkrankung" mit zwei Subtypen, ebenfalls dem affektiven und dem schizoaffektiven Subtyp. Der relevanteste Unterschied zwischen den jeweiligen zwei Subtypen betrifft dann den „Ausgang„: Schizoaffektive Subtypen hätten einen ungünstigeren „Ausgang" als affektive Subtypen. Dies könnte man eventuell damit erklären, daß das Vorhandensein von „schizophrenen Symptomen" einen schwereren Grad von Erkrankung darstellt mit schwereren Folgen; ein anderes interessantes Forschungsfeld also – so wie auch die Prüfung der „Kontinuitätshypothese".

Bis eine Monographie über „Das Wesen der schizoaffektiven Psychosen" geschrieben werden kann, muß auf jeden Fall noch viel geforscht, viel gelernt und viel revidiert werden.

Affective, Schizoaffective and Schizophrenic Disorders: A Comparative Long-Term Study

Summary

A total of 402 patients were followed up for, on average, 25 years after the onset of their illness.

The diagnoses, made longitudinally, were as follows:
- schizophrenic disorder (n=148)
- schizoaffective disorder (n=101)
- affective disorder (n=106).

The remaining 47 patients did not fulfil the criteria for any of these diagnoses.

A distinction was made between „episode" (cross-sectional diagnosis) and „illness" or „disorder" (longitudinal diagnosis).

The „*episodes*" (cross-sectional diagnosis) were classified according to slightly modified DSM-III criteria into schizophrenic, affective (melancholic, manic, manic-depressive mixed), schizoaffective (schizodepressive, schizomanic, schizo-manic-depressive mixed) and non-characteristic episodes.

The criteria for the episodes are:
- Schizophrenic episode: criteria of DSM-III, slightly modified.
- Melancholic episode: according to „Major Depression, Melancholic Type" of DSM-III-R.
- Manic epissode: according to the criteria of DSM-III, slightly modified.
- Manic-depressive mixed episode: Presence of manic and depressive symptomatology during one episode.
- Schizodepressive episode: Presence of schizophrenic and depressive symptomatology during one episode.
- Schizomanic episode: presence of schizophrenic and manic symptomatology during one episode.
- Schizomanic-depressive mixed episode: Presence of schizophrenic, manic and depressive symptomatology during one episode.

The diagnosis of an „*illness*" or „*disorder*" (longitudinal diagnosis) took account of all the kinds of episodes that occurred during the whole course.

The final diagnosis (longitudinal diagnoses) were defined as follows:

Schizophrenic disorder: only schizophrenic episodes during the whole course

Affective disorder: only affective episodes during the whole course (melancholic, manic, manic-depressive mixed episodes)

Schizoaffective disorder: at least one schizoaffective episode during the course (schizodepressive, schizomanic, schizomanic-depressive mixed episode), independently of the type and number of other episodes, or sequential manifestation of schizophrenic and affective episodes.

The principal *instruments of investigation and evaluation* were:

- Global Assessment Scale (GAS)
- Disability Assessment Schedule (WHO/DAS)
- Psychological Impairment Rating Schedule (WHO/PIRS)
- Present State Examination (PSE)
- Criteria for social class and social mobility according to Kleining and Moore (also transferred to the criteria of Hollingshead and Redlich) – A pool of items based on WHO instruments for social parameters
- Items for pharmacological treatment and prophylaxis.

Affective, schizoaffective and schizophrenic disorders were compared longitudinally (average follow-up 25.1 years from onset). The main results of this comparison are:

1. The „*outcome*" of all three disorders – affective, schizoaffective and schizophrenic disorders – is not monolithic, but rather a multifactorial and multidimensional phenomenon. Various aspects have to be taken into consideration for the evaluation of outcome.

A *favourable prognosis* is dependent on the investigated partial aspect of outcome: For schizophrenic disorders a favourable outcome was found between 7% to 41% of the cases (7% for psychological deficits, 41% for preservation of full autarky). For schizoaffective disorders (under consideration of the same aspects of outcome as for schizophrenic disorders) a *favourable outcome* was found to vary between 50% and 78%, and for affective disorders between 64% and 93% (Sect. 3.5).

The individual findings regarding the outcome of affective, schizoaffective and schizophrenic disorders were as follows:

2. Some kind of *persistent alteration* was found in 93% of the schizophrenic, in 50% of the schizoaffective and in 36% of the affective disorders (Sect. 3.2.1)

3. The *persistent alterations began*, on average, 1.6 years after onset in schizophrenic patients, 6.7 years after onset in schizoaffective disorders and 9.9 years after onset in affective disorders. Persistent alterations could be manifest at any time during the course. All three diagnostic groups included some patients who showed persistent alterations directly after onset and others who first displayed such alterations 20 or even 30 years after onset (Sect. 3.2.2.1).

4. *The development of persistent alterations was preceded* by an average of 1.4 *hospitalisations*, in schizophrenic patients, 2.4 *episodes* in schizoaffective patients, and 3.1 *episodes* in affective patients. Considerable variation regarding the number of episodes before the manifestation of persistent alterations was found (1-6 hospitalisation in the schizophrenic patients, 1-8 in the schizoaffective disorders, and 1-13 in the affective disorders; see Sect. 3.2.2.2).

5. The *average age of the patients at the first manifestation of persistent alterations* was 28.6 years for schizophrenia, 36.9 years for the schizoaffective group and 47.0 years for the affective disorders. Here there was also very broad variation; the persistent alterations could begin at any age in all three diagnostic groups (Sect. 3.2.2.3).

6. *Severe and very severe disturbances* of level of functioning according to GAS, i.e. scores under 50, were found in 70% of the schizophrenic, in 21% of the schizoaffective and in only 4% of the affective disorders (Sect. 3.2.4).

7. *Good social adjustment* according to WHO/DAS was found in only 7% of the schizophrenic patients, 55% of the schizoaffective patients and in 64% of the affective patients. *Severe maladjustment* was found in 17% of the schizophrenics, but in none of the schizoaffective and affective patients. A *very poor adjustment* was found in 27% of the schizophrenics, but in only 9% of the schizoaffective and in 2% of the affective disorders (Sect. 3.2.5.3).

8. The *most frequent psychological deficits* according to WHO/PIRS were, in the schizophrenic patients, blunted affect, reduction in the intensity and range of facial expressions and distractibility (between 67% and 55% of the cases). In schizoaffective psychoses the most frequent deficits were blunted affect, reduction of facial expression, slowness and depressive mood (between 20% and 12% of the cases); in affective patients, depressive mood, reduction of facial expression, limited use of gestures and slowness (between 14% and 11% of cases, Sect. 3.2.6.1).

9. According to Huber's *psychopathological criteria of outcome*, 42% of the schizophrenic and 5% of the schizoaffective patients, but none of the affective patients, had a „characteristic schizophrenic residuum". Uncharacteristic residua were found in 51% of the schizophrenic, 45% of the schizoaffective and 36% of the affective patients. A psychopathological full remission was found in 7% of the schizophrenic, 51% of the schizoaffective and 64% of the affective patients (Sect. 3.2.7).

10. The *phenomenological constellations of persistent alterations* according to our own criteria could be divided into eight groups:
„depletion syndrome", „apathetic-paranoid syndrome (resp. apathetic-hallucinatory syndrome)", „adynamic-deficient syndrome", „chronic pychosis", „structural deformation", „slight asthenic insufficiency syndrome", „chronic subdepressive syndrome", and „chronic hyperthymic syndrome".

Among the schizophrenic patients the most frequent phenomenological constellation was the apathetic-paranoid syndrome, followed by depletion syndrome and adynamic-deficient syndrome. No chronic subdepressive syndrome or chronic hyperthymic syndrome were found in schizophrenic patients. Among the schizoaffective disorders the most frequent was the asthenic insufficiency syndrome, followed by the adynamic-deficient syndrome. Depletion syndrome and chronic psychosis was not found in the schizoaffective disorders. Among the affective disorders the most common syndrome was again the asthenic insufficiency syndrome, followed this time by the chronic subdepressive syndrome. Depletion syndrome, apathetic-paranoid syndrome, adynamic-deficient syndrome, chronic psychosis and structural deformation did not occur in the affective disorders (Sect. 3.3.).

11. Some 27% of the schizophrenic patients were *married* at the onset of illness, 30% at the end of the observation time. The equivalent figures for schizoaffective disorders were 56% and 57%, for affective disorders 77% and 58%. At the end of the observation time 10% of the schizophrenic patients, 13% of the schizoaffective patients and 6% of the affective patients were divorced (Sect. 3.4.2).

12. For 38% of the schizophrenic patients, but only 6% of the schizoaffective and 7% of the affective patients, the *highest social class* achieved was one of the „lower" classes. At the end of the observation time 62% of the schizophrenic patients, but only 11% of the schizoaffective and 8% of the affective patients, belonged to the „lower" social classes (Sect. 3.4.3).

13. *Positive social mobility* was found in 7% of the schizophrenic, 22% of the schizoaffective and 42% of the affective patients for whom a such social mobility was possible, i.e. those not already belonging to the highest social class. Positive social mobility proved to be independent of the sex of the patient in all three diagnostic groups (Sect. 3.4.3.5).

14. *Negative social mobility* was found in 70% of the schizophrenic, 23% of the schizoaffective and 24% of the affective patients for whom such social mobility was possible (Sect. 3.4.3.4).

15. *Positive occupational mobility* was found in 7% of the schizophrenic, 15% of the schizoaffective and 22% of the affective patients for whom such occupational mobility was possible (Sect. 3.4.4.4).

16. *Negative occupational mobility* was found in 71% of the schizophrenic, 42% of the schizoaffective and 29% of the affective patients for whom such occupational mobility was possible (Sect. 3.4.4.3).

17. Up to the end of the observation time 41% of the schizophrenic, 78% of the schizoaffective and 93% of the affective patients were able to preserve full *autarky*. A further 35% of the schizophrenic, 20% of the schizoaffective and 6% of the affective patients were able to live outside an institution, although they had some limitations of their autarky. The remaining 24% of the schizophrenic patients but only 2% of the schizoaffective patients and one single affective patient had to be permanently hospitalised (Sect. 3.4.7.2).

18. Some 30% of the schizophrenic patients, 71% of the schizoaffective and 80% of the affective patients were able to achieve the *expected social development* (Sect.3.4.6).

Regarding long-term *course* the findings were as follows:

19. The *initial episode in schizophrenic disorders* was most frequently (44%) a „positive" one according to the criteria of Andreasen and Olsen (1982). A further 32% of the schizophrenic disorders began with a „negative" episode, 24% with a „mixed" episode (Sect. 5.5.2).

20. The *initial episode in schizoaffective disorders* was most frequently a schizodepressive one (48%). A further 17% of initial episodes were schizophrenic and 13% schizomanic. Manic, melancholic, manic-depressive mixed and schizomanic-depressive mixed initial episodes were rare, occurring in between 4% and 8% of cases (Sect. 5.5.3).

21. Some 85% of the *affective disorders began* with a melancholic *episode*. Manic initial episodes were found in 12% of cases and only 3% of affective disorders had a manic-depressive mixed initial episode (Sect. 5.5.4).

22. *Longlasting preepisodic alterations* – usually called „prodromal states" – with a duration of more than 6 months before first clinical manifestation were displayed by 37% of the *schizophrenic patients*. The most frequent preepisodic alterations exhibited by schizophrenic patients were changes of behaviour, difficulties in occupational life, impairments of concentration and social withdrawal (Sect. 5.2.2).

23. Among the *schizoaffective patients*, 21% had long-lasting *preepisodic alterations*. The most frequent such alterations were adynamia, complaints of pain and behaviour changes (Sect. 5.2.3).

24. Of the patients with *affective disorders*, 28% had long-lasting *preepisodic alterations*, mainly complaints of pain and adynamia (Sect. 5.2.4).

25. In the schizophrenic population there were 595 *hospitalisations* (excluding hospitalisations that were followed by permanent hospitalisation). Some 36% of the episodes were positive according to Andreasen and Olsen (1982), 37% negative and 27% mixed (Sect. 5.5.5.2).

26. *Schizoaffective patients* had 590 *episodes* of illness. One third of them were schizodepressive episodes, 17% schizomanic. The most infrequent kind of episode in schizoaffective disorders was the mixed manic-depressive type, at only 3%. All other types of episodes (schizophrenic, schizomanic-depressive mixed, melancholic, manic) accounted for between 3% and 13% (Sect. 5.5.5.3).

27. *Affective patients* had 508 *episodes*, 75% of which were melancholic, 16% manic and 7% manic-depressive mixed episodes (Sect. 5.5.5.4).

28. Excluding permanent hospitalisation, schizophrenic patients had, on average, had 3.5 *hospitalisations* during the whole observation time, with a maximum of 20 and a minimum of one (Sect. 5.3.2.2).

29. Schizoaffective disorders were generally *recurrent*. A *monophasic course* (only 1 episode) was uncommon (10%). Some 62% of the patients had a *polyphasic course* (four or more episodes). On average, schizoaffective patients had 4.6 episodes of illness during the observation time. Bipolarity, low age at onset and manifestation of productive-psychotic symptoms were correlated with higher numbers of episodes (Sect. 5.3.2.2).

30. The majority of patients with affective disorders (52%) had four or more episodes of illness (*polyphasic course*), monophasic courses were rare (8%). The average number of episodes during the whole course was, at 3.8, lower in the affective than in the schizoaffective disorders. Factors correlating with the higher number of episodes were the presence of manic-depressive mixed episodes, a longer observation time and life events during the course (Sect. 5.3.2.2).

31. Schizoaffective patients had on average 4.2 *cycles* (the time between the beginning of one episode and the beginning of the next, monophasic courses excluded). Bipolarity, productive-psychotic symptoms during the course and low age at onset were found to be relevant factors in patients with a higher number of cycles (Sect. 5.3.3).

32. Affective disorders displayed on average 3.0 *cycles*. A longer observation time and the occurrence of manic-depressive mixed episodes of illness were found

to be statistically significantly correlated with a higher number of cycles (Sect. 5.3.3).

33. In the schizoaffective patients an episode of illness was found about every 5 years (*mean annual frequency of episodes* = 0.20). Especially low age at the end of the observation time, productive-psychotic symptoms and bipolarity were correlated with a higher frequency of episodes (Sects. 5.3.2.5 and 5.3.2.6).

34. The *mean annual frequency of episodes* for affective disorders was found to be 0.14 (i.e. one episode of illness about every 7 years). Especially bipolarity, manic-depressive mixed episodes and life events during the course were correlated with a higher annual frequency of episodes (Sects. 5.3.2.5 and 5.3.2.7).

35. In the schizoaffective disorders, shorter observation time was found to be the most relevant factor associated correlated with a higher *annual frequency of cycles* (Sect. 5.3.3.7).

36. In the affective disorders shorter observation time and bipolarity were correlated with a higher *annual frequency of cycles* and thus with more frequent cycles (Sect. 5.3.3.8).

37. The *mean length of episodes* per patient was found to be about 2 months for the schizoaffective and affective disorders, with great individual variation (Sect. 5.3.2.8).

38. The *mean length of episodes* was found to be *higher* in schizoaffective patients if the premorbid personality was asthenic/low-self confident and schizodepressive episodes occurred during the course (Sect. 5.3.2.9).

39. In the affective patients a *longer mean length of episodes* was correlated with the occurrence of life events before the initial episode of illness (Sect. 5.3.2.10).

40. The *mean length of cycles* in schizoaffective disor ders varied greatly from 8 months to about 20 years. The most important factors correlated with shorter mean cycle length were life events during the course and bipolarity (Sect. 5.3.3.9).

41. In the group of affective patients the *mean length of cycles* varied from 4 months up to nearly 30 years. Bipolarity was an important factor correlated with a low mean length of cycles (Sect. 5.3.3.9).

42. In affective as well as in schizoaffective disorders the *first cycle* was on average the longest – the *mean length of cycles* decreased in subsequent cycles. The average duration of the first cycle was about 3 years in both groups. The interindividual variations were high in both disorders (Sect. 5.3.3.12).

43. The reduction of *cycle length* with greater duration of illness resulted mainly from a reduction of the length of the intervals between episodes, the mean duration of episodes remained stable, in general from the first fo the fifth episode (Sect. 5.3.4).

44. The duration of *activity of the illness* (the period from the beginning of the first episode to the end of the last episode) did not significantly differ between affective and schizoaffective disorders; the mean values were 15.7 and 14.7 years, the maximum values 51 and 43 years respectively (Sect. 5.4.2).

45. Low age at onset, the occurrence of schizomanic-depressive mixed episodes of illness and the absence of life events were the most important factors correlated with a longer *period of activity* in schizoaffective disorders (Sect. 5.4.3).

46. *Inactivity of the illness* was defined as the period from the end of the last episode of illness to the end of the observation time, if longer than 3 years. By this

definition 74% of the schizoaffective patients experienced inactivity of their illness. A low age at the end of the observation time, schizomanic episodes, productive-psychotic symptoms and a bipolar course were correlated with a shorter period of inactivity (Sect. 5.4.5).

47. Some 78% of the affective patients had a period free of remanifestations (relapse-free period) of more than 3 years (*„period of inactivity"*) at the end of the observation time. No factor was found to have any relevant influence on the length of the period of inactivity period (Sect. 5.4.5).

48. Only four schizophrenic patients (3%), 9% of the schizoaffective patients and 7% of the affective patients experienced a *full remission at the end of the observation time and* no episodic remanifestations during the whole course (Sect. 5.6).

49. Most patients from all three diagnostic groups *without persistent alterations* also had *no episodic remanifestations* during the last 5 years of the observation time (Sect. 5.6).

50. In the majority of schizophrenic patients (87%), in addition to the *persistent alterations, episodic remanifestations* or exacerbations occurred during the course. This was the case in 49% of schizoaffective disorders and in 35% of the affective disorders (Sect. 5.6).

51. *Six types of course* of schizophrenic, affective and schizoaffective disorders are described, characterised by different combinations of the following three features (Sect. 5.9.6):

1. Presence/absence of long-lasting preepisodic alterations (at least 6 months before onset of the illness)
2. Presence/absence of persistent alterations at the time of follow-up
3. Time of beginning of persistent alterations (directly after the first episode of illness or later during the course).

The following six types of course result from the possible combinations of these features:

Type 1: No long-lasting preepisodic alterations, no persisting alterations (ca. 7% of the schizophrenic, 43% of the schizoaffective and 45% of the affective disorders)

Type 2: Long-lasting preepisodic alterations, but no persisting alterations (no schizophrenic patient, 9% of the schizoaffective and 19% of the affective disorders)

Type 3: No long-lasting preepisodic alterations, but persisting alterations later during the course (15% of the schizophrenic, 28% of the schizoaffective and 20% of the affective disorders)

Type 4: Long-lasting preepisodic alterations and persisting alterations later during the course (8% of the schizophrenic, 6% of the schizoaffective and 7% of the affective disorders)

Type 5: No long-lasting preepisodic alterations, persisting alterations from the first manifestation of illness (43% of the schizophrenic, 10% of the schizoaffective and 7% of the affective disorders)

Type 6: Long-lasting preepisodic alterations and persisting alterations since onset of illness (28% of the schizophrenic, 6% of the schizoaffective and 3% of the affective disorders).

52. Some 78% of the patients with schizoaffective and 74% of those with affective disorders, but only 38% of the schizophrenic patients had *life events* before at least one episode of illness (Sect. 5.10.2).

53. Some 34% of the *episodes* in affective disorders and 29% of the episodes in schizoaffective disorders, but only 14% of the hospitalisations of patients with schizophrenic disorders, were preceded by *life events* (Sect. 5.10.3).

54. A correlation between the *frequency of life events* and the *type of episode* was found. The highest frequency of life events (36%) was found before manic-depressive mixed episodes, but life events were also found before nearly one third of schizomanic, melancholic, manic and schizodepressive episodes. Life events were less frequent before schizophrenic episodes (17%) (Sect. 5.10.4).

55. The occurrence of *life events* was correlated with some parameters of the course of schizoaffective disorders (higher annual frequency of episodes, higher annual frequency of cycles, shorter cycle length, longer duration of activity of illness) and affective disorders (higher number of episodes, higher frequency of episodes, higher number of cycles, longer duration of episodes, shorter activity period; Sect. 5.3).

56. Some 65% of schizoaffective patients showed a *suicidal symptomatology* (suicide attempts and suicidal thoughts in general) at least once during the course, compared with 57% of affective patients and 54% of schizophrenic patients. The number of suicide attempts was also highest in schizoaffective disorders: 37% at least once during the course, against 22% for affective and 34% for schizophrenic patients. (Sect. 5.11).

57. Some 22% of the *individual episodes of illness* in schizoaffective and affective disorders and nearly 18% of the hospitalisations of schizophrenic patients were *accompanied by suicidal symptoms* (Sect. 5.11.3).

58. Schizodepressive episodes were the *type of episodes* with the highest frequency of *suicidal symptoms* (43%), followed by melancholic episodes (29%). Interestingly the frequency with which suicidal symptoms accompanied a certain type of episode, did not differ among the three disorders (Sect. 5.11.3).

59. For *schizophrenic patients hospitalisations with suicidal symptoms* and hospitalisations without suicidal symptoms differed only regarding the position of the episode in the course of the illness: suicidal symptoms were found significantly more frequently during initial hospitalisation than during hospitalisations later in the course (Sect. 5.11.3.2). For *schizoaffective patients* suicidal symptoms were most frequent in episodes of female patients and in episodes at times when the patient was married and without paid employment. Most important regarding suicidal symptoms seems to be schizodepressive symptomatology. Among the *affective patients* suicidal symptoms were found frequently in melan cholic episodes as well as in episodes where the patient was married and without paid employment.

The most frequent *type of suicide attempt* in all three disorders, representing 55%-61% of all attempts, was drug overdose (Sect. 5.11.3).

60. In 28% of the schizoaffective disorders *prophylactic treatment* with *lithium* was carried out, resulting in a reduction of remanifestations from one episode of illness every 2 years to one episode every 8 years (median). Striking interindividual variations were found (Sect. 5.13.2).

61. Some 27% of the patients with affective disorders were *treated prophylactically* with *lithium*. For bipolar affective patients the annual frequency of episodes decreased from one episode every 2 years to one episode about every 15 years (Sect. 5.13.3).

Regarding *factors influencing or predicting the outcome of affective, schizoaffective and schizophrenic disorders*, the findings were as follows:

62. In patients with *schizophrenic disorders*, the *occurrence and intensity of persistent alterations* was influenced mainly by premorbid and sociodemographic factors. Of the investigated parameters of course, only the presence of long-lasting preepisodic alterations were found to be important; among symptomatological parameters, this was the case for hallucinatory symptoms during the course (especially acoustic hallucinations). The factors that were found to differ significantly in patients with GAS scores above and below 50 on univariate analysis discriminated with varying function between the two groups. The presence of hallucinatory symptoms during the course (especially acoustic hallucinations) had the highest function, followed by low parental social class, long-lasting preepisodic alterations, male gender and premorbid tendency to social isolation. In schizophrenic patients the factors influencing the occurrence of *negative social consequences* of the illness were similar to those affecting global functioning according to the GAS. Especially the following variables increased the risk for occurrence of negative social consequences: male gender, premorbid tendency to social isolation, low parental class, long-lasting preepisodic alterations, no heterosexual relationship before onset of the illness, and onset with negative schizophrenic symptomatology (Sects. 6.2 and 6.3.2).

63. *Schizoaffective disorders* showed a different picture regarding *factors of influencing* the *occurrence of persistent alterations*. Hardly any correlation of sociodemographic or premorbid parameters with the outcome of illness – represented by the GAS score – could hardly be found. On the contrary, parameters of course had a much greater weight. The occurrence of at least one melancholic episode during the course was one of the most influential factors. Patients with persistent alterations had melancholic episodes much less frequently during the course than did patients without persistent alterations. This factor also proved to have the highest discriminatory function. In addition, the following factors were discriminatory: absence of life events before the first episode, higher number of episodes and occurrence of first rank symptoms. The development of *negative social consequences* in schizoaffective disorders was influenced only by two factors, i.e. higher number or frequency of episodes and absence of life events before the onset of illness (Sects. 6.2.2 and 6.3.3).

64. For the *affective disorders* only two factors were relevant for the *occurrence of persistent alterations*, namely a primary pathological personality structure (asthenic/non-self confident) and the number of episodes during the course.

Bipolarity had no relevant influence if considered in isolation, but was found to have an indirect influence because a bipolar course was frequently correlated with a higher number of episodes. Two factors were of importance for the development of *negative social consequences* in affective disorders, i.e. male gender and a higher number of episodes (Sects. 6.2.3, 6.3.4).

65. On the basis of the discriminance analysis it was possible to assign 64% of the affective, 66% of the schizoaffective and 70% of the schizophrenic disorders to one of the two *GAS categories*. For schizophrenic patients it was possible to predict an „unfavourable" outcome with slightly higher accuracy than a „favourable" outcome, for the affective disorders the opposite was true. The accuracy of prediction of *negative social consequences*, using the calculated discriminance functions was 66% for schizoaffective disorders, 79% for affective disorders and 73% for schizophrenic disorders (Sects. 6.2, 6.3, 6.4).

With regard to *permanent hospitalisation* of patients with schizophrenic, schizoaffective and affective disorders the results were as follows:

66. *Permanent hospitalisation* (> 3 years) was found almost exclusively in schizophrenic patients. Only 2% of the schizoaffective patients and one single affective patient, but 24% of the schizophrenic patients, were permanently hospitalised (Sect. 7.1).

67. The *permanently hospitalised schizophrenic patients* were mainly of *male gender* and of *relatively young age* at the time of onset of the illness (24.4 years; Sect. 7.2)

68. *Permanent hospitalisation* could begin at *any time during the course*, but for a relatively high proportion of patients (43%) it started within the first 4 years after onset. The average was about 9 years after onset (Sect. 7.2).

69. The *number of hospitalisations preceding a permanent hospitalisation* varied from 1 to 14. On average there were 3.7 episodes before permanent hospitalisation. At the time of permanent hospitalisation the patients were on average 33.6 years old, varying from 15 to 54 years (Sect. 7.2).

70. Each patient followed his/her *individual path to permanent hospitalisation*, each displaying a different and personal set of features. Nevertheless, some characteristic features were found (Sect. 7.3):

– *Permanent hospitalisation following directly from a state of full autarky*, accounting for 26% of the cases, mostly happened relatively early after onset of the illness. Reasons for permanent hospitalisation were psychopathological symptoms and the loss of social support structures.

– A further 26% of the schizophrenic patients who *even tually became permanently hospitalised* were initially able to *live extramural even after manifestation of the illness*, but could not preserve full autarky. The patients and those around them strove for an extended period of time to avoid permanent hospitalisation but eventually it became necessary, mostly because of the loss of social support structures (usally the death of relatives) or because of a substantial worsening of psychopathological symptoms.

– Nearly half the *permanently hospitalised* schizophrenic patients were *not in a state of full autarky at the time of onset of the illness* (e.g. were cared for by their parents). They became ill at a relatively young age (on average 22 years), 6 of the 17 patients concerned were 19 years of age or younger at onset. None of these patients was living in a stable heterosexual partnership at onset. In more than half the cases prominent psychopathological symptoms were the cause for the permanent hospitalisation; for the remainder the main reason was the loss of social support structures.

Regarding the *status of the patients before onset of the illness* the following sociodemographic and premorbid features were found:

71. Women formed significantly higher proportions of the affective and schizoaffective patients (76% and 63% respectively) than of the schizophrenic patients (42%). The *male/female ratio* was 1:0.7 for the schizophrenic patients, 1:1.7 for the schizoaffective patients and 1:3.1 for the affective patients (Sect. 4.2).

72. The mean *age at first manifestation* was 27.7 years for the schizophrenic, 30.4 years for the schizoaffective and 36.1 years for the affective patients. The differences among the three groups were statistically significant. Some 57% of the schizophrenic patients, but only 38% of the schizoaffective and 16% of the affective patients, became ill before the age of 25. Some 22% of the schizophrenic, 32% of the schizoaffective and 49% of the affective patients first became ill after the age of 35. Again, the differences among the three groups were statistically significant (Sect. 4.3).

73. There were no significant differences among or within the three diagnostic groups regarding *month of birth and season of birth* (Sect. 4.4).

74. A *broken home situation* before the age of 16 was found for only 28% of the schizophrenic, 37% of the schizoaffective and 26% of the affective patients (Sect. 4.5).

75. *Mental illness in the family* was found in 46% of the schizophrenic, 64% of the schizoaffective and 60% of the affective patients. Affective disorders were the most frequent disorders in the families of affective and schizoaffective patients, but an affective disorder was found in the family of only one schizophrenic patient. In the schizophrenic patients a schizophrenic disorder was the most frequent mental illness among relatives (Sect. 4.6).

76. The most frequent *personality structure* of the schizophrenic patients was the „asthenic/low self-confident" type. Among the female schizophrenic patients more premorbid „sthenic/high self-confident" personalities were found than among the male schizophrenic patients. Significant differences regarding premorbid personality was found between male and female schizoaffective patients: In the female schizoaffective patients the three personality types (asthenic/low self-confident, sthenic/high self-confident, typus melancholicus) were found with rather similar frequencies. In the male schizoaffective patients, however, the „asthenic/low self-confident" personality was the most frequent and the „typus melancholicus" was rare. Differences were found between patients with unipolar and bipolar course. Among the affective patients „typus melancholicus" was the most frequent type of premorbid personality, at 45%. No gender-specific difference was found in the affective patients (Sect. 4.7).

77. Social contacts before the onset of the illness (*premorbid social interactions*) were judged as good in 36% of the schizophrenic, 74% of the schizoaffective and 63% of the affective patients. The difference between affective and schizoaffective patients was not significant (Sect. 4.7).

78. A „higher level" of *education* was found in 31% of the affective, 27% of the schizoaffective and 18% of the schizophrenic patients. Independently of the type of school, 6% of the affective, 13% of the schizoaffective and 29% of the schizophrenic patients *left school before the intended time*. No significant gender-specific differences were found regarding education (Sect. 4.8).

79. Regarding the *occupational status* at the time of onset of the illness, significant differences were found between the schizophrenic patients and the affective and schizoaffective patients. The proportion of working class people was significantly higher among schizophrenic patients (35%) than among the schizoaffective patients (15%) and the affective patients (16%). Only two of the schizophrenic patients, but 13% of the schizoaffective and 11% of the affective patients, were working as top white collar workers at the time of onset (Sect. 4.9).

80. Significantly fewer schizophrenic patients (35%) than schizoaffective patients (68%) or affective patients (84%) had been living in a *stable heterosexual partnership* for at least 6 months before onset of the illness. This difference was found to be independent from the age (Sect. 4.10).

81. The *parents' social class* for 29% of the schizophrenic patients was the lower working class, this was the case for only 7% of the schizoaffective and 17% of the affective patients (Sect. 4.12).

82. Considering the *social class at onset of the illness* a high proportion of the schizophrenic patients exhibited a negative social mobility even before onset of the illness; at the time of first manifestation 45% of the patients belonged to the lower working classes compared with 29% of their parents. This negative social mobility before onset was not found in the affective and schizoaffective patients (Sect. 4.12).

The investigation of several other aspects of schizophrenic, schizoaffective and affective disorders revealed to the following:

83. Not every *form of affective syndrome* qualifies existing schizophrenic symptoms as schizoaffective, only the melancholic or endomorphous-manic symptom constellation. No relevant difference was found between patients without depressive or maniform symptomatology and schizophrenic patients with „simple" depressive or euphoric symptoms. Relevant differences were found, however, between patients with melancholic or endomorphous-manic symptom constellations in addition to schizophrenic symptomatology on the one hand and both other groups (schizophrenic patients without or with „simple" affective symptoms) on the other hand (Chap. 8).

84. The majority of the schizoaffective disorders (70%) were *polymorphous*, i.e. more than one type of episode occurred. Less than one third (30%) of the schizoaffective disorders was *monomorphous* (only one type of episode during the course; Chap. 9).

85. Independently of the type of initial episode, practically *all types of episodes occurred during the course* of schizoaffective disorders, with no preference for specific types and no typical direction of *syndrome shift* (Sect. 9.3).

86. In the majority (63%) of polymorphous schizoaffective disorders the *first syndrome shift* took place as early as the second *episode* (Sect. 9.3).

87. In the patients with a polymorphous course the first *syndrome shift* took place on average 7.5 *years* after onset; in 72% of cases the first syndrome shift occurred within the first 5 years (Sect. 9.3.2).

88. A *final diagnosis of „schizoaffective disorder"* could be made on the first episode of illness (schizoaffective initial episode), in 59% of the cases, by the second episode in 82% of the cases, and by the third episode of illness in 91% of cases (Sect. 9.3.4).

89. The *monomorphous* (without syndrome shift) and *polymorphous* (with syndrome shift) schizoaffective disorders do not differ in relevant sociodemographic and premorbid features, parameters of course and aspects of „outcome" (Sect. 9.5).

Regarding the *stability of diagnosis* it was found:

90. For the patients diagnosed as *„schizophrenic"* at the first episode of illness the probability was very high that this diagnosis would not change. In 90% of cases where the initial diagnosis was „schizophrenia" the diagnosis remained the same during the whole course and at the end of the observation period. In the rare cases where a a syndrome shift occurred, yielding a final diagnosis of „schizoaffective disorder", it took place relatively early during the course, mostly within the first 10 years (Chap. 10).

91. The majority of patients with a *melancholic initial episode* (79%) remained unipolar-affective. A syndrome shift and the resulting change of the final diagnosis to bipolar affective disorder or to schizoaffective disorder took place in most of the cases within 5 years after onset, rarely later. The change was usually to a manic or manic-depressiv mixed episode (in which case the diagnosis of an affective disorder remained stable) and only seldom to a schizoaffective or a schizophrenic episode (resulting in a final diagnosis of „schizoaffective disorder"; Chap. 10).

92. Patients with *initial manic symptomatology* (as manic, manic-depressive mixed, schizomanic or schizomanic-depressive mixed episode) generally had a very unstable course. Only rarely was the initial type of episode the only type to occur during the whole course. The course of disorders with a manic-depressive mixed initial episode was especially unstable. In every case a syndrome shift occurred early after the onset, so that 10 years after the first manifestations of the illness none of the patients still belonged to the primary diagnostic category (Chap. 10).

93. The course of the psychoses with an *initial schizodepressive episode of illness* was more stable than the course of those with an inital manic episode and less stable than the course with an inital melancholic episode. About half of the patients with a schizodepressive first episode continued to have this type of episode, while the other half changed to another type of schizoaffective episode or to affective or schizophrenic episodes of illness (Chapt. 10).

94. A *dichotomy* of schizoaffective disorders into *unipolar and bipolar schizoaffective disorders*, analogous to the dichotomy of unipolar and bipolar affective disorders, seems to be justified in that the differences between the former resemble those between the latter (Chap. 11).

95. The most important *differences between unipolar and bipolar schizoaffective disorders* were found regarding gender, premorbid personality, occupation at onset, social class at onset, number and frequency of episodes and cycles, mean length of cycles, length of intervals and inactivity period (Sect. 11.4).

96. *Unipolar affective disorders differ from bipolar affective disorders* in the following parameters: age at onset, occupation at onset, premorbid personality, stable heterosexual relationship, family members with schizophrenia, frequency of long-lasting preepisodic alterations, number and frequency of episodes of illness, mean length of cycles and length of intervals (Sect. 11.3).

97. The most important *differences* between the *unipolar forms of the two disorders (affective and schizoaffective)* were in age at first manifestation, which was lower in unipolar schizoaffective patients than in unipolar affective patients, and in outcome, more favourable in the unipolar affective than in the unipolar schizoaffective disorders (Sect. 11.5.2).

98. Between the *bipolar forms of the two disorders (affective and schizoaffective)* only small *differences* were found, regarding some more favourable social aspects of outcome (Sect. 11.5.3).

99. Building a *voluminous group of unipolar disorders* and a *voluminous group of bipolar disorders* similarities and differences remain stable, as between the unipolar and bipolar forms of affective and schizoaffective disorders separately (Chap. 11.5.4).

100. *Positive, negative and mixed symptomatology* seems not to be stable during the long-term course of schizophrenic disorders in the majority of cases. Only 26% of the patients showed the same type of episode during the whole course of the illness; more than two thirds of these had only positive schizophrenic episodes (Chap. 12).

101. The *proportion of schizophrenic courses that are stable* depends on the duration of the illness (Chap.12).

102. Some 74% of the *schizophrenic disorders* showed a *change* from positive to negative or mixed schizophrenic episodes or vice versa during the long-term course. The first syndrome shift occurred on average 6.1 years after onset, in any „direction" with no special pattern of change. For the patients with positive or negative onset, the first syndrome shift was more frequently to the opposite pole than to the mixed form. In cases with a mixed initial episode the first syndrome shift was, in the majority of cases, to a negative episode (Chap. 11).

Literatur

Abrams R (1984) Schizoaffective syndrome: a selective review. Schizophr Bull 10:26–29

Abrams R, Taylor MA (1976) Mania and schizo-affective disorder, manic type: a comparison. Am J Psychiatry 133:1445

Abrams R, Taylor MA (1983) The importance of mood incongruent psychotic symptoms in melancholia. J Aff Dis 5:227

Achté K (1967) On prognosis and rehabilitation in schizophrenia and paranoid psychosis. A comparative follow-up study of two series of patients first admitted to hospital in 1950 and 1960 respectively. Acta Psychiatr Scand 196 (Suppl.)

Achté K, Tuulio-Henriksson A (1983) Schizophrenia and schizo-affective psychosis. Psychiatr Clin 16:126–140

Achté K, Loennqvist J, Kuusi K, Piirtola O, Niskanen P (1986) Outcome studies on schizophrenic psychoses in Helsinki. Psychopathology 19:60–67

Akiskal HS (1982) Factors associated with incomplete recovery in primary depressive illness. J Clin Psychiatry 43:266–271

Akiskal HS (1989) New insights into the nature and heterogeneity of mood disorders. J Clin Psychiatry 50:6–10

Akiskal HS, Bitar AH, Puzantian VR, Rosenthal TL, Walker PW (1978) The nosological status of neurotic depression: A prospective three- to four-year follow-up examination in light of the primary-secondary and unipolar-bipolar dichotomies. Arch Gen Psychiatry 35:756–766

Akiskal HS, King D, Rosenthal TL, Robinson D, Scott-Strauss A (1981) Chronic depressions. Part 1: Clinical and familial characteristics in 137 probands. J Aff Dis 3:297–315

Akiskal HS, Walker P, Puzantian VR, King D, Rosenthal TL, Dranon M (1983) Bipolar outcome in the course of depressive illness: Phenomenologic, familial, and pharmacologic predictors. J Aff Dis 5:115–128

American Psychiatric Association (1980) Diagnostic and Statistical Manual of Mental Disorders (3rd edition). American Psychiatric Press, Washington

American Psychiatric Association (1987) Diagnostic and Statistical Manual of Mental Disorders (3rd edition – revised). American Psychiatric Press, Washington

Andreasen NC (1979) Affective flattening and the criteria for schizophrenia. Am J Psychiatry 136:944–947

Andreasen NC (1982) Negative symptoms in schizophrenia. Definition and reliability. Arch Gen Psychiatry 39:784–788

Andreasen NC (1985) Positive versus negative schizophrenia: criteria and validation. In: Pichot P, Berner P, Wolf R, Thau K (Hrsg.) Psychiatry. The state of the art. Vol.1: Clinical psychopathology, nomenclature and classification. Plenum Press, New York London

Andreasen NC (1990a) Positive and Negative Symptoms: Historical and Conceptual Aspects. In: Andreasen NC (Hrsg.) Schizophrenia: Positive and Negative Symptomes and Syndromes. Basel, Karger

Andreasen NC (1990b) Methods for Assessing Positive and Negative Symptoms. In: Andreasen NC (Hrsg.) Schizophrenia: Positive and Negative Symptoms and Syndromes. Basel, Karger Andreasen NC, Grove WM (1986) Thought, language, and communication in schizophrenia: Diagnosis and prognosis. Schizophr Bull 12:348–359

Andreasen NC, Olsen S (1982) Negative vs. Positive Schizophrenia. Arch Gen Psychiatry 39:789–794

Andreasen NC, Arndt S, Alliger R, Swayze VW (1991) Positive and Negative Symptomes: Assessment and Validity. In: Marneros A, Andreasen NC, Tsuang MT (Hrsg.) Negative vs. Positive Schizophrenia. Springer, Berlin Heidelberg New York

Angermeyer MC (Hrsg.) (1987) From social class to social stress. Springer, Berlin Heidelberg New York

Angermeyer MC, Goldstein IM, Kühn L (1989) Gender difference in schizophrenia: Rehospitalisation and community survival. Psychol Med 19:365–382

Angermeyer MC, Klusmann D (1987) From social class to social stress: New developments in psychiatric epidemiology. In: Angermeyer MC (Hrsg.) From social class to social stress. Springer, Berlin Heidelberg New York

Angermeyer MC, Kühn L (1988) Gender differences in age at onset of schizophrenia. An overview. Eur Arch Psychiat Neurol Sci 237:351–364

Angrist B, Rotrosen J, Gershon S (1980) Differential Effects of Amphetamine and Neuroleptics on Negative vs. Positive Symptoms in Schizophrenia. Psychopharmacol 72:17–19

Angst J (1961a) Tofranil: A clinical analysis. In: Proceedings of the third world congress of psychiatry. University of Toronto Press, Montreal

Angst J (1961b) A clinical analysis of the effects of Tofranil in depression. Longitudinal and follow-up studies. Treatment of blood relations. Psychopharmacol 2:381–407

Angst J (1966) Zur Ätiologie und Nosologie endogener depressiver Psychosen. Eine genetische, soziologische und klinische Studie. Springer, Berlin Heidelberg New York

Angst J (1978) The Course of Affective Disorders. II.Typology of Bipolar Manic-Depressive Illness. Arch Psychiat Nervenkr 226:65–73

Angst J (1980a) Verlauf unipolar depressiver, bipolar manisch-depressiver und schizo-affektiver Erkrankungen und Psychosen. Fortschr Neurol Psychiatr 48:3–30

Angst J (1980b) Clinical Typology of Bipolar Illness. In: Belmaker RH, van Praag HM (Hrsg.) Mania. An Evolving Concept. Spectrum Publ. Inc., Jamaica, NY

Angst J (1980c) Verlauf schizoaffektiver Psychosen. In: Schimmelpenning GW (Hrsg.) Psychiatrische Verlaufsforschung. Huber, Bern Stuttgart Wien

Angst J (1981) Ungelöste Probleme bei der Indikationsstellung zur Lithiumprophylaxe affektiver und schizoaffektiver Erkrankungen. Bibl Psychiatr 161:32–44

Angst J (1985) Switch from depression to mania – a record study over decades between 1920 and 1982. Psychopathology 18:140–154

Angst J (1986a) The Course of Schizoaffective Disorders. In: Marneros A, Tsuang MT (Hrsg.) Schizoaffective Psychoses. Springer, Berlin Heidelberg New York

Angst J (1986b) Verlauf und Ausgang affektiver und schizoaffektiver Erkrankungen. In: Huber G (Hrsg.) Zyklothymie – offene Fragen. pmi, Frankfurt

Angst J (1986c) The course of affective disorders. Psychopathology 119 (Suppl. 2):47–52

Angst J (1987a) Verlauf der affektiven Psychosen. In: Kisker KP, Lauter H, Meyer JE, Müller C, Strömgren E. (Hrsg.) Psychiatrie der Gegenwart, Band 5, 3.Auflage. Springer, Berlin Heidelberg New York

Angst J (1987b) Switch from depression to mania, or from mania to depression. J Psychopharmacol 1:13–19

Angst J (1987c) Switch from depression to mania, or from mania to depression: role of psychotropic drugs. Psychopharmacol Bull 23:66–67

Angst J (1987d) Epidemiologie der affektiven Psychosen. In: Kisker KP, Lauter H, Meyer JE, Müller C, Strömgren E (Hrsg.) Psychiatrie der Gegenwart, Band 5, 3.Auflage. Springer, Berlin Heidelberg New York

Angst J (1988a) European long-term follow-up studies of schizophrenia. Schizophr Bull 14:501–513

Angst J (1988b) Clinical course of affective disorders. In: Helgason T, Daly RJ (Hrsg.) Depressive illness: Prediction of course and outcome. Springer, Berlin Heidelberg New York

Angst J (1988c) Risikofaktoren für den Verlauf affektiver Störungen. In: v.Zerssen D, Möller HJ (Hrsg.) Affektive Störungen. Diagnostische, epidemiologische, biologische und therapeutische Aspekte. Springer, Berlin Heidelberg New York

Angst J (1989) Der Verlauf schizoaffektiver Psychosen. In: Marneros A (Hrsg.) Schizoaffektive Psychosen. Diagnose, Therapie und Prophylaxe. Springer, Berlin Heidelberg New York

Angst J (1991) Prädiktoren des Spontanverlaufs affektiver Psychosen. In: Heinrich K (Hrsg.) Prädiktoren des Therapieverlaufs bei endogenen Psychosen. Schattauer, Stuttgart New York (im Druck)

Angst J, Clayton PJ (1986) Premorbid personality of depressive, bipolar and schizophrenic patients with special reference to suicidal issues. Compr Psychiatry 27:511–532

Angst J, Dobler-Mikola A (1984a) The definition of depression. J Psychiatr Res 18:401–406

Angst J, Dobler-Mikola A (1984b) The Zurich Study. III. Diagnosis of depression. Eur Arch Psychiat Neurol Sci 234:30–37

Angst J, Frey R (1977) Die Prognose endogener Depressionen jenseits des 40.Lebensjahres. Nervenarzt 48:571–574

Angst J, Scharfetter C (1979) Subtypes of Schizophrenia and Affective Disorders from a Genetic Viewpoint. In: Obiols J, Ballus C, Gonzales Monclús E, Pujol J (Hrsg.) Biol Psychiatry Today. Elsevier, Amsterdam New York Oxford

Angst J, Scharfetter C (1990) Schizoaffektive Psychosen – ein nosologisches Ärgernis. In: Lungershausen E, Kaschka WP, Witkowski RJ (Hrsg.) Affektive Psychosen. Schattauer, Stuttgart New York

Angst J, Stassen HH (1987) Verlaufsaspekte affektiver Psychosen: Suizide, Rückfallrisiko im Alter. In: Huber G (Hrsg.) Fortschritte in der Psychosenforschung? Schattauer, Stuttgart New York

Angst J, Weis P (1967) Periodicity of depressive psychoses. In: Brill H, Cole JO, Deniker P, Hippius H, Bradley PB (Hrsg.) Neuro-psycho-pharmacology. Proceedings of the fifth international congress of the Collegium Internationale Neuro-Psycho-Pharmacologicum. Excerpta Medica Foundation, Amsterdam

Angst J, Weis P (1968) Ätiologie und Verlauf endogener Depressionen. Fortbildungskurse Schweiz Ges Psych 1:8–16

Angst J, Weis P (1969) Zum Verlauf depressiver Psychosen. In: Schulte W, Mende W (Hrsg.) Melancholie in Forschung, Klinik und Behandlung. Thieme, Stuttgart

Angst J, Grof P, Hippius H, Pöldinger W, Varga E, Weis P, Wyss F (1969) Verlaufsgesetzlichkeiten depressiver Syndrome. In: Hippius H, Selbach H (Hrsg.) Das depressive Syndrom. Urban & Schwarzenberg, München Berlin Wien

Angst J, Weis P, Grof P, Baastrup PC, Shou M (1970) Lithium prophylaxis in recurrent affective disorders. Br J Psychiatry 116:604–619

417

Angst J, Baastrup P, Grof P, Hippius H, Pöldinger W, Varga E, Weis P, Wyss F (1973a) Statistische Aspekte des Beginns und Verlaufs schizophrener Psychosen. In: Huber G (Hrsg.) Verlauf und Ausgang schizophrener Erkrankungen. Schattauer, Stuttgart New York

Angst J, Baastrup P, Grof P, Hippius H, Pöldinger W, Weis P (1973b) The course of monopolar depression and bipolar psychoses. Psychiat Neurol Neurochir 76:489–500

Angst J, Baastrup C, Grof P, Hippius H, Pöldinger W, Weis P (1976) Zum Verlauf affektiver Psychosen. In: Bochnik HJ, Pittrich (Hrsg.) Multifaktorielle Probleme in der Medizin. Akadamische Verlagsgesellschaft, Wiesbaden

Angst J, Felder W, Frey R, Stassen HH (1978) The Course of Affective Disorders. I. Change of Diagnosis of Monopolar, Unipolar, and Bipolar Illness. Arch Psychiat Nervenkr 226:57–64

Angst J, Felder W, Lohmeyer B (1979a) Schizoaffective Disorders. J Aff Dis 1:139–153

Angst J, Felder W, Lohmeyer B (1979b) A genetic study on schizoaffective disorders. In: Obiols J, Ballus C, Gonzales Monclús E, Pujol J (Hrsg.) Biological Psychiatry Today. Elsevier, Amsterdam New York Oxford

Angst J, Felder W, Lohmeyer R (1979c) Are schizoaffective psychoses heterogeneous? J Aff Dis 1:155–165

Angst J, Felder W, Frey R (1979d) The course of unipolar and bipolar affective disorders. In: Schou M, Strömgren E (Hrsg.) Origin, prevention and treatment of affective disorders. Academic Press, London New York San Fransisco

Angst J, Felder W, Lohmeyer B (1980a) Course of schizoaffective psychoses: results of a follow-up study. Schizophr Bull 6:579–585

Angst J, Frey R, Lohmeyer B, Zerbin-Rüdin E (1980b) Bipolar manic-depressive psychoses: Results of a genetic investigation. Hum Genet 55:237–254

Angst J, Grigo H, Lanz M (1981) A Genetic Validation of Diagnostic Concepts for Schizo-affective Psychoses. In: Perris C, Struwe G, Jansson B (Hrsg.) Biological Psychiatry. Elsevier, Amsterdam New York Oxford

Angst J, Scharfetter C, Stassen HH (1983) Classification of schizo-affective patients by multidimensional scaling and cluster analysis. Psychiatr Clin 16:254–264

Angst J, Dobler-Mikola A, Hagnell O (1985) How many, and which patients with affective disorders need long-term maintenance therapy? Adv Biochem Psychopharmacol 40:169–172

Angst J, Stassen HH, Woggon B (1988) Effect of neuroleptics on positive and negative symptoms and the deficit state. Clozapine (Leponex, Clozaril) Scientific Update Meeting, Montreux

Angst J, Stassen HH, Gross G, Huber G, Stone MH (1990) Suicide in affective and schizoaffective disorders. In: Marneros A, Tsuang MT (Hrsg.) Affective and schizoaffective disorders. Similarities and differences. Springer, Berlin Heidelberg New York

Arbeitsgemeinschaft für Methodik und Dokumentation in der Psychiatrie (1981) Das AMDP-System. Manual zur Dokumentation psychiatrischer Befunde. Springer, Berlin Heidelberg New York

Armbruster B, Gross G, Schüttler R, Huber G (1982) Konzepte und Kriterien der Diagnose der Schizophrenie und der atypischen, schizoaffektiven, schizophreniformen und reaktiven Psychosen. In: Huber G (Hrsg.) Endogene Psychosen: Diagnostik, Basissymptome und biologische Parameter. Schattauer, Stuttgart New York

Armbruster B, Gross G, Huber G (1983) Long-term prognosis and course of schizo-affective, schizophreniform and cycloid psychoses. Psychiatr Clin 16:156–168

Astrup C, Noreik K (1966) Functional psychoses: diagnostic and prognostic models. Thomas, Springfield

Astrup C, Fossum A, Holmboe R (1959) A follow-up study of 270 patients with acute affective psychoses. Acta Psychiatr Scand 34 (Suppl. 135)

Bagley C (1973) Occupational status and symptoms of depression. Soc Sci Med 7:327–339

Baron M, Risch N (1982) X-linkage in affective and schizoaffective disorders: genetic and diagnostic implications. Neuro-psychobiology 8:304–311

Baron M, Gruen R, Asnis L, Kane J (1982) Schizoaffective illness, schizophrenia and affective disorders: morbidity risk and genetic transmission. Acta Psychiatr Scand 65:253–262

Barry H, Barry H (1961) Season of birth. An epidemiological study in psychiatry. Arch Gen Psychiatr 5:292

Barry H, Barry H (1964) Season of birth in schizophrenics. Arch Gen Psychiatry 11:385

Beck M (1968) Twenty-five and thirty-five year follow-up first admissions to mental hospital. Can Psychiat Ass J 13:219–229

Berg E, Lindelius R, Petterson U, Salum I (1983) Schizoaffective psychoses. A long-term follow-up. Acta Psychiatr Scand 67:389–398

Berner P, Lenz G (1986) Definitions of Schizoaffective Psychosis: Mutual Concordance and Relationship to Schizophrenia and Affective Disorder. In: Marneros A, Tsuang MT (Hrsg.) Schizoaffective Psychoses. Springer, Berlin Heidelberg New York

Berner P, Kieffer W (1990) What Are the Schizophrenic and the Affective Aspects of Schizoaffective Disorders. In: Marneros A, Tsuang MT (Hrsg.) Affective and Schizoaffective Disorders. Similarities and Differences. Springer, Berlin Heidelberg New York

Berner P, Simhandl C (1983) Approaches to an exact definition of schizoaffective psychoses for research purposes. Psychiatr Clin 16:245–253

Berrios GE (1985) Positive and negative symptoms and Jackson. Arch Gen Psychiatry 42:95–97

Berti Ceroni G, Neri C, Pezzoli A (1984) Chronicity in major depression. A naturalistic prospective study. J Aff Dis 7:123–132

Berze J (1914) Die primäre Insuffizienz der psychischen Aktivität. Ihr Wesen, ihre Erscheinungen und ihre Bedeutung als Grundstörung der dementia praecox und der Hebephrenen überhaupt. Deuticke, Leipzig Wien

Berze J, Gruhle HW (1929) Psychologie der Schizophrenie. Springer, Berlin

Biehl H, Maurer K, Schubart C, Krumm B, Jung E (1986) Prediction of outcome and utilization of medical services in a prospective study of first onset schizophrenics – results of a prospective 5-year follow-up study. Eur Arch Psychiatr Neurol Sci 236:139–147

Biehl H, Maurer K, Jung E, Krumm B, Schubart C (1987) Zum „natürlichen Verlauf" schizophrener Erkrankungen – Begriff und Beispiele zum beobachteten Verhalten in einer prospektiven Studie. Nervenheilkde 6:153–163

Biehl H, Maurer K, Jablensky A, Cooper JE, Tomov T (1989a) The WHO Psychological Impairments Rating Schedule (WHO/PIRS). I.Introducing a new instrument for rating observed behaviour and the rationale of the psychological impairment concept. Br J Psychiatry 155 (Suppl.7):68–70

Biehl H, Maurer K, Jung E, Krumm B (1989b) The WHO Psychological Impairments Rating Schedule (WHO/PIRS). II.Impairments in schizophrenics in cross-sectional and longitudinal perspective – The Mannheim experience in two independent samples. Br J Psychiatry 155 (Suppl.7):71–77

Birley JLT, Brown GW (1970) Crises and life changes preceeding the onset or relapse of acute schizophrenia: Clinical aspects. Br J Psychiatry 116:327–333

Bland RC (1982) Predicting the outcome in Schizophrenia. Can J Psychiatry 27:52–62

Bland RC, Orn H (1978) 14-year outcome in early schizophrenia. Acta Psychiat Scand 58:327–338

Bland RC, Orn H (1979) Schizophrenia: Diagnostic Criteria and Outcome. Br J Psychiatry 134:34–38

Bland RC, Orn H (1980) Schizophrenia: Schneider's First-Rank Symptoms and Outcome. Br J Psychiatry 137:63–68

Bland RC, Parker RPN, Orn H (1978) Prognosis in schizophrenia: Prognostic predictors and outcome. Arch Gen Psychiatry 35:72–77

Blau A (1957) Benign schizophrenia. Arch Neurol Psychiatry 78:605–611

Bleuler E (1911) Dementia praecox oder Gruppe der Schizophrenien. In: Aschaffenburg G (Hrsg.) Handbuch der Psychiatrie, Spezieller Teil 4. Deuticke, Leipzig

Bleuler M (1972) Die schizophrenen Geistesstörungen im Lichte langjähriger Kranken- und Familiengeschichten. Thieme, Stuttgart

Boeters U (1971) Die oneiroiden Emotionspsychosen. Karger, Basel

Bonhoeffer K (1917) Die exogenen Reaktionstypen. Arch Psychiatr Nervenkr 58:58–70

Bortz J (1978) Lehrbuch der Statistik für Sozialwissenschaftler. Springer, Berlin Heidelberg New York

Bothwell S, Weissman MM (1977) Social impairments four years after an acute depressive episode. Am J Orthopsychiat 47:231–237

Boyd JH, Pulver AE, Stewart W (1986) Season of birth: schizophrenia and bipolar disorder. Schizophr Bull 12:173

Bradbury TN, Miller GA (1985) Season of birth in schizophrenia: a review of evidence, methodology, and etiology. Psychol Bull 98:569

Bratfos O, Haug JO (1968) The course of manic-depressive psychosis. A follow-up investigation of 215 patients. Acta Psychiatr Scand 44:89–112

Brockington I, Leff JP (1979) Schizo-affective psychosis: definitions and incidence. Psychol Med 9:91–99

Brockington I, Meltzer HY (1983) The nosology of schizo-affective psychoses. Psychiatr Dev 4:317

Brockington I, Kendell RE, Wainwright S (1980a) Depressed patients with schizophrenic or paranoid symptoms. Psychol Med 10:665–675

Brockington I, Wainwright S, Kendell RE (1980b) Manic patients with schizophrenic or paranoid symptoms. Psychol Med 10:73–83

Brooke EM (1959) National statistics in the epidemiology of mental illness. J Ment Sci 105:893–908

Brown GW (1959) Social factors influencing length of hospital stay of schizophrenic patients. Br Med J 2:1300–1306

Brown GW, Bone M, Dalison B, Wing JK (1966) Schizophrenia and social care. Oxford University Press, London

Canton G, Fraccon IG (1985) Life events and schizophrenia. A replication. Acta Psychiatr Scand 71:211–216

Carlson GA, Goodwin FK (1973) The stages of mania: A longitudinal analysis of the manic episode. Arch Gen Psychiatry 28:221–228

Carlson GA, Kotin J, Davenport JB, Adland M (1974) Follow-up of 53 bipolar manic-depressive patients. Br J Psychiatry 124:134–139

Carpenter WT, Bartko JJ, Strauss JS, Hawk AB (1978) Signs and symptoms as predictors of outcome: A report from the International Pilot Study of Schizophrenia. Am J Psychiatry 135:940–945

Carpenter WT, Buchanan RW, Kirkpatrick B, Thaker G, Tamminga C (1991) Negative Symptoms: A Critique of Current Approaches. In: Marneros A, Andreasen NC, Tsuang MT (Hrsg.) Negative vs. Positive Schizophrenia. Springer, Berlin Heidelberg New York

Cassano GB, Maggini C (1983) The long-term effects of depression. In: Davis JM, Maas JW (Hrsg.) The affective disorders. American Psychiatric Press, Washington

Cassano GB, Placidi GF (1984) The long-term course of unipolar depressions: Implications for antidepressant treatments. In: Krypsin-Exner K, Hinterhuber H, Schubert H (Hrsg.) Langzeittherapie psychiatrischer Erkrankungen. Schattauer, Stuttgart New York

Charney DS, Nelson JG (1981) Delusional and Nondelusional Unipolar Depression: Further Evidence for Distinct Subtypes. Am J Psychiatr 138:328-333

Christozov C, Atchkova M, Chichkov A, Choilekova M, Jivkov L (1989) Die Entwicklung affektiv psychotischer Kinder. Acta Paedopsychiatrica 52:71-74

Ciompi L (1973) Allgemeine Depressionsprobleme im Lichte von Verlaufsforschungen bis ins Alter. Z Gerontol 6:400-408

Ciompi L (1984) Zum Einfluß sozialer Faktoren auf den Langzeitverlauf der Schizophrenie. Schweiz Arch Neurol Neurochir Psychiatr 135:101-113

Ciompi L, Müller C (1976) Lebensweg und Alter der Schizophrenen. Eine katamnestische Langzeitstudie bis ins Senium. Springer, Berlin Heidelberg New York

Ciompi L, Agué C, Dauwalder JP (1977) Ein Forschungsprogramm über die Rehabilitation Schizophrener. I: Konzepte und methodologische Probleme. Nervenarzt 48:12-18

Clark JA, Mallett BL (1963) A follow-up study of schizophrenia and depression in young adults. Br J Psychiatry 109:491-499

Clayton PJ (1982) Schizoaffective Disorders. J Nerv Ment Dis 11:646-650

Clayton PJ (1983) Gender and Depression. In: Angst J (Hrsg.) The Origins of Depression: Current Concepts and Approaches. Springer, Berlin Heidelberg New York

Clayton PJ, Rodin L, Winokur G (1968) Family history studies: III – Schizoaffective disorder, clinical and genetic factors – including a one to two year follow-up. Compr Psychiatry 9:31-49

Cohen SM, Allen MG, Pollin W, Hrubec Z (1972) Relationship of schizo-affective psychosis to manic depressive psychosis and schizophrenia. Arch Gen Psychiatry 26:539-546

Conrad K (1958) Die beginnende Schizophrenie. Versuch einer Gestaltanalyse des Wahns. Thieme, Stuttgart

Coryell W (1988) Schizo-affective and schizophreniform disorders. In: Nasrallah HA (Hrsg.) Handbook of Schizophrenia. Vol. 3: Nosology, epidemiology and genetics of schizophrenia. Elsevier, Amsterdam New York Oxford

Coryell W, Winokur G (1980) Diagnosis, Family, and Follow-up Studies. In: Belmaker RH, van Praag HM (Hrsg.) Mania. An Evolving Concept. Spectrum Publ. Inc., Jamaica, NY

Coryell W, Winokur G (1984) Depression spectrum disorders: clinical diagnosis and biological implications. In: Post RM, Ballenger JC (Hrsg.) Neurobiology of mood disorders. Williams & Wilkins, Baltimore

Coryell W, Lavori P, Endicott J, Keller M, van Eerdewegh M (1984) Outcome in schizoaffective, psychotic, and nonpsychotic depression. Course during a six to 24-month follow-up. Arch Gen Psychiatry 41:787-791

Coryell W, Grove W, van Eerdewegh M, Keller M, Endicott J (1987) Outcome in RDC schizoaffective depression: the importance of diagnostic subtyping. J Aff Dis 12:47

Coryell W, Keller M, Endicott J, Andreasen N, Clayton P, Hirschfeld R (1989) Course and outcome over a five-year period. Psychol Med 19:129-141

Crider A (1979) Schizophrenia: A biopsychological perspective. L.Erlbaum Associates, Hillsdale

Croughan JL, Welner A, Robins E (1974) The group of schizoaffective and related psychoses – critique, record, follow up, and family studies. II. Record studies. Arch Gen Psychiatry 31:632-637

Crow TJ (1980) Positive and negative schizophrenic symptoms and the role of dopamine. Br J Psychiatry 137:383–386

Crow TJ (1985) The two-syndrome concept: origins and current status. Schizophr Bull 11:471–486

Crow TJ (1986) The continuum of psychosis and its implication for the structure of the gene. Br J Psychiatry 149:419–429

Crow TJ (1989) A current view of the type II syndrome: Age of onset, intellectual impairment, and the meaning of structural changes in the brain. Br J Psychiatry 155 (Suppl.7):15–20

Crow TJ (1991) The Demise of the Kraepelinian Binary Concept and the Etiological Unity of the Psychoses. In: Marneros A, Andreasen NC, Tsuang MT (Hrsg.) Positive versus negative schizophrenia. Springer, Berlin Heidelberg New York

Cutting J, Clare A, Mann A (1978) Cycloid psychosis: an investigation of the diagnostic concepts. Psychol Med 8:637–648

Dahl A (1983) Ego function assessment of schizo-affective patients as compared to schizophrenic and affective psychotic patients. Psychiatr Clin 16:275–285

Dalén P (1975) Season of birth: a study of schizophrenia and other mental disorders. North-Holland Publ., Oxford

Dalén P (1990) Does age incidence explain all season-of-birth effects in the literature? Schizophr Bull 16:11–12

Degkwitz R, Helmchen H, Kockott G, Mombour W (1980) Diagnosenschlüssel und Glossar psychiatrischer Krankheiten. 5. Auflage, korrigiert nach der 9.Revision der ICD. Springer, Berlin Heidelberg New York

Deister A, Marneros A, Rohde A, Staab A, Jünemann H (1990a) Long-term outcome of affective, schizoaffective, and schizophrenic disorders: A comparison. In: Marneros A, Tsuang A (Hrsg.) Affective and schizoaffective disorders: Similarities and differences. Springer, Berlin Heidelberg New York

Deister A, Marneros A, Rohde A (1990b) Zur Stabilität negativer und positiver Syndromatik. In: Möller HJ (Hrsg.) Neurere Ansätze zur Diagnostik und Therapie schizophrener Minussymptomatik. Springer, Berlin Heidelberg New York

Deister A, Marneros A, Rohde A (1991) Long-term Outcome of Patients with initial positive episode versus patients ·with initial negative episode. In: Marneros A, Andreasen N, Tsuang MT (Hrsg.) Negative versus positive schizophrenia. Springer, Berlin Heidelberg New York

DeJong A, Giel R, Wiersma D (1986) Relationship between symptomatology and social disability. Empirical evidence from a follow-up study of schizophrenic patients. Soc Psychiatry 21:200–205

Delva N, Letemendia F (1982) Lithium treatment in schizophrenia and schizo-affective disorders. Br J Psychiatry 141:387–400

Dilling H, Weyerer S (1987) Social Class and Mental Disorders: Results from Upper Bavarian Studies. In: Angermeyer MC (Hrsg.) From Social Class to Social Stress. Springer, Berlin Heidelberg New York

Dingman C, McGlashan T (1986) Discriminating characteristics of suicides. Acta Psychiatr Scand 74:91–97

Dohrenwend BP (1987) Social Class and Mental Disorder: The Stress/Selection Issue. In: Angermeyer MC (Hrsg.) From Social Class to Social Stress. Springer, Berlin Heidelberg New York

Dohrenwend BP, Dohrenwend BS (1969) Social Status and Psychological Disorder: A Causal Inquiry. John Wiley and Sons, New York

Dohrenwend BP, Dohrenwend BS (1974) Social and cultural influences on psychopathology. Ann Rev Psychol 25:417–452

Dohrenwend BP, Dohrenwend BS (1976) Sex differences and psychiatric disorders. Am J Soc 81:1447–145

Dohrenwend BP, Shrout PE, Link BG, Martin JL, Skodol AE (1987) Overview and initial results of a risk factor study of depression and schizophrenia. In: Angermeyer MC (Hrsg.) From Social Class to Social Stress. Springer, Berlin Heidelberg New York

Drake RE, Gates C, Whitaker A, Gotton PG (1985) Suicide among schizophrenics: a review. Compr Psychiatry 26: 90

Dunner DL (1980) Unipolar and bipolar depression: recent findings from clinical and biological studies. In: Mendels J, Amsterdam JD (Hrsg.) The psychobiology of affective disorders. Karger, Basel

Dunner DL, Murphy D, Stallone F, Fieve RR (1979) Episode frequency prior to lithium treatment in bipolar manic-depressive patients. Compr Psychiatry 20:511–515

Dunner DL, Murphy D, Stallone F, Fieve RR (1980) Affective episode frequency and lithium therapy. Psychopharmacol Bull 16:49–50

Dunner DL, Russek FD, Russek B, Fieve RR (1982) Classification of bipolar affective disorder subtypes. Compr Psychiatry 23:186–189

Eaton WW (1980) A formal theory of selection for schizophrenia. Am J Soc 86: 149

Eaton WW (1985) Epidemiology of schizophrenia. Epidemiol Rev 7:105–126

Eaton WW, Day R, Kramer M (1988) The use of epidemiology for risk factor research in schizophrenia: an overview and methodologic critique. In: Nasrallah HA (Hrsg.) Handbook of Schizophrenia. Vol. 3: Nosology, epidemiology and genetics of schizophrenia. Elsevier, Amsterdam New York Oxford

Eggers C (1986) Schizoaffective Psychoses in Children and Juveniles. In: Marneros A, Tsuang MT (Hrsg.) Schizoaffective Psychoses. Springer, Berlin Heidelberg New York

Eggers C (1989) Die schizoaffektiven Psychosen im Kindesalter. In: Marneros A (Hrsg.) Schizoaffektive Psychosen. Diagnose, Therapie und Prophylaxe. Springer, Berlin Heidelberg New York

Eisemann M (1986) Social class and social mobility in depressed patients. Acta Psychiatr Scand 73:399–402

Emrich HM (1989) Alternativen zur Lithiumprophylaxe der schizoaffektiven Psychosen. In: Marneros A (Hrsg.) Schizoaffektive Psychosen. Diagnose, Therapie und Prophylaxe. Springer, Berlin Heidelberg New York

Emrich HM (1990) Alternatives to lithium prophylaxis for affective and schizoaffective disorders. In: Marneros A, Tsuang MT (Hrsg.) Affective and schizoaffective disorders. Similarities and differences. Springer, Berlin Heidelberg New York

Endicott J, Spitzer RL, Fleiss JL, Cohen J (1976) The Global Assessment Scale. A Procedure for Measuring Overall Severity of Psychiatric Disturbance. Arch Gen Psychiatry 33:766–771

Ewald G (1928) Mischpsychose, Degenerationspsychose, Aufbau. Monatsschr Psychiat Neurol 68:157–191

Fähndrich E, Richter S (1986) Zum Verlauf schizophrener Ersterkrankungen. Nervenarzt 57:705–711

Faergeman PM (1963) Psychogenic psychoses. Butterworths, London

Falret JP (1851) De la folie circulaire ou forme de maladie mentale characterisée par l'alternative régulière de la manie et de la mélancolie. Bull Acad Natl Med (Paris) (zitiert nach Angst J 1987)

Feighner JP, Robins E, Guze SB, Woodruf RA, Winokur G, Munoz R (1972) Diagnostic criteria for use in psychiatric research. Arch Gen Psychiatry 26:57–63

Finzen A (1988) Der Patientensuizid. Psychiatrie-Verlag, Bonn

Fish FJ (1962) Schizophrenia. Williams & Wilkins, Baltimore

Flekkoy K (1987) Epidemiologie und Genetik. In: Kisker KP, Lauter H, Meyer JE, Müller C, Strömgren E (Hrsg.) Psychiatrie der Gegenwart 4: Schizophrenien. Springer, Berlin Heidelberg New York

Fowler RC, McCabe MS, Cadoret RJ, Winokur G (1972) The validity of good prognosis schizophrenia. Arch Gen Psychiatry 26:182–185

Frangos E, Leodopoulos J, Diamados N, Gabreel J, Tsolis K (1978) Season of birth and schizophrenia. Neurol Psychiatr 1:129

Fritsch W (1976) Die prämorbide Persönlichkeit der Schizophrenen in der Literatur der letzten 100 Jahre. 44:323–372

Fukuda K, Etoh T, Iwadate T, Ishii A (1983) The course and prognosis of manic-depressive psychosis: A quantitative analysis of episodes and intervals. Tohoku J Exp Med 139:299–307

Gabriel E (1985) The concepts of axis syndromes 1965–1983. Psychopathology 18:106–110

Gaebel W, Pietzcker A, Poppenberg A (1981) Prädiktoren des Verlaufs schizophrener Erkrankungen unter neuroleptischer Langzeitmedikation. Pharmacopsychiat 14:180–188

Gagrat DD, Spiro HR (1980) Social, Cultural, and Epidemiologic Aspects of Mania. In: Belmaker RH, van Praag HM (Hrsg.) Mania. An Evolving Concept. Spectrum Publ. Inc., Jamaica, NY

Garvey MJ, Tollefson GD, Tuason VB (1986) Is chronic primary major depression a distinct depression subtype? Compr Psychiatry 27:446–448

Gaupp R (1926) Krankheitseinheit und Mischpsychosen. I.Der Kampf um die Krankheitseinheit. Z Gesamt Neurol Psychatrie 101:1–15

Geisler LS (1973) Larvierte Depressionen im internistischen Krankengut. In: Kielholz P (Hrsg.) Die larvierte Depression. Huber, Bern Stuttgart Wien

Gershon ES (1990) Genetics. In: Goodwin FK, Jamison KR (Hrsg) Manic-Depressive Illness. Oxford University Press, New York Oxford

Gershon ES, Liebowitz JH (1975) Sociocultural and demographic correlates of affective disorders in Jerusalem. J Psychiatr Res 37–50

Gershon ES, Bunney WE jr., Leckman JF, van Eerdewegh M, DeBauche BA (1976) The inheritance of affective disorders: a review of data and of hypotheses. Behav Genet 6:227–261

Gershon ES, Hamovit J, Guroff J, Dibble E (1982) A family study of schizoaffective, bipolar I, bipolar II, unipolar, and normal control probands. Arch Gen Psychiatry 39:1157–1167

Giel R, Wiersma D, deJong A (1987) The issue of social class and schizophrenia in the Netherlands. In: Angermeyer MC (Hrsg.) From Social Class to Social Stress. Springer, Berlin Heidelberg New York

Gittelman-Klein R, Klein DF (1969) Premorbid social adjustment and prognosis in schizophrenia. J Psychiatr Res 7:35–53

Glatzel J (1973) Zur Psychopathologie chronischer spätzyklothymer Depressionen. In: Kranz H, Heinrich K (Hrsg.) Chronische endogene Psychosen. Thieme, Stuttgart

Glatzel J (1982) Endogene Depressionen. Zur Psychopathologie, Klinik und Therapie zyklothymer Verstimmungen. Thieme, Stuttgart

Glatzel J, Lungershausen E (1968) Zur Frage der Residualsyndrome nach thymoleptisch behandelten cyclothymen Depressionen. Arch Psychiatr Z Ges Neurol 210:437–446

Goldman HH, Gattozzi AA, Taube CA (1981) Defining and counting the chronically mentally ill. Hosp Commun Psychiatry 32:21–27

Goldstein MJ (1990) Psychosocial factors relating to etiology and course of schizophrenia. In: Nasrallah HA (Hrsg.) Handbook of Schizophrenia, Vol. 4. Elsevier, Amsterdam New York Oxford

Goldstein JM, Tsuang MT (1988) The process of subtyping schizophrenia: strategies in the search for homogeneity. In: Nasrallah HA (Hrsg.) Handbook of Schizophrenia. Vol. 3: Nosology, Epidemiology and Genetics of Schizophrenia. Elsevier, Amsterdam New York Oxford

Goldstein JM, Santangelo SL, Simpson JC, Tsuang MT (1990) The Role of Gender in Identifying Subtypes of Schizophrenia: A Latent Class Analytic Approach. Schizophr Bull 16:263–276

Goodwin FK, Jamison KR (1984) The natural course of manic-depressive illness. In: Post RM, Ballenger JC (Hrsg.) Neurobiology of Mood Disorders. Williams & Wilkins, Baltimore

Goodwin FK, Jamison KR (1990) Manic-Depressive Illness. Oxford University Press, New York Oxford

Gross G (1969) Prodrome und Vorpostensyndrome schizophrener Erkrankungen. In: Huber G (Hrsg.) Schizophrenie und Zyklothymie. Ergebnisse und Probleme. Thieme, Stuttgart

Gross G (1989) The 'Basic'Symptoms of Schizophenia. Br J Psychiatry 155 (Suppl. 7): 21–25

Gross G, Huber G (1985) Psychopathology of basic stages of schizophrenia in view of formal thought disturbances. Psychopathology 18: 115–125

Gross G, Huber G, Schüttler R (1973) Verlaufsuntersuchungen bei Schizophrenen. In: Huber G (Hrsg.) Verlauf und Ausgang schizophrener Erkrankungen. Schattauer, Stuttgart New York

Gross G, Huber G, Schüttler R (1986a) Prediction Factors and Anamnestic, Clinical, and Social Data of Schneiderian Schizophrenia. In: Marneros A, Tsuang MT (Hrsg.) Schizoaffective Psychoses. Springer, Berlin Heidelberg New York

Gross G, Huber G, Schüttler R (1986b) Long-term Course of Schneiderian Schizophrenia. In: Marneros A, Tsuang MT (Hrsg.) Schizoaffective Psychoses. Springer, Berlin Heidelberg New York

Gross G, Huber G, Armbruster B (1986c) Schizoaffective Psychoses – Long-term Prognosis and Symptomatology. In: Marneros A, Tsuang MT (Hrsg.) Schizoaffective Psychoses. Springer, Berlin Heidelberg New York

Gross G, Huber G, Klosterkötter J, Linz M (1987) BSABS. Bonner Skala für die Beurteilung von Basissymptomen. Springer, Berlin Heidelberg New York

Grossman LS, Harrow M, Fudala J, Meltzer HY (1984) The longitudinal course of schizoaffective disorders. A prospective follow-up study. J Nerv Ment Dis 172:140–149

Guensberger E, Fleischer J (1972) Zur Psychopathologie und zur nosologischen Stellung der chronischen Depression. Schweiz Arch Neurol Neurochir Psychiatrie 110:109–119

Häfner H (1975) Rehabilitation Schizophrener. Wissensstand, Folgerungen für die Praxis und für eine Theorie der Schizophrenie. In: Huber G (Hrsg.) Therapie, Rehabilitation und Prävention schizophrener Erkrankungen. Schattauer, Stuttgart New York

Häfner H (1987) Epidemiology of Schizophrenia. In: Häfner H, Gattaz WF, Janzarik W (Hrsg.) Search for the Causes of Schizophrenia. Springer, Berlin Heidelberg New York

Häfner H (1988) Epidemiologie der Schizophrenie. Stand und Perspektiven. Fundamenta Psychiatrica 4:264–282

Häfner H (1989) Vorwort. In: Jung et al (Hrsg.) Mannheimer Skala zur Einschätzung sozialer Behinderung (DAS-M). Beltz, Weinheim

Häfner H (1990a) New perspectives in the epidemiology of schizophrenia. In: Häfner H, Gattaz WF (Hrsg.) Search for the Causes of Schizophrenia, II. Springer, Berlin Heidelberg New York

Häfner H (1990b) Schizoaffective disorders: A separate disease? In: Marneros A, Tsuang MT (Hrsg.) Affective and schizoaffective disorders. Similarities and differences. Springer, Berlin Heidelberg New York

Häfner H (1990c) Ist Schizophrenie eine Krankheit? Epidemiologische Daten und spekulative Folgerungen. Nervenarzt 60:191–199

Häfner H, Maurer K (1991) Are there two types of schizophrenia? – True onset and sequence of positive and negative syndromes prior to first admission. In: Marneros A, Andreasen NC, Tsuang MT (Hrsg.) Negative vs. Positive Schizophrenia. Springer, Berlin Heidelberg New York

Harding C (1988) Course types in schizophrenia: An analysis of European and American studies. Schizophr Bull 14:633–643

Harding C, Strauss JS (1984) How serious is schizophrenia? Comments on prognosis. Biol Psychiatry 19:597–600

Harding C, Strauss JS (1985) The course of schizophrenia: an evolving concept. In: Alpert M (Hrsg.) Controversies in Schizophrenia: Changes and Consistencies. Guilford Publ., New York

Hare EH (1955) Mental illness and social class in Bristol. Br J Prev Soc Med 9:191–195

Hare EH (1988) Temporal factors and trends, including birth seasonality and the viral hypothesis. In: Nasrallah HA (Hrsg.) Handbook of Schizophrenia. Vol. 3: Nosology, Epidemiology and Genetics of Schizophrenia. Elsevier, Amsterdam New York Oxford

Hare EH, Price JS, Slater E (1972) Parental social class in psychiatric patients. Br J Psychiatry 121:515–524

Harms P, Smith R (1983) The current psychotic depression. Evidence of diagnostic stability. J Aff Dis 5:51–54

Harrow M, Grossman LS (1984) Outcome in schizoaffective disorders: a critical review and reevaluation of the literature. Schizophr Bull 10:87–108

Harrow M, Grinker RR Sr., Silverstein ML, Holzman P (1978) Is modern-day schizophrenic outcome still negative? Am J Psychiatry 135:1156

Hartmann W (1980) Schizophrene Dauerpatienten. Enke, Stuttgart

Harvey PD, Walker EF (1987) (Hrsg.) Positive and Negative Symptoms of Psychosis. Lawrence Erlbaum, Hillsdale

Hastings DW (1958) Follow-up results in psychiatric illness. Am J Psychiatry 114:1057–1066

Hawk AB, Carpenter WT, Strauss JS (1975) Diagnostic Criteria and Five-Year Outcome in Schizophrenia. Arch Gen Psychiatry 32:343–347

Hays P (1964) Modes of onset of psychotic depression. Br Med J 2:779–784

Herz MI (1990) Early intervention in schizophrenia. In: Nasrallah HA (Hrsg.) Handbook of Schizophrenia. Vol. 4: Psychosocial Treatment of Schizophrenia. Elsevier, Amsterdam New York Oxford

Himmelhoch JM, Fuchs CZ, May SJ, Symons BJ, Neil KS (1981) When a schizoaffective diagnosis has meaning. J Nerv Ment Dis 169:277

Hinterhuber H (1973) Zur Katamnese der Schizophrenie. Eine klinisch-statistische Untersuchung lebenslanger Verläufe. Fortschr Neurol Psychiat 41:527

Hippius H, Müller I (1973) Zur Behandlung isolierter Algien mit Antidepressiva. In: Kielholz P (Hrsg.) Die larvierte Depression. Huber, Bern Stuttgart Wien

Hippius H, Selbach H (1969) Das depressive Syndrom. Urban & Schwarzenberg, München Berlin Wien

Hirschfeld RMA, Cross CK (1982) Epidemiology of affective disorders. Psychosocial risk factors. Arch Gen Psychiatry 39:35–46

Hirschfeld RMA, Klerman GL (1979) Personality attributes and affectives disorders. Am J Psychiatry 136:67–70

Hirschfeld RMA, Klerman GL, Keller MB, Andreasen NC, Clayton PJ (1986a) Personality of recovered patients with bipolar affective disorder. J Aff Dis 11:81–89

Hirschfeld RMA, Klerman GL, Andreasen NC, Clayton PJ, Keller MP (1986b) Psycho-social predictors of chronicity in depressed patients. Br J Psychiatry 148:648–654

Hoch A (1921) Benign stupor: A study of new manic-depressive reaction type. Macmillan, New York

Hofmann G (1983) The Clinical and Therapeutical Aspects of Schizo-Affective Psychosis. Psychiatr Clin 16:207–216

Hollingshead AB, Redlich FC (1958) Social class and mental illness. Wiley, New York

Holmboe R, Astrup C (1957) A follow-up study of 255 patients with acute schizophrenia and schizophreniform psychoses. Acta Psychiatr Scand 32 (Suppl.115)

Horgan D (1981) Change of diagnosis to manic-depressive illness. Psychol Med 11:517–523

Hsia CY (1958) Clinical analysis and follow-up study of 200 cases of schizophrenia. Chinese J Neurol Psychiatry 4:89–94

Huber G (1957) Pneumenencephalographische und psychopathologische Bilder bei endogenen Psychosen. Springer, Berlin Göttingen Heidelberg

Huber G (1961) Chronische Schizophrenie. Synopsis klinischer und neuroradiologischer Untersuchungen an defektschizophrenen Anstaltspatienten. Dr.Hüthig, Heidelberg Frankfurt

Huber G (1983) Das Konzept substratnaher Basissymptome und seine Bedeutung für Theorie und Therapie schizophrener Erkrankungen. Nervenarzt 54:23–32

Huber G, Gross G (1977) Wahn. Eine deskriptiv-phänomenologische Untersuchung schizophrenen Wahns. Enke, Stuttgart

Huber G, Glatzel J, Lungershausen E (1969) Über zyklothyme Residualsyndrome. In: Schulte W, Mende W (Hrsg.) Melancholie in Forschung, Klinik und Behandlung. Thieme, Stuttgart

Huber G, Gross G, Schüttler R (1979) Schizophrenie. Eine verlaufs- und sozialpsychiatrische Langzeitstudie. Springer, Berlin Heidelberg New York

Hubschmid T, Ciompi L (1990) Prädiktoren des Schizophrenieverlaufs – eine Literaturübersicht. Fortschr Neurol Psychiat 58:359–366

Ichimiya Y, Shikawa I, Kobayashi S, Kato T, Sakurai N (1986) Outcome of Schizophrenia – extended observation (more than 20 years) of 129 typical schizophrenic cases (I) Seishin Shinkeigaku Zesshi 88:206–234

Jablensky A (1978) Review of proposed study design. (Unveröffentlichtes Arbeitspapier vom 16.02.1978, WHO, Genf)

Jablensky A, Schwarz R, Tomov J (1980) WHO-Collaborative Study on impairments and disabilities associated with schizophrenic disorders. A preliminary communication: Objectives and methods. Acta Psychiatr Scand 62 (Suppl.):152–163

Jackson JH (1889) On postepileptic states: A contribution to the comparative study of insanities. J Ment Sci 34:490–500

Jacobson JE (1965) The hypomanic alert: A program designed for greater therapeutic control. Am J Psychiatry 122:295–299

Janzarik W (1959) Dynamische Grundkonstellationen in endogenen Psychosen. Ein Beitrag zur Differentialtypologie der Wahnphänomene. Springer, Berlin Göttingen Heidelberg

Janzarik W (1968) Schizophrene Verläufe. Eine strukturdynamische Interpretation. Springer, Berlin Heidelberg New York

Janzarik W (1976) Die Krise der Psychopathologie. Nervenarzt 47:73–80

Janzarik W (1980) Der schizoaffektive Zwischenbereich. Nervenarzt 51:272–279

Janzarik W (1988) Strukturdynamische Grundlagen der Psychiatrie. Enke, Stuttgart

Jaspers K (1973) Allgemeine Psychopathologie. 9.Aufl. Springer, Berlin Heidelberg New York

Johnstone E, Owens D, Gold A, Crow T, Macmillan J (1984) Schizophrenic patients discharged from hospital – a follow-up study. Br J Psychiatry 145:586–590

Jonsson H, Nyman AK (1984) Prediction of outcome in schizophrenia. Acta Psychiatr Scand 69:274–291

Jung E, Krumm B, Biehl H, Maurer K, Bauer-Schubart C (1989) Mannheimer Skala zur Einschätzung sozialer Behinderung (DAS-M). Beltz, Weinheim

Kahlbaum J (1863) Die Gruppierung der psychischen Krankheiten und die Eintheilung der Seelenstörungen. Kafemann, Danzig

Kahlbaum J (1884) Über cyclisches Irresein. Allg Z Psychiatrie 40:405–406

Kasanin J (1933) The acute schizoaffective psychoses. Am J Psychiatry 13:97–126

Katschnig H (1986) Measuring life stress – a comparison of the checklist and the panel technique. In: Katschnig H (Hrsg.) Life events and psychiatric disorders: controversial issues. Cambridge University Press, Cambridge

Kay DWK, Garside RF, Roy JR, Beamish P (1969) „Endogenous" and „neurotic" syndromes of depression: A 5- to 7-year follow-up of 104 cases. Br J Psychiatry 115:389–399

Kay SR, Singh MM (1989) The positive-negative distinction in drug free schizophrenic patients. Arch Gen Psychiatry 46:711–718

Kehrer F, Kretschmer E (1924) Die Veranlagung zu seelischen Störungen. Springer, Berlin Heidelberg New York

Keller MB, Shapiro RW (1981) Major depressive disorder. Initial results from a one-year prospective naturalistic follow-up study. J Nerv Ment Dis 169:761–768

Keller MB, Shapiro RW, Lavori PW, Wolfe N (1982) Relapse in major depressive disorder: Analysis with the life table. Arch Gen Psychiatry 39:911–915

Keller MB, Lavori PW, Coryell W, Andreasen NC, Endicott J, Clayton PJ, Klerman GL, Hirschfeld RMA (1986) Differential outcome of pure manic, mixed/cycling, and pure depressive episodes in patients with bipolar illness. JAMA 255:3138–3142

Kemali D, Maj M, Ariano MG, Fabrazzo M, Amati A (1985) Response to lithium prophylaxis in schizoaffective psychoses. In: Kemali D, Racagni G (1985) Advances in biochemical psychopharmacology, Vol.40: Treatments in neuropsychiatry. Raven, New York

Kendell RE (1968) The Classification of Depressive Illness. Oxford University Press, London

Kendell RE (1986) The Relationship of Schizoaffective Illnesses to Schizophrenic and Affective Disorders. In: Marneros A, Tsuang MT (Hrsg.) Schizoaffective Psychoses. Springer, Berlin Heidelberg New York

Kendell RE (1988) Long-term follow-up studies: A commentary. Schizophr Bull 14:663–667

Kendler KS, Gruenberg AM, Tsuang MT (1984) Outcome of schizophrenic subtypes defined by four diagnostic systems. Arch Gen Psychiatry 41:149–154

Kendler KS, Gruenberg AM, Tsuang MT (1986) A DSM-III family study of the nonschizophrenic psychotic disorders. Am J Psychiatry 143:1098–1105

Kerr TA, Roth M, Schapira K, Gurney C (1972) The Assessment and Prediction of Outcome in Affective Disorders. Br J Psychiatry 121: 167–174

Kettering RL, Harrow M, Grosman L, Meltzer HY (1987) The Prognostic Relevance of Delusions in Depression: A Follow-Up Study. Am J Psychiatry 144:1154–1160

Kick K (1991) Das schizophrene Residualsyndrom. Empirisches Problemfeld und klinisch-integrativer Verstehensansatz. Nervenarzt 62:32–40

Kielholz P (Hrsg.) (1973) Die larvierte Depression. Huber, Bern Stuttgart Wien

Kinkelin M (1954) Verlauf und Prognose des manisch-depressiven Irreseins. Schweiz Arch Neurol Psychiat 73:100–146

Kirby GH (1913) The catatonic syndrome and its relation to manic-depressive insanity. J Nerv Ment Dis 40:694–704

Klages W (1967) Zur Struktur der chronischen endogenen Depressionen. In: Panse F (Hrsg.) Problematik, Therapie und Rehabilitation der chronischen endogenen Depressionen. Enke, Stuttgart

Kleining G (1975a) Soziale Mobilität in der Bundesrepublik Deutschland – I: Klassenmobilität. Kölner Zeitschrift für Soziologie und Sozialpsychologie 27:97–121

Kleining G (1975b) Soziale Mobilität in der Bundesrepublik Deutschland – II.: Status- oder Prestige-Mobilität. Kölner Zeitschrift für Soziologie und Sozialpsychologie 27:273–292

Kleining G, Moore H (1968) Soziale Selbsteinstufung (SSE) – Ein Instrument zur Messung sozialer Schichten. Kölner Zeitschrift für Soziologie und Sozialpsychologie 20:502–552

Kleist K (1928) Über zykloide, paranoide und epileptoide Psychosen und über die Frage der Degenerationspsychosen. Schweiz Arch Neurol Psychiatr 23:3–37

Kleist K (1953) Die Gliederung der neuropsychischen Erkrankungen. Monatsschr Psychiatr Neurol 125:526–554

Klerman GL (1981) The spectrum of mania. Compr Psychiatry 22:11–20

Koehler K (1983) Prognostic Prediction in RDC Schizoaffective Disorder on the Basis of First-Rank Symptoms Weighted in Terms of Outcome. Psychiatr Clin 16:186–197

Kraepelin E (1889) Ein Lehrbuch für Studierende und Ärzte. 3. Auflage. Barth, Leipzig

Kraepelin E (1896) Lehrbuch der Psychiatrie. 5. Auflage. Barth, Leipzig

Kraepelin E (1909) Psychiatrie. 8.Aufl. Barth, Leipzig

Kraepelin E (1920) Die Erscheinungsformen des Irreseins. Z Gesamt Neurol Psychiatrie 62:1–29

Kreitmann N (1986) Die Epidemiologie des Suizids und Parasuizids. In: Kisker KP, Lauter H, Meyer JE, Müller C, Strömgren E (Hrsg.) Psychiatrie der Gegenwart, Bd.2: Krisenintervention, Suizid, Konsiliarpsychiatrie. Springer, Berlin Heidelberg New York

Kringlen E (1987) Contribution of genetic studies on schizophrenia. In: Häfner H, Gattaz WF, Janzarik W (Hrsg.) Search for the causes of schizophrenia. Springer, Berlin Heidelbeg New York

Kriz J, Lisch R (1988) Methodenlexikon für Mediziner, Psychologen, Soziologen. Psychologie Verlags Union, München Weinheim

Kröber H (1989) Bedeutungen der chronischen Manie. Nervenarzt 60:745–749

Küfferle B, Lenz G (1983) Classification and Course of Schizo-Affective Psychoses. Follow-up of Patients Treated with Lithium. Psychiatr Clin 16:169–177

Kulenkampff C (1969) Beitrag zur Diskussion: Depressiver Defekt. In: Hippius H, Selbach H (Hrsg.) Das depressive Syndrom. Urban & Schwarzenberg, München Berlin Wien

Kulhara P, Wig NN (1978) The chronicity of schizophrenia in northwest India. Results of a follow-up study. Br J Psychiatry 132:186–190

Labhardt F (1963) Die schizophrenieähnlichen Emotionspsychosen. Springer, Berlin

Langfeldt G (1937) The prognosis in schizophrenia and the factors influencing the course of the disease. Acta Psychiatr Neurol Scand 13 (Suppl.)

Lauter H (1969) Phasenüberdauernder Persönlichkeitswandel und persistierende Symptome bei der endogenen Depression. In: Hippius H, Selbach H (Hrsg.) Das depressive Syndrom. Urban & Schwarzenberg, München Berlin Wien

Laux G (1986a) Chronifizierte Depressionen. Enke, Stuttgart

Laux G (1986b) Chronifizierte Depressionen. Eine klinische Verlaufsuntersuchung unter Berücksichtigung typologischer, therapeutischer und prognostischer Aspekte. In: Keup W (Hrsg.) Biologische Psychiatrie. Forschungsergebnisse. Springer, Berlin Heidelberg New York

Lee AS, Murray RM (1988) The long-term outcome of Maudsley depressives. Br J Psychiatry 153:741–751

Leff JP, Vaughn C (1981) The role of maintenance therapy and relatives' expressed emotion in relapse of schizophrenia: A two year follow-up. Br J Psychiatry 139:102–104

Lehmann HF (1988) Therapy-resistant depressions – A clinical classification. Pharmacopsychiat 7:156–163

Lenz G (1987) Schizoaffektive Psychosen – Polydiagnostik und Differentialdiagnose. Facultas, Wien

Lenz G, Wolf R, Simhandl C, Topitz A, Berner P (1989) Langzeitprognose und Rückfallprophylaxe der schizoaffektiven Psychosen. In: Marneros A (Hrsg.) Schizoaffektive Psychosen. Diagnose, Therapie und Prophylaxe. Springer, Berlin Heidelberg New York

León CA (1989) Clinical course and outcome of schizophrenia in Cali, Colombia. A 10-year follow-up study. J Nerv Ment Dis 177:593–606

Leonhard K (1934) Atypische endogene Psychosen im Lichte der Familienforschung. Z Ges Neurol Psychiatry 149:520–562

Leonhard K (1939) Das ängstlich-ekstatische Syndrom aus innerer Ursache (Angst-Eingebungspsychose) und äußerer Ursache (Symptomatische Psychosen). Allg Z Psychiatry 110:101–142

Leonhard K (1954) Die zykloiden, meist als Schizophrenien verkannten Psychosen. Psychol Neurol Med Psychol 9:359–373

Leonhard K (1957) Aufteilung der endogenen Psychosen. Akademie Verlag, Berlin

Levenstein S, Klein DF, Pollack M (1966) Follow-up study of formerly hospitalized voluntary psychiatric patients: the first two years. Am J Psychiatry 10:1102

Levinson DF, Levitt ME (1987) Schizoaffective mania reconsidered. Am J Psychiatry 144:415–425

Levitt JJ, Tsuang MT (1988) The heterogeneity of schizoaffective disorder: implications for treatment. Am J Psychiatry 145:926–936

Lewine RRJ (1988) Gender and schizophrenia. In: Nasrallah HA (Hrsg.) Handbook of Schizophrenia. Vol. 3: Nosology, Epidemiology and Genetics of Schizophrenia. Elsevier, Amsterdam New York Oxford

Lewine RRJ, Burbach D, Meltzer H (1984) The effect of diagnostic criteria on the proportion of male to female schizophrenics. Am J Psychiatry 141:84

Lewis MS (1989) Age incidence and schizophrenia: Part I. The season of birth controversy. Schizophr Bull 15:59–73

Lewis MS (1990) Res Ipsa Loquitor: The Author Replies. Schizophr Bull 16:17–28

Lewis NDC, Pietrowski ZA (1954) Clinical diagnosis of manic-depressive psychosis. Am Psychopathol Ass 25–38

Lin KM, Kleinman AM (1988) Psychopathology and clinical course of schizophrenia: A cross-cultural perspective. Schizophr Bull 14:555–567

Lindenmayer JP, Kay SR (1989) Depression, affect and negative symptoms in schizophrenia. Br J Psychiatry 155 (Suppl.7):108–114

Lindenmayer JP, Kay SR, Friedman C (1986) Negative and positive schizophrenic syndromes after the acute phase: a prospective follow-up. Compr Psychiatry 27:276–286

Lo WH, Lo T (1977) A ten-year follow-up study of Chinese schizophrenics in Hong Kong. Br J Psychiatry 131:63–66

Longabaugh R, Eldred SH (1973) Pre-morbid adjustments, schizoid personality and onset of illness as predictors of post-hospitalization functioning. J Psychiat Res 10:19–29

López Ibor JJ (1973) Depressive Äquivalente. In: Kielholz P (Hrsg.) Die larvierte Depression. Huber, Bern Stuttgart Wien

Loranger AW (1984) Sex difference in age at onset of schizophrenia. Arch Gen Psychiatry 41:157–161

Loyd D, Simpson J, Tsuang MT (1985) Are there sex differences in the long-term outcome of schizophrenia? Comparisons with mania, depression, and surgical controls. J Nerv Ment Dis 173:643–649

Lundquist G (1945a) Prognosis and course in manic-depressive psychoses. A follow-up study of 319 first admissions. I.Introduction. Acta Psychiat Neurol 35 (Suppl.):7–15

Lundquist G (1945b) Prognosis and course in manic-depressive psychoses. A follow-up study of 319 first admissions. II. Review of the literature. Acta Psychiat Neurol 35 (Suppl.):16–30

McGlashan TH (1984) The Chestnut Lodge Follow-up study. II. Long-term outcome of schizophrenia and the affective disorders. Arch Gen Psychiatry 41:586

McGlashan TH (1986a) Predictors of shorter-, medium-, and longer-term outcome in schizophrenia. Am J Psychiatry 143:50–55

McGlashan TH (1986b) The prediction of outcome in chronic schizophrenia. IV.The Chestnut Lodge follow-up study. Arch Gen Psychiatry 43:167–176

McGlashan TH (1988) A selective review of recent North American long-term follow-up studies of schizophrenia. Schizophr Bull 14:515–542

McGlashan TH, Bardenstein KK (1990) Gender Differences in Affective, Schizoaffective, and Schizophrenic Disorders. Schizophr Bull 16:319–330

McGlashan TH, Williams PV (1990) Predicting outcome in schizoaffective psychoses. J Nerv Ment Dis 178:518–520

McGlashan TH, Carpenter WT Jr, Bartko JJ (1988) Issues of design and methodology in long-term follow-up studies. Schizophr Bull 14:569–574

McNeil TF (1990) Cycloid and affective disorders: Reproduction, motherhood, postpartum psychoses, and offspring characteristics. In: Marneros A, Tsuang MT (Hrsg.) Affective and schizoaffective disorders. Similarities and differences. Springer, Berlin Heidelberg New York

Magnan (1893) Lecons cliniques sur de maladies mentales, 2eme ed. Bartaille, Paris

Maier W, Hallmayer J, Minges J, Lichtermann D (1990) Morbid Risks in Relatives of Affective, Schizoaffective, and Schizophrenic Patients – Results of a Family Study. In: Marneros A, Tsuang MT (Hrsg.) Affective and Schizoaffective Disorders. Springer, Berlin Heidelberg New York

Maj M (1984) The evolution of some European diagnostic concepts relevant to the category of schizoaffective psychoses. Psychopathology 17:158–167

Maj M (1985) Clinical course and outcome of schizoaffective disorders. Acta Psychiatr Scand 72:542–550

Maj M, Perris C (1985) An approach to the diagnosis and classification of schizoaffective disorders for research purposes. Acta Psychiatr Scand 72:405–413

Maj M, Perris C (1990a) Patterns of course in patients with a cross-sectional diagnosis of schizoaffective disorder. J Aff Dis 20:71–77

Maj M, Perris C (1990b) Definition and classification of schizoaffective disorders. Based on long-term course. In: Marneros A, Tsuang MT (Hrsg.) Affective and schizoaffective disorders. Similarities and differences. Springer, Berlin Heidelberg New York

Maj M, Starace F, Kemali D (1987) Prediction of outcome by historical, clinical and biological variables in schizoaffective disorder. J Psychiatr Res 21:289–295

Marinow A (1986) Prognostication in schizophrenia. Psychopathology 19:192–195

Marneros A (1983a) Zur Reliabilität Kurt Schneider's Symptome ersten Ranges. Psycho 9:337–338

Marneros A (1983b) Kurt Schneider's „Zwischen-Fälle", „Mid-cases" or „cases in between". Psychiatr Clin 16:87–102

Marneros A (1984) Frequency of occurrence of Schneider's first rank symptoms in Schizophrenia. Eur Arch Psychiatr Neurol Sci 234:78–82

Marneros A (1988) Schizophrenic first-rank symptoms in organic mental disorders. Br J Psychiatry 152:625–628

Marneros A (Hrsg.) (1989a) Schizoaffektive Psychosen. Diagnose, Therapie und Prophylaxe. Springer, Berlin Heidelberg New York

Marneros A (1989b) Schizoaffektive Psychosen: Ärgernis und Realität. In: Marneros A (Hrsg.) Schizoaffektive Psychosen. Diagnose, Therapie und Prophylaxe. Springer, Berlin Heidelberg New York

Marneros A (1989c) Definition der schizoaffektiven Psychosen. In: Marneros A (Hrsg.) Schizoaffektive Psychosen. Diagnose, Therapie und Prophylaxe. Springer, Berlin Heidelberg New York

Marneros A (1989d) Stand und Perspektiven der Erforschung schizoaffektiver Störungen. In: Marneros A (Hrsg.) Schizoaffektive Psychosen. Diagnose, Therapie und Prophylaxe. Springer, Berlin Heidelberg New York

Marneros A, Andreasen NC (1991) Positive and Negative Schizophrenia: The State of Affairs. In: Marneros A, Andreasen NC, Tsuang MT (Hrsg.) Positive vs. Negative Schizophrenia. Springer, Berlin Heidelberg New York

Marneros A, Deister A (1990) Chronische Depression. Psychopathologie, Verlaufsaspekte und prädisponierende Faktoren. In: Möller HJ (Hrsg.) Therapieresistenz unter Antidepressiva-Behandlung. Springer, Berlin Heidelberg New York

Marneros A, Tsuang MT (Hrsg.) (1986a) Schizoaffective psychoses. Springer, Berlin Heidelberg New York

Marneros A, Tsuang MT (1986b) Schizoaffective disorders: Present level and future perspectives. In: Marneros A, Tsuang MT (Hrsg.) Schizoaffective psychoses. Springer, Berlin Heidelberg New York

Marneros A, Tsuang MT (Hrsg.) (1990) Affective and schizoaffective disorders. Similarities and differences. Springer, Berlin Heidelberg New York

Marneros A, Tsuang MT (1991) Dichotomies and other distinctions in schizophrenia. In: Marneros A, Andreasen NC, Tsuang MT (Hrsg.) Positive vs. Negative Schizophrenia. Springer, Berlin Heidelberg New York

Marneros A, Deister A, Diederich N, Rohde A (1984) Schizophrenia suspecta. Eur Arch Psychiatr Neurol Sci 234:207–211

Marneros A, Deister A, Rohde A (1986a) The Cologne Study on schizoaffective disorders and schizophrenia suspecta. In: Marneros A, Tsuang MT (Hrsg.) Schizoaffective psychoses. Springer, Berlin Heidelberg New York

Marneros A, Rohde A, Deister A, Risse A (1986b) Features of schizoaffective disorders. The „cases-in-between". In: Marneros A, Tsuang MT (Hrsg.) Schizoaffective psychoses. Springer, Berlin Heidelberg New York

Marneros A, Rohde A, Deister A, Risse A (1986c) Schizoaffective disorders: The prognostic value of the affective component. In: Marneros A, Tsuang MT (Hrsg.) Schizoaffective psychoses. Springer, Berlin Heidelberg New York

Marneros A, Deister A, Rohde A (1987a) Schizophrene und schizoaffektive Psychosen. Die Langzeitprognose. In: Huber G. (Hrsg.) Fortschritte in der Psychosenforschung? Schattauer, Stuttgart New York

Marneros A, Rohde A, Deister A, Sakamoto K (1987b) Kurt Schneider's Schizophrenia – The Picture of Schizophrenia in a Schneider-Oriented University Clinic – . Jap J Psychiatr Neurol 41 171–178

Marneros A, Deister A, Rohde A, Jünemann H, Fimmers R (1988a) Long-term course of schizoaffective disorders. Part I: Definitions, methods, frequency of episodes and cycles. Eur Arch Psychiatr Neurol Sci 237:264–275

Marneros A, Rohde A, Deister A, Jünemann H, Fimmers R (1988b) Long-term course of schizoaffective disorders. Part II: Length of cycles, episodes, and intervals. Eur Arch Psychiatr Neurol Sci 237:276–282

Marneros A, Rohde A, Deister A, Fimmers R, Jünemann H (1988c) Long-term course of schizoaffective disorders. Part III: Onset, type of episodes and syndrome shift, precipitating factors, suicidality, seasonality, inactivity of illness, and outcome. Eur Arch Psychiatr Neurol Sci 237:283–290

Marneros A, Deister A, Rohde A (1988d) Syndrome shift in the long-term course of schizoaffective disorders. Eur Arch Psychiatr Neurol Sci 238:97–104

Marneros A, Deister A, Rohde A, Sakamoto K (1988e) Nonpsychopathological Features of K. Schneider's Mania. Jap J Psychiatr Neurol 43:17–21

Marneros A, Deister A, Rohde A, Steinmeyer EM, Jünemann H (1989a) Long-term outcome of schizoaffective and schizophrenic disorders: A comparative study. Part I: Definitions, methods, psychopathological and social outcome. Eur Arch Psychiat Neurol Sci 238:118–125

Marneros A, Steinmeyer EM, Deister A, Rohde A, Jünemann H (1989b) Long-term outcome of schizoaffective and schizophrenic disorders: A comparative study. Part III: Social consequences. Eur Arch Psychiat Neurol Sci 238:135–139

Marneros A, Rohde A, Deister A, Steinmeyer EM (1989c) Prämorbide und soziale Merkmale von Patienten mit schizoaffektiven Psychosen. Fortschr Neurol Psychiat 57:205–212

Marneros A, Deister A, Rohde A (1989d) Unipolar and bipolar schizoaffective disorders: A comparative study. I.Premorbid and sociodemographic features. Eur Arch Psychiatr Neurol Sci 239:158–163

Marneros A, Rohde A, Deister A (1989e) Unipolar and bipolar schizoaffective disorders: A comparative study. II.Long-term course. Eur Arch Psychiatr Neurol Sci 239:164–170

Marneros A, Deister A, Rohde A, Jünemann H (1989f) Unipolar and bipolar schizoaffective disorders: A comparative study. III.Long-term outcome. Eur Arch Psychiatr Neurol Sci 239:171–176

Marneros A, Deister A, Rohde A (1989g) Quality of affective symptomatology and its importance for the definition of schizoaffective disorders. Psychopathology 22:152–160

Marneros A, Rohde A, Deister A, Steinmeyer E.M (1990a) Behinderung und Residuum bei schizoaffektiven Psychosen – Daten, methodische Probleme und Hinweise für zukünftige Forschung. Fortschr Neurol Psychiat 58:66–75

Marneros A, Deister A, Rohde A (1990b) Sociodemographic and premorbid features of schizophrenic, schizoaffective and affective psychoses. In: Marneros A, Tsuang A (Hrsg.) Affective and schizoaffective disorders. Similarities and differences. Springer, Berlin Heidelberg New York

Marneros A, Deister A, Rohde A (1990c) The concept of distinct but voluminous bipolar and unipolar diseases. Part I: The bipolar diseases. Eur Arch Psychiatr Clin Neurosci 240:77–84

Marneros A, Rohde A, Deister A (1990d) The concept of distinct but voluminous bipolar and unipolar diseases. Part II: The unipolar diseases. Eur Arch Psychiat Clin Neurosci 240:85–89

Marneros A, Deister A, Rohde A (1990e) The concept of distinct but voluminous bipolar and unipolar diseases. Part III: Unipolar and bipolar comparison. Eur Arch Psychiat Clin Neurosci 240:90–95

Marneros A, Deister A, Rohde A (1990f) Autarkie und Autarkie-Beeinträchtigung bei schizophrenen Patienten. Nervenarzt 61:503–508

Marneros A, Deister A, Rohde A (1990g) Comparison of the long-term outcome of affective, schizoaffective and schizophrenic disorders. Proceedings of the VIII World Congress of Psychiatry Athen 1989, Elsevier, Amsterdam

Marneros A, Deister A, Rohde A (1990h) Psychopathological and social status of patients with affective, schizophrenic and schizoaffective disorders after long-term course. Acta Psychiatr Scand 82:352–358

Marneros A, Andreasen NC, Tsuang MT (Hrsg.) (1991a) Negative versus positive schizophrenia. Springer, Berlin Heidelberg New York

Marneros A, Deister A, Rohde A (1991b) Long-term monomorphism of negative and positive schizophrenic episodes. In: Marneros A, Andreasen NC, Tsuang MT (Hrsg.) Negative versus positive schizophrenia. Springer, Berlin Heidelberg New York

Marneros A, Deister A, Rohde A (1991c) Disability and psychological deficits in schizophrenic, affective and schizoaffective disorders after long-term course: a comparison. Br J Psychiatry (Suppl.)(im Druck)

Marneros A, Deister A, Rohde A (1991d) Prädiktoren der Langzeitprognose von affektiven, schizophrenen und schizoaffektiven Psychosen. In: Heinrich K,Klieser (Hrsg.) Prädiktoren des Therapieverlaufes bei endogenen Psychosen. Schattauer, Stuttgart

Matussek P (1952) Untersuchungen über die Wahrnehmung. 1.Mitteilung: Veränderungen der Wahrnehmungswelt bei beginnendem primären Wahn. Arch Psychiat Z Neurol 189:279–319

Maurer K, Häfner H (1991) Dependence, Independence or Interdependence of Positive and Negative Symptoms. In: Marneros A, Andreasen NC, Tsuang MT (Hrsg.) Negative vs. Positive Schizophrenia. Springer, Berlin Heidelberg New York

Mayer-Gross W (1932) Die Klinik. In: Bumke O (Hrsg.) Handbuch der Geisteskrankheiten. Fünfter Teil: Schizophrenie. Springer, Berlin

Mednick SA, Schulsinger F (1965) A longitudinal study of children with a high risk for schizophrenia: A preliminary report. In: Vandenberg S (Hrsg.) Methods and goals in human behavior genetics. Academic Press Inc., New York

Meltzer HY (1986) Biological Studies of the Nosology of the Major Psychoses: A Status Report on the Schizoaffective Disorders. In: Marneros A, Tsuang MT (Hrsg.) Schizoaffective Psychoses. Springer, Berlin Heidelbeg New York

Mendlewicz J (1977) Genetic studies in schizoaffective illness. In: Gershon E (Hrsg.) The impact of biology on modern psychiatry. Plenum Press, New York

Mendlewicz J (1979) Genetic forms of manic illness and the question of atypical mania. In: Shopsin B (Hrsg.) Manic illness. Raven Press, New York

Möller HJ, v.Zerssen D (1986) Der Verlauf schizophrener Psychosen unter den gegenwärtigen Behandlungsbedingungen. Springer, Berlin Heidelberg New York

Möller HJ, v.Zerssen D (1987) Prämorbide Persönlichkeit von Patienten mit affektiven Psychosen. In: Kisker KP, Lauter H, Meyer JE, Müller C, Strömgren E (Hrsg.) Psychiatrie der Gegenwart, Band 5, 3.Aufl. Springer, Berlin Heidelberg New York

Möller HJ, Hohe-Schramm M, Cording-Tömmel C, Schmid-Bode W, Wittchen HU, Zaudig M, v.Zerssen D (1989) The classification of functional psychoses and its implications for prognosis. Br J Psychiatry 154:467–472

Monnelly EP, Woodruff RA, Robins LN (1974) Manic-depressive illness and social achievement in a public hospital sample. Acta Psychiatr Scand 50:318–325

Moore H, Kleining G (1960) Das soziale Selbstbild der Gesellschaftsschichten in Deutschland. Kölner Zeitschrift für Soziologie und Sozialpsychologie 12:86–119

Morrison JR, Winokur G, Crowe R, Clancy J (1973) The Iowa 500: The first follow-up. Arch Gen Psychiatry 29:678–682

Müller-Oerlinghausen B, Greil W (1986) Die Lithiumtherapie. Nutzen, Risiken, Alternativen. Springer, Berlin Heidelberg New York

Müller-Oerlinghausen B, Thies K, Volk J (1989) Lithium in der Prophylaxe schizoaffektiver Psychosen. Erste Ergebnisse der Berliner Lithium-Katamnese. In: Marneros A (Hrsg.)

Schizoaffektive Psychosen. Diagnose, Therapie und Prophylaxe. Springer, Berlin Heidelberg New York

Müller-Oerlinghausen B, Thies K, Volk J (1990) Lithium in treatment and prophylaxis of affective and schizoaffective disorders. In: Marneros A, Tsuang MT (Hrsg.) Affective and schizoaffective disorders. Similarities and differences. Springer, Berlin Heidelberg New York

Mukherjee S, Shukla S, Woodle J, Rosen AN, Olarte S (1983) Misdiagnosis of schizophrenia in bipolar patients: A multi-ethnic comparison. Am J Psychiatry 140:1571–1574

Mundt C (1982) Die schizophrene Primärpersönlichkeit im Lichte psychopathologischer und tiefenpsychologischer Ansätze. In: Janzarik W (Hrsg.) Psychopathologische Konzepte der Gegenwart. Enke, Stuttgart

Mundt C (1985) Das Apathiesyndrom der Schizophrenen. Eine psychopathologische und computertomographische Untersuchung. Springer, Berlin Heidelberg New York

Munk-Jorgensen P (1985) The schizophrenia diagnosis in Denmark. A register-based investigation. Acta Psychiatr Scand 72:266–273

Murphy HBM, Raman AC (1971) The chronicity of schizophrenia in indigeneous tropical peoples. Br J Psychiatry 228:489–497

Neale JM, Oltmanns TF (1980) Schizophrenia. John Wiley & Sons, New York Chichester Brisbane Toronto

Neele E (1949) Die phasischen Psychosen nach ihrem Erscheinungs- und Erbbild. Barth, Leipzig

Neumann H (1859) Psychiatrie. Enke, Erlangen

Noreik K, Astrup C, Dalgard OS, Holmboe R (1967) A prolonged follow-up of acute schizophrenic and schizophreniform psychoses. Acta Psychiatr Scand 43:432–443

Nuller YL, Kalinin OM, Rubtsova SK (1972) The use of factor analysis for the study of the course of manic-depressive psychosis. Zh Nevropatol Psykhiatr 72:548–554

Nyman AK, Jonsson H (1983) Differential evaluation of outcome in schizophrenia. Acta Psychiatr Scand 68:458–475

Ödegard Ö (1956) The incidence of psychoses in various occupations. Int J Soc Psychiatry 2:85–104

Ödegard Ö (1974) Season of birth in the general populations and patients with mental disorder in Norway. Br J Psychiatry 125:397

Ödegard Ö (1977) Season of birth in the population of Norway, with particular reference to the September birth maximum. Br J Psychiatry 131:339

Offord DR, Cross LA (1969) Behavioral antecedents of adult schizophrenia: A review. Arch Gen Psychiatry 21:267–283

Ogawa K, Miya M, Watarai A, Nakazawa M, Yuasa S, Utena H (1987) A Long-term Follow-up Study of Schizophrenia in Japan – with Special Reference to the Course of Social Adjustment. Br J Psychiatry 151:758–765

Omata W (1985) Schizoaffektive Psychosen in Deutschland und in Japan – eine transkulturell-psychiatrische Studie. Fortschr Neurol Psychiat 53:168–176

Opjordsmoen S (1986) Long-term follow-up of paranoid psychoses. Psychopathology 19:44–49

Opjordsmoen S (1989) Long-term course and outcome in unipolar affektive and schizoaffektive psychoses. Acta Psychiatr Scand 79:317–326

Orvaschel H, Weissman MM, Kidd KK (1980) Children and depression: The children of depressed parents; depression in children. J Aff Dis 2:1–6

Parker G, Neilson M (1976) Mental disorder and season of birth – a southern hemisphere study. Br J Psychiatry 129:355

Parker G, Balza B (1977) Season of birth and schizophrenia – an equatorial study. Acta Psychiatr Scand 56:143

Paykel ES (1983) Methodological aspects of life events research. J Psychosom Res 27:341–352

Paykel ES (1990) Life events in affective and schizoaffective disorders. In: Marneros A, Tsuang MT (Hrsg.) Affective and schizoaffective disorders. Similarities and differences. Springer, Berlin Heidelberg New York

Paykel ES, Klerman GL, Prusoff BA (1974) Prognosis of depression and the endogenous-neurotic distinction. Psychol Med 4:57–64

Perris C (1966) A study of bipolar (manic-depressive) and unipolar recurrent depressive psychoses. Acta Psychiatr Scand (Suppl.) 194:1–89

Perris C (1968) The course of depressive psychoses. Acta Psychiatr Scand 44:238–248

Perris C (1969) The separation of bipolar (manic-depressive) from unipolar recurrent depressive psychoses. Behav Neuropsychiatry 1:17–24

Perris C (1971) Personality patterns in patients with affective disorders. Acta Psychiatr Scand (Suppl.) 221:43–51

Perris C (1982) The distinction between bipolar and unipolar affective disorders. In: Paykel ES (Hrsg.) Handbook of affective disorders. Churchill Livingstone, Edinburg London Melbourne

Perris C (1986) The case for the independence of cycloid psychotic disorder from the schizoaffective disorders. In: Marneros A, Tsuang MT (Hrsg.) Schizoaffective Psychoses. Springer, Berlin Heidelberg New York

Peters UH (1983) On the reason why psychiatry in 80 years could not integrate schizoaffective psychoses. Can it now? Psychiatr Clin 16:103–108

Peters UH (1984) Emotionspsychosen (schizoaffektive Psychosen, zykloide Psychosen, atypische Psychosen, Mischpsychosen). In: Freedman AM, Kaplan HI, Sadock BJ, Peters UH (Hrsg.) Psychiatrie in Praxis und Klinik, Bd.1: Schizophrenie, affektive Erkrankungen, Verlust und Trauer. Thieme, Stuttgart

Peters UH, Glück A (1972) Die Problematik der ausklingenden depressiven Phase. Nervenarzt 43:505–511

Peters UH, Glück A (1973) Die Persönlichkeit am Ende der depressiven Phase. Beobachtungen nach Ausklingen endogen depressiver Phasen. Nervenarzt 44:14–18

Petterson U (1977) Manic-depressive illness: A clinical, social and genetic study. Acta Psychiatr Scand (Suppl 269) 1–93

Pfohl B, Vasquez N, Nasrallah H (1982) Unipolar vs. bipolar mania: A review of 247 patients. Br J Psychiatry 141:453–458

Phillip M, Maier W (1987) Diagnosensysteme endogener Depression. Springer, Berlin Heidelberg New York

Pichot P (1974) Therapy resistant depressions. Methodological problems. Contributions to methodical questions and animal-experimental aspects. Pharmacopsychiatr 7:80–84

Pichot P (1986) A Comparison of Different National Concepts of Schizoaffective Psychosis. In: Marneros A, Tsuang MT (Hrsg.) Schizoaffective Psychoses. Springer, Berlin Heidelberg New York

Pichot P, Hassan J (1973) Larvierte Depression und depressive Äquivalente. Probleme der Definition und der Diagnostik. In: Kielholz P (Hrsg.) Die larvierte Depression. Huber, Bern Stuttgart Wien

Pogue-Geile M, Harrow M (1984) Negative and positive symptoms in schizophrenia and depression: a follow-up. Schizophr Bull 10:371–387

Pogue-Geile M, Harrow M (1985) Negative syndroms in schizophrenia: Their longitudinal course and prognostic importance. Schizophr Bull 11:427–439

Polonio P (1954) Periodic schizophrenia. Monatsschr Psychiat Neurol 128:265–272

Polonio P (1957) A structural analysis of schizophrenia. Psychiatr Neurol 133:351–379

Pope HG, Lipinski JF (1978) Diagnosis in schizophrenia and manic-depressive illness: A reassessment of the specifity of „schizophrenic" symptoms in the light of current research. Arch Gen Psychiatry 35:811–828

Pope HG, Lipinski J, Cohen B, Axelrod D (1980) „Schizoaffective disorder": an invalid diagnosis? A comparison of schizoaffective disorder, schizophrenia, and affective disorder. Am J Psychiatry 137:91–97

Post F (1971) Schizo-affective symptomatology in later life. Br J Psychiatry 118:437–445

Post RM, Ballenger JC, Rey AC, Bunney WE jr. (1981) Slow and rapid onset of manic episodes: Implications for underlying biology. Psychiatry Res 4: 229–237

Procci W (1976) Schizoaffective Psychoses. Arch Gen Psychiatry 33:1167–1178

Propping P (1989a) Psychiatrische Genetik. Befunde und Konzepte. Springer, Berlin Heidelberg New York

Propping P (1989b) Genetische Beratung bei schizoaffektiven Psychosen. In: Marneros A (Hrsg.) Schizoaffektive Psychosen. Diagnose, Therapie und Prophylaxe. Springer, Berlin Heidelberg New York

Propping P (1990) Genetic relationships between the psychoses – Implication for genetic modeling. In: Marneros A, Tsuang MT (Hrsg.) Affective and schizoaffective disorders. Similarities and differences. Springer, Berlin Heidelberg New York

Prudo R, Munroe Blum H (1987) Five-year outcome and prognosis in schizophrenia: a report from the London Field Research Centre of the International Pilot Study of Schizophrenia. Br J Psychiatry 150:345–354

Pull CB, Pull MC, Pichot P (1983) Nosological position of schizo-affective psychosis in France. Psychiatria Clin 16:141–148

Pulver AE, Sawyer JW, Childs B (1981) The association between season of birth and the risk for schizophrenia. Am J Epidemiol 114:735

Rachlin HL (1935) A follow-up study of Hoch's benign stupor cases. Am J Psychiatry 92:531–558

Reich J, Thompson W (1985) Marital status of schizophrenic and alcoholic patients. J Nerv Ment Dis 173:499–502

Reimer (1982) Suizid. Ergebnisse und Therapie. Springer, Berlin Heidelberg New York

Rennert H (1965) Die Universalgenese der endogenen Psychosen. Ein Beitrag zum Problem „Einheitspsychose". Fortschr Neurol Psychiat 33:251–272

Rennie TAC (1942) Prognosis in manic-depressive psychoses. Am J Psychiatry 98:801–814

Retterstoel N (1978) The Scandinavian concept of reactive psychosis, schizophreniform psychosis and schizophrenia. Psychiatr Clin 11:180–187

Retterstoel N (1987) Schizophrenie – Verlauf und Prognose. In: Kisker KP, Lauter H, Meyer JE, Müller C, Strömgren E (Hrsg.) Psychiatrie der Gegenwart: Schizophrenien. Springer, Berlin Heidelberg New York

Reynolds JR (1858) On the pathology of convulsions, with special reference to those of children. Liverpool Med Chir J 2:1–14

Robins LN, Helzer JE, Weissman MM, Orvaschel H, Gruenberg E, Burke JD jr., Regier DA (1984) Lifetime prevalence of specific psychiatric disorders in three sites. Arch Gen Psychiatry 41:949–958

Rogers KL, Winokur G (1988) The genetics of schizo-affective disorder and the schizophrenia spectrum. In: Nasrallah HA (Hrsg.) Handbook of Schizophrenia. Vol. 3: Nosology, Epidemiology and Genetics of Schizophrenia. Elsevier, Amsterdam New York Oxford

Rohde A, Marneros A (1990a) Suizidale Symptomatik im Langzeitverlauf schizoaffektiver Psychosen. Symptomkonstellationen und soziale Faktoren. Nervenarzt 61:164–169

Rohde A, Marneros A (1990b) Suizidalität bei schizoaffektiven Psychosen. Eine Langzeitstudie. In: Lungerhausen E, Kaschka WP, Witkowski RJ (Hrsg.) Affektive Psychosen. Schattauer, Stuttgart

Rohde A, Marneros A, Deister A, Jünemann H, Staab B (1990) The course of affective and schizoaffective disorders. In: Marneros A, Tsuang MT (Hrsg.) Affective and schizoaffective disorders. Similarities and differences. Springer, Berlin Heidelberg New York

Rosen B, Klein DF, Gittelman-Klein R (1971) The prediction of rehospitalization: the relationship between age of first psychiatric treatment contact, marital status, and premorbid social adjustment. J Nerv Ment Dis 152:17

Rosenthal NE, Rosenthal LN, Stallone F, Dunner DL, Fieve RR (1980) Toward the validation of RDC schizo-affective disorder. Arch Gen Psychiatry 37:804

Roth M, Kay DWK (1956) Affective disorder arising in the senium. II. Physical disability as an aetiological factor. J Ment Sci 102:141–150

Roy A (1981) Acute schizo-affective disorder. Can J Psychiatry 26:468–469

Roy-Byrne P, Post RM, Uhde TW, Porcu T, Davis D (1985) The longitudinal course of recurrent affective illness: Life chart data from research patients at the NIMH. Acta Psychiatr Scand (Supp. 317) 1–34

Rzewuska M, Angst J (1982a) Prognosis of periodic bipolar manic depressive and schizo-affective psychoses. Arch Psychiatr Nervenkr 231:471–486

Rzewuska M, Angst J (1982b) Aspects of the course of bipolar manic-depressive, schizoaffective, and paranoid schizophrenic psychoses. Arch Psychiatr Nervenkr 231:487–501

Salokangas RK (1983) Prognostic Implications of the Sex of Schizophrenic Patients. Br J Psychiatry 142:145–151

Samson JA, Simpson JC, Tsuang MT (1988) Outcome studies of schizoaffective disorders. Schizophr Bull 14:543–554

Sartorius N, Jablensky A, Korten A, Ernberg G, Anker M, Cooper J, Day R (1986) Early manifestations and first-contact incidence of schizophrenia in different cultures. A preliminary report on the initial evelution phase of the WHO Collaborative Study on determinants of outcome of severe mental disorders. Psychol Med 16:909–928

Sauer H (1990) Die nosologische Stellung schizoaffektiver Psychosen. Problematik und empirische Befunde. Nervenarzt 61:3–15

Sauer H, Richter P, Sass H (1989) Zur prämorbiden Persönlichkeit von Patienten mit schizoaffektiven Psychosen. In: Marneros A (Hrsg.) Schizoaffektive Psychosen. Diagnose, Therapie und Prophylaxe. Springer, Berlin Heidelberg New York

Scharfetter C (1987) Definition, Abgrenzung, Geschichte. In: Kisker KP, Lauter H, Meyer JE, Müller C, Strömgren E (Hrsg.) Psychiatrie der Gegenwart: Schizophrenien. Springer, Berlin Heidelberg New York

Scharfetter C, Nuesperli M (1980) The group of schizophrenias, schizoaffective psychoses, and affective disorders. Schizophr Bull 6:586–591

Schmid GB, Stassen HH, Gross G, Huber G, Angst J (1991) Longterm prognosis of schizophrenia (im Druck)

Schmidt S, Greil W (1987) Carbamazepin in der Behandlung psychiatrischer Erkrankungen. Nervenarzt 58:719–736

Schneider K (1980) Klinische Psychopathologie. 12.Aufl. Springer, Berlin Heidelberg New York

Schou M (1987) Lithium. In: Kisker KP, Lauter H, Meyer JE, Müller C, Strömgren E (Hrsg.) Psychiatrie der Gegenwart, Band 5. Springer, Berlin Heidelberg New York

Schubart C, Krumm B, Biehl H, Schwarz R (1982) Behinderungsmessung bei neuerkrankten schizophrenen Patienten – Entwicklung eines Instruments und erste Ergebnisse. In: Huber

G (Hrsg.) Endogene Psychosen: Diagnostik, Basissymptome und biologische Parameter. Schattauer, Stuttgart New York

Schubart C, Schwarz R, Krumm B, Biehl H (1986a) Schizophrenie und soziale Anpassung. Eine prospektive Längsschnittuntersuchung. Springer, Berlin Heidelberg New York

Schubart C, Krumm B, Biehl H, Schwarz R (1986b) Measurement of social disability in a schizophrenic patient group. Definition, assessment and outcome over 2 years in a cohort of schizophrenic patients of recent onset. Soc Psychiatry 21:1–9

Schwarz B (1966) Klinische und katamnestische Untersuchungen zum Problem der chronischen Depression. Psychiatr Neurol Med Psychol 18:373–376

Scott J (1988) Chronic depression. Br J Psychiatry 153:287–297

Selvini A (1973) Larvierte Depression und Koronarerkrankung. In: Kielholz P (Hrsg.) Die larvierte Depression. Huber, Bern Stuttgart Wien

Shopsin B (1979) Differential diagnostic issues with schizoaffective illness: a critical assessment and implications for research and treatment. In: Shopsin B (Hrsg.) Manic illness. Raven Press, New York

Simon W, Wirt RD (1961) Prognostic factors in schizophrenia. Am J Psychiatry 117:887–890

Simpson JC (1988) Mortality studies in schizophrenia. In: Nasrallah HA (Hrsg.) Handbook of Schizophrenia. Vol. 3: Nosology, Epidemiology and Genetics in Schizophrenia. Elsevier, Amsterdam New York Oxford

Singh MM, Kay SR (1987) Is the positive-negative distinction in schizophrenia valid? Br J Psychiatry 150:879–880

Sovner RD, McHugh PR (1976) Bipolar Course in Schizo-Affective Illness. Biol Psychiatry 11:195–204

Spitzer RL, Gibbon M, Endicott J (1976) The Global Assessment Scale. Arch Gen Psychiatry 33:768

Spitzer RL, Endicott J, Robins E (1978) Research Diagnostic Criteria: Rationale and reliability. Arch Gen Psychiatry 35:773–782

Stassen HH, Schmid GB, Gross G, Angst J, Huber G (1991) Prädiktoren des langfristigen Verlaufs schizophrener Erkrankungen (im Druck)

Stastny P, Perlick D, Zeavin L, Emphield M, Mayer M (1984) Early parental absence as an indicator of course and outcome in chronic schizophrenia. Am J Psychiatry 141:294–296

Steinmeyer EM, Marneros A, Deister A, Rohde A (1989a) Long-term outcome of schizoaffective and schizophrenic disorders: A comparative study. Part II: Causal-analytic investigations. Eur Arch Psychiat Neurol Sci 238:126–134

Steinmeyer EM, Marneros A, Deister A, Rohde A (1989b) Ausgang von schizoaffektiven und schizophrenen Psychosen: Ein kausal-analytisches Modell. In: Marneros A (Hrsg.) Schizoaffektive Psychosen. Diagnose, Therapie und Prophylaxe. Springer, Berlin Heidelberg New York

Stenbäck A, Achté KA (1966) Hospital first admissions and social class. Acta Psychiatr Scand 42:113–124

Stenstedt A (1952) A study in manic-depressive psychosis: Clinical, social and genetic investigations. Acta Psychiatr Scand 79 (Suppl.):1–112

Stephens JH (1970) Long-term course and prognosis in schizophrenia. Sem Psychiatry 2:464–485

Stephens JH (1978) Long-term prognosis and follow-up in schizophrenia. Schizophr Bull 4:25–47

Stephens JH, Astrup C (1965) Treatment outcome on process and non-process schizophrenics treated by „A" and „B" type therapists. J Nerv Ment Dis 140:449–456

Stephens JH, Astrup C (1966) Prognostic factors in recovered schizophrenia. Am J Psychiatry 122:1116

Stephens JH, Astrup C, Mangrum JC (1966) Prognostic factors in recovered and deteriorated schizophrenics. Am J Psychiatry 122:1116–1121

Störring GE (1939) Wesen und Bedeutung des Symptoms der Ratlosigkeit bei psychischen Erkrankungen. Thieme, Leipzig

Stransky E (1911) Das manisch-depressive Irresein. In: Aschaffenburg G (Hrsg.) Handbuch der Psychiatrie. Deuticke, Leipzig Wien

Strauss JS, Carpenter WT Jr (1972) The prediction of outcome in schizophrenia – characteristics of outcome. Arch Gen Psychiatry 27:739–746

Strauss JS, Carpenter WT jr, Bartko JJ (1974) The diagnosis and understanding of schizophrenia. Part III. Speculations on the processes that underlie schizophrenic symptoms and signs. Schizophr Bull 1:61–69

Strecker EA, Wiley GF (1927) Prognosis in schizophrenia. J Ment Sci 73: 9–39

Strömgren E (1986) Reactive (Psychogenic) Psychoses and Their Relations to Schizoaffective Psychoses. In: Marneros A, Tsuang MT (Hrsg.) Schizoaffective Psychoses. Springer, Berlin Heidelberg New York

Süllwold L (1977) Symptome schizophrener Erkrankungen. Uncharakteristische Basisstörungen. Springer, Berlin Heidelberg New York

Taylor MA, Abrams R (1975) Manic-depressive illness and good prognosis schizophrenia. Am J Psychiatry 132:741–742

Tellenbach H (1976) Melancholie. Problemgeschichte, Endogenität, Typologie, Pathogenese, Klinik. 3.Aufl. Springer, Berlin Heidelberg New York

Tölle R, Peikert A, Rieke A (1987) Persönlichkeitsstörungen bei Melancholiekranken. Nervenarzt 58:227–236

Torrey EF, Bowler AE (1990) The seasonality of schizophrenic births: A reply to Marc S. Lewis. Schizophr Bull 16:1–3

Torrey EF, Torrey BB (1980) Sex differences in the seasonality of schizophrenic births. Br J Psychiatry 137:101

Tress W, Haag H (1979) Vergleichende Erfahrungen mit der rezidivprophylaktischen Lithium-Langzeitmedikation bei schizoaffektiven Psychosen. Nervenarzt 50:524–526

Tsoi WF, Kok LP, Chew SK (1985) A five-year follow-up study of schizophrenia in Singapore. Singapore Med J 26:171–177

Tsuang MT, Dempsey GM (1979) Long-term outcome of major psychoses. II.Schizoaffective disorder compared with schizophrenia, affective disorders, and a surgical control group. Arch Gen Psychiatry 36:1302–1304

Tsuang MT, Marneros A (1986) Schizoaffective Psychosis: Questions and Directions. In: Marneros A, Tsuang MT (Hrsg.) Schizoaffective Psychoses. Springer, Berlin Heidelberg New York

Tsuang MT, Winokur G (1974) Criteria for subtyping schizophrenia. Clinical differentiation of hebephrenic and paranoid schizophrenia. Arch Gen Psychiatry 31:43–47

Tsuang MT, Winokur G (1975) The Iowa 500: Field work in a 35-year follow-up of depression, mania, and schizophrenia. Can Psychiatry Assoc J 20:359–365

Tsuang MT, Dempsey GM, Rausher F (1976) A study of 'atypical schizophrenia': Comparison with schizophrenia and affective disorders by sex, age of admission, precipitant, outcome, and family history. Arch Gen Psychiatry 33:1157–1160

Tsuang MT, Dempsey GM, Dvoredsky A, Struss A (1977) A family history study of schizoaffective disorder. Biol Psychiatry 12:331–338

Tsuang MT, Woolson RF, Fleming JA (1979) Long-term outcome of major psychoses. Arch Gen Psychiatry 36:1295

Tsuang MT, Simpson JC, Fleming JA (1986) Diagnostic Criteria for Subtyping Schizoaffective Disorder. In: Marneros A, Tsuang MT (Hrsg.) Schizoaffective Psychoses. Springer, Berlin Heidelberg New York

Vaillant GE (1964) Prospective prediction of schizophrenic remission. Arch Gen Psychiatry 11:509

van Praag H, Nijo L (1984) About the course of schizoaffective psychoses. Compr Psychiatry 25:9–22

Vaughn CE, Snyder KS, Freeman W, Jones S, Falloon IRH, Liberman RP (1984) Family factors in schizophrenic relapse. Arch Gen Psychiatry 41:1169–1177

Videbech T, Weeke A, Dupont A (1974) Endogenous psychoses and season of birth. Acta Psychiatr Scand 50:202

Vliegen J (1980) Die Einheitspsychose. Enke, Stuttgart

Watson CG (1990) Schizophrenic birth seasonality and the age-incidence artefact. Schizophr Bull 16:5–10

Waxler NE (1979) Is outcome of schizophrenia better in nonindustrial societies? The case of Sri Lanka. J Nerv Ment Dis 167:144–158

Weissman MM, Boyd JH (1983) The epidemiology of affective disorders: Rates and Risk Factors. In: Grinspoon L (Hrsg.) Psychiatry update. The American Psychiatric Association Annual Review, Vol. II. American Psychiatric Press, Washington D.C.

Weissman MM, Klerman GL (1977) Sex differences and the epidemiology of depression. Arch Gen Psychiatry 34:98–111

Weissman MM, Myers JK (1978) Affective disorders in a US urban community: The use of Research Diagnostic Criteria in an epidemiological survey. Arch Gen Psychiatry 35:1304–1311

Weissman MM, Prusoff BA, Klerman GL (1978) Personality and the prediction of long term outcome of depression. Am J Psychiatry 135:797–800

Weitbrecht HJ (1967) Die chronische Depression. Wiener Zeitschr Nervenheilkunde 24:265–281

Weitbrecht HJ (1973) Psychiatrie im Grundriß. 3.Aufl. Springer, Berlin Heidelberg New York

Welner A, Croughan JL, Robins E (1974) The Group of Schizoaffective and Related Psychoses – Critique, Record, Follow-Up, and Family Studies. Arch Gen Psychiatry 31:628–631

Welner A, Croughan J, Fishman R, Robins E (1977) The group of schizoaffective and related psychoses: A follow-up study. Compr Psychiatry 18:413–422

Wertham FI (1929) A group of benign psychoses: Prolonged manic excitements: With a statistical study of age, duration and frequency in 2000 manic attacks. Am J Psychiatry 9:17–78

Westermeyer JF, Harrow M (1986) Predicting outcome in schizophrenics and non-schizophrenics of both sexes: the Zigler-Phillips Social Competence Scale. J Abnorm Psychol 95:406

Westermeyer JF, Harrow M (1988) Course and outcome in schizophrenia. In: Nasrallah HA (Hrsg.) Handbook of schizophrenia. Vol. 3: Nosology, Epidemiology and Genetics of Schizophrenia. Elsevier, Amsterdam New York Oxford

Wieser S (1969) Über den Defekt bei phasischen Psychosen. In: Hippius H, Selbach H (Hrsg.) Das depressive Syndrom. Urban & Schwarzenberg, München Berlin Wien

Williams PV, McGlashan TH (1987) Schizoaffective psychosis. I. Comparative long-term outcome. Arch Gen Psychiatry 44:130–137

Wing JK (1976) Eine praktische Grundlage für die Sozialtherapie bei Schizophrenie. In: Huber G (Hrsg.) Therapie, Rehabilitation und Prävention schizophrener Erkrankungen. Schattauer, Stuttgart New York

Wing JK (1987) Rehabilitation, Soziotherapie und Prävention. In: Kisker KP, Lauter H, Meyer JW, Müller C, Strömgren E (Hrsg.) Psychiatrie der Gegenwart 4: Schizophrenien. Springer, Berlin Heidelberg New York

Wing JK, Brown GW (1970a) Institutionalism and schizophrenia. A comparative study of three mental hospitals 1960–1968. Cambridge University Press, London

Wing JK, Brown GW (1970b) Institutionalism and schizophrenia. Oxford Universitiy Press, London

Wing JK, Nixon J (1975) Discriminating symptoms in schizophrenia. Arch Gen Psychiatry 32:853–859

Wing JK, Cooper JE, Sartorius N (1974) Measurement and classification of psychiatric symptoms. Cambridge University Press, London

Wing JK, Henderson AS, Winckle M (1977) The rating of symptoms by a psychiatrist and a non-psychiatrist: a study of patients referred from general practice. Psychol Med 7:713–715

Wing JK, Cooper JE, Sartorius N (1982) Die Erfassung und Klassifikation psychiatrischer Symptome: Beschreibung und Glossar des PSE (Present State Examination). Beltz, Weinheim

Winokur G (1972) Depression spectrum disease: description and family study. Comp Psychiatry 13:3–8

Winokur G (1974) Genetic and clinical factors associated with course in depression. Contributions to genetic aspects. Pharmakopsychiat 7:122–126

Winokur G (1976) Duration of illness prior to hospitalization (onset) in the affective disorders. Neuropsychobiology 2:87–93

Winokur G (1985) The validity of neurotic-reactive depression. Arch Gen Psychiatry 42:116–122

Winokur G, Clayton PJ (1967) Family history studies: I. Two types of affective disorders separated according to genetic and clinical factors. In: Wortis J (Hrsg.) Recent Advances in Biological Psychiatry. Vol. 10. Plenum, New York

Winokur G, Kadrmas A (1989) A polyepisodic course in bipolar illness: Possible clinical relationships. Compr Psychiatry 30:121–127

Winokur G, Morrison J (1973) The Iowa 500: Follow-up of 225 depressives. Br J Psychiatry 123:543–548

Winokur G, Scharfetter C, Angst J (1985a) The diagnostic value in assessing mood congruence in delusions and hallucinations and their relationship to the affective state. Eur Arch Psychiatry Neurol Sci 234:299–302

Winokur G, Scharfetter C, Angst J (1985b) Stability of psychotic symptomatology (delusions, hallucinations), affective syndromes, and schizophrenic symptoms (thought disorder, incongruent affect) over episodes in remitting psychoses. Eur Arch Psychiatr Neurol Sci 234:303–307

Winokur G, Scharfetter C, Angst J (1985c) A family study of psychotic symptomatology in schizophrenia, schizoaffective disorder, unipolar depression, and bipolar disorder. Eur Arch Psychiatry Neurol Sci 234:295–298

Winokur G, Kadrmas A, Crowe R (1986) Schizoaffective Mania: Family History and Clinical Characteristics. In: Marneros A, Tsuang MT (Hrsg.) Schizoaffective Psychoses. Springer, Berlin Heidelberg New York

Winokur G, Black DW, Nasrallah A (1990) The schizoaffective continuum: Non-psychotic, mood congruent, and mood incongruent. In: Marneros A, Tsuang MT (Hrsg.) Affective and schizoaffective disorders. Similarities and differences. Springer, Berlin Heidelberg New York

Wittchen HU, v.Zerssen D (1988) Verläufe behandelter und unbehandelter Depressionen und Angststörungen. Springer, Berlin Heidelberg New York

Wittchen HU, Saß H, Zaudig M, Koehler K (1989) Diagnostisches und Statistisches Manual Psychischer Störungen (DSM-III-R) Revision. Beltz, Weinheim Basel

World Health Organisation (WHO) (1978) Mental disorders: Glossary and guide to their classification in accordance with the ninth revision of the International Classification of Diseases. WHO, Genf World Health Organisation (WHO) (1979) Schizophrenia. An international follow-up study. Wiley, Chichester

World Health Organisation (WHO) (1980) International classification of impairments, disabilities and handicaps. WHO, Genf

World Health Organisation (WHO) (1988) WHO Psychiatric Disability Assessment Schedule (WHO/DAS). WHO, Genf

Wyrsch J (1937) Über Mischpsychosen. Z Ges Neurol Psychiatry 159:668–693

Zaudig M, Vogel G (1983) Zur Frage der operationalisierten Diagnostik schizoaffektiver und zykloider Psychosen. Arch Psychiatr Nervenkr 233:385–396

Zendig (1909) Beiträge zur Differentialdiagnose des manisch-depressiven Irreseins und der Dementia praecox. Allg Z Psychiatrie 66:47–49

Zerbin-Rüdin E (1986) Schizoaffective and Other Atypical Psychoses: The Genetical Aspect. In: Marneros A, Tsuang MT (Hrsg.) Schizoaffective Psychoses. Springer, Berlin Heidelberg New York

Zerssen D v. (1982) Personality and affective disorders. In: Paykel ES (Hrsg.) Handbook of affective disorders. Churchill Livingstone, Edinburgh London Melbourne New York

Zerssen D v., Pössl J (1990) Structures of premorbid personality in endogenous psychotic disorders. In: Sarteschi P, Maggini C (Hrsg.) Personalitá e psicoatologia. Personality and psychopathology. Edizioni Tecnico Scientifiche, Pisa

Zerssen D v., Zaudig M, Cording C, Möller HJ, Wittchen HU (1990) The predictive Value of Grouping Schizoaffective Psychoses Together with Affective Psychoses: Jaspers' Hierarchical Rule Revised. In: Marneros A, Tsuang MT (Hrsg.) Affective and Schizoaffective Disorders. Similarities and Differences. Springer, Berlin Heidelbeg New York

Zigler E, Levine J (1981) Age on first hospitalization of schizophrenics: a developmental approach. J Abnorm Psychol 96:458

Zis AP, Goodwin FK (1979) Major affective disorder as a recurrent illness: A critical review. Arch Gen Psychiatry 36:835–839

Zis AP, Grof P, Webster M, Goodwin FK (1980) Prediction of relapse in recurrent affective disorder. Psychopharmacol Bull 16:47–49

Zubin J (1987) Epidemiology and Course of Schizophrenia: Discussion. In: Häfner H, Gattaz WF, Janzarik W (Hrsg.) Search for the Causes of Schizophrenia. Springer, Berlin Heidelberg New York

Zubin J (1988) Chronicity versus vulnerability. In: Nasrallah HA (Hrsg.) Handbook of Schizophrenia. Vol. 3: Nosology, Epidemiology and Genetics of Schizophrenia. Elsevier, Amsterdam New York Oxford

Sachverzeichnis

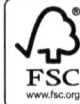